F. 5740.

F. 2711.

12094

LA SCIENCE

PARFAITE

DES NOTAIRES,

OU

LE MOYEN DE FAIRE

UN PARFAIT NOTAIRE.

Contenant les Ordonnances, Arrests & Reglemens rendus touchant la fonction des Notaires.

Avec une facile instruction pour dresser toutes sortes d'Actes, Contracts, Testamens & autres, suivant l'usage & le style des Provinces de Droit écrit, & de celles qui sont reglées par les Coûtumes.

Par M. CLAUDE FERRIERE, *Avocat en Parlement.*

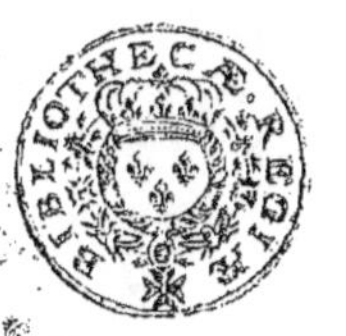

A PARIS,

AU PALAIS,

Chez CHARLES OSMONT, dans la grand'Salle, du costé de la Cour des Aydes, à l'Ecu de France.

M. DC. LXXXII.

AVEC PRIVILEGE DV ROY.

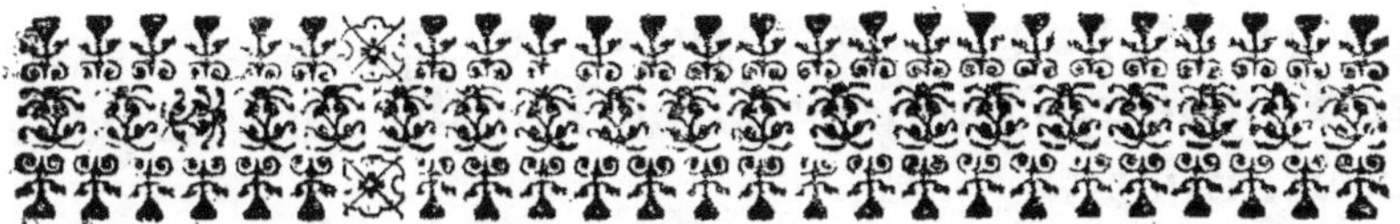

LE LIBRAIRE
AU LECTEUR.

ON a donné au Public plufieurs Livres concernant les Actes qui fe paffent par les Notaires ; mais leurs Auteurs fe font contentez de donner des modeles d'Actes, Contracts & Ordonnances de derniere volonté, fans propofer les regles & les principes fur lefquels ils doivent eftre dreffez.

Ces Actes fe forment fur les principes du Droit écrit, des Coûtumes & de l'ufage des lieux où ils fe paffent, & fur les Regles generales qui font prefcrites par les Ordonnances, enforte que l'ufage & la Coûtume des lieux fourniffent des regles differentes pour dreffer des Actes fur un mefme fujet.

Par exemple, un teftament fe dreffe autrement dans les païs de Droit écrit, que dans les païs Coûtumiers ; car quoy que par tout un teftament foit une ordonnance de derniere volonté ; neanmoins s'il eft fait dans les païs de Droit écrit il requiert pour fa validité l'inftitution d'heritier, autrement il feroit nul pour tout ce qu'il contiendroit, mefme pour les dif-

á ij

LE LIBRAIRE

pofitions pour œuvres pies; veu qu'au contraire l'inftitution d'heritier eft inutile dans les païs
coûtumiers.

Un Contract de mariage ne fe dreffe pas de la
mefme maniere dans toutes les Provinces de
France, la communauté, les doüaires, les dons
mutuels ne fe permettent pas par tout de la méme
maniere; les Couftumes font differentes fur ces
matieres qui font les claufes des Contracts de
mariage : La Couftume de Normandie ne permet pas la communauté de biens entre conjoints; en forte mefme que la ftipulation qui en
feroit faite en Normandie, feroit inutile & fans
effet, quoy que par toutes les autres Couftumes
elle foit introduite, excepté celle de Rheims,
dans laquelle, felon l'ufage, il eft permis aux
parties de la ftipuler dans les Contracts de mariage.

Il ne fuffit donc pas pour dreffer un Acte d'a-
voir des modeles, mais il faut fçavoir les regles
& les principes fur lefquels on les doit former,
autrement on s'expoferoit à faire des Actes vicieux & deffectueux, ce qui arrive fouvent à
ceux qui n'ont point d'autre lumiere que celle
qui fe trouve dans un Stile ou Pratique des Notaires : C'eft pour cette raifon qu'on a crû qu'il
eftoit abfolument neceffaire de donner la connoiffance de ces principes.

On a divifé cét ouvrage en deux parties: Dans
la premiere on a expliqué les fonctions, les droits

TABLE DES CHAPITRES.

Fin de la Table des Chapitres.

LA SCIENCE

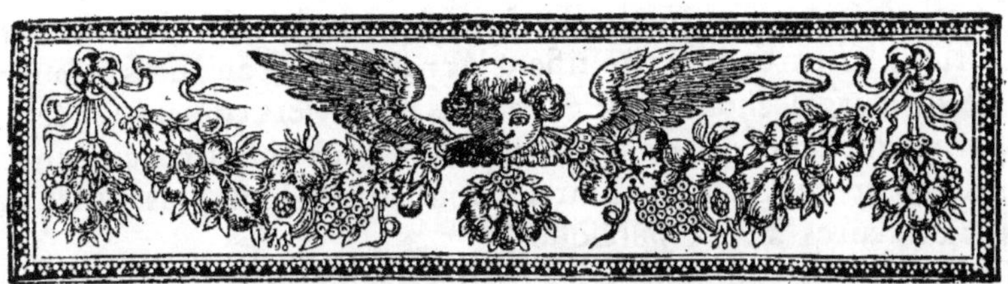

LA SCIENCE
PARFAITE
DES NOTAIRES.
PREMIERE PARTIE,

Contenant les Ordonnances, Reglemens & Arrests rendus touchant la fonction des Notaires.

OUS expliquerons briévement dans cette Partie en trois Chapitres, les fonctions, les droits & Privileges des Notaires, leurs devoirs dans la passation des Actes, & ce qui concerne leurs Registres, & Minutes.

CHAPITRE I.

Des Notaires, de leurs differences, de leurs fonctions & de leurs Privileges.

LEs Notaires sont Officiers publics, créez pour recevoir toutes les conventions faites entre les particuliers & les dernieres dispositions des hommes. Ils en conservent les Minutes ou Originaux dans des Registres, pour y avoir recours en tout temps, & pour en donner des expeditions à ceux qui en ont besoin ; ils conservent ainsi les interests de toutes les familles : les Seigneurs par ce moyen prouvent par des anciens titres les droits de leurs Seigneuries ; les particuliers juſtifient les parentez & alliances & la nobleſſe de leurs aſcendans , & les anciens creanciers conſervent leurs hypotheques ſur ceux dont les creances ſont poſterieures ; enfin il n'y a point de Charges dont les fonctions ſoient plus utiles & plus neceſſaires à la Republique.

Ils ſont Juges volontaires des parties , & ils les condamnent par le conſentement qu'ils leur donnent, & c'eſt pour cela qu'ils reçoivent le ſerment , & qu'ils ſont appellez Juges Chartulaires dans les Capitulaires de Charlemagne. C'eſt auſſi pour cette raiſon qu'au commencement des Actes qu'ils paſſent , ils mettent que les parties ſont comparuës pardevant eux , comme ſi c'eſtoit en Jugement & pardevant leurs Juges , & que les conventions qui ſont portées par les Actes, ſe mettent à execution nonobſtant oppoſitions ou appellations quelconques.

Dans les Inventaires qu'ils font , ils prennent le ſerment de ceux qui ſont chargez de la repreſentation des biens meubles. & titres qui ſont compris dans les Inventaires , & des Priſeurs ordonnez pour l'eſtimation des biens meubles , comme il a eſté jugé par Arreſt du 11. Decembre 1610. pour les Notaires du Châtelet de Paris,

Il y a une difference notable entre Notaire & Tabellion, en ce que Notaire eſt celuy qui paſſe les Brevets ou Minutes des Obligations ou Contracts, & que le Tabellion les met en groſſe authentique : cependant en pluſieurs endroits les Notaires ſont Tabellions.

L'Ordonnance du Roy Charles IX. donnée à Fontainebleau le 11. Juillet 1543. défend expreſſément à tous Notaires de mettre en groſſe les Contracts, Procurations & Actes, & d'en délivrer aucune choſe aux particuliers ; leur enjoignant incontinent & dés le même jour qu'ils les auront receus, d'en envoyer un double ou copie ſignée de leurs mains aux Tabellions pour les groſſoyer, s'ils en ſont requis par les parties,

L'an 1575. le Roy Henry III. crea un Gardenotte en chaque Siege Royal, pour avoir la garde des Minutes de tous les Notaires decedez, ou qui avoient reſigné leurs Offices, leſquels auparavant eſtoient apportées au Greffe de la Juriſdiction, les Greffes eſtant deſtinez pour la garde des Actes publics, & les Greffiers en délivroient des copies à ceux qui en avoient beſoin ; mais par l'Ordonnance du Roy Henry III. cette fonction fut donnée aux Gardenottes créez en titre d'office & differens des Notaires.

Cependant ces charges ne durerent gueres, car quatre ans aprés elles furent reünies à celles des Notaires.

Ces charges n'estoient données qu'à ferme ; mais en l'an 1597. au mois de May le Roy Henrv IV. rendit hereditaires les Offices de Notaires, & il unit & incorpora ensemble les Offices de Notaires, Tabellions & Gardenottes, de sorte que la garde des minutes fait aujourd'huy partie de l'Office des Notaires, excepté en quelques endroits, & neanmoins quand un Notaire vend sa charge, on luy permet de disposer de ses Minutes, ce qu'on appelle Pratique, au profit de tout autre Notaire qu'il veut, & faire pour cet effet telle paction & convention qu'il luy plaist : car quoy que la Charge & la Pratique ne fassent qu'un en la personne du Notaire à qui elles appartiennent, toutefois il les peut separer, ou ses heritiers aprés sa mort, de même que les Charges des Procureurs & leurs Pratiques se separent, de sorte que souvent la Charge est venduë à l'un & la Pratique à un autre.

En Normandie le Tabellionage est un Droit Domanial, & il se baille à ferme au profit du Roy, ou des Seigneurs Hauts-Justiciers, aussi bien que la garde du Seau.

Il y a trois sortes de Notaires en France, sçavoir les Notaires Royaux, les Notaires des Seigneurs appellez Tabellions, & les Notaires Ecclesiastiques ou Apostoliques, dont il sera traité en trois Sections.

SECTION I.

Des Notaires Royaux.

Qui peut créer les Notaires Royaux ?

IL n'y a que le Roy, suivant l'Ordonnance du Roy Philippes I. l'an 1402. Art. 20. & de Loüis XII. Art. 42. l'an 1510. qui ait le droit de créer des Notaires, & il se l'est reservé & retenu à luy seul & à ses successeurs, ce qui est conforme au Droit commun, *l. actuarios. C. de numer. & actua.* ou il est dit que *, potestas creandi Notarios, Tabelliones, vel Actuarios ad Imperatorem pertinet.* C'est pourquoy celuy qui a droit de Justice, n'a pas aussi le droit de Tabellionage.

Nous avons des Coûtumes qui donnent le droit de Tabellionage aux Seigneurs Chaſtelains, comme la Coûtume de Blois qui porte en l'Article 17. que le Seigneur Chaſtelain a Seel à contrôle & droit de Tabellionage. Celle de Senlis a la même diſpoſition en l'Article 93. Celle de Touraine en l'Article 75. porte que les Comtes & auſſi les Barons peuvent avoir douze Notaires en chaque Comté & Baronnie, & non plus ; & les Seigneurs Chaſtelains en avoit ſix.

Le Roy François I. par ſon Ordonnance à Angoulême au mois de Novembre 1542. Article 4. accorde aux Seigneurs Barons & Chaſtelains des Provinces reglées par le Droit écrit, de pouvoir jouïr des droits de Tabellionages & Sceaux en leurs Baronnies & Chaſtellenies, ainſi que faiſoient pour lors les Barons & Chaſtelains des Provinces reglées par les Coûtumes, afin que l'égalité fuſt gardée entre les Seigneurs d'un meſme rang & de meſme qualité.

On prétend que le droit d'avoir des Notaires ſe preſcrit contre le Roy par une poſſeſſion immemoriale, c'eſt le ſentiment de Pontanus ſur la Coûtume de Blois Article 17. de Bacquet, Loiſeau & autres; La raiſon eſt que ce qui s'accorde par le Roy par grace & privilege, eſt ſujet à preſcription, & ſe peut acquerir par ſon moyen, *c. ex duo ſimul de Offic. ordinator. c. cùm contingat. de foro compet.* Or le droit de créer des Notaires ſe peut acquerir par grace & privilege ſpecial, ce qui eſt ſans difficulté ; d'où nous pouvons conclure que ce droit ſe peut preſcrire.

Comment les Notaires Royaux ſont-ils receus dans leurs Charges?

Par l'Ordonnance de Charles V I I I. l'an 1490. Art. 20. ceux qui ont obtenu leurs proviſions pour les Offices de Notaires, doivent s'adreſſer aux Senéchaux ou à leurs Lieutenans pour eſtre par eux receus, & ils doivent eſtre examinez par eux, avec quatre des plus anciens Conſeillers du Siege, avec inquiſition de vie & mœurs. Cette Ordonnance eſt confirmée par celle de François I. en Octobre 1535. Chap. 19. Art. 1. & Art. 22.

Il faut encore que ceux qui veulent eſtre receus, ayent fait la charge du principal Clerc chez les Notaires pendant cinq ans, & c'eſt l'uſage.

On n'en reçoit point entre les Notaires du Châtelet de Paris qui ne ſoient de la Religion Catholique, il y a eu un Arreſt du

Confeil Privé du 12. Decembre 1659. par lequel un particulier de la Religion pretenduë reformée qui pretendoit y eftre receu, a efté debouté de fa demande.

Les Notaires Royaux peuvent-ils recevoir toutes fortes d'actes, par tout & entre toutes perfonnes ?

Les Notaires Royaux peuvent recevoir tous les actes qui concernent la fonction des Notaires, fi ce n'eft à l'égard de quelques-uns qu'il leur eft deffendu de recevoir : ainfi par Arreft du 29. Decembre 1639. la Cour a fait deffenfes aux Notaires de recevoir des actes de promeffe de mariage de prefent.

Pareillement par Edit du Roy au mois d'Aouft 1661. il eft défendu de donner à l'avenir aucuns deniers comptans, heritages ou rentes aux Communautez Ecclefiaftiques, Regulieres ou Seculieres, à l'exception de l'Hôtel Dieu de Paris, du grand Hôpital de Paris, & de la maifon de l'Hofpital des Incurables, à condition d'une rente la vie durant du donateur, ce qu'on appelle à fond perdu, & aux Notaires & autres perfonnes publiques de recevoir tels actes, fur les peines y portées.

Il eft auffi deffendu aux Notaires de paffer & recevoir aucuns contracts ufuraires, ainfi que nous dirons cy-aprés.

Exceptez les actes qui font expreffément deffendus par les Ordonnances, ou qui font contre les bonnes mœurs, les Notaires Royaux peuvent recevoir & paffer toutes fortes d'actes dans leur reffort, mais par l'Ordonnance du Roy Henry II. du 11. Decembre 1543. il eft fait deffenfes expreffes aux Notaires refpectivement d'entreprendre fur les refforts & limites l'un de l'autre, & de recevoir & paffer, & groffoyer aucuns contracts hors leurs refforts & limites, fur peine du quadruple du profit & émolument qu'ils en auroient receu, de nullité des contracts, & de tous dépens, dommages & interefts envers les parties intereffées, ainfi qu'il eft contenu dans l'Ordonnance du même Roy, du mois de Novembre 1542. art. 1.

Et même les Notaires ne peuvent demeurer qu'aux terres du Roy, & aux lieux où ils font immatriculez ; ainfi par un ancien Arreft, rapporté par Guenois dans fa Conference des Ordonnances tit. des Notaires §. 18. nomb. 13. rendu au profit de l'Evêque de Langres, il fut auffi défendu à Jean de Salmes d'exercer l'état de Notaire en la terre de Langres : ce même Auteur rapporte un autre Arrest donné au profit du Vidame de Chartres, & par autre Arrest du 20. Decembre 1575. pour la Châtellenie de faint Valery fur la mer, rapporté par Coquille fur la Coûtume de Nivernois tit. de juftice art. 25.

L'Ordonnance du Roy François I. au mois d'Octobre 1535. chap. 19. article 2. ordonne que les Notaires aprés le ferment porté, feront receus & infcrits en la matricule du lieu qui fera ordonné & deputé à ce, & qu'il y fera mis le jour de leur reception ; & que ceux qui feront receus, feront obligez de mettre leur nom, furnom & feing manuel dont ils entendent fe fervir, le lieu d'où ils font, & en quel lieu & pour quel lieu ils font créez Notaires, dés quel temps, par qui & comment, & le jour de leur reception ; fans qu'il puiffent changer leurs noms & furnoms.

La raifon pour laquelle les Notaires ne peuvent recevoir des actes hors leur territoire, eft parce qu'ils ne peuvent pas avoir plus de pouvoir que celuy qui leur eft attribué ; & puifque leur jurifdiction ne leur eft donnée que dans les limites d'un certain lieu, il s'enfuit qu'ils ne font que perfonnes privées hors ce lieu, de même que le Juge dont le pouvoir eft borné & renfermé dans de certaines limites, n'eft pas confideré comme tel hors d'icelles, & qu'on n'eft pas obligé d'executer fes ordonnances faites ailleurs, *extra territorium jus dicenti non paretur.* Et il auroit efté inutile aux Seigneurs d'avoir droit de créer des Notaires dans leurs terres & Seigneuries, fi les Notaires royaux avoient le pouvoir d'y établir leur demeure, & d'y exercer la fonction de leurs Charges. Car tous les droits attribuez & annexez aux Seigneuries font droits patrimoniaux & faifant partie du domaine d'icelles, aufquels le Roy ny fes Officiers ne peuvent point préjudicier ; & ils leur font accordez fous des charges qui font auffi annexées aux Seigneuries, comme de nourrir les enfans trouvez, de faire exercer la juftice, & autres, comme nous avons dit plus amplement dans nôtre traité des droits Seigneuriaux.

Nous avons des Arrefts du Parlement de Provence, rapportez par Boniface en fes Arrefts tom. 1. part. 1. tit. 20. nomb. 6. & 7. par lefquels il a efté jugé que les Notaires ne peuvent recevoir ny contracts ny teftamens hors leur reffort.

Il y a des Arrefts qui ont fait défenfes aux Notaires Royaux de faire des inventaires dans les Juftices des Seigneurs Hauts-Jufticiers, declarant que ce droit appartient aux Officiers defdits Seigneurs

Hauts-Justiciers. Chenu en ses Reglemens en rapporte un du 28. May 1585. tit. 25. chap. 133.

Bacquet en son traité des droits de Justice chapitre 25. dit que le Roy peut créer des Notaires dans les terres des Seigneurs qui ont droit de Tabellionage.

Le premier est lorsque le Roy en érigeant les terres des Seigneurs en Pairies, Duchez, Marquisats, Comtez, Baronnies, ou Châtellenies, s'est expressément reservé la faculté & le pouvoir de mettre des Notaires Royaux és terres desdits Seigneurs.

Le deuxiéme est quand par la Coûtume locale, & commune observance & usage de tout temps gardé dans la Province, le Roy a toûjours mis & creé des Notaires dans les terres de certains Seigneurs, ou privativement à iceux, ou conjoinctement avec eux. C'est pour cela qu'on void des Notaires Royaux en la pluspart des Justices des Seigneurs Hauts-Justiciers; & qu'en quelques-unes on void des Notaires Royaux & des Notaires subalternes; mais en ce cas les Notaires Royaux emportent presque tout à cause de l'execution parée qu'ont indistinctement tous les contracts passez par les Notaires Royaux.

Il faut excepter les Notaires du Châtelet de Paris, lesquels peuvent exploiter par tout le Royaume, suivant le privilege à eux accordé par le Roy Loüis XII. au mois d'Avril 1510. en sorte qu'ils se peuvent transporter en toutes les Villes & lieux du Royaume, pour recevoir & passer pour toutes sortes de personnes, dont ils sont requis, toutes lettres, contracts, testamens, inventaires, instrumens, & autres concernans & dépendans de leurs Offices; neanmoins ils ne peuvent pas s'habituer ou faire leur residence ailleurs qu'en la Ville de Paris pour l'exercice de leurs Charges.

Cette Ordonnance confirme un autre privilege considerable qui leur estoit accordé par les anciens Rois, qui est d'avoir leurs causes commises pardevant le Prevost de Paris; voulant que les renvois, ajournemens & exploits, faits à leurs requestes, de leurs causes, en demandant & en deffendant, pourveu que ce soit avant contestation en cause, pardevant le Prevost de Paris en vertu de sa commission, valent & sortent leur plein & entier effet.

Les Notaires d'Orleans, & de Montpellier peuvent aussi recevoir tous contracts hors leur jurisdiction; la Coûtume d'Orleans en fait mention en l'article 463. neanmoins ils ne peuvent passer

aucuns actes , ny faire aucuns Inventaires, ny Partages en la Ville
de Paris, quoy que tels actes euſſent eſté commencez en la Ville
d'Orleans ou de Montpellier , parce que leur privilege ne s'étend
pas contre les Notaires du Châtelet de Paris.

Les Contracts paſſez par les Notaires hors leur reſſort ſont-ils nuls ?

L'Ordonnance du Roy Henry II. remarquée cy-deſſus du
mois de Novembre 1542. les declare nuls & de nul effet ; la
Coûtume de Poitou art. 379. dit auſſi que les Notaires ne peuvent paſſer aucuns contracts hors les limites du lieu où ils ont
eſté inſtituez ; ſur peine de nullité , & de répondre des dommages & intereſts des parties intereſſées. Loyſeau en ſon traité des
Offices livre premier, chap. 4. nomb. 98. dit qu'il ſeroit trop rigoureux qu'un contract d'importance, comme de mariage, de
vente , de conſtitution de rente , un teſtament, ou autres actes ,
fuſſent declarez nuls , ſous pretexte que ceux qui les auroient faits ou
paſſez, auroient ignoré ſi le Notaire dont ils ſe ſeroient ſervis, avoit
droit de les recevoir dans le lieu où ils auroient eſté faits ou paſſez. Ce ſeroit établir le fondement de la juſtice, dit cet Auteur,
qui giſt en la foy des contracts , ſur une formalité & ſubtilité de
chicane, plûtôt que ſur l'équité & la bonne foy.

De plus les contracts eſtant munis du Sceau Royal, ſont aſſez au-
toriſez pour avoir force & autorité en tous les païs qui ſont ſoumis au Roy; & ſelon le ſentiment d'Hoſtienſe & de Panorme,
ſur le chapitre *ſicut erat. Ne Cler. vel Mon.* la charge de Notaire
ne dépend pas tant de la juriſdiction , qui eſt limitée dans certain
détroit, que de la puiſſance & autorité publique qui s'étend de
ſoy par tout l'Etat , ſuivant la Loy *quæro ff. de ſolutio.* Et ſi elle
participe de la juriſdiction , ce n'eſt que de la volonté des contractans : que ſi la juriſdiction contentieuſe peut eſtre prorogée,
pourquoy celle qui eſt volontaire, & notamment celles des Notaires, qui ne fait que rediger par écrit la volonté des parties, ne
le ſera-t-elle pas de leur conſentement pour la validité des conventions qu'ils auront faites.

En effet ce n'eſt pas l'autorité & la puiſſance du Notaire qui
donne la force à un contract , puiſque les contracts ne requierent
que la convention des parties , & qu'ils ſoient redigez par écrit
encore qu'il s'agiſſe d'une ſomme excedant cent livres , & il n'importe que ce ſoit une écriture publique ou privée , de ſorte qu'un

bellet

billet ou simple promesse n'est pas moins valable faite sous signature privée, quoi qu'elle soit d'une somme de cent mille livres & plus; & la différence qu'il y a entre une simple promesse, & une obligation passée pardevant Notaires, est que la simple promesse n'emporte pas execution parée comme l'obligation, & n'emporte pas hypotheque, ainsi qu'il sera dit cy-aprés; mais quant à l'obligation du debiteur, il n'y a aucune différence.

C'est aussi le sentiment de Bacquet, de Pontanus & de tous les autres Docteurs du Droit François; de sorte que les termes de la susdite Ordonnance ne doivent estre pris que pour comminatoires, & non pas executoires; & qu'au surplus les Notaires qui ont instrumenté hors leur ressort, doivent estre condamnez aux peines portées par cette Ordonnance envers les Notaires dans le ressort desquels ils ont fait leur fonction.

Pour moy je crois que cette Ordonnance est fort juste, & qu'en ce qu'elle declare de nullité tous les Contracts passez par un Notaire hors son ressort, elle se doit entendre à l'égard d'un tiers, & non à l'égard des contractans; car il seroit absurde de vouloir qu'un contract signé par les parties, fust nul & ne produisist aucun effet, pour n'avoir pas esté passé par un Notaire dans son ressort, puis qu'il auroit esté valable sans l'autorité & l'intervention du Notaire, & que cette autorité ne donne pas la force aux Actes qui sont passez pardevant Notaires, mais qu'elle leur donne une execution parée quand ils sont munis du Sceau de la Jurisdiction, & qu'elle cause une hypotheque sur tous les biens de l'obligé, en quelque endroit qu'ils soient situez dans le Royaume; & dautant que les Notaires ne peuvent passer aucuns actes hors leur ressort, ceux qui y seroient passez ne pourroient pas avoir la même force & les mesmes effets; de sorte qu'ils ne pourroient point estre scellez d'aucun sceau, & partant ils ne pourroient point emporter hypotheque sur les biens de l'obligé: car ils ne pourroient point estre scellez du sceau de la Jurisdiction du lieu où ils auroient esté passez, puisque pour cela il faudroit qu'ils eussent esté passez par un Officier de cette Jurisdiction. Ils ne pourroient point aussi estre scellez du sceau de la Jurisdiction dans laquelle le Notaire seroit immatriculé, dautant que n'ayant point esté passez dans le ressort d'icelle, ils ne seroient considerez que comme des actes privez, & le Notaire ne pourroit estre au Contract qu'il auroit ainsi passé, que personne privée & servant, pour ainsi dire, de témoin. D'où il s'enfuit que tel contract ne produiroit qu'une simple action de mesme qu'une cedule ou promesse, mesme contre l'obligé, & il ne produiroit point hypotheque, & celuy au profit duquel il auroit esté fait, ne pourroit passer que pour un simple creancier chirographaire ; & c'est ainsi que l'Ordonnance susdite se doit entendre. Neanmoins le Juge ou on voudroit mettre à execution tel contract, donne ordinairement permission de l'executer, & l'obligé ne pourroit pas y former opposition sous ce seul pretexte qu'il auroit esté passé par un Notaire hors son ressort.

Quant aux testamens & ordonnances de derniere volonté, je ne fais aucune difficulté qu'ils ne soient nuls & de nul effet, pour tout ce qu'ils peuvent contenir, quand ils sont faits par un Notaire hors son ressort, par les raisons susdites ; car quoy que les dernieres volontez soient extrémement favorables, neanmoins le défaut de la moindre solemnité en cause la nullité, comme nous avons dit ailleurs, & comme nous dirons cy-aprés : & c'est un défaut essentiel que de n'avoir pas esté passé pardevant celuy qui avoit droit de le recevoir ; car si un Testament passé pardevant une personne privée est nul, celuy qui est passé pardevant un Notaire hors son ressort, doit pareillement estre nul, puis qu'on peut dire en effet qu'il a esté passé pardevant une personne privée. Mais il n'est pas necessaire pour la validité du Testament que le Testateur soit du ressort, il suffit qu'il soit fait dans le ressort, & fait pardevant un Notaire qui avoit droit de le recevoir ; autrement ce seroit reduire tres-souvent les hommes dans l'impuissance de tester.

Il y a plus de difficulté, sçavoir si une donation est valable qui requiert l'insinuation, quand elle est faite par un Notaire hors son ressort ; car l'Acte de cette donation ne pouvant estre fait que pardevant Notaires, & n'estant par consequent qu'un Acte privé, il s'enfuit qu'il ne peut estre enregistré, veu qu'on n'enregistre point des Actes privez : Ainsi je crois que le donateur la pourroit valablement revoquer, & que l'insinuation qui en seroit faite, ne seroit d'aucune consideration ; car je crois qu'il y a raison de distinguer & separer la donation des autres Contracts pour cet effet, parce que si la raison pour laquelle les autres Contracts sont valables entre les parties, quoy que faits pardevant un Notaire hors son ressort, est qu'ils auroient pû estre faits sous signature privée, il faut dire par argument *à contrario sensu*, que la donation qui ne peut valoir si elle n'est passée pardevant Notaires, doit estre nul-

le & de nul effet si elle est passée pardevant Notaire hors son ressort ; car il est sans doute que les donations doivent estre passées
pardevant Notaires : la raison est que puisque les Ordonnances
ont voulu, que quand une donation est faite en l'absence du donataire, elle soit acceptée par luy pardevant Notaires, on peut conclure que toutes donations doivent estre passées pardevant Notaires. Brodeau sur Monsieur Loüet lettre N. Chapitre 10. rapporte un Arrest du mois de Juillet 1651. qui a declaré nulle une donation entre-vifs receuë par un Notaire subalterne hors son ressort, & entre personnes qui n'y estoient pas demeurantes : ce qui
doit estre étendu aux donations passées par les Notaires Royaux
hors leur ressort, parce qu'il y a parité de raison.

Mais on demande si un Contract seroit pareillement nul s'il
estoit passé pardevant un Notaire qui seroit estimé tel par une erreur publique, quoy qu'en effet il n'eust jamais esté receu dans la
charge de Notaire ? Il semble que ce que nous avons dit des Contracts faits pardevant des Notaires hors leur ressort, se doive aussi
entendre de ceux qui sont faits par des faux Notaires, reconnus
publiquement pour Notaires : cependant il faut dire le contraire
par la Loy *Barbarius. ff. de Offic. Præf.* où il est decidé qu'un Esclave
ayant esté fait Preteur à Rome par erreur, tout ce qu'il avoit fait
pendant sa Préture, estoit valable : la raison qui en est renduë,
est qu'en consideration des interests de ceux qui ont eu quelques
affaires pardevant luy, on presume que le peuple Romain l'a voulu faire Préteur : & il y auroit quelque sorte d'injustice d'imputer
à ces particuliers une erreur qui estoit publique ; & c'est en ce cas
qu'on peut dire que *error communis facit jus*, selon la Loy 3. *in fine*,
ff. de supellect. leg.

*Les Ecclesiastiques ou les Religieux peuvent-ils estre Notaires
en Cour Laye ?*

Non, l'Ordonnance du Roy Charles V I I I. en Decembre
1490. Art. 2. défend expressement de recevoir des gens d'Eglise
dans les charges de Notaires. C'est aussi la disposition de la Coûtume d'Angoumois Art. 38.

A quel âge peut-on estre receu Notaire ?

A vingt-cinq ans, & non auparavant, suivant l'Ordonnance
de Charles I X. l'an 1560. Article 82. Neanmoins plusieurs ont

esté admis à la charge de Notaire avant leur majorité, ce qui a donné lieu à une question considerable, sçavoir si un mineur qui s'estoit obligé estant Notaire, pouvoit se faire relever contre les Obligations qu'il avoit contractées. Il a esté jugé que le mnieur n'estoit pas restituable en ce cas par les Arrests rapportez par Brodeau sur Monsieur Loüet lettre G. Chap. 9. Le Parlement de Tholose le juge autrement, Monsieur Dolive livre 4. chap. 15. rapporte un Arrest du Parlement de Tholose du 13. May 1637. par lequel ledit Parlement restitua en entier un Notaire, sous pretexte de Minorité contre quelques Actes qu'il avoit passez en son nom, par lesquels il avoit souffert quelque lezion.

Les Notaires peuvent-ils faire les Inventaires & les Partages, ou si
c'est aux Baillifs, Presidiaux, ou Senéchaux?

Il a esté jugé par plusieurs Arrests que les Inventaires & Partages estoient des Actes de Jurisdiction volontaire, dont la confection appartient aux Notaires, avec défenses aux Juges & Officiers de les entreprendre. Par Edit de l'an 1542. verifié en la Cour le dernier Juillet 1543. il est ordonné que les Notaires auront la confection des Inventaires & Partages de biens & heritages, à l'exclusion des Juges & Officiers de Judicature. Les Notaires de Sens obtinrent en suite des Lettres Patentes, par lesquelles ils furent conservez dans ce droit. Et en l'an 1568. les Notaires de Sezanne obtinret Lettres en forme de Declaration, par lesquelles il leur fut permis de faire tous Inventaires & Partages dont ils seroient requis, avec défenses aux Juges & Greffiers de s'en entremettre; & sur la contestation desdits Juges à l'enregistrement desdites Lettres, lesdites Lettres furent leues & enregistrées l'an 1573. par Arrest contradictoire.

La mesme question a esté encore jugée par Arrest entre les Officiers du Siege de Villeneuve-le-Roy & les Notaires d'iceluy, au profit des Notaires, l'an 1575. rapporté par Chenu en ses Reglemens tit. 25. chap. 127.

Les Officiers de la Justice du Bailliage du Palais peuvent-ils empescher
les Notaires du Chastelet de faire les Inventaires és maisons
qui sont dans l'enclos du Palais, & qui sont
de la Jurisdiction du Bailliage.

Non, par Arrest du 4. Avril 1573. rapporté par Chenu audit lieu chap. 128. a esté jugé que les Notaires doivent faire les Inventaires, esquelles par Ordonnance du Bailly, ou son Lieutenant, il y a le scel apposé. Et la Cour fit défenses au Bailly du Palais, ou à son Lieutenant de faire mettre & apposer le scel és maisons des personnes decedées au dedans de sa Jurisdiction, s'il n'y a partie requerante, ou que ce soit à faute d'hoirs apparens, ou par autres droits du Roy, à peine des dépens, dommages & interests des parties.

Par ce mesme Arrest la Cour fit aussi défenses à tous Juges Royaux, & Hauts-Justiciers de proceder par scel és maisons des personnes decedées, sinon és cas susdits, & sur les mesmes peines.

Les Notaires peuvent-ils faire les Inventaires & Partages, quand ils sont ordonnez par Justice, ou quand il n'y a que des Appointemens & Jugemens volontairement donnez entre les parties, ou leurs Procureurs ?

Il y a un Reglement rendu par la Cour sur cette contestation entre les Notaires & les Juges de Bar-sur-Aube, contenant l'explication de ces mots, *Actes volontaires & de Jurisdiction contentieuse*, ainsi qu'il s'ensuit.

ENtre la Communauté des Notaires Royaux au Bailliage de Chaumont en Bassigni & en la Prevosté de Bar-sur-Aube, demandeurs en Reglement : & le Prevost de Bar-sur-Aube. Veu l'Arrest donné entre les parties le 19. Février 1573. ensemble celuy concernant le Reglement entre les Notaires du Bailliage, Siege Presidial & Prevosté de Troyes, du 14. Janvier 1575. La Cour, oüy sur ce le Procureur General, en interpretant & declarant lesdits Arrests, dit que les Appointemens & Jugemens qui seront volontairement donnez & passez en la Prevosté de Bar-sur-Aube par les parties ou leurs Procureurs, par lesquels il sera ordonné Partages & Inventaires estre faits, sont declarez & les declare la Cour n'estre de Jurisdiction contentieuse, & que lesdits Inventaires & Partages, & autres Actes qui seront ordonnez estre faits par Appointemens, ainsi volontairement passez, seront faits & expediez par lesdits Notaires & non par le Prevost ; auquel Prevost appartiendront les Partages & Inventaires qui seront ordonnez estre faits par Sentences contradictoires données aprés contestation en cause, & sans fraude : comme aussi au cas seulement où il sera queſtion d'aubaine, eſpaves, desherence, biens vacans & partages des biens des mineurs, eſquels le Roy & le public auront le ſeul intereſt; ſinon que par commun conſentement des parties, les Notaires fuſſent requis faire paſſer & recevoir leſdits Inventaires & Partages, nonobſtant leſdits Jugemens & Sentences. Auſquelles parties hors ledit cas fait la Cour inhibitions & défenſes reſpectivement de s'entremettre au fait deſdits Partages, ſur peine de faux & de dépens, dommages & intereſts, moyennant le preſent Arreſt & Reglement. Fait en Parlement le Jeudy 11. Juillet 1577.

La Cour par ce Reglement permet donc aux Notaires de faire des Partages & Inventaires quoy qu'ils ayent eſté ordonnez par Juſtice, quand c'eſt du conſentement des parties; mais quand c'eſt par Jugemens contradictoires, ou quand le Roy & le Public y ont intereſt, comme dans les cas y mentionnez, elle ordonne que le Juge faſſe leſdits Partages & Inventaires, ſi ce n'eſt que les parties conſentent de part & d'autre que les Inventaires & Partages ſoient faits pardevant les Notaires. Ce qui eſt fondé ſur ce que les Notaires n'ont que la Juriſdiction volontaire & non pas la contentieuſe, & c'eſt ſur la diſtinction & la difference de ces deux eſpeces de Juriſdiction que ce Reglement a eſté rendu.

Il en faut dire de meſme à l'égard des Comptes rendus par ceux qui ont adminiſtré les biens d'autruy, comme Tuteurs, Protuteurs, Curateurs, Fermiers judiciaires, Sequeſtres, Gardiens, & autres, leſquels du conſentement des parties rendent ordinairement leurs comptes pardevant des Notaires; mais quand c'eſt par Jugement contradictoire, c'eſt pardevant le Juge, ou pardevant un des Conſeillers du Siege; car par l'Article 5. du Titre de la Reddition des Comptes de la Nouvelle Ordonnance tout Jugement portant condamnation de rendre compte, doit commettre celuy qui devra recevoir la preſentation & affirmation du compte. Que ſi c'eſt dans un lieu où il y ait des Commiſſaires Examinateurs, le Juge doit nommer celuy qui ſera commis pour cet effet.

Que ſi les Comptes ſont rendus par les Tuteurs aux Mineurs, & que ceux à qui les comptes ſont rendus ſoient encore mineurs, les comptes doivent eſtre faits pardevant le Juge ou les Conſeillers Examinateurs, à cauſe que le Public y a intereſt, ſuivant ce Reglement.

Il y a eu pareil Reglement pour les Notaires de la Ville de Bourges contre le Prevoft de la mefme Ville, du 28. Mars 1585.

Mais on demande fi un pere par teftament, laiffant des enfans mineurs, peut ordonner qu'Inventaire fera fait aprés fa mort par un Notaire, au préjudice des droits du Juge ? Chenu en fes Reglemens titre 25. chapitre 131. rapporte un Arreft du 12. Aouft 1577. qui a jugé que l'Inventaire devoit eftre fait pardevant le Notaire, conformément à la difpofition du pere, fans que cela pût préjudicier à la Coûtume de Berry & aux droits du Juge en d'autres cas. Le Juge fembloit eftre bien fondé d'empefcher la confection de l'Inventaire pardevant Notaires, car il a efté jugé par plufieurs Arrefts, & conformément à la difpofition du Droit écrit, que les particuliers ne peuvent point déroger au droit public, & il n'y auroit, ce femble, qu'un cas auquel la volonté du teftateur pourroit ofter la confection de l'Inventaire defdits biens aprés fa mort laiffant des enfans mineurs, fçavoir fi le Juge & luy avoient eu des inimitiez confiderables, ou qu'il euft laiffé des procez à fes enfans avec le Juge, car en ce cas il feroit de perilleufe confequence que le Juge euft connoiffance de toutes les affaires du défunt; & mefme il y auroit fujet de craindre qu'il ne fouftraît quelques titres, ou pieces qui feroient de confequence pour la decifion des conteftations qu'il auroit laiffées aprés fon decez; & c'eft peuteftre fur ce motif que la Cour a rendu cét Arreft; car de crainte qu'un particulier puiffe ofter à un Juge la fonction de fa charge en certains cas, pour la donner à celuy à qui elle n'appartient pas, cela n'eft pas regulier, & on ne peut pas l'avancer avec fondement, il faut donc que la Cour ait reconnu en rendant cet Arreft, qu'il y avoit dans le fait des raifons tres-fortes qui l'obligea de s'écarter des regles ordinaires, autrement je ne crois pas qu'elle l'euft jugé ainfi, & il ne faut pas faire de fond fur cet Arreft que fur des circonftances particulieres.

Dans les lieux où il a des Commiffaires Examinateurs, à qui d'eux ou des Notaires appartient la confection des inventaires & partages ?

Pour l'explication de cette queftion il faut obferver que le Roy Henry III. créa & érigea en chacun Bailliage & Prevôté des Commiffaires Examinateurs en l'an 1586. & que le Roy Henry le Grand par fon Edit, donné à Paris l'an 1596. amplifiant & augmentant leur pouvoir, leur attribua la confection des inventaires & partages privativement à tous Officiers & Notaires. Ce qui fit naistre plusieurs contestations entre les Commissaires Examinateurs & les Notaires sur le fait des inventaires & partages, sur lesquels intervinrent plusieurs Arrests.

Le premier donné sur un appointé au Conseil au profit de Philippes de Valentiennes, Commissaire Examinateur au Siege Royal d'Issoudun en Berry, contre les Juges & Notaires dudit lieu, le 22. May 1599. ordonna que ledit de Valentiennes joüiroit des fonctions qui luy estoient attribuées par les Edits declarez cy-dessus, à la reserve que lesdits Notaires d'Issoudun joüiroient du droit & confection des inventaires & partages qui seroient volontairement faits entre majeurs, & ce concurremment avec ledit de Valentiennes.

Le deuxiéme a esté rendu le 7. Septembre 1599. pour les Commissaires de Loudun, leur adjugeant la confection des inventaires & partages, privativement aux Notaires, suivant l'Edit de l'an 1597.

Depuis la Cour a maintenu les Notaires aux droits qui leur estoient attribuez par les anciens Edits, Arrests & Reglemens pour la confection des inventaires & partages. Ainsi par Arrest donné le 25. Fevrier 1599. entre les Commissaires & les Officiers du Bailliage, Presidial & Prevôté d'Orleans, & les Notaires; a esté jugé que les Notaires joüiroient de la confection des inventaires & partages, ainsi qu'ils faisoient avant l'Edit de creation des Commissaires sans aucune limitation.

Autre Arrest a esté donné sur un appointé au Conseil, par lequel a esté ordonné que les Notaires de Tours joüiroient dudit droit de confection des inventaires & partages qui seroient faits volontairement entre majeurs, & ce concurremment avec le Commissaire.

Il y a encore d'autres Arrests par lesquels la Cour a jugé la même chose pour les Notaires d'Amboise, de Romorantin & de Chartres, lesquels sont rapportez par Chenu au lieu cité chapitre 132.

Les Notaires du Châtelet de Paris ont toûjours esté conservez dans le droit de faire inventaires, partages & divisions de biens, nonobstant les Edits de creation des Commissaires Examinateurs, & ce même Auteur rapporte plusieurs Arrests, par lesquels les Commissaires du Châtelet furent condamnez en l'amende pour

avoir

Lvoir attenté contre les Chartres & Arrests donnez par la Cour pour les Notaires dudit Châtelet, & à rendre & restituer ce qu'ils avoient pris & exigé pour la confection de quelques inventaires.

Il a même esté jugé par plusieurs Arrests, que les Notaires Royaux peuvent faire inventaires & partages dans les Justices Subalternes contre la volonté des Seigneurs. Ce même Auteur au chapitre suivant dit avoir esté jugé par Sentence des Requestes du Palais, le 6. Octobre 1455. au profit des Notaires du Châtelet de Paris, contre le Prieur & Convent de saint Martin des Champs de Paris, que l'inventaire dont estoit question par la Sentence, que deux Notaires avoient commencé à faire dans l'étenduë de la Justice, seroit par eux parfait & achevé, le Procureur Fiscal du Prieuré & Convent present, si bon leur sembloit.

Il y eut pareille Sentence donnée au Châtelet du 10. Fevrier 1503. au profit desdits Notaires contre les Religieux, Abbé & Convent de saint Germain des Prez.

Ensuite il y eut Arrest de la Cour servant de Reglement, prononcé le 3. Decembre 1569. entre les Notaires demandeurs d'une part, & l'Evêque de Paris, les Religieux, Abbé & Convent de sainte Geneviéve, les Doyen, Chanoines & Chapitre de l'Eglise de saint Marcel, les Religieux, Abbé & Convent de saint Germain des Prez, les Religieux, Abbé & Convent de saint Magloire, les Religieux, Abbé & Convent de saint Martin des Champs, le grand Prieur du Temple, le Greffier du Tresor, & la Communauté des Examinateurs du Chastelet de Paris, deffendeurs d'autre part.

Par cet Arrest la Cour a ordonné que où les Officiers du Roy auroient prevenu par scellé en la Ville & Faux-bourgs de Paris, ausdits Notaires appartient privativement aux Commissaires Examinateurs, Haut-Justiciers, leurs Greffiers & Greffiers du Tresor, la confection des inventaires & description des biens és maisons sur lesquelles auroit esté mis & apposé le scellé, ensemble des partages quand ils en sont requis par les parties, sans que les Commissaires, Hauts-Justiciers, leurs Officiers, ny Greffiers du Tresor s'en puissent aucunement entremettre, sur peine de faux & de nullité de tout ce qui seroit par eux fait au contraire; & au cas que lesdits Hauts-Justiciers, ou leurs Officiers dans les fins & limites de leurs Justices, & sur leurs justiciables ayent prevenu par apposition de scellé, à eux respectivement appartient la confection des inventaires des biens és maifons fur lefquelles leur fcellé auroit efté premierement & avant tous autres mis & appofé privativement aux Notaires & Examinateurs, fur les peines telles que deffus ; à moins que les parties vouluffent les inventaires eftre faits par les Notaires.

Mais quand par fentence & jugement contradictoire de Juge competant, donné fans fraude & fuppofition d'inftance, un partage aura efté ordonné entre parties qui auront contefté & pourfuivy par jugement ledit partage, en ce cas en executant les fentences & jugemens, les partages feront faits par les Commiffaires Examinateurs du Chaftelet, Hauts-Jufticiers, ou leurs Officiers, privativement aux Notaires, à moins que du commun confentement des parties les Notaires fuffent requis de faire, paffer & recevoir lefdits partages, nonobftant lefdites fentences & jugemens.

Il y a eu pareil Arreft du 6. Aouft 1588. contenant reglement entre les Notaires de Tours, & les Officiers du Bailliage, Prevofté, Greffiers, Enquefteurs, Examinateurs, & Procureurs audit Bailliage, pour raifon des inventaires & partages en la Ville, Faux-bourgs & Banlieuë de Tours, conformément à l'Arreft cy-deffus pour les Notaires de Paris.

Par l'Edit du mois de May 1575. il eft ordonné que les minutes des partages faits par les Commiffaires du Chaftelet de Paris, feront par leurs veuves ou heritiers portez aux Notaires Gardenotes aprés le decés defdits Commiffaires ; & que tous Curez & Vicaires ayant receu & paffé aucuns teftamens ou codicilles, ayent dans huitaine aprés le decês des teftateurs, à les porter & mettre és mains defdits Notaires & Gardenottes chacun en fon reffort, fur peine d'amendé arbitraire, pour y avoir recours en cas de befoin.

Il y a eu plufieurs Reglemens entre les Notaires du Chaftelet de Paris, & plufieurs Corps des Marchands qui ont efté rendus pour ce fujet, comme celuy qui a efté rendu entre les Notaires & les Marchands Libraires pour le fait des inventaires & prifées des livres & uftancilles d'Imprimerie, le 2. Decembre 1613. par lequel la Cour a ordonné que la defcription & prifée des livres & uftancilles d'Imprimerie feroient faites par les Marchands Libraires, pour enfuite eftre mifes és mains du Notaire, pour fervir de minute & eftre ajoûtée à la minute de l'inventaire fait par ledit Notaire des autres biens du Marchand Libraire decedé, & inferée en la groffe dudit inventaire par un feul article.

Quels font les Privileges des Notaires?

Le Roy Henry III. par fon Edit donné à Paris au mois de May 1575. touchant la creation des Notaires Gardenottes en tous les Bailliages, Senéchauffées, Prevoftez, & autres Sieges du Royaume, pour empécher que lefdits Notaires ne foient incommodez en leurs maifons, ny diftraits de l'exercice de leurs états, il les exempte & affranchit de loger en leurs maifons aucunes perfonnes de quelques qualitez ou condition qu'elles foient.

En fecond lieu il les décharge de toutes tutelles, curatelles, établiffement de Commiffaires, & autres charges & fonctions publiques, fans qu'ils foient tenus, ny puiffent eftre contraints les accepter pour quelque occafion que ce foit, finon de leur gré & confentement.

Les Notaires du Chaftelet de Paris jouïffent d'autres privileges qui leur font particuliers.

Premierement qu'ils peuvent paffer toutes fortes d'actes par toute la France, ainfi qu'il a efté dit cy-deffus.

En fecond lieu qu'ils ont leurs caufes commifes pardevant le Prevoft de Paris, tant en demandant qu'en deffendant, ainfi qu'il a efté dit cy-deffus.

En troifiéme lieu qu'ils font du Corps du Chaftelet de Paris, & qu'ils font appellez aux ceremonies publiques avec ledit Chaftelet.

En quatriéme lieu les quatre Notaires & Secretaires de la Cour du Parlement, ont pretendu avoir droit de faire les inventaires des Pairs, Ducs, Comtes, Barons, & autres perfonnes illuftres, & des biens de ceux qui foumettoient l'execution de leurs teftamens à la Cour, de même que de ceux faits de l'Ordonnance de la Cour, qui pouvoit y commettre telles perfonnes qu'elle vouloit pour les faire, mais ils ont efté deboutez de cette pretention par plufieurs Arrefts, par lefquels il a efté jugé que lefdits Notaires & Secretaires n'ont que le feul pouvoir d'executer les ordres de la Cour, & en l'abfence ou legitime empéchement du Greffier, de figner par extrait tous les Actes & Arrefts qui paffent par le Greffe,

& eftre prefens aux Plaidoiries & autres actes de la Cour, comme Greffiers d'icelle, mais hors la Cour ils n'ont aucune fonction.

La Cour par un Arreft du 22. May 1601. avoit ordonné que tous fcellez de biens & inventaires defdites perfonnes illuftres, feroient faits par lefdits Notaires & Secretaires de la Cour, mais depuis la Cour par plufieurs autres Arrefts & Reglemens a refervé ce pouvoir aux feuls Notaires du Chaftelet de Paris, avec deffenfes aufdits Secretaires de la Cour de s'en mêler.

Les Notaires ont-ils la preffeance fur les Procureurs ?

Cette queftion s'eft prefentée au Parlement entre les Procureurs au Bailliage & Siege Prefidial de Chaumont en Baffigny : les Notaires dudit Bailliage eftoient appellans d'une Sentence renduë par le Bailly de Chaumont, le 30. Mars 1667. par laquelle les Procureurs avoient efté maintenus dans la poffeffion & jouïffance de preceder les Notaires en toutes affemblées publiques & particulieres ; la Cour fur l'appel mit l'appellation & ce dont eftoit appellé au neant, emendant ordonna que les Notaires dudit Chaumont precederoient les Procureurs en toutes affemblées publiques & particulieres ; par Arreft du 4. May 1669. rapporté dans le 3, tome du Journal des Audiances.

Quels font les effets des Contracts paffez pardevant les Notaires Royaux ?

Il y en a deux confiderables.

Le premier eft qu'ils emportent hypotheque fur tous les biens des obligez en quel lieu qu'ils foient fituez, quoy que hors le reffort des Notaires qui les ont paffez, du jour de leur paffation.

Le deuxiéme eft qu'ils font mis à execution fur les biens de l'obligé par toute la France, pourveu qu'ils foient fcellez du Sceau royal de la Jurifdiction dans laquelle les Notaires font immatriculez : la raifon eft que le Sceau eft l'autorité que le Roy donne aux actes qui font paffez par fes Officiers, fans qu'il foit befoin ny de mandement ny de permiffion de Juge ; il n'en eft pas de même des actes privez, lefquels doivent eftre reconnus par ceux qui les ont faits, & on ne peut faire executer les conventions qui y font contenuës qu'en vertu d'une Sentence du Juge. Ainfi les actes paffez pardevant les Notaires Royaux ont autant de force que les Sen-

tences, lefquelles ne font point auffi executoires, fi le Sceau n'y
eft appofé.

SECTION II.

Des Notaires Apoftoliques.

LEs Notaires Ecclefiaftiques ou Apoftoliques font ceux qui
font nommez par les Evefques & Archevefques, pour exercer la fonction de Notaires dans le Diocefe de celuy par lequel
ils ont efté nommez ; car par l'Ordonnance d'Henry II. l'an 1550.
Art. 2. il eft défendu aux Notaires Ecclefiaftiques d'exercer le Notariat que dans un feul Diocefe, fur peine de faux & de nullité
des contracts qui feroient receus hors du Diocefe auquel ils auroient
efté receus.

La mefme Ordonnance enjoint aux Evefques & Archevefques
de ne nommer aucuns Notaires Apoftoliques qui ne foient bons
& notables perfonnages.

Comment & par qui font receus les Notaires Apoftoliques, & où
doivent-ils prefter le ferment ?

Par l'Ordonnance du mefme Roy au mois de Juin 1550. Art. 1.
il eft défendu aux Cours Souveraines & autres Juges Royaux,
en jugeant le poffeffoire des Benefices contentieux, d'ajoûter foy
aux Procurations pour refigner, ny aux revocations d'icelles, aux
prifes de poffeffion & aux autres actes & inftrumens paffez pardevant les Notaires Apoftoliques, s'ils ne font préalablement examinez & receus par les Archevefques, Evefques, leurs Vicaires,
ou Officiaux, & fait ferment entre leurs mains, & de ce ayant
Lettres fous leurs Sceaux, & s'ils ne font auffi enregiftrer és Greffes des Cours defdits Archevefques ou Evefques, & Cours Prefi-
diales, leurs noms & furnoms, & declaré le nom du lieu de
leur demeure, qu'ils feront tenus faire aux Villes & plus notables lieux defdits Diocefes.

Quels Contracts, & entre qui, peuvent paffer les
Notaires Apoftoliques ?

Par la fufdite Ordonnance de Charles VIII. Art. 21. il eft défendu à tous Laïcs de faire paffer ou recevoir leurs contracts par Notaires Apoftoliques ou Epifcopaux, en matiere temporelle ou prophane , fur peine de nullité defdits contracts. Cette Ordonnance eft confirmée par celle de François I. du 29. Aouft 1539. ch. 3. art. 6 qui condamne les contrevenans à dix livres d'amende.

Par l'Ordonnance du mefme Roy du mois de Juin 1550. art. 3. il eft ordonné que foy ne fera point ajoûtée aux actes receus par les Notaires Apoftoliques , à moins qu'il n'y foit fait mention de leur qualité , du lieu ou ils ont efté enregiftrez , & de leur demeure, & que les Juges n'auront égard aux procurations pour refigner des Benefices , à moins que les Notaires n'appellent deux témoins pour le moins, gens domiciliez & connus és lieux, où ils recevront lefdites procurations , & non parens ny domeftiques , c'eft à fçavoir , pere, ayeul , defcendans, frere, oncle, ou coufin germain des Refignans, ou Refignataires, & que les procurations, fchedes & minutes d'icelles foient fignées par le refignant en prefence defdits deux témoins, : & lefquels témoins font tenus, fur peine de nullité de la procuration, figner la fchede & note d'icelle , au cas que le Refignant fuft en telle difpofition qu'il ne la puft figner, dont lefdits Notaires feront tenus de faire mention, & de la caufe pour laquelle ledit Refignant ne l'aura pû figner.

La Coûtume d'Angoumois en l'art. 40. porte que les Notaires de Cour d'Eglife , ne peuvent paffer entre Laïcs aucuns contracts des chofes concernant temporalité & réalité , autrement qu'en la compagnie d'un Notaire de Cour Laye , finon les contracts feront nuls & de nul effet ; mais cette difpofition n'a plus lieu, comme pofterieure à l'Ordonnance ; car cette Coûtume a efté reformée en l'an 1514. & la fufdite Ordonnance eft de l'an 1550.

Les Notaires Apoftoliques font-ils tenus de faire regiftrer
des Procurations qu'ils paffent ?

Par l'article 4. de la mefme Ordonnance du Roy Henry II. il eft enjoint aux Notaires Apoftoliques de faire bon & loyal Regiftre , tant des Procurations qu'ils paffent , que du temps qu'ils les auront délivrées, combien de fois, & à quelles perfonnes; Il leur eft en outre ordonné de remettre chacun an dans le mois de Janvier pour le plus tard, aux Greffes des Archevefques , aufquels ils auront inftrumenté , une copie fignée de leur main; & extrait collationné fur leurs Regiftres, contenant tout ce qu'ils auront inſtrumenté ladite année, concernant leſdites procurations, revocations, & autres choſes dependantes d'icelles : gardant par-devers eux leurs Nottes, ſur leſquelles ils auront dreſſé leurſdits Regiſtres, & extrait d'icelles envoyé comme dit eſt, qui ſervira de contrôlle ſeulement : & à ce auſſi que leſdits Prelats, Archevéſques & Eveſques ayent connoiſſance deſdites procurations, & s'informent, s'ils voyent que bon ſoit, ſi leſdites procurations ont ſorti effet.

Par Edit portant creation des Offices de Contrôleurs des actes concernant les Benefices, du mois de Novembre 1637. verifié au Grand Conſeil le 7. Septembre 1638. il eſt enjoint à tous Notaires Royaux & Apoſtoliques, de garder Minutes de tous Contracts, Procurations, & autres actes pour reſigner purement & ſimplement en faveur, ou pour cauſe de permutation, unir, ou deſunir Benefices, conſentir la création ou extinction de penſions, enſemble des revocations deſdits actes, des retractations deſdites revocations, & des acceptations & refus d'accepter leſdits Benefices, & défenſe de les délivrer aux parties, ſous les peines y portées.

Les Notaires Eccleſiaſtiques peuvent-ils recevoir des Teſtamens?

On a prétendu autrefois diſtinguer les Teſtamens d'avec les autres actes qui ſe font entre-vifs, qui ſont pour la pluſpart des contracts, de ſorte que pluſieurs ont voulu que les Coûtumes qui commettent indefiniment & generalément les Notaires pour recevoir les Teſtamens, ſe devoient entendre tant des Notaires de Cour d'Egliſe, que de ceux de Cour ſeculiere. Et meſme la queſtion s'eſtant preſentée en la Coûtume de Chartres, qui ordonne que pour la validité d'un Teſtament il eſt requis qu'il ſoit fait pardevant deux Notaires, ſur le fait d'un Teſtament qui avoit eſté receu par deux Notaires Eccleſiaſtiques, la Cour par Arreſt du mois de Novembre 1510. rapporté par Monſieur Loüet lettre N. chap. 5. declara le Teſtament bon & valable. Ce qui eſtoit un abus ; car les Teſtamens concernent les choſes temporelles, auſſi bien que les Contracts ; & c'eſt cette conſideration qui a fait qu'on a depuis entendu les Ordonnances parlant generalement des Notaires ſeculiers, ſuivant l'opinion de Maiſtre Charles du Moulin, & que la Cour a depuis declaré nuls les Teſtamens faits pardevant des Notaires de Cour Eccleſiaſtique. Monſieur Ricard en son Traité des Donations Part. 1. nombre 1577. rapporte deux Arrefts qui l'ont jugé ainfi : le premier a efté donné au mois de Juin 1579. & l'autre au mois de Juin 1606.

Toutefois à l'égard des Coûtumes qui permettent aux Notaires Ecclefiaftiques de recevoir des Teftamens, je ne fais pas de difficulté qu'ils ne les puiffent valablement recevoir, parce que telle difpofition n'eft point contraire ny aux bonnes mœurs, ny aux Ordonnances, n'y en ayant aucune qui défende abfolument que les Teftamens foient faits pardevant des Notaires Ecclefialtiques : Et puifque les Curez les peuvent recevoir, les Notaires ecclefiaftiques peuvent auffi les recevoir dans les Coûtumes qui le leur permettent expreffement.

SECTION III.

Des Notaires ou Tabellions des Seigneurs.

Quels Seigneurs peuvent avoir Notaires ou Tabellions?

IL n'y a que les Seigneurs Châtelains, ou autres plus grands Seigneurs, & non les fimples Seigneurs Hauts-Jufticiers, à moins qu'ils ne foient fondez en titres exprés, poffeffion immemoriale, ou coûtume locale : c'eft le fentiment de Loifeau, de Bacquet & des autres Docteurs François. Quoi qu'il femble que les Seigneurs Hauts-Jufticiers qui ont la Juftice contentieufe, duffent avoir la Juftice volontaire, & par confequent le droit d'avoir des Notaires, neanmoins il faut dire qu'ils ne l'ont pas, parce que le Roy s'eft refervé le pouvoir de créer des Notaires, fuivant le fentiment de Maiftre Charles du Moulin fur la Coûtume de Paris, *art.* 1. *gloff.* 5. *num.* 55. & il n'y a, felon l'opinion de Loyfeau, que les Seigneurs Châtelains qui ayent ufurpé cette authorité, laquelle ne doit pas eftre étenduë aux fimples Seigneurs Hauts-Jufticiers.

Les Notaires ou Tabellions des Seigneurs peuvent ils recevoir toutes fortes de Contracts, & entre toutes fortes de perfonnes?

Ils peuvent recevoir tous Contracts, Actes, & Ordonnances de derniere volonté, pourveu que ce foit dans leur reffort. Monfieur Loüet lettre N. chap. 10. rapporte un Arreft du 3. Avril 1604. qui a fait défenfes aux Notaires non Royaux, d'inftrumenter

hors

hors leur reſſort ; & entre autres perſonnes que ceux qui ſont demeurans dans les limites de leur Juriſdiction , ſur peine de faux & de nullité des actes. Brodeau en ce lieu en rapporte d'autres confirmatifs du precedent. La raiſon eſt que les Notaires hors leur reſſort , ne ſont que perſonnes privées , & ne peuvent avoir plus de pouvoir que celuy qui leur a donné leur autorité , ainſi elle ne peut pas paſſer les limites de ſa Seigneurie , ny s'étendre ſur d'autres que ſur ceux qui y ſont ſujets.

Par autre Arreſt du 10. Juillet 1660. rapporté dans le deuxiéme Tome du Journal des Audiances , donné en faveur des Notaires Royaux , la Cour défendit aux Notaires ſubalternes de recevoir à l'avenir aucuns Contracts hors leur reſſort , & entre perſonnes qui ne ſoient pas demeurantes dans l'étenduë du Tabellionage.

Le Roy Henry le Grand par ſon Edit donné en May 1597. avoit creé en tous les lieux , Bourgs & Parroiſſes , où les Notaires & Tabellions avoient pour lors des Subſtituts , Clercs ou Commis qui faiſoient la fonction pour eux , & en execution de cet Edit les Commiſſaires députez établirent des Notaires , Tabellions & Gardenotes en pluſieurs Terres des Seigneurs Hauts-Juſticiers ayant droit de Notariat ; mais ſur leur oppoſition il fut fait défenſes aux Notaires de nouvelle creation , d'executer leurs Etats, ſauf à ſe pourvoir pour leur rembourſement : de ſorte qu'à preſent les Notaires Royaux ne peuvent pas demeurer & inſtrumenter dans les Terres des Seigneurs qui ont des Tabellions.

L'Ordonnance de 1539. art. 66. defend aux Notaires des Seigneurs , de paſſer aucuns actes entre ceux qui ne ſont point ſujets à leur juriſdiction ; la raiſon eſt que le pouvoir des Notaires non Royaux , eſt borné & limité dans de certaines limites , & entre les perſonnes qui ſont ſujetes à la juriſdiction de celuy qui les a commis : d'où il s'enſuit que hors l'étenduë de la juriſdiction , & entre autres perſonnes que celles qui y ſont demeurantes , les Notaires n'ont pas plus de pouvoir que s'ils eſtoient perſonnes privées.

Il n'en eſt pas de meſme des Notaires Royaux, leſquels recevant leur autorité du Prince , dont le pouvoir s'étend ſur tous ceux qui ſont demeurans dans le Royaume, peuvent recevoir tous actes entre toutes ſortes de perſonnes de quelque qualité qu'elles ſoient & en quelque lieu qu'elles ayent leur domicille , pourveu que les actes ſoient paſſez dans le reſſort de la juriſdiction Royale où le Notaire eſt immatriculé.

D

Que ſi des contraɛts ſont paſſez hors le reſſort, ou entre autres perſonnes que celles qui y ſont demeurantes, ils ne ſont conſiderez que comme écriture privée, & partant ils ne peuvent eſtre mis à execution, & il faut ſe pourvoir par aɛtion pour faire condamner celuy qui les a paſſé; ils ne produiſent point auſſi hypotheque, même ſur les biens qui ſeroient ſituez dans l'étenduë de la Juriſdiɛtion où le Notaire qui les auroit paſſé, ſeroit immatriculé.

Mais la difficulté eſt de ſçavoir ſi un contraɛt eſtant paſſé par un Notaire ſubalterne dans ſon reſſort, entre perſonnes demeurantes hors d'iceluy, le contraɛt emporte hypotheque ſur les biens du debiteur. Cette queſtion eſt de tres-grande conſequence, & la Cour l'a jugée diverſement. Monſieur Bouguier lettre C. chapitre 7. en rapporte un du mois de Septembre 1627. rendu à ſon rapport, par lequel il a eſté jugé que tels contraɛts produiſent hypotheque ſur tous les biens de l'obligé quoy que ſituez hors le reſſort. Monſieur Loüet lettre N. chap. 10. rapporte d'autres Arreſts rendus en forme de Reglement, entre les Notaires Royaux & les Notaires Subalternes, par leſquels il a eſté fait deffenſes aux Notaires Subalternes de paſſer contraɛts entre autres perſonnes que domiciliées & demeurantes dans leur reſſort, ſur peine de nullité des contraɛts, leſquels par conſequent ne pourroient valoir que comme écriture privée.

Il y a eu depuis un Arreſt du 30. Juin 1638. les Chambres aſſemblées, ſur un appel du Chaſtelet, qui a jugé qu'un contraɛt paſſé par un Notaire Subalterne de la Baronnie de Montmiral, emportoit hypotheque pour raiſon d'un bail à ferme, ſur les biens du fermier domicilié hors ſon reſſort.

La Cour depuis par Arreſt du 9. Fevrier 1647. rapporté par du Freſne en ſon Journal a changé cette juriſprudence, & a jugé que tel contraɛt ne produiſoit point hypotheque.

La même queſtion s'eſt preſentée en ce Parlement en la Coûtume de Poitoü, il s'agiſſoit d'une obligation paſſée pardevant un Notaire Subalterne dans ſon reſſort, mais le debiteur n'y eſtoit pas demeurant, par Arreſt donné en la premiere Chambre des Enqueſtes, infirmatif de la Sentence du Lieutenant General de Niort, le 14. Juillet 1672. il fut jugé que telle obligation produiſoit hypoteque ſur les biens de l'obligé.

Nous n'avons point d'Ordonnance qui declare tels contraɛts nuls; celle de 1539. articles 65. & 66. veut que tels contraɛts ne portent

point execution parée fur les biens de l'obligé, neanmoins quelques-uns veulent que cela n'empêche pas qu'ils ne produifent hypotheque, parce qu'il y a grande difference entre l'un & l'autre. Il
feroit trop long d'expliquer les raifons qu'on peut alleguer de
part & d'autre, je renvoye le Lecteur à ce qui en eft écrit dans les
Arrefts de Monfieur Bouguier au lieu cité, dans l'Arreft rapporté
par du Frefne, dedans celuy qui eft rapporté dans le Journal du
Palais; mais je me contenteray d'avertir le Lecteur que fi la même
queftion fe prefentoit, la Cour qui a fi fouvent varié fur ce fujet,
pourroit bien le faire encore une fois, & qu'il faut prendre autant
de precaution qu'il eft poffible.

Les Contracts paffez pardevant les Notaires Subalternes,
font-ils executoires fur les biens des obligez?

Quand les contracts font paffez par les lefdits Notaires dans leur
reffort & entre perfonnes y demeurantes, ils font executoires dans
dans le détroit de la Seigneurie du Seigneur qui a droit de Notariat, mais ailleurs il faut la permiffion du Juge pour les mettre à
execution dans l'étenduë de fa Juftice.

C'eft la difpofition de l'article 66. de l'Ordonnance de 1539. &
c'eft ainfi que l'article 165. de la Coûtume de Paris fe doit entendre,
qui porte que les obligations paffées fous Scel authentique, font
executoires fur les biens meubles & immeubles de l'obligé,
pourveu qu'au jour de l'obligation paffée les parties fuffent demeurantes au lieu où l'obligation eft paffée; la raifon eft
que le Sceau du Seigneur n'eft connu que dans l'étenduë de fa
Juftice, & ne peut point étendre fon pouvoir fur les terres du Roy,
ny fur celles des autres Seigneurs.

Mais pour mettre à execution les contracts ainfi paffez fous Scel authentique, il faut demander la permiffion du Juge, lequel la donnera
s'il reconnoift le Scel pour veritable: & pour cela il n'eft pas neceffaire
que l'obligé foit appellé, parce que le contract eft public, & il
fait foy contre luy, & il ne refte que le pouvoir de le mettre à
execution, ce que le Juge peut accorder: mais il le peut auffi refufer, ce que les Juges Royaux font ordinairement, & n'ordonner l'execution du contract qu'aprés avoir ouï l'obligé.

CHAPITRE II.

Des devoirs des Notaires dans la paſſation des actes, contracts, teſtamens & autres inſtrumens.

LEs Notaires ſont obligez à pluſieurs choſes dans la reception des actes, contracts, teſtamens & autres inſtrumens.

Premierement ils ne doivent paſſer aucuns actes qu'ils ne connoiſſent les parties entre leſquelles ils ſe font; l'Ordonnance de Blois au mois de Mars 1498. art. 65. porte que les Notaires ne recevront aucun contract s'ils ne connoiſſent les perſonnes, ou qu'ils ſoient certifiez & témoignez eſtre ceux qui contractent, ſur peine de privation de leurs Offices. Il eſt impoſſible d'executer cette Ordonnance, principalement en cette Ville de Paris; il ſeroit neanmoins neceſſaire que dans des actes de conſequence les parties produiſiſſent des perſonnes dignes de foy, qui aſſuraſſent les Notaires qu'ils ſont tels qu'ils le declarent par les actes qu'ils paſſent, pour éviter les fauſſetez qui ſe commettent ſouvent par l'interpoſition de perſonnes ſuppoſées, comme il eſt arrivé pluſieurs fois. Frerot ſur cét article dit avoir veu des Notaires en peine pour n'avoir pas connu les parties, qui contractoient pardevant eux ſous des noms ſuppoſez.

En ſecond lieu ils doivent mettre dans les contracts la demeure des parties, ſur peine de privation de leurs Offices, & d'amende arbitraire, ſuivant l'Ordonnance de François I. donnée à Villiers-Cotterefts au mois d'Aouſt 1539. Guenois ſur cét article dit que par Arreſt du 2. Juillet 1528. il avoit eſté ordonné & enjoint aux Notaires de mettre la demeure des parties, & en cas qu'ils en euſſent deux, la principale; & que pareil Arreſt avoit eſté donné depuis le 14. Avril 1539. & c'eſt ſur ces deux Arreſts que cét article de l'Ordonnance a eſté dreſſé. Ce qui eſt fort juſte, afin qu'on ait plus de connoiſſance de ceux qui contractent.

En troiſiéme lieu, ils doivent mettre la demeure & Paroiſſe des témoins qui aſſiſtent à la paſſation des contracts, ſuivant la même Ordonnance art. 67.

En quatriéme lieu, le lieu où les contracts ſont paſſez, ſuivant le même article.

En cinquiéme lieu, ils doivent declarer le temps que le contract est passé, sçavoir l'année, le mois, & le jour, & même si c'est devant ou aprés midy, suivant ledit article 167. la raison de cette Ordonnance est pour la priorité & posteriorité des hypotheques.

En sixiéme lieu, ils doivent faire signer les parties & les témoins, suivant l'Ordonnance du Roy Henry II. à Fontaine-bleau en Mars 1554. & de Charles IX. aux Etats de Blois l'an 1560. article 84. & celle du Roy Henry III. donnée à Blois l'an 1579. article 165. Ces Ordonnances obligent les Notaires de faire signer aux parties & aux témoins, s'ils sçavent signer, tous actes & contracts qu'ils recevront, dont ils doivent faire mention, à peine de nullité des contracts ou actes, & d'amende arbitraire : & au cas que les parties ou témoins ne sçachent pas signer, les Notaires sont obligez de faire mention de la requisition par eux faite aux parties & aux témoins de signer, & de leur réponse qu'ils ne sçavent pas signer.

Ces Ordonnances touchant ce point ont lieu & doivent estre observées à l'égard des testamens, comme pour les autres actes & contracts, ainsi que remarque Guenois en ce lieu.

En septiéme lieu, ils ne doivent mettre aucunes clauses dont les parties n'ont pas fait mention, suivant l'Ordonnance de François I. en Octobre l'an 1535. article 3. à quoy les Notaires doivent bien prendre garde, car il y en a qui mettent souvent des clauses dans de certains contracts dont ils forment leurs stiles, contre l'intention & la volonté des parties, ou dont elles ignorent la force, ce qui cause dans la suite des procez entre les contractans ou leurs heritiers ou ayans cause, comme nous dirons cy-aprés.

Au contraire ils doivent mettre dans les contracts toutes les clauses dont les parties conviennent ensemble & sont d'accord, pourveu qu'elles ne soient pas contre les bonnes mœurs & deffenduës par les Loix, ou contraires à ce qui est expressement deffendu par une Coûtume, soit dans les actes entre-vifs, ou dans les testamens : ainsi par exemple par la disposition de la plus grande partie de nos Coûtumes les conjoints par mariage ne se peuvent point avantager l'un l'autre par actes entre-vifs, ou par ordonnance de derniere volonté, c'est pourquoy un Notaire en doit avertir les parties qui voudroient contrevenir à cette prohibition dans la croyance qu'elles le pourroient faire.

Pareillement on ne peut apposer dans un contract aucunes clauses qui soient usuaires, parce quelles sont contre les bonnes mœurs, & qu'elles sont défenduës par les loix divines & humaines, c'est pourquoy un Notaire en doit avertir les contractans, & il ne doit point recevoir de contracts où les contractans voudroient apposer de semblables clauses ; car outre qu'elles seroient declarées nulles, le Notaire pourroit par aprés estre condamné à quelque amande arbitraire.

Loüis XII. par son Ordonnance faite à Lyon au mois de Juin l'an 1510. art. 65. défend à tous Notaires de recevoir aucuns contracts usuraires, sur peine d'estre privez de leurs Etats, & d'amande arbitraire. Guenois sur cet Article remarque un Arrest du 17. Juin 1531. qui declara usuraire le pacte apposé à un contract de constitution de rente à prix d'argent, par lequel il estoit porté que le premier terme commenceroit à Noël, le contract se faisant à la feste de la Toussaints de la mesme année.

Le mesme Auteur remarque un autre Arrest du 2. May 1513. qui declara un autre pacte usuraire, par lequel il estoit convenu entre les parties dans un contract de rente à prix d'argent, que le vendeur de la rente ne la pourroit racheter avant cinq ans, sans payer entierement la derniere année, quoy que le rachat fust fait auparavant la fin de ladite année.

En huitiéme lieu, ils doivent avertir les parties quand les contracts qu'elles passent sont sujets à insinuation, comme les donations, suivant l'Edit de Henry II. l'an 1550. au mois de Juin, à peine d'estre tenus des dépens, dommages & interests des parties, d'avoir fait insinuer les actes qui doivent l'estre ; mais cette Ordonnance n'est pas observée en ce point.

Pareillement ils sont obligez de declarer aux femmes l'effet des renonciations aux privileges introduits en leur faveur, comme il a esté jugé par Arrest remarqué par Chenu en ses Reglemens titre 26. chap. 140. sur peine de tous dépens, dommages & interests en leurs propres & privez noms. Ce qui se doit entendre principalement de la renonciation au Senatusconsulte Velleïan dans les lieux où il a lieu en France.

Pour entendre ce qui concerne ce Senatusconsulte, ou Ordonnance du Senat Romain, qui est encore observé dans quelques lieux de France, il faut sçavoir conformement à ce que nous en avons écrit dans le Digeste, que les Empereurs Auguste & Claudius avoient par leurs Ordonnances interdit aux femmes de fervir de caution à leurs maris ; mais parce qu'on reconnut depuis que les cautionnemens qu'elles faifoient pour d'autres que pour leurs maris, les faifoient tomber dans la perte de leurs biens, le Senat Romain étendit cette interdiction à toutes fortes d'obligations contractées au nom d'autruy, foit en prenant fur elles les obligations des debiteurs envers leurs creanciers, ou en leur fervant de caution, ou en promettant de payer pour eux, ou de quelques autres manieres ; ordonnant, pour en ofter toute occafion, que le benefice de cet Edit ne fervît pas feulement aux femmes, qui fe feroient ainfi obligées, mais auffi à ceux qui les auroient cautionnées, & qui leur auroient donné procuration de le faire.

Ce benefice ceffe lors qu'une femme qui a fervi de caution à quelqu'un, y renonce expreffément ; mais il faut que la renonciation foit expreffe, & pour lors elle peut valablement eftre pourfuivie en vertu de ce cautionnement. De forte que quoy que les Notaires mettent que la femme qui s'oblige pour un autre, renonce à tous benefices qu'elle pourroit avoir, & qui font introduits en faveur des femmes, neanmoins elle n'eft pas cenfée avoir renoncé au Velleïan, parce qu'on doit croire que ces termes n'ont efté appofez par les Notaires, que par forme & felon leur ftile, & la Cour l'a jugé ainfi par plufieurs Arrefts.

La Cour par un Arreft du 21. Juillet 1595. rapporté par Chenu dans fes Queftions queft. 55. enjoignit aux Notaires qu'à l'avenir ils fiffent entendre aux femmes qui interviendroient dans les contracts & obligations, qu'elles ne fe pouvoient pas valablement obliger pour autruy, mefme pour leurs maris, à moins qu'elles n'euffent renoncé expreffément au Velleïan, & à l'Autentique *Si qua mulier,* ce qu'ils feroient obligez de leur faire entendre ; & au cas qu'elles y vouluffent renoncer, ils en fiffent mention dans leurs Minutes, fur peine d'en répondre en leur propre & privé nom, & d'eftre condamnez és dépens, dommages & interefts des parties.

Le mefme Auteur rapporte plufieurs autres Arrefts au mefme lieu, par lefquels des obligations contractées par des femmes pour autruy, ont efté caffées, quoy que dans les contracts elles euffent expreffément renoncé au Senatufconfulte Velleïan, faute par les Notaires de leur avoir fait entendre ce que c'eft que le Velleïan, & ce que produifent les renonciations à iceluy.

Cette Ordonnance du Senat Romain, & la faculté qui estoit accordée aux femmes d'y pouvoir renoncer, ont causé en France quantité de procez, pour la diversité du stile des Notaires, dont les uns donnoient à entendre aux femmes que leurs obligations estoient nulles & de nul effet, à moins qu'elles renonçassent aux droits introduits en faveur de leur sexe, & ils l'exprimoient specialement dans leurs Minutes & dans les Grosses ; d'autres, par ignorance ou negligence, mauvais usages, ou usage particulier des lieux, n'en faisoient point de mention, ou s'ils le faisoient, c'estoit par des abbreviations dans leurs Minutes, qu'ils étendoient plus au long dans les Grosses, d'autres commettoient d'autres défectuositez, qui donnoient lieu aux femmes à se pourvoir contre les obligations par eux passées pour cautionnemens, & aux parties à exercer leurs recours & poursuivre leur indemnité contre les Notaires qui avoient manqué à executer les Reglemens qui avoient esté faits sur ce sujet. C'est ce qui donna occasion au Roy Henry le Grand au mois d'Aoust l'an 1606. de faire un Edit, par lequel il fut défendu aux Notaires d'inserer les renonciations au benefice du Velleïan, ny aux autres droits introduits pour les femmes és brevets, contracts, obligations, & autres actes passez pardevant eux, ny d'en faire aucune mention, à peine de suspension de leurs Charges, d'amende arbitraire, & des dépens, dommages & interests des parties : ordonnant neanmoins que les femmes seroient bien & deuëment obligées sans ces renonciations.

En neuviéme lieu, ils doivent declarer les situations des heritages dont il est fait mention dans les contracts, obligations & autres, avec les charges réelles dont ils sont tenus ; c'est la disposition de l'Ordonnance de François I. au mois d'Aoust 1536. chap. 3. art. 4. Ce mesme Roy au mois d'Aoust de l'année 1539. art. 180. défend à tous Notaires de quelque Jurisdiction qu'ils soient, de recevoir aucuns contracts pour heritages, soit de vendition, échange ou autres, sans estre declaré par les contractans en quel fief ou censive sont les choses cedées, ou transportées ; & de quelles charges elles sont chargées envers les Seigneurs feodeaux ou censuels, sur peine de privation de leurs Offices, quant aux Notaires, & de nullité des contracts quant aux Contractans.

Et par l'Article suivant il est défendu aux Contractans en matiere d'heritages, de faire sciemment aucune faute sur le rapport ou declaration des choses tenuës en fief ou en censive, qui seront

apposées

appofées en leurs contraɛts, fur peine de privation de tout l'émolument defdits contraɛts contre les coupables , à fçavoir contre le
vendeur de la privation du prix, & contre l'acheteur, de la chofe
tranfportée , le tout applicable au Roy pour les chofes qui en font
tenuës, & aux autres Seigneurs, pour ce qui eft tenu d'eux.

A cette Ordonnance eft conforme celle du Roy Henry II. donnée à Fontainebleau en Février 1549. art. 15. qui ordonne qu'aux
contraɛts où il n'y aura prix , les contraɛtans foient punis de telle
peine que les Juges trouveront à propos.

Ces Ordonnances ne font pas executées quant aux peines qui y
font portées , & fouvent les vendeurs declarent dans les contraɛts
qu'ils ne fçavent dans la Juftice de qui ils font, & de qui relevent
les heritages qu'ils vendent, & ils en font quittes pour cette declaration.

La Coûtume de Nivernois titre des Cens & Cenfives , art. 24.
veut qu'en tous contraɛts de vente , échange ou permutation , &
autres alienations ou difpofitions d'heritages , & chofes immeubles,
les Notaires foient obligez d'inferer & faire mention efdits contraɛts des fiefs, cens, rentes, & autres charges deuës à caufe defdites chofes immeubles, & à qui ils font deus ; & pour ce faire interroger les parties : & fi les parties pour ce interrogées, difent &
affirment n'en fçavoir aucune chofe, lefdits Notaires font tenus
de faire mention de leurs affirmations & interrogatoires efdits contraɛts, fur peine d'amende arbitraire.

Dans l'article fuivant la même Coûtume enjoint aux contraɛtans
de declarer les fiefs , cens , rentes, charges, & hypotheques fpecia-
les, & affignations fur lefdits heritages & chofes immeubles, qu'ils
alienent à titre onereux, fur la peine portée en l'article precedent.

En dixiéme lieu, qu'un Notaire ne peut recevoir feul un contraɛt, & il faut qu'il le faffe figner par un autre Notaire, ou par
deux témoins ; l'Ordonnance de Loüis XII. article 66. le veut ainfi,
dérogeant à tout ufage & coûtume contraire ; c'eft auffi la difpofition de celle de Blois au mois de Novembre 1507. art. 247. &
de François I. à Fontainebleau, le 11. Decembre 1543.

La même Ordonnance de Blois en l'article 166. permet que dans
les lieux où il n'y a qu'un Notaire, il foit tenu de faire appeller un
témoin au moins, pour figner avec luy la minute ; neanmoins l'ufage eft que les Notaires paffent les aɛtes en prefence de deux té-

E

moins, mais suivant cet article il faut que l'un d'iceux sçache signer.

Guenois en sa Conference sur l'Ordonnance au §. 1. du titre des Notaires, dit avoir esté ordonné par Arrest du 2. May 1550. que le frere avec le frere, l'oncle avec le neveu, & le beau-pere avec le gendre ne pourroient recevoir des contracts ensemble.

Que si un acte ou contract est passé pardevant deux Notaires, ils le doivent signer tous deux, autrement il y auroit nullité, principalement si c'estoit un testament, parce que c'est un acte où toutes les solemnitez sont requises, autrement il seroit nul & sans effet : quant aux autres actes, & aux contracts, ils pourroient estre impugnez par un tiers qui auroit interest à ce qu'il fût nul, c'est pourquoy il est de consequence pour ceux qui y ont interest, de prendre garde que l'acte soit signé par un autre Notaire que celuy qui le reçoit.

Basset en ses Arrests tome 1. livre 2. tit. 14. chapitre 1. rapporte deux Arrests du Parlement de Grenoble, l'un du 22. jour de Decembre 1522. l'autre du 22. Juillet 1631. par lesquels il a esté jugé que quand un acte est passé pardevant deux Notaires, il doit estre signé de tous les deux, & qu'il ne suffit pas pour le rendre valable qu'il soit signé d'un seul ; neanmoins quand un contract est signé par un Notaire, un autre ne fait point de difficulté de le signer dans quelque temps aprés que ce soit.

En onziéme lieu, ils doivent lire les contracts & actes passez, aux parties, avant que de les faire signer, afin qu'elles entendent si tout ce qui y est contenu est conforme à leur intention ; c'est la disposition de l'Ordonnance de François I. en Octobre 1535. chapitre 19. article 4. dressée quant à cet article sur un Arrest du 29. Decembre 1423. rapporté par Guenois en sa Conference sur le même article, par lequel il fut enjoint aux Notaires du Chastelet de Paris de mettre par écrit au long en la presence des parties, les contracts, & aprés les lire ausdites parties.

En douziéme lieu, ils doivent observer les solemnitez requises par la Coûtume du lieu où les actes sont passez, quand ce sont des actes solemnels, tels que sont les testamens, autrement les testamens seroient nuls, ainsi que nous dirons en parlant des testamens. Ainsi un Notaire du Chastelet de Paris recevant un acte ou un testament dans une autre Coûtume que celle de Paris, doit y observer toutes les formalitez & solemnitez qui sont requises pour la validité de cét acte, autrement il feroit nul : Mais on demande fi ce Notaire pourroit-eftre pourfuivy pour les dommages & interefts des parties intereffées ; c'eft ce que nous allons expliquer dans la queftion fuivante.

En treiziéme lieu, les Notaires du Chaftelet de Paris doivent avoir en leurs Etudes un Tableau où les noms des interdits foient écrits, afin qu'un chacun en ait connoiffance, & qu'on ne faffe aucuns contracts avec eux, ainfi qu'il leur a efté enjoint par Arreft du 18. Mars 1614. fur un appel du Prevoft de Paris, rapporté par Brodeau fur Monfieur Loüet lettre S. chapitre 16.

En quatorziéme lieu, le Notaire qui a paffé l'acte, doit declarer à la fin, quand l'acte eft tel qu'il foit neceffaire d'en conferver une minute, que la minute eft demeurée pardevers luy.

En quinziéme lieu, par Arreft du 6. Juillet 1577. a efté enjoint aux Notaires d'inferer aux contracts qui font paffez pardevant eux, les procurations des parties contractantes en qualité de Procureur, parce que cela eft de tres-grande confequence, de peur que la procuration eftant perduë, celuy qui l'auroit donnée ne defavoüât ce qui auroit efté fait en fon nom & en vertu de cette procuration.

Un Notaire qui auroit caufé la nullité d'un acte par fon ignorance ou par fa negligence, pourroit-il eftre pourfuivy par les parties intereffées pour leurs dommages & interefts ?

La Cour par Arreft du 28. Fevrier 1602. rapporté par Chenu en fes queftions chapitre 55. *in fine*, condamna un Notaire fuivant les Conclufions de Monfieur le Procureur General, à acquitter un particulier de fes dépens, dommages & interefts, qu'il pouvoit pretendre contre luy en confequence de ce qu'une femme qui s'eftoit obligée avec ce particulier pour un autre, s'eftoit fait relever de cette obligation, parce que le Notaire ne l'avoit pas fait renoncer fpecialement au Velleïan, & ne luy avoit pas fait entendre ce que c'eftoit que le benefice du Velleïan, & l'effet de la renonciation qu'elle y pouvoit faire. Il y avoit eu d'autres Arrefts plus anciens qui avoient condamné des Notaires aux dépens, dommages & interefts des parties intereffées, pour le même fujet, ainfi que nous avons dit cy-deffus.

Neanmoins la Jurifprudence n'a jamais efté fort affurée fur ce point, & la Cour a prefque toûjours jugé cette matiere diverfement jufques à l'Edit du Roy Henry le Grand, dont il eft fait mention cy-deſſus ; de ſorte que Monſieur Loüet lettre N. chapitre 9. remarque des Arreſts des années 1595. 1599. & 1604. par leſquels des particuliers ont eſté deboutez de leurs demandes contre des Notaires pour avoir obmis ce qui concernoit le Velleïan & les renonciations à iceluy.

Brodeau ſur Monſieur Loüet au lieu cité remarque un Arreſt du 16. Fevrier 1617. par lequel ſur une ſommation faite à un Notaire, qui avoit obmis des formalitez eſſentielles à un teſtament, en conſequence de quoy il avoit eſté caſſé, la Cour mit les parties hors de Cour & de procez.

Monſieur Bouguier en ſes Arreſts lettre N. chapitre 3. en rapporte un autre du 21. Janvier 1605. qui l'a jugé de même à l'occaſion d'un teſtament qui avoit eſté caſſé, faute par le Notaire d'avoir mis ces mots, *leu & releu.* Il en rapporte un autre au même lieu rendu en la Chambre de l'Edit l'an 1610. par lequel un Notaire fut auſſi renvoyé abſous de la demande à luy faite, quoy que par ſa faute un teſtament eut eſté caſſé, parce qu'il ne l'auroit ſigné que deux jours aprés la mort du teſtateur.

Ces Arreſts neanmoins ont eſté rendus contre le ſentiment des Docteurs, car la plus grande partie ſont d'avis que les Notaires, par la faute deſquels des actes ſont caſſez & infirmez, ſoient reſponſables des dommages & intereſts des parties ; Rebuffe ſur les Ordonnances *tit. de litter. obligat. art. 4. gloſ. 4. num. 4.* dit, *ſi Notarius in teſtamento ſolemnitates amiſerit, falſi pœnâ puniri debet,* conformément à la Loy *jubemus. C. de teſtamentis,* où l'Empereur ayant ordonné quelques formalitez pour la validité des teſtamens, enjoint aux Notaires de les obſerver ſur peine d'eſtre punis du crime de faux ; les termes dont il ſe ſert ſont à remarquer, *ſcituris & Tabellionibus, & his qui conficienda teſtamenta procurant, quòd ſi aliter facere auſi fuerint, pœnam falſitatis non evitabunt, quaſi doloſe in tam neceſſaria cauſa verſati.*

La Cour par ſes Arreſts à favoriſé en ce cas la cauſe des Notaires, conſiderant que s'ils pouvoient eſtre pourſuivis pour dommages & intereſts, en conſequence des nullitez qu'ils pourroient faire dans des actes, il n'y a pas un Notaire à qui ce malheur là ne pût arriver en ſa vie par inadvertance, ce qui cauſeroit la perte de ſes biens & de ſa famille ; & la Cour quand ces queſtions ſe preſentent, a ordinairement égard aux circonſtances, & à la reputation du Notaire.

Les Notaires font-ils responsables des actes qu'ils passent pour les Interdits ?

Cette question s'est presentée en la grand' Chambre de relevée le Mardy 17. Janvier 1662. Un nommé du Vouldy avoit esté interdit par l'avis de sa mere & de ses parens par Sentence du Chastelet l'an 1649. signifiée à tous les Notaires en particulier, & en consequence il auroit esté inscrit dans le Tableau des interdits. L'an 1655. on proceda au partage des biens du pere sous l'authorité d'un Curateur pour luy. L'an 1659. il vend une rente sur les Tailles, qui luy estoit écheuë dans son partage, à un Marchand, pardevant Motels Notaire au Châtelet, lequel n'avoit pas pris garde que ledit du Vouldy avoit procedé au partage sous l'authorité d'un Curateur.

Deux mois aprés ce contract ce Marchand voulut se faire immatriculer à l'Hostel de Ville pour recevoir le quartier de la rente qu'il avoit achetée. Il trouva opposition de la part des parens de son vendeur. Il pourfuivit les heritiers de du Vouldy, soutenant que son contract estoit bon, à cause de sa bonne foy, parce que dans l'intervalle il estoit decedé, & il somme le Notaire en garantie, parce qu'il devoit sçavoir qu'il estoit interdit, & ne devoit pas passer aucun Acte sans l'authorité de son Curateur & avis de parens.

La Cour par son Arrest condamna le Notaire à indemnifer le Marchand, conformément à la Sentence des Requestes du Palais, de laquelle avoit esté interjetté appel ; cependant parce qu'il se trouva que ledit du Vouldy avoit fait quelques acquisitions de meubles, il fut ordonné que la somme payée par l'acquereur, seroit premierement prise sur les meubles & acquests par luy faits, & que le surplus seroit acquité par le Notaire.

Quand un Notaire reçoit un Contract dans lequel un particulier declare ses biens francs & quittes de toutes hypotheques, préjudicie-t'il à l'hypotheque qu'il avoit sur les biens de l'obligé ?

Monsieur Loüet lettre N. chapitre 6. rapporte un Arrest donné au rapport de Monsieur Bavin en la Chambre de l'Edit au mois de Decembre 1598. qui a jugé que le Notaire renonçoit à son hypotheque au profit du creancier auquel les choses estoient hypothequées : la raison est que c'est un dol presumé en leur personne dont ils semblent devoir estre responsables. Robert en ses Arrests en rapporte un autre qui l'a jugé de mesme, le 21. Mars 1581. la raison est qu'il y a lieu de croire que le Notaire qui a écrit & receu luy-mesme un tel acte, a bien voulu renoncer à la priorité d'hypotheque qu'il avoit en faveur de celuy au profit duquel le contract estoit passé. Nous avons une loy qui est formelle, sçavoir la la loy *fidejussor. §. pater ff. de pignor.* où un fils émancipé pour avoir écrit de sa main par le commandement de son pere, un contract par lequel une maison qui appartenoit en propre à ce fils, estoit hypothequée par son pere, comme à luy appartenant, fut presumé avoir consenti à l'obligation & à la constitution d'hypotheque, car il ne peut pas dire qu'il ait esté surpris, & qu'il n'a pas sceu si c'estoit sa maison qui estoit obligée, *cum sua manu pignori domum suam futuram Seius scripserat, consensum et obligationi dedisse manifestum est*, dit le Jurisconsulte dans cette loy.

Les Notaires peuvent-ils estre contraints de subir interrogatoire sur faits & articles pour le fait & exercice de leurs Charges, pardevant les Commissaires Examinateurs ?

Il a esté jugé par plusieurs Sentences & Arrests qu'ils n'y sont pas obligez.

Un Notaire peut-il passer des Actes pour ses parens ?

Par Arrest donné en la Chambre de l'Edit, du 9. Juillet 1659. il a esté jugé qu'ils le pouvoient faire.

CHAPITRE III.

Des Registres & Minutes des Notaires.

LE Roy Loüis XII. par son Ordonnance à Lyon au mois de Juin 1510. article 64. enjoint à tous Notaires & Tabellions de faire bons & suffisans Registres & Protocoles des contracts & autres actes par eux receus & passez, & les mettre par ordre selon la priorité & posteriorité des contracts & autres actes ; afin que si on en avoit besoin, on pût avoir recours au protocolle ou registre. A quoy sont conformes les Ordonnances du Roy François I. au mois d'Octobre 1535. chapitre 29. article 6. & au mois d'Aoust 1539.

article 173. Dans l'article fuivant il eft dit que dans les Regiftres & Protocoles feront mifes & inferées tout au long les minutes des contracts, & qu'à la fin de l'infertion fera mis le feing des Notaires qui auront receu les contracts.

L'article 175. porte que s'il y a deux Notaires pour la reception d'un contract ou d'un teftament, fera mis & écrit au dós dudit teftament ou conttact, & figné des deux Notaires, le nom de celuy és livres duquel aura efté enregiftré le contract ou teftament pour y avoir recours quand on en aura befoin.

L'Ordonnance du même Roy François I. à Villiers-Cotterefts au mois d'Aouft 1539. article 8. ordonne aux Notaires de ne rien laiffer en blanc dans les minutes, fans y faire apoftille en marge ny en tête, & interlineature, ny qu'ils puiffent y laiffer aucun blanc entre-lignes, & que s'il eft neceffaire d'en faire, ils les mettent à la fin du contract, avant qu'il foit figné par les parties; & par ce même article il ordonne que la fignature foit mife fi prés de la lettre qu'on n'y puiffe rien ajoûter.

Neanmoins quand il y a quelque chofe à ajoûter à un contract en quelque endroit, on l'écrit à la marge, & on le fait parapher par les parties, & les Notaires le fignent; & fi c'eftoit quelque claufe qui fut trop longue, on en feroit un renvoy à la fin de l'acte, ainfi qu'il eft dit par cet article; & fi dans le corps du contract il a efté neceffaire de faire quelque rature de quelques mots ou de quelques lignes, il faut en faire un renvoy à la marge, & le declarer, & faire mention que les parties ont approuvé la rature de tant de lignes, & leur faire parapher, afin qu'aucune des parties ne s'en puiffe plaindre.

Boniface en fes Arrefts tome 1. part. 1. livre 1. tit. 20. nomb. 12. rapporte un Arreft de la Cour des Aydes de Provence, par lequel Puget Notaire de Gordes fut condamné à l'amande envers le Roy & envers la partie, & aux dépens du procez, pour avoir laiffé un fueillet blanc dans fes Regiftres.

La raifon pour laquelle il eft enjoint aux Notaires de faire des Regiftres, eft pour empêcher les antidates, qui fe peuvent faire facilement, principalement quand les parties en font confentantes, comme quand un homme eft oberé, & veut en trompant fes creanciers, fauver une partie de fes biens fous le nom d'un de fes amis, en paffant à fon profit plufieurs obligations, ou même des contracts de conftitution de rente, anterieures à tous fes autres creanciers.

La Coûtume de Bourbonnois en l'article 78. oblige les Notaires de faire Protocolles & Regiſtres des lettres perpetuelles par eux receuës.

Par lettres perpetuelles on entend teſtamens, contracts de mariage, conſtitution de rente, ventes, donations, échanges, & autres contracts translatifs de proprieté & ſeigneurie; & non pas obligations, quittances, loüages, & autres contracts ſemblables, dont ſouvent on ne fait point de minutes.

A qui les Notaires ſont-ils obligez de communiquer leurs Regiſtres?

L'Ordonnance de François I. au mois d'Aouſt 1539. article 177. leur deffend de les communiquer à d'autres qu'aux contractans, à leurs heritiers & ſucceſſeurs, ou à tous autres qu'on connoiſtroit y avoir intereſt, ou qu'il fût ordonné par juſtice, Car le Juge peut contraindre les Notaires qui ſont dans ſa Juriſdiction de communiquer leurs Regiſtres à ceux qui peuvent y avoir intereſt, comme il a eſté jugé par Arreſt de l'an 1548. rapporté par Guenois ſur cét article; & ſi c'eſt dans une autre Juriſdiction il faut obtenir des lettres de Chancellerie en forme de compulſoire, en vertu deſquelles on fait commandement au Notaire qui a les actes dont on veut avoir la communication, ou dont on veut tirer copie, d'en repreſenter la minute, & d'en dreſſer une copie, offrant de luy payer ſes frais & ſalaires raiſonnables; & en cas de refus il faut luy faire donner aſſignation pardevant le Juge du lieu pour s'y voir contraindre, ou dire ſes cauſes & moyens de refus, ainſi que nous avons dit plus amplement dans le nouveau Praticien.

Le Roy Charles VII. par ſon Ordonnance à Chalons le 12. Aouſt 1445. article 25. les Greffiers & Notaires ſont contraints de monſtrer leurs papiers, regiſtres & protocolles, eſquels ſont enregiſtrées les cauſes qui concernent le Procureur du Roy, par leſquels il pût pretendre des droits & des amendes.

Et par l'article ſuivant il eſt porté que les Notaires peuvent eſtre contraints à prêter ſerment, de dire & notifier aux Treſoriers de France tout ce qu'ils ſçavent eſtre profitable ou prejudiciable au Roy ou aux Seigneurs, & declarer tous les contracts faits concernant les mouvances du Domaine pour en avoir les ventes & les droits Seigneuriaux.

Et par l'Ordonnance de François I. l'an 1536. chapitre 3. article 5. il eſt enjoint aux Notaires d'exhiber leurs contracts aux Seigneurs

gneurs aufquels feront deus les droits de ventes, fur peine de payer
la valeur d'iceux.

Par les Edit & Declaration du mois de Mars 1673. & mois de
Fevrier 1674. le Roy a ordonné que les droits Feodaux & Seigneuriaux feroient payez, tant au Roy qu'aux Seigneurs, pour
échanges d'heritages feodaux ou cenfiers contre rentes, que pour heritages contre heritages, de quelque nature qu'ils foient, eftant mouvans du Domaine ou des Seigneurs, tels qu'ils fe payent par les Coûtumes en cas de ventes, à la charge de payer au Domaine par les
Seigneurs une certaine finance, à laquelle chacun d'eux feroit mo-
derement taxé au Confeil du Roy pour joüir de ce droit.

Mais fur ce qui a efté reprefenté au Roy en fon Confeil par le
Fermier General des Domaines de France, que nonobftant les fufdits Edit & Declaration les Seigneurs ne laiffent pas de percevoir
les droits en cas d'échanges fans en avoir acquis le pouvoir en la
Chambre Souveraine établie au Louvre pour l'alienation des petits
Domaines, pour l'intelligence qu'ils ont avec les Notaires, Tabellions, & autres perfonnes publiques, les uns cachant leurs contracts, d'autres les faifant paffer pardevant des Notaires hors l'é-
tenduë des Seigneuries dont ils relevent, & par ce moyen oftent audit Fermier le droit des ventes & des échanges; pour à quoy obvier
le Roy par un Arreft du Confeil du 28. Mars 1676. a fait deffenfes à tous Seigneurs, & à leurs Fermiers & Receveurs, de recevoir
aucuns defdits droits dans l'étenduë de leurs Seigneuries, jufqu'à ce
qu'ils en ayent fait l'acquifition, fur peine de trois mille livres d'a-
mende, que fa Majefté a dés lors declarée encouruë contre chacun
des contrevenans, reftitution du quadruple defdits droits, & aux parties d'en faire le payement à d'autres qu'au Fermier du Domaine, à
peine de payer deux fois, & de tous dépens, dommages & interefts. Et en outre le Roy ordonne que tous Notaires, Tabellions
& autres perfonnes publiques qui ont paffé ou pafferont à l'avenir
aucuns contracts d'échanges, feront tenus de delivrer audit Fermier, ou à fes Procureurs ou Commis dans les Bureaux des Ele-
ctions dont ils dépendent, un état figné d'eux & certifié veritable,
contenant les extraits des contracts d'échanges, faits & paffez pardevant eux depuis lefdits Edit & Declaration, jufqu'au jour de la
fignification, & pour l'avenir de mois en mois, lefquels extraits
contiendront la datte du contract, le nom des parties contractantes
& leur demeure, la qualité & fituation des heritages échangez,

F

pour lesquels extraits leur sera payé cinq sols pour chacun; leur fait deffenses sa Majesté d'en obmettre aucuns à peine de cinq cent livres d'amende, declarée encouruë en vertu de cét Arrest, & d'interdiction de leurs Offices, lesquels seront pareillement tenus de delivrer audit Fermier ou à ses Commis lors qu'ils en seront requis, des extraits en entier signez d'eux desdits contracts d'échange, à raison de trente sols pour chacun contract.

Le dixiéme jour de Janvier 1668. est intervenu un Reglement de la Cour contre les Notaires & autres personnes publiques qui reçoivent des testamens, qu'il est à propos de mettre en ce lieu.

SUR CE QUI avoit esté remontré à la Cour par le Procureur General du Roy, qu'encore que par un Arrest du 18. Novembre 1662. il eut esté enjoint à tous Curez, Vicaires, Notaires & autres personnes publiques qui reçoivent des testamens, & actes dans lesquels il est fait des legs, aumônes, donations, fondations, & dispositions au profit des Hôpitaux, Eglises, Communautez & Prisonniers, de luy en donner connoissance incontinent aprés que lesdites dispositions auroient lieu, & de luy delivrer copie en bonne forme desdits actes, afin de prendre soin de faire mettre à execution la volonté des testateurs, neanmoins ils ne tenoient compte d'y satisfaire, & par cette negligence estoient cause de ce que lesdits Hôpitaux, Communautez & personnes qui sont dans la necessité, estoient privez de l'utilité qu'ils recevroient pour leur subvenir dans leurs besoins desdites dispositions pieuses, & donnoient occasion aux Executeurs testamentaires, & heritiers des deffunts, de s'approprier des biens ainsi leguez aux pauvres; à quoy il estoit necessaire de pourvoir. La matiere mise en deliberation, la Cour faisant droit sur les conclusions du Procureur General du Roy, a ordonné & ordonne que l'Arrest du 18. Novembre 1662. sera executé selon sa forme & teneur, & conformément à iceluy a derechef enjoint à tous Curez, Vicaires, Notaires, & autres personnes publiques qui recevront des testamens & autres actes contenans des legs, aumônes, ou dispositions au profit des Hôpitaux, Eglises, Communautez de personnes, d'en donner avis audit Procureur General du Roy, incontinent que lesdits testamens ou autres actes auront lieu & seront venus à leur connoissance, & de luy mettre és mains des extraits en bonne forme desdits testamens & dispositions pour en faire les poursuites necessaires, à peine de répondre en

leurs noms des dépens, dommages & intereſts : ordonne en outre
que les heritiers, executeurs teſtamentaires, & tous autres qui
auront connoiſſance deſdits teſtamens & diſpoſitions de dernieres
volontez faites ſous ſeings privez, en feront declaration dans huitaine, à peine d'eſtre condamnez en leurs noms au payement du
quadruple envers les pauvres, & eſtre procedé contr'eux pour les
recelez ſelon la rigueur des Ordonnances, & contre leſdits Notaires & autres perſonnes publiques, de trois cent livres d'amende,
dont ſera delivré executoire en vertu du preſent Arreſt, ſans qu'il
en ſoit beſoin d'autre, applicables le tiers au profit des pauvres de
l'Hôtel Dieu, le tiers aux pauvres Priſonniers, & le tiers au grand
Hôpital; que le preſent Arreſt ſera ſignifié aux Syndics des Notaires du Chaſtelet, & publié à ſon de trompe és Carrefours, &
lieux accoûtumez de cette Ville & Faux-bourgs de Paris, à ce
qu'aucun n'en pretende cauſe d'ignorance; lequel ſera auſſi executé par toutes les Villes & lieux du reſſort, à cette fin copies collationnées ſeront envoyées dans tous les Bailliages & Senechauſſées
pour y eſtre à la diligence des Subſtituts dudit Procureur General,
leu, publié, regiſtré & executé; & ce faiſant les Curez, Vicaires
& Notaires, & autres perſonnes qui recevront des teſtamens où
il y aura des legs pieux, tenus d'en avertir leſdits Subſtituts dans
pareil temps ſous les mêmes peines.

Pourquoy les Notaires ne retiennent point des Minutes des Quittances,
Procurations, & des Obligations ?

Quant aux quittances, il n'eſt pas neceſſaire de garder des minutes, parce qu'il n'y a que l'obligé qui en ait beſoin pour juſtifier
du payement par luy fait toutefois & quantes qu'il en ſera requis,
c'eſt pourquoy il ſuffit que la quittance luy ſoit expediée & delivrée,
des payemens qu'il fait des rentes, ou autres ſommes qu'il doit;
& ſi c'eſt une obligation il en doit faire endoſſer le payement ſur
icelle, & l'obligation luy doit eſtre renduë.

Pour ce qui eſt des procurations qui ſont faites *ad lites & negotia*,
on n'en fait point de minutes, parce qu'ordinairement on laiſſe en
blanc le nom du Procureur, qu'on remplit de celuy qu'on veut,
& qui conſent de faire ce qui eſt contenu en la procuration. Ce
qui s'obſerve même pour les procurations pour reſigner des Offices, car comme ſouvent on envoye des procurations pour eſtre
executées dans un autre lieu, quelquefois éloigné de celuy où la

procuration eſt faite, on ne ſçait pas celuy qui pourra faire le contenu en la procuration, c'eſt pourquoy il faut laiſſer le nom en blanc, autrement on le rempliroit ſouvent d'un autre que de celuy qui accompliroit la procuration, ainſi la minute ſeroit remplie d'un nom, & la groſſe d'un autre, ce qui ſeroit une eſpece de fauſſeté. D'ailleurs il importe peu qu'il y ait des minutes des procurations, il ſuffit que le Procureur faſſe voir ſon pouvoir à ceux qui y ont intereſt, & on ne peut point alléguer les nullitez des procurations à réſigner Offices, ny par le Collateur qui a admis la reſignation, ny par celuy qui depuis auroit eſté par luy pourveu de l'Office, pourveu qu'il apparoiſſe de la volonté du reſignant.

A l'égard des procurations pour reſigner les Benefices il faut que les Notaires en faſſent & retiennent les minutes, & qu'ainſi le nom du Procureur ſoit mis dans la minute au temps de la paſſation, & il ne peut pas eſtre mis en blanc; la raiſon eſt que l'Ordonnance de l'an 1550. article 4. dit qu'il doit eſtre fait regiſtre, non ſeulement des procurations pour reſigner les Benefices, mais auſſi du temps qu'elles auront eſté delivrées, combien de fois, & à quelles perſonnes; & cette Ordonnance oblige les Notaires Apoſtoliques de remettre aux Greffes des Archevêques dans le mois de Janvier au plus tard, une copie ſignée de leur main, & extrait collationné ſur le regiſtre, contenant tout ce qu'ils auront inſtrumenté dans l'année, concernant leſdites procurations, ainſi que nous avons marqué cy-deſſus touchant les Notaires Apoſtoliques.

Pour ce qui eſt des obligations, il n'eſt pas neceſſaire qu'elles demeurent dans les regiſtres des Notaires, afin que le debiteur s'étant acquitté l'obligation luy ſoit renduë, & qu'on ne puiſſe plus lever des groſſes de l'obligation.

Il faut excepter un cas, qui eſt quand les parties ont des intereſts particuliers dans l'obligation, & qu'il ſoit de conſequence au debiteur de juſtifier de la cauſe pour laquelle l'obligation auroit eſté paſſée, comme ſi autrement le creancier ou ſes heritiers pourroient faire demande au debiteur de la ſomme pour laquelle il auroit fait ladite obligation, & cela dépend de la volonté des parties; & au cas qu'il n'y ait point de minute de l'obligation, l'obligation eſtant paſſée & ſignée par les parties & par les Notaires, doit eſtre delivrée au creancier.

Les Notaires peuvent-ils delivrer aux parties les Groſſes des Actes
& Contracts pour la ſeconde fois?

L'Ordonnance de François I. à Villiers-Cotterefts au mois
d'Aouſt 1539. article 178. veut que depuis que les Notaires ont delivré une fois à chacune partie la groſſe des teſtamens ou contracts,
ils ne la puiſſent plus bailler, à moins qu'il ſoit ordonné par juſtice
parties ouïes.

Ce terme *contracts* dont ſe ſert cette Ordonnance, ne s'entend
que des contracts obligatoires, & non pas des autres, comme des
partages, inventaires, baux à ferme ou à loyer, accords, & autres
ſemblables.

Que ſi la groſſe d'une obligation eſtoit perduë, le creancier ne
peut pas en lever une ſeconde groſſe ſur la minute, & le Notaire
ne peut pas le faire conformément à l'article ſuſdit de cette Ordonn-
nance, à moins que le creancier ne l'y faſſe contraindre par Sentence du Juge, & pour cela il faut qu'il faſſe aſſigner ſon debiteur
pardevant le Juge qui doit connoître de l'obligation, pour voir ordonner que le Notaire ſera contraint de luy delivrer une ſeconde
groſſe du contract ou de l'obligation, attendu qu'il l'a perduë; &
cette aſſignation ſe donne ordinairement par une permiſſion du
Juge ſur une requeſte qui luy eſt preſentée; & ſi le debiteur s'y
oppoſe alleguant pour moyens qu'il a pâyé le contenu dans l'obligation, & que les payemens ſont endoſſez ſur l'obligation ou ſur le
contract, à la groſſe duquel il ſe rapporte, en ce cas le Juge doit
ordonner que le creancier fera preuve de la perte de l'inſtrument,
& le debiteur des payemens par luy faits, comme il a eſté jugé
par Arreſt du 20. Juillet 1564. rapporté par Charondas en ſes Ré-
ponſes livre 7. chapitre 112. Que ſi le Juge ordonne que le Notaire
delivrera une ſeconde groſſe au creancier, le creancier doit faire
donner une copie de la Sentence au Notaire, avec ſommation de
luy delivrer une ſeconde groſſe, comme il ſera dit cy-aprés touchant les obligations.

Et au cas qu'une ſeconde groſſe ſoit delivrée, ſoit du conſentement du debiteur, ou par ordonnance du Juge, le creancier n'aura
ſon hypoteque ſur les biens de ſon debiteur, que du jour de la delivrance de cette ſeconde groſſe, quoy que le creancier juſtifiât par
des témoins dignes de foy que la premiere eut eſté perduë, brûlée,
priſe, ou autrement. La raiſon eſt qu'il pourroit arriver que le

contenu en l'obligation ou au contract, auroit eſté acquitté par le debiteur, & que les payemens auroient eſté endoſſez par le creancier, & que par intelligence entre le creancier & le debiteur, le creancier ſuppoſeroit que le contract auroit eſté perdu, pour par ce moyen venir du jour de la paſſation d'iceluy, & eſtre preferé à tous autres creanciers poſterieurs, ce qui ſeroit une fraude contre les creanciers, à quoy il a eſté trouvé tres-équitable de remedier, au prejudice des creanciers qui auroient perdu la premiere groſſe de leurs contracts, devant s'imputer leur faute & leur negligence.

A qui appartiennent les Regiſtres des Notaires,
quand ils ſont decedez ?

Ils appartiennent à celuy a qui l'Office eſt vendu, à moins que comme il a eſté dit cy-deſſus, les Regiſtres ne ſoient vendus à un autre, ce qu'on appelle la pratique ; & ils ne peuvent eſtre vendus qu'à un autre Notaire, & non pas à un étranger qui ne ſeroit pas pouveu de l'Office de Notaire. De ſorte que ſi l'Office de Notaire eſtoit vendu ſans parler de la Pratique, elle appartiendroit à l'acquereur, parce que la Pratique eſt une ſuite & une dépendance de l'Office.

Quant aux Regiſtres des Notaires Subalternes, ils n'appartiennent pas à celuy qui leur ſuccede dans la Charge, mais ils doivent eſtre mis au Greffe.

Il faut obſerver en ce lieu qu'à preſent les Notaires ne font point ordinairement faire des Regiſtres de leurs minutes, comme ils faiſoient autrefois, mais qu'ils en font des liaſſes pour y avoir recours quand on en a beſoin ; & afin de produire les minutes ſeparées en juſtice, ſoit en cas d'inſcription de faux, ou pour autre cauſe.

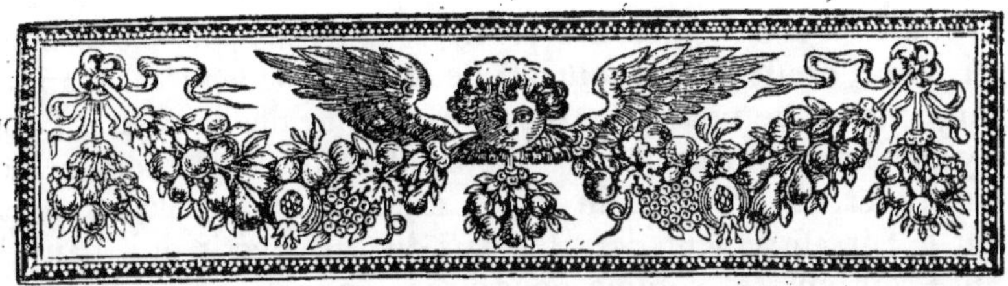

LA SCIENCE
PARFAITE
DES NOTAIRES.
SECONDE PARTIE,

Contenant une facile instruction pour dresser toutes sortes d'Actes, & Contracts.

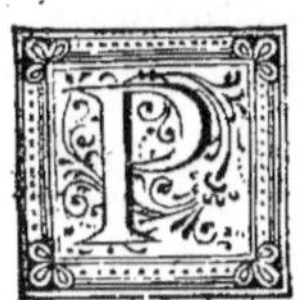

POUR bien dresser un acte il ne faut pas suivre la coûtume des Notaires de Villages, qui n'ayant point d'autre science que celle qui se trouve dans un livre du stile des Notaires, ou d'un Notaire François, quand il ont un acte à faire, le dressent mot pour mot sur un autre contenu dans leur livre, lequel est souvent mal fait, ou contient des circonstances particulieres, qui font qu'on ne s'en peut pas servir sans s'exposer à faire un acte vicieux ou defectueux, mais il faut le former sur les principes du Droit écrit ou du Droit coûtumier, suivant la qualité & la nature de l'acte dont il s'agit, y observant les regles generales dans la passation de toutes sortes d'actes & contracts, remarquées cy-dessus en la premiere partie, & l'usage des lieux où il est passé.

Les principes qui servent pour dresser des actes sont differens, suivant la diversité des actes, l'usage & les Coûtumes des lieux, & le droit qui y est observé. Car quant à la diversité des actes il est sans doute qu'elle requiert des principes differens pour les former, ainsi on ne dresse pas un contract de mariage de la même maniere qu'un contract de vente ; l'usage & la coûtume des lieux & le Droit qui y est differemment observé, fournissent des regles differentes pour dresser des actes sur un même sujet ; par exemple un testament se fait autrement dans les païs du droit écrit que dans la France coûtumiere, comme nous dirons en parlant des testamens ; les contracts, au moins quelques-uns, se dressent aussi differemment dans ces Provinces suivant la diversité qui se trouve entre le droit écrit & le droit coûtumier.

Il y a aussi des clauses qui se mettent dans les contracts qui sont differentes, & qui produisent differens effets, suivant la diversité du droit écrit, des coûtumes & de l'usage des lieux, où les contracts se font ; & c'est dequoy les Notaires doivent estre parfaitement instruits, & à quoy ils doivent bien prendre garde, pour ne mettre pas des clauses dans des actes qui soient contraires à la coûtume du lieu où ils les font.

Pour traiter plus methodiquement les actes qui se passent pardevant les Notaires & Tabellions, il me semble qu'ils se peuvent diviser en six especes.

La premiere est de ceux qui sont mis au rang des contracts & des conventions.

La deuxiéme est de ceux qui font des actes ou ordonnances de derniere volonté.

La troisiéme est des inventaires & des partages.

La quatriéme est des actes concernans les droits des Seigneurs Feodaux.

La cinquiéme, de ceux qui se font en consequence des procez.

La sixiéme, de ceux qui concernent les Benefices.

Nous traiterons toutes ces especes differentes dans six chapitres.

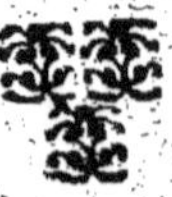

CHAPITRE

CHAPITRE I.

Des Actes qui sont mis au rang des Contracts.

LE contract est une convention qui se fait entre deux ou plusieurs personnes pour un même sujet, tendante à faire ou donner quelque chose, produisant une obligation entre les parties.

L'effet principal & immediat du contract est de produire une obligation, c'est à dire qu'un contract oblige necessairement l'une des parties envers l'autre à executer ce qui est porté par le contract, ou il oblige reciproquement les parties l'une envers l'autre; car comme tout contract tend à faire ou à donner quelque chose, celuy qui a promis est obligé d'accomplir sa promesse & sa convention.

De cette obligation il en provient une action, qui est le droit par lequel on peut poursuivre quelqu'un pardevant le Juge competant pour l'execution de sa promesse. Par exemple j'ay vendu une Tapisserie à Titius, nous en avons fait un acte (passé pardevant Notaires, ou sous seing privé, il n'importe, car ce n'est pas l'autorité du Notaire qui cause l'obligation) en vertu de cét acte je suis obligé à luy livrer cette Tapisserie, pourveu qu'il soit prest à m'en payer le prix convenu ; que si je fais refus de la luy livrer aux offres qu'il me feroit de m'en payer le prix, il a droit en vertu du contract que nous avons passé ensemble, de me faire assigner pardevant le Prevost de Paris, pour m'y voir contraindre, & ce droit est ce que nous appellons action.

Les contracts qui obligent reciproquement les parties l'une envers l'autre, sont le mariage, le gage, la vente, le loüage, la societé, la procuration. Ceux qui n'obligent qu'une des parties, sont le prest mutuel, ou les contracts que nous appellons des obligations quand ils sont passez pardevant Notaires, le commodat, & le depost.

La principale division des contracts est celle qui se fait en contracts nommez & contracts sans nom.

Les contracts nommez sont ceux qui ont un nom particulier qui les distingue les uns des autres, comme le commodat, le gage, le depost, & autres.

G

Les contracts fans nom font ceux qui n'ont point de nom particulier, & le Droit Romain en fait quatre efpeces, qui font les conventions fuivantes, lefquels font de tres-grand ufage.

La premiere eft la convention par laquelle je tombe d'accord de vous donner quelque chofe, & vous reciproquement vous convenez que vous ferez quelque chofe pour mes interefts ou mon utilité; par exemple que je vous donneray une telle Tapifferie, & que vous ferez à Roüen les affaires que j'y ay : & ce contract eft appellé en Droit, *do ut facias.*

La deuxiéme eft cette convention par laquelle je conviens avec vous de vous donner une telle Tapifferie, & vous, que vous me donnerez un tel Cheval; & telle convention eft appellée *do ut des*; & c'eft ce que nous appellons échange.

La troifiéme eft l'accord par lequel l'un convient qu'il fera pour l'autre quelque chofe; par exemple qu'il ira à Lyon, & l'autre tombe d'accord qu'il luy donnera quelque chofe; & ce contract eft nommée dans le Droit *facio ut des.*

La quatriéme & derniere eft celle par laquelle, par exemple, je conviens que je feray vos affaires à Paris, & vous, que vous ferez les miennes à Lyon, & c'eft ce que le Droit appelle *facio ut facias.*

Nous avons expliqué ailleurs les differences qu'il y a entre ces contracts fans nom, & les contracts nommez, ce n'eft pas icy le lieu d'en parler, je diray feulement que ces conventions de même que toutes autres font obligatoires parmy nous, quoy que par le Droit Romain elles n'obligeaffent que quand une des parties avoit executé de fa part fa convention; par exemple deux Marchands conviennent d'échanger quelques Marchandifes; telle convention par le droit Romain n'eft qu'un pacte ou fimple convention, laquelle n'eft point obligatoire, jufqu'à ce qu'un defdits Marchands ait receu de l'autre les marchandifes dont ils eftoient convenus, car en ce cas celuy qui a receu les marchandifes peut eftre contraint de donner les fiennes; en France toutes les conventions qui font honneftes & qui ne font pas contraires aux Loix, font obligatoires, pourveu qu'elles foient juftifiées par écrit, ou même fans écrit, au cas qu'elles n'excedent pas la valeur de cent livres, car pour lors à moins que la partie adverfe n'en tombât d'accord, on n'admettroit point la preuve par témoins; fuivant l'Edit de Moulins article 54. & l'Ordonnance de 1667. titre des faits qui gifent en preuve art. 2.

Comment se forment les Contracts nommez ?

Il y a dans le Droit Romain quatre genres de contracts nommez, comme nous avons montré dans nos Instituts & dans la Jurisprudence du Digeste.

Le premier est de ceux qui se forment par la tradition ou la delivrance d'une chose.

Le deuxiéme est de ceux qui ne requierent pour leur perfection que le seul consentement des parties.

Le troisiéme est de ceux qu'on appelle stipulations, qui se formoient par les paroles.

Le quatriéme de ceux qui se formoient par l'écriture.

Nous ne recevons en France que les deux premiers genres de contracts, les deux autres n'y sont plus en usage, car ce que nous appellons stipulations, sont proprement des clauses des contracts, ou qui sont adjoûtées aux contracts par l'accord des parties, & ces clauses par le Droit Romain sont des pactes ou simples conventions.

Mais les stipulations chez les Romains estoient de veritables contracts, comme on peut voir dans mes Instituts ou dans la Jurisprudence du Digeste au titre des stipulations, ou des obligations par paroles.

Quels sont les contracts qui se forment par l'intervention de quelque chose ?

Ces contracts sont le prest mutuel, le commodat, le depost, & le gage. Ces contracts ne prennent point leur perfection sans l'intervention de quelque chose, ainsi le prest ne se contracte point s'il n'y a quelque chose qui soit donnée par celuy qui prête à celuy qui emprunte ; il en est de même du commodat, du depost, & du gage.

Quels sont les contracts qui se forment par le seul consentement des parties ?

Ce sont le mariage, l'achat & la vente, le loüage, la societé, la procuration & les donations entre-vifs. Ces contracts prennent leur perfection du seul consentement des parties, en ce que par le seul consentement des parties ils sont contracts de la nature que les parties les ont voulu faire, & ils produisent l'effet des contracts sans l'intervention d'aucune chose, de part ny d'autre, quoy que la

tradition des chofes en foit l'accompliffement. Prenons pour exemple le contract de vente; dés que les parties font convenuës de la
chofe & de fon prix la vente eft parfaite, quoy que le vendeur
n'ait pas encore livré la chofe par luy venduë, ny l'acheteur le prix
convenu; & ce contract produit l'effet des contracts qui eft l'obligation mutuelle entre les contractans, par laquelle le vendeur peut
eftre contraint de livrer la chofe qu'il a venduë à l'acheteur en luy
payant le prix convenu, & l'acheteur peut eftre contraint de payer
le prix porté par le contract au vendeur, le vendeur luy livrant la
chofe qu'il luy a venduë : & la tradition de la chofe venduë & le
payement du prix, font ce que nous appellons l'accompliffement du
contract, ou l'execution d'iceluy.

Ainfi nous avons à expliquer dans ce Chapitre quatre contracts
qui fe forment par l'intervention de quelque chofe, & fix qui fe
forment par le feul confentement des parties, ce que nous ferons
dans autant de fections. Enfuite il fera traité de l'échange, & de
quelques autres conventions ou accords qui fe font entre les particuliers.

SECTION I.

Du Preft mutuel & des Obligations.

LE preft mutuel eft un contract par lequel on donne à quelqu'un quelque chofe qui confifte en genre, à la charge qu'il le
rendra dans un certain temps ou à la volonté du bailleur en même
genre. Rendre en genre c'eft rendre une chofe de même fubftance, quantité & qualité, qu'eftoit celle qui a efté prêtée, ainfi quand
on prête de l'argent, c'eft à la charge d'en rendre autant en nature,
en monnoyes femblables, ou de même valeur, & non pas les mêmes, car autrement le preft fe trouveroit inutile: pareillement fi on
prête du vin ou du bled, c'eft à la charge qu'on en rendra d'autre
de même quantité & qualité, & non pas le même; c'eft pourquoy il
n'y a que les chofes qui periffent par l'ufage qui tombent dans ce contract, comme le vin, l'huile, le bled, & autres femblables; l'argent eft
même reputé de ce genre, dautant qu'à l'égard de celuy qui l'em-
ploye, il femble qu'il foit entierement pery & aneanty.

Au contraire dans les contracts de commodat, de depoft & de
gage, il faut rendre en efpeces les chofes qui ont efté livrées pour

cauſe de commodat, de depoſt ou de gage.

Le preſt mutuel ſe contracte rarement pour les autres choſes que pour de l'argent, car ſi on emprunte des marchandiſes, c'eſt à la charge d'en payer le prix dans un certain temps, & ce n'eſt pas en ce cas un preſt, mais une vente, dont le prix convenu ne doit eſtre payé que dans le temps ou delay que le vendeur aura accordé à l'acheteur, & c'eſt ce que nous appellons acheter à credit.

Autrefois que l'argent eſtoit plus rare qu'il n'eſt à preſent, on empruntoit ſouvent par le preſt mutuel des choſes qui periſſoient par l'uſage, comme celles qui ſont declarées cy-deſſus, mais preſentement cela eſt aſſez rare, & en cas qu'un ſemblable contract ſe fit, l'acte qui en ſeroit paſſé, contiendroit le preſt qui ſe feroit de la choſe, ſa quantité & ſa qualité ; par exemple un muid de vin d'un tel terroir ; & le temps auquel la reſtitution en devroit eſtre faite, à moins qu'il ne fut declaré qu'elle ſe feroit à la volonté de celuy qui l'auroit prêtée.

Quand c'eſt un preſt d'argent, l'acte qui en eſt paſſé pardevant les Notaires, eſt appellé obligation, à la difference des reconnoiſſances ſous ſignatures privées, que nous appellons ſimples promeſſes, cedules ou billets.

Ces obligations ſe font ordinairement pour preſt d'argent, quelquefois elles ſe font pour autres cauſes, comme pour marchandiſes prêtées, ou pour d'autres raiſons : & c'eſt ce qu'il y a à obſerver en premier lieu. Que ſi elles ſe font pour argent prêté, ou l'argent eſt compté & nombré en preſence des Notaires, & c'eſt une obligation avec realité, ou il a eſté déja prêté en leur abſence, & c'eſt dont il faut faire mention.

En ſecond lieu il faut prendre garde aux parties qui interviennent dans le contract, quelquefois il n'y a que le creancier au profit duquel l'obligation eſt paſſée, & le debiteur, & quelquefois le creancier eſt abſent, & le Notaire peut valablement accepter pour luy l'obligation qui eſt paſſée au profit dudit creancier. Quelquefois celuy qui prête exige du debiteur un fidejuſſeur, lequel s'oblige pour le debiteur.

Quelquefois il y a pluſieurs perſonnes qui s'obligent par le contract, leſquels ſont ou étrangers ou mary & femme : & l'obligation eſt ou ſolidaire, ou chacun pour telle part & portion qu'il emprunte ou qu'il doit au creancier.

Toutes ces obligations produiſent des effets differens, ſuivant leurs differentes circonftances, & la diverfité des claufes qui y font appofées, comme nous obferverons.

En troifiéme lieu, quelquefois la caufe de l'emprunt des deniers eft pour employer ou en l'achat de marchandife, ou pour faire bâtir, ou pour payer les ouvriers qui ont travaillé en un bafti-ment, ou pour autre femblable employ.

Cela pofé nous obferverons quatre fortes d'obligations, fçavoir les obligations fimples, où il n'y a qu'un debiteur, les obligations de plufieurs debiteurs, les obligations où il intervient des fidejuf-feurs, & les obligations où il y a ftipulation d'employ, lefquelles nous expliquerons feparément les unes aprés les autres; & aupa-ravant nous obferverons trois chofes qui font communes pour tou-tes fortes d'obligations.

La premiere qu'elles commencent par la comparution des par-ties pardevant les Notaires, ou pardevant le Notaire s'il n'y en a qu'un, ainfi que prefque tous les autres actes; *Pardevant les No-taires, Gardenotes du Roy, &c. furent prefens, &c.*

Que fi l'obligation eft paffée pardevant un Tabellion d'un Sei-gneur, elle commence en ces termes: *Pardevant tel*
Tabellion à   fouffigné, furent prefens, &c.

La deuxiéme que les Notaires doivent faire mention de l'hypo-theque que le debiteur conftituë fur tous fes biens generalement quelconques, prefent & à venir; ce qui n'eft pas neanmoins une claufe abfolument neceffaire, dautant que quand elle feroit omife, elle feroit fuppleée: la raifon eft que c'eft l'autorité du Notaire qui donne l'hypotheque fur les biens du debiteur, & non pas la con-vention des parties.

La troifiéme, que le creancier doit faire élire un domicile certain & irrevocable au debiteur pour fa feureté, & pour l'execution du contenu en l'obligation, afin que fi le debiteur manque de payer dans le temps porté par l'obligation ou par le contract, le crean-cier puiffe faire demande du principal & des interefts au debiteur, au domicile par luy éleu, veu qu'autrement il faudroit luy faire donner l'affignation en fon domicile, lequel pourroit eftre hors le lieu de la demeure du creancier.

Formule de l'obligation où il n'y a qu'un debiteur fans fidejuffeur.

Pardevant les Notaires, Gardenottes,
furent prefens Jean du Bois, Marchand   demeurant

&c. lequel a confeſſé & confeſſe devoir à Jacques de la Marre Bourgeois de Paris, y demeurant ruë ſaint Denis, Paroiſſe de ſaint Leu ſaint Gilles, à ce preſent & acceptant, la ſomme de deux mille cinq cens cinquante livres pour pareille ſomme que ledit Jacques de la Marre luy a prêtée, comptée & delivrée actuellement en preſence deſdits Notaires souſſignez, en Loüis d'or, Piſtolles d'Eſpagne, Ecus d'argent, & autres eſpeces de monnoyes ayant cours, pour employer aux affaires, beſoins & neceſſitez dudit Jean du Bois, dont il ſe tient comptant, & promet rendre ladite ſomme de deux mille cinq cens cinquante livres audit Jacques de la Marre en ſa maiſon à Paris ou au porteur de la preſente obligation, au premier jour du mois de Janvier prochain. Au payement de laquelle ſomme ledit Jean du Bois a obligé & hypothequé tous ſes biens generalement quelconques, preſens & à venir, & pour l'execution des preſentes & dépendances ledit Jean du Bois a éleu ſon domicile irrevocable dans cette Ville de Paris, en la maiſon de Maiſtre   Procureur au Chaſtelet de Paris, auquel lieu il veut & conſent que tous les actes & exploits de Juſtice ſoient faits contre luy, faute de payement de ladite ſomme, & qu'ils ſoient valables comme s'ils avoient eſté faits à ſon domicile ordinaire, ou en parlant à ſa perſonne, nonobſtant toutes choſes à ce contraires. Fait & paſſé à Paris és Etudes des Notaires ſouſſignez le &c.

Nous ferons les obſervations ſuivantes ſur cette formule.

La premiere eſt que pour quelque cauſe qu'une obligation ſoit faite, il faut que le nom du creancier ſoit declaré, il y a eu une ſentence du Chaſtelet de Paris, du 12. Decembre 1615. par laquelle il a eſté fait deffenſe expreſſe à tous Notaires de recevoir & paſſer aucunes reconnoiſſances de promeſſes & autres actes, laiſſant le nom du creancier en blanc: Et depuis la Cour par pluſieurs Arreſts a deffendu aux Marchands & à tous autres de faire des billets de change ſans declarer le nom du creancier; l'Ordonnance du Commerce titre 5. art. 1. porte que les lettres de change doivent contenir ſommairement le nom de ceux auſquels le contenu doit eſtre payé, le temps du payement, le nom de celuy qui en a donné la valeur, & ſi elle a eſté receuë en deniers, marchandiſes, ou autres effets.

La deuxiéme, que quand l'obligation eſt faite pour autre cauſe que pour argent prêté, compté, & delivré actuellement, comme

pour argent qui auroit esté prêté auparavant, ou pour marchandises prêtées, ou pour d'autres causes, & que le creancier au profit
duquel se fait l'obligation est absent, on met, *à tel Marchand de-*
meurant à   absent, les Notaires soussignez stipulans & ce
acceptans pour luy. Et telle obligation est executoire, tant contre le
debiteur que contre ses heritiers, en le faisant neanmoins ordonner à l'égard des heritiers, suivant l'usage de la France & l'article
168. de la Coûtume de Paris, quoy que le creancier ne l'ait pas acceptée : la raison est que pour la validité d'une obligation pour prest
d'argent ou de marchandise, il n'est pas necessaire que le creancier
l'accepte, puisque la declaration de la dette faite par le debiteur,
est suffisante pour le rendre obligé, & par consequent pour le rendre contraignable au payement de la somme contenuë en l'obligation, car telle obligation n'est pas un contract synallagmatique,
c'est à dire obligatoire de part & d'autre, mais elle ne l'est que d'un
costé, sçavoir du costé du debiteur.

La troisiéme est que quand c'est pour autre cause que pour de
l'argent, il le faut declarer dans l'obligation, comme si c'est pour
de la marchandise, ou pour pensions, pour enseignemens ou autres causes semblables, il le faut specifier ; par exemple si c'est pour
pension, on peut dire, *pour trois mois de pension, nourriture, &*
logement que ledit tel a fourny au debiteur, écheus au premier du mois de
          à raison de cinq cens livres par chacun an, suivant la con-
vention des parties, &c.

Si c'est pour achat d'un Cheval il en faut declarer toutes les particularitez, par exemple, *pour un Cheval blanc que ledit tel luy a*
vendu, avec son crain, queuë & oreilles, & garny d'une selle de ve-
lours, &c. bride & licol.

Touchant l'obligation faite pour vente d'un Cheval, le Lecteur
observera la clause qui se peut mettre dans le contract de vente,
cy-aprés, où il est parlé du contract de vente.

La quatriéme est touchant la clause de l'hypotheque, que les
Notaires mettent ordinairement que le debiteur a affecté & obligé tous ses biens generalement quelconques, meubles & immeubles presens & à venir : quant à ce qui est dit des meubles il est inu-
til, puisque les meubles en France ne font point sujets à hypotheque de quelque prix & valeur qu'ils soient ; mais ce qui abonde
ne vicie pas : Et mesme dans les païs de Droit écrit cette declaration est inutile, parce qu'en ce cas on n'y observe pas le Droit
Romain,

Romain, qui veut que les meubles foient fujets à hypotheque comme les immeubles, fuivant la loy, *cùm tabernam. ff. de pignor. & hypoth.*

Quand le debiteur a effecté quelques biens fpecialement, & generalement tous fes autres biens, comme en ces termes, *lequel. a affecté generalement tous fes biens, &c. & fpecialement une maifon fcize à Paris ruë, &c.* on adjoûte cette claufe, *fans que la fpeciale deroge à la generale, ny la generale à la fpeciale*, laquelle eft contenuë en l'article 100. de la Coûtume de Paris. La claufe de l'hypotheque fpeciale n'empefche pas que le creancier n'ait autant de droit fur les autres biens immeubles de fon debiteur, que fi l'hypotheque fpeciale n'eftoit point ftipulée, de forte que fi le debiteur en faifoit l'alienation, le creancier pourroit agir contre les acquereurs par action hypothequaire, pour faire declarer la chofe venduë, affectée & hypothequée à fa dette.

Et quoy que l'hypotheque fpeciale foit ftipulée, neanmoins dans les Païs de difcuffion, la difcuffion peut eftre demandée par l'acquereur de la chofe fpecialement hypothequée, de mefme que s'il n'y avoit qu'une hypotheque generale, comme il a efté jugé par Arreft rapporté par Monfieur Bouguier lettre D. chapitre 6. en forte qu'aujourd'huy il n'y a aucune difference entre l'hypotheque generale & la fpeciale.

Que s'il y a quelque chofe hypothequée fpecialement, il eft bon d'en declarer la fituation, & les tenans & aboutiffans; & fi c'eft une Terre, de declarer en quoy elle confifte, fi c'eft un Fief, une roture, & de combien d'arpens.

Et pour plus grande feureté fouvent les creanciers obligent leurs debiteurs d'affirmer dans l'obligation, que la chofe qu'ils affectent & obligent fpecialement, leur appartient, & qu'elle eft franche & quitte de toutes dettes & hypotheques, quoy qu'en effet ils fçachent le contraire, afin que faute de payement ils faffent condamner par corps leurs debiteurs comme ftellionataires; car l'Ordonnance de l'an 1667 titre 34. qui a défendu les obligations par corps pour caufe civile, permet aux Juges de les ordonner pour caufe de ftellionat, en l'article 4. dudit titre.

C'eft auffi pour cette caufe qu'en fraude de cette Ordonnance les creanciers font declarer à leurs debiteurs qu'ils font proprietaires de certaines maifons ou terres, quoy qu'ils n'en ayent aucun droit de proprieté, & que les creanciers le fçachent bien, afin

H

que par ce moyen , & en vertu du ſtellionat , ils puiſſent les faire
contraindre par corps au payement de la ſomme portée par l'obligation ; ce qui ne devroit pas eſtre toleré au préjudice de l'Ordonnance.

La cinquiéme eſt que ſi les parties ont conſenti à ce qu'il ſuſt
fait une minutte de l'obligation , il doit eſtre declaré à la fin de
l'acte , & qu'elle eſt demeurée entre les mains de tel Notaire.

Il faut obſerver que quelquefois celuy qui paſſe une obligation
pour preſt d'argent , donne des gages pour ſeureté à ſon creancier , ce qu'il faut declarer dans l'obligation , aprés la declaration
& confeſſion de la dette telle que deſſus , & de la promeſſe d'en
faire le payement , en ces termes ou autres équivalens , leſquels ſpe-
cifient tous les gages , leur nature & qualité , & ſi c'eſt de l'argen-
terie , il faut declarer les eſpeces , ſi ce ſont des plats , aſſiettes , ou
autres , & le poids : Et pour plus grande ſeureté du payement , ledit debiteur a preſentement & en preſence deſdits Notaires ; ou
ſi c'eſt en leur abſence , il faut dire : pour plus grande ſeureté du
payement ledit creancier reconnoiſt que ledit debiteur luy a mis
entre les mains par forme de gage & de nantiſſement un baſſin
d'argent , deux plats d'argens & ſix aſſiettes d'argent , le tout pe-
ſant   marcs ; lequels ledit creancier promet de rendre & reſti-
tuer audit debiteur toutefois & quantes qu'il plaira audit debiteur
en luy payant ladite ſomme de   meſme avant le
terme porté par la preſente obligation.

Quand le debiteur donne des gages au creancier , le creancier
ſtipule ordinairement qu'à faute par le debiteur de payer dans le
temps porté par l'obligation , il luy ſera permis de faire vendre à
l'encan leſdits gages , ſans formalité de Juſtice , ſans autres exploits
ou ſignifications qu'un ſeul exploit de commandement qui ſera fait
en vertu du preſent acte , au domicile éleu par le debiteur , pour
des deniers prevenans de la vente d'iceux eſtre payé de ſon deub
& juſqu'à concurrence , ou ſur & tant moins , en cas que le prix de
ladite vente ne ſoit pas ſuffiſant.

En vertu de cette clauſe , le terme eſtant écheu , & le debiteur
ne ſatisfaiſant pas à l'obligation , le creancier doit le faire ſommer
qu'il ait à payer la ſomme portée par l'obligation , à luy ou au porteur d'icelle , & qu'à faute de ce il luy ſignifie & declare qu'en execution de ladite obligation il fera vendre leſdits gages. Que ſi
c'eſtoit des meubles , il les faudroit faire vendre en la Place publi-

que aux jours & lieux accoûtumez ; & si c'estoit des bagues, joyaux & vaisselle d'argent de la valeur de trois cens livres au plus, ils ne pourroient estre vendus que selon l'Article 13. du Titre des Saisies de l'Ordonnance de 1667. qui veut qu'ils ne soient vendus qu'aprés trois expositions à trois jours de marchez differens.

Quand cette clause n'est pas apposée, il faut que le creancier fasse assigner le debiteur pour voir dire que les gages seront vendus, & le Juge ordonne, à faute de payer dans un certain jour, la vente des gages ; car le Juge donne ordinairement un certain delay de payer, quoy que celuy porté par l'obligation soit expiré, par une espece de commiseration pour les debiteurs.

Il faut encore observer, que l'Ordonnance du Commerce, Titre des interests de change article 8. ordonne que si un prest est fait sous gages, l'obligation contienne la somme prestée, & les gages qui auront esté délivrez, à peine de restitution des gages, à laquelle le préteur sera contraint par corps, sans qu'il puisse prétendre de privilege sur les gages, sauf à exercer ses autres actions.

Ainsi il est de tres-grande consequence au creancier de faire passer declaration à son debiteur, par laquelle le debiteur reconnoisse la dette, & le creancier, que les gages luy ont esté mis entre les mains.

Et ce mesme article oblige mesme de laisser une minutte de telles obligations : Ce qui a esté ainsi étably, afin d'empescher que les debiteurs prests à faire faillite, ne donnent tous leurs meubles & marchandises en gages à des creanciers supposez, pour frustrer leurs creanciers legitimes.

L'article suivant declare & ordonne ce qu'il faut faire en cas qu'on ne puisse pas exprimer dans l'obligation les gages qui sont donnez, sçavoir en les dénonçant dans un inventaire dont il doit estre fait mention dans l'obligation ; & l'inventaire contiendra la quantité, qualité, poids & mesure des marchandises, ou autres effets donnez en gage, sous les peines portées par l'article precedent.

La raison pour laquelle l'Ordonnance ne veut pas obliger les parties à mettre dans l'obligation le détail des choses données en gage, est parce que la description estant longue, l'expedition de la grosse de l'obligation coûteroit beaucoup au debiteur, c'est pourquoy il leur est permis de la faire entr'eux avant que de passer l'obligation. Car cette description, ou memoire se doit faire par le détail & par pieces : Par exemple, on fera ainsi cette description.

Description ou memoire des draps & étoffes de laine & de ſoye que tel donne à tel en gage, pour le preſt qu'il luy fait de telle ſomme.

Premierement une piece de drap d'Hollande noir, contenant tant d'aulnes.

En ſecond lieu, &c.

La deſcription ou memoire des choſes données en gage eſtant ainſi faite, le Notaire qui paſſera l'obligation doit dire : Et pour ſeureté du payement de ladite ſomme, ledit debiteur a mis és mains dudit tel ſon creancier les marchandiſes contenuës dans l'inventaire qui en a eſté fait entr'eux, contenant tant d'articles, &c.

Quelquefois on ne veut pas preſter de l'argent ſoy-meſme à ce-luy qui en a beſoin, mais on luy fait preſter par une perſonne in-terpoſée, & en ce cas, celuy qui paroiſt preſter ſon argent fait paſ-ſer par le debiteur une obligation à ſon profit ; mais par aprés il faut que ce creancier ſuppoſé faſſe une declaration comme quoy il ne prétend rien à l'obligation, confeſſant qu'elle appartient à ce-luy qui a veritablement preſté ſes deniers. Et cette declaration peut eſtre faite ſuivant la formule ſuivante.

Formule d'une Declaration d'une Obligation au profit d'un tiers.

PArdevant les Notaires, &c. eſt comparu ce jourd'huy Nico-las de Lorme Marchand   demeurant à lequel a volontairement dit & declaré qu'il n'a & ne prétend rien en la ſomme de quatre cens trente-trois livres contenuë en l'obli-gation que Claude de la Grange a paſſée à ſon profit, le jour du mois de   de la preſente année pardevant tel & tel Notaire au Chaſtelet de Paris, par Guillaume du Clos, (*Si ce ſont les meſmes Notaires, il faut dire : Pardevant les Notaires ſous-ſignez.*) pour preſt d'argent ; mais que ladite ſomme eſt & appar-tient pour le tout à Mathieu de la Chaize, à ce preſent & acceptant, auquel il a ſeulement preſté ſon nom pour l'acceptation de ladite obligation, la verité eſtant que ledit Mathieu de la Chaize luy avoit mis és mains ladite ſomme de quatre cens trente-trois livres, en conſequence de quoy ledit Nicolas de Lorme declare qu'il ne prétend rien à ladite obligation, & que ledit Mathieu de la Chai-ze en faſſe & diſpoſe à ſa volonté comme d'une choſe à luy appar-tenant, comme ſi ladite obligation avoit eſté faite & paſſée en ſon nom, & pour cela il luy fait toutes les ceſſions & ſubrogations neceſſaires, & luy a mis preſentement és mains le brevet original de ladite obligation, dont ledit Mathieu de la Chaize ſe tient content & ſatisfait, & en décharge entierement ledit Nicolas de Lorme.

Quelquefois celuy qui a preſté de l'argent par une perſonne interpoſée, veut en cas que le debiteur ne ſatisfaſſe pas à l'obligation dans le terme qui y eſt porté, le pourſuivre & le faire condamner au payement ſous le nom de celuy au profit duquel l'obligation eſt paſſée : en ce cas ce creancier peut conſentir que celuy qui a preſté ſon argent, faſſe ſous ſon nom toutes les pourſuites neceſſaires contre le debiteur pour avoir le payement de la ſomme contenuë en l'obligation, & meſme mette à execution ſous ſon nom les Sentences de condamnation qu'il pourroit obtenir : & cette clauſe eſtant appoſée à la declaration, il faut ajoûter pour la ſeureté de celuy qui fait la declaration, que c'eſt à la charge d'eſtre indemniſé envers & contre tous, &c. Et cette clauſe peut eſtre faite ainſi :

Et ledit Nicolas de Lorme a conſenti & conſent que ledit Mathieu de la Chaize faſſe ſous ſon nom toutes les pourſuites qu'il jugera neceſſaires contre ledit Guillaume du Clos pour avoir le payement de ladite ſomme de   qui luy a eſté preſtée des deniers dudit Mathieu de la Chaize, & qu'il luy faſſe pour cet effet toutes ſignifications & contraintes deuës & raiſonnables, ainſi qu'il aviſera, juſques à l'entier payement de ladite ſomme ; à la charge que ledit Mathieu de la Chaize fera toutes leſdites pourſuites à ſes frais & dépens, & qu'il indemniſera ledit Nicolas de Lorme envers & contre tous, des dépens auſquels il pourroit ſuccomber au moyen deſdites pourſuites & procedures, à peine de tous dépens, dommages & intereſts. Fait & paſſé, &c.

Formule de l'Obligation où il y a pluſieurs debiteurs & coobligez.

QUand une obligation eſt paſſée par pluſieurs debiteurs, ſoit pour preſt d'argent, ou pour vente de marchandiſe, ou pour autres cauſes, où les debiteurs s'obligent ſolidairement un ſeul pour le tout, ou chacun pour telle portion de l'argent qu'ils ont emprunté, ou de la marchandiſe qu'ils ont achetée ; & le Notaire doit s'informer ſi les parties conſentent à l'obligation ſolidaire , car autrement il arriveroit que contre leur intention chacun feroit obligé folidairement , ce qui pourroit eſtre tres-préjudiciable à l'un d'eux en cas d'infolvabilité des autres.

» L'obligation n'eſt pas folidaire lors que les coobligez par la meſme obligation ne ſe font pas obligez folidairement , ou quand ils ſe font obligez chacun pour une partie , comme s'il eſt porté que l'argent a eſté preſté à deux pour employer à leurs affaires , en ce cas ils font preſumez ne s'eſtre obligez chacun que pour leur part & portion, c'eſt à dire pour la moitié , & ce font deux obligations, ou autant d'obligations differentes qu'il y a d'obligez. C'eſt la diſpoſition de l'Authentique *hoc ita. C. de duobus reis.* La Cour avoit jugé au contraire par Arreſt du 6. Aouſt 1622. rapporté par Monſieur Bouguier lettre O. Chapitre 3. neanmoins nonobſtant cet Arreſt la commune opinion eſt, que l'obligation n'eſt pas folidaire ; cependant pour oſter occaſion aux procez qui pourroient dans la ſuite naiſtre entre les parties , il eſt à propos que le Notaire declare que les debiteurs ne font obligez chacun que pour leur part & portion. La Novelle *de duobus reis* , dit, *ſiquidem non adjecerit, oportere & unum horum in ſolidum teneri , omnem ex æquo conventionem ſuſtinere.* Henris Tome I. Livre 4. Chap. 6. Queſt. 25. rapporte un Arreſt de ce Parlement du 4. Février 1632. qui a jugé que meſme l'obligation paſſée conjointement par deux Marchands pour marchandiſe à eux venduë , n'eſtoit pas folidaire. Ce qu'il faut entendre neanmoins de pluſieurs marchands qui ne font pas aſſociez enſemble ; car en cas de ſocieté , ils feroient obligez folidairement, quoy que l'obligation ne portaſt pas *l'un pour l'autre, & un ſeul pour le tout.*

Pardevant les Notaires, &c. furent preſens Nicolas du Clos Marchand   demeurant à   & Claude du Cheſne auſſi marchand   demeurant à
leſquels ont confeſſé & confeſſent par ces preſentes , devoir conjointement chacun pour leur part & portion, à Pierre Cambray marchand   demeurant à   à ce preſent & acceptant la ſomme de ſix cens ſoixante & quinze livres pour pareille ſomme de   que ledit Pierre Cambray leur a preſtée, comptée, & délivrée actuellement , en preſence deſdits Notaires ſouſſignez, en loüis d'or &c. pour employer à leurs affaires particulieres, dont leſdits debiteurs ſe trouvent contens , & ont promis & promettent payer & rendre audit Pierre Cambray

chacun la moitié de ladite ſomme , ou au porteur des preſentes,
d'huy en trois mois , &c. comme deſſus.

Que ſi c'eſt pour marchandiſe , il faut dire , *pour telles marchan-*
chaudiſes que ledit Cambray a venduës & livrées auſdits debiteurs , dont
ils ſe contentent , &c.

Quand le creancier veut que les debiteurs s'obligent ſolidairement l'un pour l'autre , un ſeul pour le tout , il le faut exprimer
dans le contract , autrement ils ne ſeroient obligez chacun que pour
leur part & portion , comme il a eſté dit cy-deſſus.

Le lecteur obſervera , que quand un Notaire a fait une obligation
ſolidaire , il ajoûte là que les obligez renoncent aux benefices de
diviſion & diſcuſſion. C'eſt pourquoy il eſt neceſſaire d'entendre ce que c'eſt que ces eſpeces de benefices , & en ſuite nous ver-
rons s'il eſt neceſſaire de les appoſer , & quels ſont leurs effets.

Le benefice de diviſion eſt celuy par lequel on peut diviſer une
obligation ſolidaire , comme il arrive quand pluſieurs fidejuſſeurs
ſont obligez ſolidairement pour toute la dette pour laquelle ils ont
cautionné le debiteur ; car ſi un des fidejuſſeurs eſt pourſuivi pour
le tout , il peut ſe ſervir du benefice de diviſion , à moins qu'il n'y
ait renoncé par le contract.

Le benefice de diſcuſſion eſt celuy par lequel on demande qu'un
debiteur ſoit diſcuté , avant que celuy qui le demande puiſſe eſtre
contraint au payement de la ſomme deuë par ledit debiteur.

Cela poſé , on demande ſi au cas qu'il y ait pluſieurs obligez ſolidairement , & que la clauſe de renonciation aux ſuſdits benefices,
ne ſoit point appoſée , ſi un des coobligez peut eſtre contraint de
payer toute la ſomme , ſauf ſon recours contre les autres ; en ſorte
qu'il ne puiſſe pas offrir ſa part de la dette , & demander que ſes
coobligez ſoient pourſuivis pour leur part & portion , ſoutenant
qu'il n'en peut pas eſtre pourſuivi. Il ne peut pas meſme demander qu'ils ſoient diſcutez auparavant , offrant de payer en cas d'inſolvabilité , comme il a eſté jugé par Arreſt du 8. Février 1642.
rapporté par Henris tome 2. livre 4. queſt. 38. La raiſon eſt qu'autrement la ſolidité ſtipulée par le creancier ne produiroit rien , ou
au moins elle l'expoſeroit à une diſcuſſion qui pourroit eſtre tres-
difficile.

De ce que nous venons de dire il s'enſuit que la clauſe de renonciation aux ſuſdits benefices eſt inutile . C'eſt le ſentiment de
Monſieur Bouguier : Neanmoins il eſt tres à propos de l'appoſer

à l'obligation, pour oster à des debiteurs qui n'ont autre dessein que de differer le payement de ce qu'ils doivent, l'occasion de former des contestations : c'est pourquoy l'acte peut estre dressé en cette sorte.

Pardevant les Notaires, &c. furent presens Nicolas le Jay Marchand   demeurant à
& Claude Aubert Marchand de   demeurant à   lesquels ont confessé & confessent devoir solidairement, l'un pour l'autre, & un seul pour le tout, renonçans aux benefices de division & discussion, à Jacques Caillot Marchand   demeurant à
à ce present & acceptant, la somme de quinze cens soixante & trois livres pour , &c. On peut mettre le reste comme dessus ; & à la fin : Promettant lesdits debiteurs, & renonçant, comme dit est, ausdits benefices de division & discussion. Fait & passé, &c.

Il y a des Notaires qui adjoûtent la renonciation au benefice de fidejussion, en ces termes, *renonçant aux benefices de division, discussion & fidejussion* ; mais ces termes *& fidejussion* ne sont point à propos en ce lieu, dautant que ceux qui se sont obligez solidairement ne peuvent pas prétendre estre fidejusseurs ; & de plus renonçant aux benefices de division & discussion, ils renoncent aux benefices dont les fidejusseurs pourroient se servir, si la clause de renonciation à ces deux benefices n'étoit point apposée.

Le Mary & la Femme peuvent-ils aussi s'obliger solidairement, & renoncer aux susdits benefices ?

Oüy, mais il faut que la femme soit authorisée par le mary à l'effet de l'obligation, & en consequence de cette obligation le creancier peut poursuivre la femme & ses biens pour avoir le payement de toute la somme contenuë en l'obligation, par saisie de ses immeubles, sauf à la femme son recours sur les biens de son mary avenant la dissolution de la communauté.

Il arrive souvent qu'un des obligez solidairement n'a rien pris dans la somme, ou la marchandise qui a esté prestée, & qu'il n'est intervenu que pour faire plaisir à son cobligé, parce qu'autrement le creancier n'auroit pas fait le prest : en ce cas celuy qui a receu toute la somme donne une indemnité à l'autre par un acte separé ; car quand c'est par le mesme acte, c'est proprement une fidejussion. Cette indemnité se fait en la maniere suivante.

Formule

Formule d'indemnité d'une Obligation.

PArdevant les Notaires, &c. fut present Guillaume de la Rocque   demeurant à   lequel a
reconnu & confessé qu'à sa priere & pour luy faire plaisir , Jean
de Laulne   demeurant à
s'est avec luy conjointement & solidairement obligé sans division
ny discussion , envers Jacques de Laulne son frere , au payement
de la somme de six cens livres à eux prestée par ledit Jacques de
Laulne , suivant le contract passé pardevant les Notaires soussignez , le   jour de   si c'est le mesme jour
faut dire , ce jourd'huy , & que neanmoins la verité est que ledit
Jean de Laulne n'a pris ny touché aucune chose de ladite somme ,
mais que ledit Guillaume de la Rocque l'a prise toute entiere pour
employer à ses affaires particulieres ; en consequence de quoy ledit Guillaume de la Rocque promet & s'oblige par ces presentes
envers ledit Jean de Laulne , à ce present & acceptant , de payer
à sa décharge ladite somme de six cens livres audit Jacques de
Laulne , & luy en rapporter quittance valable d'huy en six mois,
qui est le terme porté par ladite Obligation , & d'en acquitter &
indemniser ledit Jean de Laulne , & de toute perte , dépens , dommages & interests qu'il pourroit souffrir à l'occasion de ladite Obligation solidaire : & en cas qu'il fust poursuivi , ou contraint au
payement de ladite somme , promet ledit Guillaume de la Rocque
rendre & payer audit Jean de la Rocque en sa maison , ou au
porteur des presentes , tout ce qu'il auroit payé , & le rembourser
de tous les frais qu'il auroit pû faire en vertu des poursuites &
contraintes qui auroient esté faites contre luy , dés la premiere requisition & demande qu'en feroit ledit Jean de Laulne s'y obligeant de la mesme maniere & par les mesmes voyes & contraintes qu'il y pourroit estre contraint , avec tous dépens , dommages
& interests ; car autrement & sans la presente indemnité ledit Jean
de Laulne ne seroit pas entré dans ladite obligation. Et pour l'e-
xecution des presentes ledit Guillaume de la Rocque a éleu son
domicile , &c. comme dessus.

Cette clause , de faire obliger celuy qui a pris toute la somme , envers le coobligé solidairement qui n'en a rien pris , n'est necessaire
que quand il peut y avoir contrainte par corps , comme si c'est pour

I

fait de marchandise , & en ce cas celuy qui auroit payé pour celuy qui auroit pris toute la somme , pourroit obtenir une contrainte par - corps contre son coobligé pour luy rendre la somme qu'il auroit esté contraint de payer pour luy.

Formule de l'Obligation solidaire , où intervient un fidejusseur.

QUand il intervient dans une obligation une caution , ou un fidejusseur , aprés que l'obligation est dressée pour ce qui regarde le creancier & le debiteur , de la maniere qu'il est dit cy-dessus ; il faut mettre ce qui suit concernant l'obligation du fidejusseur , en ces termes , ou autres équivalens.

Et pour plus grande seureté du payement de ladite somme de   est survenu Philippes Marchand demeurant à   lequel s'est par ces presentes volontairement rendu & constitué caution , pleige & fidejusseur pour ledit   de la somme de envers ledit creancier , auquel il promet & s'oblige bailler & payer ladite somme de   au lieu & terme susdit , & par ces presentes il fait & a fait son propre fait de ladite obligation, & s'oblige en son propre & privé nom pour ledit debiteur , solidairement , luy seul pour le tout , sans division ny discussion , renonçant ausdits benefices de division & discussion , & à tous autres : Promettant aussi ledit debiteur solidairement acquitter & indemniser ledit Philippes Marchand tant du principal que dépens, dommages & interests ausquels pourroit estre condamné ledit Philippes Marchand à raison de sondit cautionnement , à sa volonté & premiere demande , & par les mesmes voyes qu'il y pourroit estre contraint. Et pour l'execution des presentes tant de l'Obligation principale que du cautionnement & indemnité , lesdits debiteur & Philippes Marchand ont éleu leur domicile irrevocable dans les maisons où ils sont actuellement demeurans , promettant & s'obligeant solidairement , sans division ny discussion , comme dessus. Fait & passé , &c.

Touchant l'obligation du fidejusseur , il faut observer que , soit qu'il n'y ait qu'un fidejusseur ou plusieurs intervenans dans une mesme obligation , il faut que le Notaire declare que les fidejusseurs se sont obligez solidairement pour toute la dette , & qu'ils ont renoncé au benefice de division & de discussion.

Quant au benefice de division , il faut remarquer que ce benefice a esté introduit par l'Empereur Adrian , permettant à un de
plusieurs fidejusseurs poursuivi pour le tout , de demander de n'estre tenu que pour sa part & portion de la dette pour laquelle il a
servi de fidejusseur , & que ses cofidejusseurs fussent poursuivis aussi
pour leur part & portion , & que ce benefice ne luy pust estre refusé au cas qu'il le demandast au temps que les autres fidejusseurs
seroient solvables ; car autrement il ne pourroit pas joüir de ce benefice : de sorte que l'insolvabilité d'un des fidejusseurs survenuë
par aprés , ne tomberoit que sur le creancier.

A l'égard du benefice de discussion , appellé le benefice d'ordre,
c'est celuy par lequel le fidejusseur poursuivi pour le payement de
la dette , peut demander qu'avant d'y estre contraint , le creancier
soit tenu de discuter le debiteur , & de ne s'adresser à luy qu'aprés
cette discussion ; & ce benefice ne luy peut pas estre refusé , dautant qu'il n'a servi de fidejusseur qu'afin de rendre seure la dette du
creancier , & qu'en cas qu'elle ne soit pas exigible sur le debiteur ,
elle le soit sur le fidejusseur : ce qui est sans difficulté ; mais dautant que l'on ne prend ordinairement des fidejusseurs que parce
qu'on ne voit pas les debiteurs solvables , & pour n'estre pas obligé de faire une discussion , laquelle est souvent de longue durée , &
difficile à cause des autres creanciers du debiteur , des oppositions
qui se forment pendant la poursuite des decrets des biens du debiteur , un creancier qui exige un fidejusseur doit le faire renonà ce benefice ; & quand il y en a plusieurs , il les doit aussi faire
renoncer au benefice de division , & par ce moyen il peut poursuivre solidairement celuy qu'il voudra des fidejusseurs , sauf son
recours contre les autres , chacun pour sa part & portion.

Quand il n'y a qu'un seul fidejusseur , il est inutile de le faire renoncer au benefice de division , il suffit s'il renonce au benefice
de discussion , neanmoins les Notaires mettent ordinairement , *renonçant aux benefices de division & discussion* ; & en ce cas la renonciation au benefice de division ne sert de rien , parce qu'un fidejusseur qui s'est obligé solidairement pour le tout & sans division,
ne peut pas demander division de la dette.

On demande si le fidejusseur de celuy qui n'a pû valablement s'obliger ,
peut estre poursuivi à cause de sa fidejussion ?

Il suffit pour obliger un fidejusseur , que le principal obligé ait pû s'obliger naturellement, c'eft à dire que par la feule équité il foit obligé, quoy que par les loix il ne le foit pas, & qu'il ne puiffe pas eftre contraint au payement de la dette : Bouvot en fes Arrefts Tome II. *in verbo* fidejuffion. queftion 40. remarque un Arreft du Parlement de Dijon du 27. Avril 1573. qui a jugé que le fidejuffeur qui avoit cautionné une femme obligée fans le confentemént de fon mary, eftoit valablement obligé envers le creancier : Neanmoins les Notaires ne doivent point recevoir d'obligations de femmes en puiffance de leurs maris, fi elles n'en font autorifées ; & mefme fi cette queftion fe prefentoit, peut-eftre qu'elle ne feroit pas fans difficulté, & que la Cour pourroit bien décharger le fidejuffeur, à moins qu'il n'y euft des caufes legitimes pour lefquelles l'obligation feroit contractée, comme pour employer aux affaires de la femme ; car en ce cas le fidejuffeur auroit un recours valable contre cette femme, à raifon de ce qui auroit efté employé utilement aux affaires d'icelle.

Formule d'Obligation, avec declaration d'employ des deniers.

QUand une fomme eft prêtée pour faire un certain employ, comme pour l'achat d'un Office ou d'une maifon, il faut declarer par le Contract quel eft l'Office, ou la maifon, quels font les tenans & aboutiffans d'icelle & fa fituation ; faire obliger le debiteur de declarer dans la quittance qu'il recevra du payement de l'Office ou de la maifon, que ladite fomme en a efté payée des deniers du creancier, pour eftre la chofe à luy affectée & hypothequée fpecialement & par privilege, avec fubrogation au lieu & place du vendeur, & fournir dans un brief temps une quittance d'employ, & à faute d'y fatisfaire, eftre contraint de rembourfer ledit creancier, &c. ce qui fe peut faire fuivant la formule fuivante :

Pardevant les Notaires, &c. fut prefent Michel de Lorme Marchand Bourgeois de Paris, demeurant

lequel a confeffé & confeffe par ces prefentes devoir à Maiftro Claude Faret Advocat au Parlement demeurant à Paris.

à ce prefent & acceptant la fomme de dix mille livres, que ledit Claude Faret luy a prefentement preftée, comptée & délivrée réellement en prefence defdits Notaires fouffignez, en Piftoles d'Efpagne, Loüis d'or, écus d'argent, & autre monnoye ayant cours, pour faire l'employ qui fera declaré cy-aprés, dont ledit de Lorme

se tient content & satisfait, & a promis & promet faire le payement de ladite somme de dix mille livres audit sieur creancier en
sa maison, ou au porteur des presentes, d'huy en un an prochain,
à peine de tous dépens, dommages & interests ; au payement de
laquelle somme ledit Jean de Lorme a obligé generalement tous
ses biens presens & à venir, & specialement une maison size à Paris ruë   où pend pour enseigne
tenant d'un costé à, &c. *faut mettre les tenans & aboutissans.* Declarant ledit debiteur que ladite somme de dix mille livres est pour
estre employée, avec d'autres deniers, à l'acquisition d'une maison
sise ruë   *il faut mettre la Paroisse, l'enseigne,*
avec les tenans & aboutissans, dont ledit debiteur a traité pour la somme de vingt mille livres avec François Courtin demeurant, &c.
proprietaire d'icelle, par Contract passé le   jour
de   pardevant
Notaires au Chastelet de Paris : & pour seureté du payement de
ladite somme de dix mille livres, promet & s'oblige ledit debiteur
de retirer quittance du payement de ladite somme de dix mille livres dudit François Courtin, dans laquelle il sera declaré que ledit
payement a esté fait en partie de la somme de dix mille livres prêtée pour cet effet par ledit sieur Faret, afin qu'il ait pour icelle hypotheque speciale & privilegiée sur ladite maison, & soit & demeure subrogée jusqu'à la concurrence de ladite somme aux droits
& place du vendeur : Pour seureté dequoy ledit debiteur s'oblige
de fournir audit creancier copie de ladite quittance, qui portera
la susdite declaration de subrogation, avec copie de la presente
Obligation, dans huit jours au plus tard & pour tout delay, à peine de tous dépens, dommages & interests, & d'estre contraint au
remboursement de ladite somme de dix mille livres, si bon semble
audit sieur Faret, nonobstant le terme porté par les presentes, auquel en ce cas ledit debiteur a renoncé & derogé ; car autrement
ledit sieur Faret n'auroit presté ladite somme audit Michel de Lorme. Et pour l'execution des presentes, ledit debiteur a éleu, &c.
Fait & passé, &c.

SECTION II.

Du Dépoſt.

LE dépoſt eſt un Contract par lequel une choſe eſt donnée en
garde à quelqu'un, pour eſtre renduë en eſpece par le dépoſitaire, ſans en exiger aucune recompenſe, toutefois & quantes qu'il
plaira à celuy duquel il l'a receuë.

Il y a deux eſpeces de dépoſt, l'un eſt volontaire, & l'autre forcé & neceſſaire.

Le volontaire eſt celuy qui ſe fait par la ſeule volonté du dépoſitaire, ſans qu'il y ſoit obligé par aucune force majeure, comme
ſi un homme allant aux champs donne les choſes qu'il a les plus precieuſes à garder à quelqu'un.

Mais le dépoſt neceſſaire eſt quand il ne ſe fait que par une eſpece de contrainte, comme dans un de ces quatre cas mentionnez
en l'Article 3. du Titre 20. de l'Ordonnance de l'an 1667. qui ſont
l'incendie, la ruïne, le tumulte, & le naufrage, ou autres ſemblables accidens impreveus.

La reconnoiſſance du dépoſt ſe fait plus ordinairement ſous ſignature privée, que pardevant Notaires, & il ſe peut faire en
cette ſorte :

Pardevant les Notaires, &c. fut preſent Maiſtre Nicolas de la
Foſſe Advocat au Parlement, demeurant
lequel a confeſſé & confeſſe que Claude de la Foſſe ſon frere Marchand   demeurant, &c. à ce preſent, luy a mis
entre les mains la ſomme de deux mille livres, par cauſe de dépoſt, pour les luy garder, s'obligeant & promettant de les rendre
en meſmes eſpeces que celles qu'il luy a données en garde, toutesfois & quantes qu'il voudra, à luy ou au porteur des preſentes.
Fait & paſſé, &c.

Quand c'eſt un dépoſt neceſſaire, le dépoſitaire peut eſtre condamné par corps à en faire la reſtitution, ſuivant l'Art. 4. du titre de la
décharge des contraintes par corps de l'Ordonnance de 1667. mais
pour dépoſt volontaire, les Juges ne peuvent pas ordonner la contrainte par corps.

Il faut obſerver que le dépoſitaire n'eſt point tenu de la perte de
la choſe dépoſée, à moins qu'elle ne ſoit arrivée par le dol du

dépofitaire, ou par une faute fi lourde, qu'elle faffe prefumer de la fraude en fa perfonne. La raifon eft, que ce Contract fe fait en faveur & pour l'utilité feulement du dépofant ; ainfi il n'eft pas jufte que l'office que rend le dépofitaire au dépofant, puiffe luy eftre defavantageux. C'eft pourquoy ceux qui paffent de femblables actes, ne doivent point mettre aucunes claufes qui puiffent engager le dépofitaire par delà la nature de ce Contract : car quoy que par la nature de ce Contract le dépofitaire ne foit point tenu de la perte de la chofe dépofée, toutefois le dépofitaire en peut eftre refponfable par fa convention ; ainfi le Notaire ne doit mettre aucune claufe qui pût rendre le dépofitaire refponfable de la perte de la chofe dépofée, fi ce n'eft fon intention, & qu'il ne déclare expreffément que telle eft fa volonté.

SECTION III.

Du Commodat.

LE Commodat eft un Contract par lequel on prefte quelque chofe gratuitement pour un certain ufage & pour un certain temps, à condition qu'aprés le temps & l'ufage finy & accomply, elle fera renduë en efpece.

Ce Contract eft different du preft mutuel, en ce que le preft mutuel ne fe contracte que des chofes qui periffent par ufage, comme il a efté dit cy-deffus ; mais au contraire, il n'y a que des chofes qui ne periffent point par l'ufage, qui puiffent eftre la matiere du Commodat, comme les meubles, les chevaux, & autres femblables.

Ce Contract eft different du dépoft, en ce que le dépofitaire n'eft point refponfable de la perte de la chofe dépofée, veu qu'au contraire le commodataire eft en refponfable par quelque maniere que la perte de la chofe arrive, même par fa faute tres-legere : La raifon eft, que ce Contract fe fait ordinairement pour l'utilité feulement du commodataire ; c'eft pourquoy on peut mettre dans le Contract qu'à faute par le commodataire de rendre la chofe preftée en tel eftat qu'elle eftoit quand elle luy a efté preftée, il fera obligé envers le commodataire à tous fes dépens, domma-ges & interefts.

Ce Contract fe fait rarement pardevant Notaires ; & même fi nous avons égard au Droit Romain, ce que nous appellons Commodat n'eft qu'un precaire ; c'eft à dire un Contract par lequel on prefte quelque chofe à quelqu'un fans définir pour quel temps & pour quel ufage ; en forte que celuy qui l'a preftée, la peut repeter toutefois & quantes qu'il voudra, quoy que cela foit incommode au commodataire. L'Acte fe peut dreffer ainfi :

Pardevant les Notaires, &c. fut prefent Jean Favier Marchand demeurant à   lequel a confeffé & confeffe que Nicolas Gentil à ce prefent, luy a prefté ce jourd'huy fon cheval, *faut dire de quel poil & de quelle façon il eft*, pour aller à Lyon, lequel il promet luy rendre & reftituer d'huy en un mois, fain, entier, & tel qu'il l'a reçû dudit Nicolas Gentil.

On peut ftipuler qu'au cas que le commodataire ne le reftituë pas fain & entier, il fera obligé d'en payer une fomme convenuë entre les parties, ce qui fert pour éviter procés ; cê qui fe peut mettre ainfi :

Et ledit Jean Favier promet & s'oblige de rendre ledit cheval audit Nicolas Gentil dans un mois, fain & entier, & tel qu'il l'a reçu ; & à faute de ce, promet luy payer l'eftimation d'iceluy, dont ils font convenus à la fomme de vingt piftolles, laquelle fomme ledit Jean Favier promet payer audit temps au cas qu'il foit arrivé perte dudit cheval par quelque maniere que ce foit, ou que ledit cheval foit diminué de prix par quelque vice ou défaut qui en feroit furvenu pendant qu'il fera és main dudit Jean Favier : car autrement & fans cette convention le preft dudit cheval n'auroit pas efté fait. Fait & paffé, &c.

SECTION IV.

Du Gage.

LE Gage eft un Contract par lequel celuy qui emprunte, met entre les mains de fon creancier certaines chofes mobiliaires pour feureté de fa dette, à la charge de le rendre au debiteur en recevant le payement de la fomme pour laquelle la chofe a efté donnée en gage. Ainfi le gage n'eft qu'acceffoire au preft ou à un autre Contract ; car un gage peut eftre donné pour feureté de la convention portée par un autre Contract : ainfi l'acheteur peut donner des gages au vendeur qui luy fait délivrance de la chofe venduë, pour feureté du payement du prix convenu par le

Contract

Contract de vente. Voyez cy-deſſus l'Acte ou l'Obligation dans laquelle le débiteur donne un gage, à ſon creancier.

SECTION V.

Des Contracts de Mariage.

LE Mariage eſt un conſentement de l'homme & de la femme de paſſer leur vie enſemble dans une union perpetuelle, & qui ne ſoit ſeparable que par le decez de l'une des parties. On le définit encore en ces termes : C'eſt un conſentement de l'homme & de la femme de paſſer leur vie enſemble, & une communication de tous droits divins & humains.

Le Contract de Mariage ſe prend quelquefois pour ce conſentement preſté par le mary & la femme en face d'Egliſe, & quelquefois pour l'Acte qui contient les clauſes & conventions faites touchant ce conſentement, & c'eſt en ce ſens que nous parlerons icy du Contract de Mariage.

Pour faire un Contract de Mariage dans les regles il y a pluſieurs choſes à obſerver.

La premiere regarde les perſonnes qui ſe marient.

La deuxiéme, la communauté de biens.

La troiſiéme, les biens des contractans, ou ceux qui leur ſont donnez en faveur de mariage.

La quatriéme, les avantages que le mary fait à ſa femme, qui ſont le doüaire en païs coûtumier, & l'augment de dot en païs de Droit écrit.

La cinquiéme, le don mutuel.

La ſixiéme, concerne les ſecondes nopces qui ſe contractent, y ayant des enfans du premier lit.

I. Des perſonnes qni contractent Mariage.

Ceux qui contractent Mariage, ſont ou indépendans ou dépendans, c'eſt à dire ſoûmis à la puiſſance & ſous l'autorité d'autruy.

Ceux qui ſont indépendans, ſont ceux qui ſont majeurs de vingt-cinq ans, leſquels peuvent valablement contracter Mariage ſans le conſentement de leurs pere & mere, en ſorte que le Mariage eſt valablement contracté ; mais ils peuvent eſtre exheredez par leurs pere & mere ſuivant les Ordonnances, qui permettent aux peres & meres d'exhereder leurs enfans ; ſçavoir, les fils s'ils ſe marient avant trente ans ſans ledit conſentement, & même elles permet-

K

tent l'exheredation, quoy que le Mariage foit contracté par les fils aprés l'âge de trente ans, à moins qu'ils n'ayent fommé, interpellé & prié, ou fait prier leurs peres & meres de donner leur confentement à leur mariage. Et pour les filles, les mêmes Ordonnances permettent aux peres & meres de les exhereder, fi elles fe marient avant l'âge de vingt cinq ans fans leur confentement ; & même elles peuvent auffi eftre exheredées aprés cet âge, au cas qu'elles ayent contracté mariage fans avoir prié, ou fait prier leurs peres & meres de confentir à leur mariage.

Les enfans doivent fe fervir de Notaires pour folliciter les peres & meres à donner leur confentement à leur mariage, lefquels doivent prendre acte de leur réponfe ; & les enfans ne doivent pas fe fervir de Sergens ou Huiffiers pour cét effet, parce que ce n'eft pas un acte judiciaire ; mais un acte de refpect & de foûmiffion qui fe doit faire dans toute l'honnefteté poffible.

Sommation aux pere & mere pour confentir au Mariage de leur fils ou fille.

AUjourd'huy en la prefence & compagnie des Notaires-Gardenotes du Roy au Chaftelet de Paris, fouffignez
　　　　　　　　　fille majeure de vingt-cinq ans accomplis
dés le　　　　　　　　demeurante
s'eft tranfportée en la maifon de
fon pere, auquel lieu eftant & parlant à fa perfonne, ladite Damoifelle eftant en tout devoir & refpect, continuant plufieurs prieres & fupplications verbales qu'elle luy a cy-devant faites, a d'abondant prié & requis ledit fieur fon pere de vouloir confentir à fon mariage avec　　　　　　　　qui eft fortable & avantageux pour elle : lequel a dit qu'il n'empêche pas le mariage d'entre ladite Damoifelle fa fille, mais qu'il avoit des raifons particulieres qui l'empêchoient de figner le Contract ; qu'au furplus elle eftoit maiftreffe d'elle, & qu'elle pouvoit faire ce qu'il luy plairoit, eftant majeure de vingt-cinq ans, dont à de ce que deffus, & ladite Damoifelle requis acte aufdits Notaires, qui luy ont octroyé ce prefent pour luy fervir & valoir en temps & lieu ce que de raifon.

Quand le pere ou la mere refufe de confentir au mariage, il faut faire trois fommations differentes, & en differens jours.

Quoy que les filles foient majeures de vingt-cinq ans, neanmoins fi elles ont leurs pere & mere, ou l'un ou l'autre, le Contract est fait au nom desdits pere & mere stipulant pour leur fille.

Quand les enfans n'ont pas encore accomply leur vingt-cinquiéme année, ils ne peuvent contracter mariage sans l'autorité de leur tuteur & curateur, & sans le consentement de leurs plus proches parens; autrement le mariage pourroit estre cassé suivant l'Ordonnance de Blois, art. 40. & 43. Que si les enfans mineurs sont sous la tutelle de leur pere ou de leur mere, en ce cas il n'est pas besoin du consentement des plus proches parens, celuy du pere ou de la mere suffit.

Il y a des Coûtumes où les enfans sont majeurs à vingt ans, dans ces Coûtumes ceux qui n'ont ny pere ny mere, peuvent se marier sans le consentement de leurs parens, quand ils sont parvenus à cét âge.

Les Notaires ne doivent point passer des Contracts de Mariage des mineurs, si ce n'est du consentement de leurs pere & mere, ou de leurs tuteurs ou curateurs, & de leurs plus proches parens.

Ils ne les peuvent point aussi passer entre ceux entre lesquels le mariage est deffendu : ce qui seroit trop long de declarer en ce lieu, voyez la Jurisprudence du Digeste sur le titre des Nopces.

Il faut encore observer que si celuy ou celle qui se marie, contracte un second mariage ayant un enfant du premier lit, il ne peut pas faire les mémes avantages à celle ou à celuy avec qui le mariage est contracté, & c'est ce qui sera expliqué dans la sixiéme circonstance.

I I. De la Communauté de biens entre mary & femme.

Touchant ce point il faut observer que la Communauté de biens a esté établie entre les conjoints par mariage par la disposition du Droit coûtumier, & que cette societé de biens est inconnuë au Droit écrit. De là vient que si un Contract de Mariage est passé dans le païs coûtumier entre personnes qui y soient demeurantes, quoy que le Notaire eût obmis de faire mention de la communauté, neanmoins elle auroit lieu. Mais au contraire, quand un Contract est passé en païs de Droit écrit, la communauté n'a point de lieu, si on n'en a point fait mention; ce qui est vray, quoy que des personnes du païs coûtumier contractassent mariage dans le païs de Droit écrit, dans le dessein de retourner à leur domicile; c'est pourquoy en ce cas ils doivent stipuler la communauté, nonobstant l'usage à ce contraire dans le lieu où le mariage seroit contracté.

La communauté n'est contractée *vi solius consuetudinis* dans les païs coûtumiers, que quand ceux qui contractent mariage y sont demeurans: car, par exemple, si des personnes du païs de Droit écrit venoient contracter mariage à Paris, sans parler de la communauté de biens, à dessein de s'en retourner dans leur païs; ou même si un homme du païs de Droit écrit venoit prendre femme à Paris, sans qu'il fût fait mention de la communauté dans le Contract, la communauté n'auroit point de lieu, parce qu'il y auroit lieu de presumer que telle auroit esté la volonté des parties; c'est pourquoy il est de tres-grande consequence de donner des articles au Notaire qui doit passer le Contract, & prendre garde si toutes les clauses y sont exprimées, car on n'y peut plus revenir quand le mariage est celebré.

Quoy que la communauté de biens ne soit pas établie par le Droit écrit, neanmoins il est permis aux parties qui ont leur domicile dans le païs du Droit écrit, de stipuler la communauté, parce que le Droit ne le deffend pas; toutefois on ne la peut pas stipuler dans la Coûtume de Normandie, dautant que dans l'article 374. il est porté que *les personnes conjoints par mariage ne sont communs en biens, soient meubles, ou conquests immeubles, ains les femmes n'y ont rien qu'après le decez du mary.* Et tel a toûjours esté l'usage de cette Coûtume que la communauté n'y peut point estre stipulée.

La Coûtume de Rheims a une semblable disposition dans l'article 239. neanmoins l'usage est que les parties peuvent convenir dans leur Contract de mariage qu'il y aura communauté entr'eux, avec telles clauses & pactions qu'il leur plaist.

Ceux qui sont demeurans dans la Coûtume de Normandie, & qui veulent stipuler la communauté, peuvent le faire en contractant mariage dans un lieu où la communauté a lieu, comme à Paris ou ailleurs, stipulant qu'elles dérogent à la Coûtume de Normandie, & se soûmettant à celle où ils contractent mariage.

Quand ceux qui sont domiciliez dans une Coûtume, contractent mariage dans une autre, & qu'ils retournent à leur domicile, & même qu'ils y meurent, la communauté se regle suivant la Coûtume où le Contract de mariage a esté passé, à moins qu'ils n'ayent declaré qu'ils vouloient suivre celle de leur domicile; ce qu'ils doivent donner à entendre au Notaire qui dresse le contract, & le Notaire doit en instruire les parties, & connoistre leur volonté.

Quoy que la communauté ait lieu dans les Coûtumes de France, excepté celle de Normandie & de Rheims, neanmoins il est permis aux contractans de stipuler qu'il n'y aura point entr'eux de communauté, parce que c'est un avantage introduit pour les femmes, auquel elles peuvent renoncer.

Quoy que le Contract porte qu'il n'y aura point de communauté, neanmoins le mary ne laisse pas d'avoir l'administration des biens de sa femme, de faire baux à loyer de ses immeubles, & de donner des quittances des revenus à elle appartenans par luy receus, à moins qu'il ne soit stipulé qu'elle jouïra de ses biens, & qu'elle en aura l'administration : & c'est une clause qu'il faut exprimer, autrement elle ne se supplée point, & l'exclusion seule de la communauté ne donne pas ce droit à la femme.

L'effet de la communauté est que les conjoints par mariage sont communs en biens meubles & conquests immeubles faits durant & constant le mariage, suivant l'Article 220. de la Coûtume de Paris. De sorte que tous les meubles & effets mobiliaires qui appartiennent aux conjoints, soit au mary ou à la femme au jour de leurs épousailles, tombent dans la communauté, & si toute la dot de la fille estoit mobiliaire, elle feroit partie de la communauté, à moins que le contraire ne fust stipulé par le contract, comme il sera dit cy-aprés. Pareillement tous les meubles & effets mobiliaires qui échéent aux conjoints, soit par succession directe ou collaterale, ou autrement, tombent dans la communauté ; c'est pourquoy il est de tres-grande consequence de l'empescher par une clause particuliere.

La femme pour entrer en communauté avec son mary, doit mettre une partie de ses biens dans icelle, ce qui va ordinairement au tiers, ou au quart ; car il est juste qu'elle contribuë de ses biens dans la communauté ; mais le mary n'y met rien, parce qu'il y contribuë de son travail & de son industrie, de sorte que s'il a des meubles, ou des deniers comptans, il se les stipule propres, comme il sera dit cy-aprés.

Si la future Epouse n'a aucuns meubles, ou deniers pour mettre dans la communauté, & que tous ses biens soient des immeubles, le mary doit stipuler qu'elle en mettra un tiers ou un quart, & que pour cet effet cette partie sera ameublie ; c'est à dire, qu'elle sortira nature de meublés pour le mary en pouvoir disposer comme d'un bien de la communauté, dont il est le maistre, sans le consentement de sa femme. Que si la fille est mineure qui fait l'ameublissement de ses biens, ordinairement on le fait homologuer par Sentence du Juge, neanmoins cette formalité n'est pas necessaire, comme il a esté jugé par les derniers Arrests, parce qu'en ce cas la mineure use du droit commun, & elle ne fait que ce que toute autre feroit , pourveu que l'ameublissement soit fait selon l'ordinaire , c'est à dire , qu'il n'excede pas au plus le tiers des biens de la fille. Les Notaires neanmoins n'obmettent pas ordinairement cette clause , à cause que c'est une espece d'alienation , laquelle ne se peut valablement faire sans l'autorité du Juge. Quoy qu'elle ne donne pas plus de droit au mary que si elle estoit omise , neanmoins il est à propos de l'apposer au contract & de le faire homologuer par avis de parens, de peur que sous pretexte qu'elle n'y seroit pas inserée , on ne fist difficulté d'acquerir du mary cette partie ameublie , outre que cela pourroit donner lieu à quelque contestation dans la suite.

Quand l'ameublissement est fait des biens du survivant des pere & mere , il ne faut pas le faire homologuer , & il peut estre fait de telle quantité & partie qu'il plaist à celuy qui dotte sa fille.

Le mary en consequence de la communauté portée par le contract de mariage, est obligé de payer toutes les dettes contractées par sa femme avant le mariage ; car comme tous les effets mobiliaires de la femme font partie de la communauté, s'il n'a esté stipulé au contraire , aussi toutes les dettes par elle contractées , ou dont elle est chargée , doivent tomber dans la communauté.

Neanmoins ils peuvent convenir par leur Contract de mariage qu'ils payeront chacun separément leurs dettes faites avant le mariage ; & en vertu de cette convention les dettes que le mary avoit acquittées provenans de sa femme, creées avant le mariage , seroient reprises sur ses biens aprés la dissolution de la communauté , ou sur sa part dans ladite communauté.

Cette convention n'empesche pas que le mary ne puisse valablement estre poursuivi pour les dettes de sa femme par les creanciers d'icelle, à moins qu'en contractant mariage il n'y ait eu un inventaire des biens d'icelle , ou l'estimation d'iceux portée par le contract ; car par ce moyen il se peut décharger des poursuites contre luy faites , en representant l'inventaire, ou l'estimation des biens meubles de sa femme mis dans la communauté, jusqu'à concurrence , & non par delà. Mais s'il estoit seulement porté par le contract que les meubles de la femme ont esté mis dans la communauté , sans faire mention d'iceux ou de leur estimation, le mary seroit obligé à payer toutes les dettes de sa femme, sauf à les reprendre sur ses autres biens , avenant la dissolution de la communauté. C'est pourquoy il est de tres-grande consequence pour le mary d'appofer cette claufe au cas qu'il y euft fujet de craindre des dettes contractées par fa femme. Cette convention eft auffi avantageufe pour la femme, en ce que fi les créanciers de fon mary avoient fait faifir les meubles qu'elle auroit apportez, elle pourroit s'y oppofer, & en demander la diftraction en fe faifant feparer, & elle reprendroit par ce moyen les meubles qu'elle auroit apportez contenus en l'inventaire qui en auroit efté fait, au cas qu'ils fe trouvaffent encore en nature.

La femme aprés la mort de fon mary peut accepter la communauté, ou y renoncer; & il n'eft pas befoin de ftipulation pour avoir ce choix. En acceptant la communauté, elle partage avec les heritiers de fon mary, tous les biens communs, retirant auparavant les deniers qu'elle s'eft ftipulé propres; mais quant à ceux qu'elle a mis dans la communauté, elle ne les peut pas retirer, parce qu'ils font confus avec les autres biens qui la compofent.

Que fi elle y renonce, tous les biens qu'elle a mis dans la communauté, y demeurent, & ils doivent appartenir aux heritiers du mary, & elle ne peut reprendre que ceux qu'elle a ftipulez propres, à moins que par une ftipulation expreffe elle ne fe foit refervé la faculté de reprendre les biens qu'elle auroit mis dans la communauté en cas de renonciation à icelle. On comprend auffi ordinairement dans cette ftipulation tout ce qui eft écheu à la femme pendant le mariage par fucceffion directe ou collaterale, par donation, legs, ou autre maniere d'acquerir; & la femme n'a droit de reprendre qu'à raifon de ce qui eft compris dans la ftipulation: la raifon eft, que telle ftipulation eftant contre le Droit commun, elle ne peut operer que fuivant ce qu'elle contient, & on ne prefume point de la volonté des contractans, quand elle eft contraire au Droit commun, qui eft en ce cas que tout ce qui eft tombé dans la communauté du cofté de la femme, appartient aux heritiers de fon mary, en cas de renonciation à la communauté faite par la femme.

Mais on demande fi cette ftipulation fert aux enfans, ou aux heritiers collateraux de la femme? Il a efté jugé que telle ftipulation ne fert qu'à ceux en faveur defquels elle eft faite, parce que telles ftipulations font perfonnelles, eftant contre la regle ordinaire du Droit Coûtumier, & partant elles font éteintes par la mort de la femme au profit de laquelle elles font faites. Mais elle peut eftre faite au profit des enfans & des collateraux, & elle fert aux enfans, ou aux collateraux qui furvivent celle qui l'a faite en leur faveur.

Quand la communauté eft ftipulée, elle paffe aux heritiers de la femme, tant en ligne directe, que collaterale, à moins qu'ils n'en foient exclus, car comme c'eft un avantage prefumé fait par le futur Epoux à fa future Epoufe, il le peut reftraindre à fa perfonne, fans l'accorder ny à fes enfans, ny aux collateraux. Il peut mefme ftipuler que la fomme que la femme aura mife en la communauté, y demeurera au cas qu'il furvive fa femme.

Le mary peut auffi admettre fa femme en la communauté pour un quart ou pour un tiers feulement, ou luy accorder une certaine fomme pour tout droit de communauté, & toutes ces conventions font licites.

Quels biens tombent dans la Communauté?

L'Article 220. de la Coûtume de Paris porte qu'homme & femme conjoints enfemble par mariage, font communs en biens meubles, & conquefts immeubles faits durant & conftant ledit mariage. Ainfi les heritages acquis pendant la communauté, des deniers ftipulez propres à un des conjoints, font conquefts, & communs entre les contractans, à moins qu'il n'y ait une declaration expreffe portée par le Contract de mariage, par laquelle il foit convenu que les heritages acquis appartiendront à celuy des deniers duquel l'acquifition feroit faite, comme il a efté jugé par Arreft du 17. Decembre 1627. remarqué par Brodeau fur Monfieur Loüet lette A chapitre 3.

Tous les meubles s'entendent de tous effets mobiliaires, comme meubles meublans, argent comptant, actions mobiliaires, obligations & autres, appartenans aux conjoints au jour de leur mariage, ou qui leur échéent pendant iceluy à quelque titre que ce foit, par donation, legs ou fucceffion, foit directe ou collaterale; à moins que la donation ne foit faite à la charge que les chofes mobiliaires données fortiffent nature de propre au donataire; car un chacun peut appofer telle condition qu'il luy plaift à fa liberalité.

Pareillement tous les immeubles donnez à l'un des conjoints pendant le mariage, tombent dans la communauté, à moins que la donation n'ait efté faite par un des afcendans, fuivant l'Art. 246. de la mefme Coûtume; parce que tout ce qui eft donné aux defcendans,

cendans, est presumé donné en avancement d'hoirie.

Il en est de mesme de toute autre donation qui seroit faite par un étranger à condition qu'elle seroit propre au donataire ; car telle donation est reputée propre pour la distraire de la communauté, suivant le mesme Article.

Quant aux donations faites en collaterale aux presomptifs heritiers, elles tombent dans la communauté, soit que les donations soient entre vifs, ou à cause de mort & testamentaires, comme il a esté jugé par les derniers Arrests ; c'est pourquoy quelquefois on met cette clause dans les Contracts de mariage, que les immeubles donnez, ou leguez par étrangers ou autres, sortiront nature de propre au donataire ou legataire, & qu'ils ne tomberont point dans la communauté.

III. *Des biens des Contractans.*

Aprés qu'il a esté dit que les futurs conjoints seront communs en biens, on parle de leurs biens, & premierement de ceux de la future épouse, & si elle est maîtresse de ses actions, elle declare dans le Contract en quoy ils consistent, leur nature & qualité, avec promesse de les apporter au futur époux la veille des épousailles, soit en deniers comptans, obligations, promesses, rentes & contracts.

Quand c'est un tuteur, ou le pere aprés le decez de la mere, on met que le futur époux la prendra avec ses biens & droits à elle écheus par le decez de sa mere, desquels il rendra compte au futur époux quand il en sera requis & incontinent aprés le mariage.

Quelquefois le survivant des conjoints mariant sa fille pour s'exempter d'estre obligé de rendre compte si-tost, ou mesme le futur époux voulant sçavoir ce qu'on donne à la future épouse, & en estre assuré & le recevoir la veille des épousailles, ledit survivant promet une somme ou autre chose precise qu'on declare estre donnée pour le droit successif, mobiliaire & immobiliaire, fruits & revenus d'iceluy, avenus à la future épouse par le decez du predecedé de ses pere & mere, au cas que ledit droit successif se monte jusques-là, sinon pour estre le surplus donné en avancement d'hoirie, ou de la future succession dudit survivant qui marie sa fille.

Ce n'est pas que cette clause empesche le futur époux de deman-

der compte , le gendre aprés le mariage peut l'y obliger , & cela ne
souffre point de difficulté , quand mesme le mariage auroit esté
contracté à la charge que le survivant ne seroit point tenu de rendre compte , ny partage de la succession écheuë à la future épouse ; & il y auroit lieu de se faire relever contre cette clause. Que
si celle qui contracte mariage a des meubles & des effets mobiliaires , ou de l'argent comptant , on convient que le tout ou partie
entrera dans la communauté : & au cas qu'il n'y en ait qu'une partie qui entre dans la communauté , à l'égard du reste , il faut faire
des stipulations qui empeschent qu'il n'y entre ; car autrement selon la nature des meubles , ils feroient partie de la communauté ,
& la femme ou ses heritiers avenant la dissolution du mariage , ne
pourroient rien retirer de tous ses meubles & effets mobiliaires ;
Mais comme il arrive souvent que les filles qui se marient , n'apportent en dot que des meubles & de l'argent comptant , & par
ce moyen elles ou leurs enfans , ou autres heritiers pourroient
souffrir la perte de tous ses biens , il est à propos de faire des
stipulations qui fassent changer à ces meubles leur nature , & leur
fassent prendre celle des immeubles. Il y a differentes stipulations
qui se peuvent faire sur ce sujet , lesquelles produisent differens
effets , & il est tres-necessaire de les observer.

La premiere est que *les deniers ou choses mobiliaires que la femme*
apporte en mariage, ou qui luy sont donnez par ses pere & mere , luy
sortiront nature de propre , sans autre clause. L'effet de cette stipulation est que telles choses n'entrent point dans la communauté , autrement elles y entreroient comme dit est cy-dessus. Et si la stipu-
lante decede la premiere laissant des enfans communs , en ce cas
les deniers stipulez propres leur appartiennent à l'exclusion du
pere. Les collateraux succedent pareillement dans ces deniers à
l'exclusion du mary , s'il n'y a point d'enfans communs , ou des enfans nez de la défunte d'un mariage precedent. Mais dés-lors que
ces deniers sont parvenus aux enfans comme heritiers de leur mere , cette stipulation est consommée ayant eu son effet , de sorte
que tels deniers ne sont plus considerez que comme meubles , quoy
qu'ils soient encore dûs ; parce que la destination ne peut s'étendre plus loin que les termes dont elle est conceuë & exprimée ;
ainsi le pere succede à ses enfans , quoy qu'ils decedent en minorité , à l'exclusion de ses autres enfans freres & sœurs desdits enfans.

La deuxiéme est que *les deniers ou meubles que la femme apporte en mariage , luy-fortiront nature de propre & aux fiens ;* en ce cas les enfans communs, au profit defquels cette ftipulation eft faite , fuccedent à ces deniers , à l'exclufion de leur pere ; de forte qu'ils y fuccedent les uns aux autres jufques au dernier , fans que le pere y puiffe rien prétendre ; mais il y fuccede au dernier mourant de fes enfans , comme heritier mobiliaire , à l'exclufion des collateraux , parce que cette ftipulation eft confommée en la perfonne du dernier des enfans, quoy qu'il decede en minorité.

La troifiéme eft , que *les deniers feront propres à la future époufe, & aux fiens de fon eftoc & ligne ;* & en ce cas les collatéraux fuccédent au dernier mourant des enfans, à l'exclufion du pere furvivant. Que fi les deniers ont efté donnez par les pere & mere de la fille , les collateraux paternels & maternels du dernier des enfans, y fuccedent egalement ; mais s'ils ont efté donnez par l'un ou l'autre , comme par le pere de la fille , lequel auroit fait cette ftipulation , en ce cas les collateraux du dernier mourant des enfans du cofté de leur ayeul maternel , y fuccederoient, fuppofé que leur ayeul fuft decedé ; car autrement nonobftant telle ftipulation il y fuccederoit par droit de reverfion , fuivant l'Article 313. de la Coûtume de Paris.

La quatriéme eft , que *les deniers donnez par pere & mere à leur fille , feront employez en heritages pour luy fortir nature de propre à elle & aux fiens de fon eftoc, cofté & ligne ,* ou feulement, *pour luy fortir nature de propre ancien comme écheu par fucceffion des afcendans ;* & en ce cas cette ftipulation a le mefme effet que la precedente ; Mais fi la ftipulation porte feulement l'employ des deniers , fans la claufe *de fiens, d'eftoc, cofté & ligne ,* le pere ne laiffe pas de fucceder à fes enfans dans les deniers non employez , quoy qu'on put dire qu'il ne doit point profiter de fa negligence & de fa faute, & il y fuccede preferablement à fes autres enfans , pourveu que celuy de la fucceffion duquel il s'agit , foit decedé en majorité ; car autrement tels deniers non employez pafferoient à fes freres & fœurs , comme tenans lieu de l'immeuble en l'employ duquel ils ont efté deftinez. La raifon eft tirée de l'Article 94. de la Coûtume de Paris , en ce que la ftipulation n'eft pas confommée jufques à ce que les enfans foient majeurs , les biens qui leur échéent confervant toûjours leur qualité jufqu'à leur majorité.

Nous avons expliqué ces matieres bien plus amplement dans la Jurifprudence du Digefte , le Lecteur y aura recours s'il en a befoin :

cependant il obſervera que quoy que ce ſoit le ſtile ordinaire des
Notaires de ſtipuler que les deniers ou partie d’iceux ſortiront nature
de propre à la future épouſe, aux ſiens, de ſon eſtoc, coſté & ligne,
neanmoins il n’eſt pas toûjours à propos de mettre cette clauſe,
de ſon eſtoc, coſté & ligne, & ils ne doivent eſtre mis qu’au cas que
ce ſoit l’intention des parties de vouloir preferer leurs collateraux
à l’autre des conjoints ; car ſouvent les contractans ignorent l’effet
de ces termes, & s’ils en connoiſſoient la force, & les effets qu’ils
peuvent produire, ils ne voudroient pas qu’ils y fuſſent, aimant
quelquefois mieux que le mary jouïſſe de cette bonne fortune, en
cas du decez des enfans, que des collateraux, qui pourroient eſtre
éloignez, & pour leſquels on n’auroit pas une affection ſi grande
que de vouloir leur procurer quelque intereſt.

Quand la fille qui eſt mariée n’eſt pas legitime, quoy qu’elle ſoit
dottée par ſon pere, il ne faut pas mettre ces mots, *de ſon eſtoc, coſté
& ligne*, parce que ceux qui ne ſont pas nez en legitime mariage,
n’ont point des parens collateraux qui leur puiſſent ſucceder ; & cependant je vis il y a quelque temps un Contract de mariage où ils
eſtoient, on n’avoit rien obmis du ſtile ordinaire.

Quand la fille eſt mariée par le ſurvivant de ſes pere & mere,
& qu’il luy donne en mariage une ſomme d’argent, il doit declarer que cette ſomme luy eſt donnée ſur la ſucceſſion écheuë & ſur
la ſienne à écheoir, afin d’oſter la conteſtation qui pourroit naître dans la ſuite, ſçavoir s’il l’auroit voulu doter entierement de ſes
propres deniers à luy appartenans. Neanmoins quoy qu’il n’en ſoit
point fait mention, la dot ſeroit preſumée avoir eſté conſtituée
par le ſurvivant à ſa fille, des biens à elle appartenans juſques à concurrence d’iceux, pour le reſte eſtre pris en avancement de la future ſucceſſion du ſurvivant, comme il a eſté jugé par Arreſt du
19. Mars 1625. rapporté par du Freſne en ſon Journal.

Que ſi les pere & mere marient leur fille, il eſt ſans difficulté
que ce qui luy ſera donné, ſera imputé également ſur les ſucceſſions de l’un & de l’autre, au moins dans la France Coûtumiere,
où la charge de doter les filles, eſt commune entre les pere & mere. Mais dans les Païs de Droit écrit, c’eſt une charge qui n’appartient qu’au pere.

De ce que nous venons de dire il s’enſuit qu’aprés la mort du premier mourant des pere & mere, les filles qui ont eſté dottées du
vivant de l’un & de l’autre, doivent rapporter la moitié de leur

dot à la succession du premier mourant, ou moins prendre ; & rapporter l'autre moitié en la succession du dernier mourant aprés son decez, avec les fruits & interests au denier vingt, à compter du jour du decez, suivant l'Article 309. de la Coûtume de Paris.

Quant aux immeubles que la fille apporte en mariage, il suffit de les declarer, & d'où ils luy sont écheus, sans qu'il soit besoin de declarer qu'ils n'entreront point en la communauté, dautant qu'il n'y a que les meubles qui y entrent, à moins qu'il n'y ait une stipulation par laquelle ils en soient exclus.

Dans les Païs de Droit écrit la femme a deux sortes de biens, sçavoir la dot & les biens paraphernaux.

La dot c'est ce qu'elle, ou autre pour elle & en son nom, donne au mary pour soutenir les charges du mariage. Neanmoins le mary n'en est le maître pendant le mariage, que par fiction, car avenant la dissolution d'iceluy, il est obligé de rendre ce qu'il a receu en dot pour sa femme, à moins qu'il n'y ait une convention au contraire.

Pour sçavoir ce que c'est que les biens paraphernaux, il faut observer que par la disposition du Droit Romain la femme n'est pas obligée de donner en dot à son mary tous ses biens, à moins qu'il n'en soit convenu autrement par le contract ; mais elle peut en retenir une partie pour en pouvoir disposer à sa volonté, & les administrer sans le consentement de son mary : la Coûtume d'Auvergne en dispose ainsi en l'Article 1. du Chapitre 14. Quelquefois la femme permet l'administration de ses biens paraphernaux à son mary par son Contract de mariage.

Il y a des conventions qui se font dans les Contracts de mariage en Païs de Droit écrit, touchant la dot, conformement au Droit Romain ; comme celles qui suivent.

I. Que si la femme vient à deceder avant le mary sans enfans, sa dot appartiendra au mary.

II. Que la dot sera restituée au constituant, ou à celuy qu'il luy plaira, avenant le decez de la femme sans enfans.

III. Que si la dot consiste en argent comptant, l'employ en sera fait pendant le mariage en acquisition d'heritages.

IV. Que le mary sera obligé de supporter les charges du mariage pour une certaine somme par chacun an, pour le surplus de la dot estre rendu à la femme.

V. Que les fruits du fond dotal de la derniere année pendans par les racines, appartiendront à la femme; car autrement il faudroit en faire partage entre le survivant & les heritiers du predecedé.

VI. Que la dot sera restituée au jour dont les parties conviendront, c'est à dire qu'elle sera restituée plûtost qu'elle n'a de coûtume d'estre ; car si la dot est en deniers comptans, le mary ou ses heritiers ne sont obligez d'en faire la restitution que dans un an du jour de la dissolution du mariage.

Pour ce qui est des biens du mary si ce sont des immeubles, on en fait declaration. Quant aux meubles si on veut qu'ils entrent dans la communauté, il n'en faut point parler ; mais si le futur Epoux les en veut exclure, il le doit faire par une clause portant que tels meubles, deniers comptans, obligations, cedules, droits & actions, & autres effets mobiliaires luy seront & demeureront propres. Quelquefois on convient qu'il sera fait inventaire desdits effets mobiliaires (principalemement quand c'est un Marchand qui se marie) en la presence de la future Epouse, ou de celuy qui stipule pour elle.

IV. Du Doüaire, & de l'augment de dot.

Le Doüaire est un avantage ou donation que fait le mary à sa femme par contract de Mariage, non pas, comme quelques-uns disent, pour la recompenser des biens qu'elle luy a apportez en dot, puisque le doüaire est accordé à celle qui n'a rien apporté en mariage, ou qui avoit promis, ou pour laquelle une somme avoit esté promise en dot au mary, laquelle ne luy a point esté payée. Ce n'est point aussi par cette raison qu'en rend Cujas, *ut præmium habeat defloratæ virginitatis*, puisque les femmes veuves ont un doüaire aussi-bien que celles qui contractent leur premier mariage ; mais c'est afin que celle qui contracte mariage soit seure d'avoir des alimens sur les biens de son mary, pour la recompenser des soins & des peines qu'elle prend pour élever ses enfans, pour son ménage, & pour la conservation des biens communs.

Enfin c'est un droit generalement establly dans toutes les Coûtumes de France.

Cette donation consiste en une certaine somme d'argent, en rentes ou en heritages assignez, pour jouir d'iceux par la femme aprés le deceds du mary, par forme d'usufruit, ou en pleine proprieté s'il est ainsi porté par le contract de Mariage, au cas qu'il n'y ait point d'enfans issus du mariage qui se tiennent au douaire renonçant à la succession de leur pere.

Le douaire est ou coûtumier ou prefix.

Le douaire coûtumier est l'usufruit de la moitié des heritages que le mary tient & possede au jour du mariage, & de ceux qui luy sont échus depuis & pendant le mariage en ligne directe. Cependant il faut remarquer que les biens substituez ne sont point sujets au douaire, si ce n'est en ligne directe au cas que les autres biens du substitué ne fussent pas suffisans, mais non pas en collaterale : de sorte qu'en cas que la plus grande partie des biens soient substituez, il est plus avantageux de stipuler un douaire prefix.

Le douaire prefix au contraire est d'une somme de deniers, ou d'une partie des heritages ou rente du mary pour en joüir par usufruit ou en pleine proprieté, s'il est ainsi convenu, pourveu, comme dit est cy-dessus, qu'il n'y ait point d'enfans issus du mariage, lesquels se tiennent au douaire, parce que le douaire est propre aux enfans, suivant les articles 249. 255. & 263. de la Coûtume de Paris.

Le douaire coûtumier est accordé à la femme par la seule disposition de la Coûtume, en cas que par contract de Mariage il n'en ait esté accordé aucun, ny coûtumier ny prefix, & tel douaire est dit coûtumier purement & simplement. Mais s'il est stipulé par contract de Mariage, il est dit coûtumier conventionnel.

Le douaire prefix consiste en une rente ou en une somme de deniers qui se prend sur les biens du mary, ou sur la part qui luy appartient en la communauté au jour de son decez.

Ces deux especes de douaire ne consistent que dans l'usufruit, la proprieté en estant reservée aux heritiers du mary, à moins qu'il ne soit porté par le contract que le douaire convenu sera sans retour pour la femme ; car en ce cas si elle survit son mary, elle en a la proprieté, pourveu que si elle a des enfans, ils ne renoncent point à la succession d'iceluy, se tenant au douaire : car en ce cas, comme il a esté dit cy-dessus, nonobstant cette clause, la proprieté leur en appartiendroit, dautant que le douaire est le propre heritage des enfans.

Le douaire coûtumier se regle suivant les Coûtumes des lieux où les biens sujets audit douaire sont situez, à moins que cette clause ne soit comprise dans le contract de Mariage ; sçavoir, que *les contractans se soûmettent entierement & pour l'execution dudit Con-*

tract, à la Coûtume de Paris, ou à celle ou le contract est passé, dérogeant à toute autre qui y seroit contraire ; car comme les immeubles suivent les Coûtumes des lieux où ils sont situez, il pourroit y avoir des biens du mary situez dans une Coûtume où le doüaire n'est que viager, ainsi quoy que par le Contract le douaire fust stipulé coûtumier, la femme ne le pourroit pas pretendre dans les biens situez dans telle Coûtume.

Quoy que les rentes ne soient pas de veritables immeubles, neanmoins le doüaire Coûtumier se prend sur icelles, au cas qu'elles appartiennent au mary au jour de son decez ; car si elles avoient esté rachetées, elles ne subsisteroient plus, ou mesme si le mary les avoit venduës avant son decez, ainsi la femme n'y pourroit rien prétendre. Mais si les rentes estoient échangées pour d'autres rentes, ou pour d'autres immeubles, les autres rentes ou immeubles receus pour échange sortiroient mesme nature que les rentes échangées, de sorte que le doüaire Coûtumier y pourroit estre pris.

Quant aux Offices, il a esté jugé par Arrest du 12. Juin 1607. que le douaire ne s'y peut pas prendre. Il faut excepter les Offices hereditaires & domaniaux ; & lors que les Offices sont specialement obligez au douaire, ou lors que le défunt n'a laissé aucuns autres biens sur lesquels le douaire se puisse prendre, comme il a esté jugé par Arrest du 12. Aoust 1614. & par autre du 24. Juillet 1618.

La femme douée de douaire prefix, ne peut demander douaire Coûtumier, s'il ne luy est accordé par son Contract de mariage, par l'Article 261. de la Coûtume de Paris.

Dautant que le douaire soit prefix ou Coûtumier est le propre des enfans, il s'ensuit qu'il a lieu, quoy que la femme decede avant son mary, en sorte que les pere & mere ne l'ont pû vendre, engager ny aliener par quelque raison que ce soit au préjudice des enfans ; mais comme le douaire n'est constitué au profit des enfans que pour leur tenir lieu de legitime, ils ne le peuvent pas prétendre au cas qu'ils soient heritiers de leur pere, car en cette qualité ils sont tenus des faits & promesse de leur pere, ainsi ils ne peuvent pas poursuivre ceux qui se trouvent détempteurs des biens sujets au douaire.

Il y a des Coûtumes par lesquelles le douaire n'est que viager pour la femme, & n'appartient point en proprieté aux enfans issus

du

du mariage, comme par celles de Meaux Art. 10. de Vitry Art. 90. de Poitou Art. 257. & de Sens Art. 163. Du Molin trouve que cela est contraire au Droit commun, parce que par ce moyen il est loisible au survivant de se remarier, sans que les enfans du premier lit ayent aucun avantage.

Le douaire soit coûtumier ou prefix appartient aux enfans issus du mariage, franc & quitte de toutes dettes creées depuis le mariage. L'Article 250. de la même Coûtume porte, que si les enfans venant du mariage ne se portent heritiers de leur pere, & s'abstiennent de prendre sa succession, en ce cas le douaire appartient ausdits enfans purement & simplement, sans payer aucunes dettes, procedant du fait de leur pere creées depuis le mariage.

Entre les personnes de qualité outre le douaire on a de coûtume d'accorder à la veuve le droit d'habitation dans une des maisons du futur Epoux, avec la jouïssance des jardins & préclostures, pour en jouïr pendant sa viduité.

Le douaire coûtumier se regle suivant la Coûtume du lieu où les heritages sont situez, à moins que les parties n'ayent stipulé qu'il se reglera suivant la Coûtume du lieu où le Contract a esté passé. C'est pourquoy il est à propos de se soûmettre à la Coûtume dans laquelle le Contract est passé, car autrement cela pourroit estre desavantageux à la femme, dautant qu'il y a plusieurs Coûtumes où le douaire n'est que viager, & par consequent moins avantageux que celuy qui est accordé par la Coûtume de Paris.

Dans les païs de Droit écrit il n'y a point de douaire, mais l'augment de dot y a esté introduit, non pas par le Droit Romain qui n'en fait point de mention, mais de l'usage de la Savoye. Faber au titre *de donation. ante nupt. definit.* 13. dit, que *Sabaudiæ moribus frequentatur, & ibi ipso jure debetur citra conventionem;* & que *nullà conventione deterior ejus conditio fieri potest, sicut nec dotis.*

Il consiste en ce que la femme prend sur les biens de son mary non seulement sa dot, ses donations de survie s'il y en a, mais encore la moitié de ce qu'elle avoit constitué en dot, quoy que son mary ne l'eût pas receu, pourveu que la dot ait esté constituée en deniers; car si elle estoit constituée en droits, successions, fideicommis & autres, il n'est point deû d'augment; & si elle est constituée en immeubles, il est deû, non pas sur le pied de la valeur du tiers, mais *arbitrio boni viri,* les dettes réelles déduites, & il

M

contient cette tacite condition, que la femme survive son mary, car si elle meurt devant luy sans enfans, il n'y a pas lieu à l'augment de dot.

Il y a une difference remarquable entre le doüaire & l'augment de dot, qui est que les fruits du doüaire commencent à courir du jour du decez, & que ceux de l'augment de dot ne sont deûs que du jour qu'ils ont esté demandez, à moins qu'il n'ait esté stipulé qu'ils seroient deûs du jour du decez.

Du Preciput.

Le Preciput est l'avantage accordé au survivant des conjoints, de prendre sur les biens meubles de la communauté jusques à une certaine somme, selon la prisée faite par le Sergent, & sans la cruë, hors part & sans confusion de la part entiere dans les biens restans de la communauté.

Cet avantage est accordé entre les parties, eu égard & à proportion des biens qu'ils apportent en mariage, & il est reciproque, puis qu'il se prend par le survivant, soit le mary ou la femme.

Il n'a lieu que quand la communauté est stipulée; mais comme il ne se prend que sur les biens de la communauté, il s'ensuit,

Premierement que la femme qui renonce n'a point de droit de le pretendre, puis qu'elle n'a aucun droit dans la communauté, à moins qu'il ne soit porté qu'en renonçant elle le prendra; & en ce cas si les biens de la communauté ne sont pas suffisans, il se doit prendre sur les propres du mary: & c'est une stipulation qui est tres-desavantageuse au mary, en ce qu'en ce cas cet avantage n'est pas égal ny reciproque. De plus, cet avantage estant accordé au survivant sur les biens communs, il n'y a plus de biens communs quand il y a renonciation à la communauté, & partant cet avantage ne devroit pas avoir lieu, & telle stipulation semble contraire à la nature du preciput.

En second lieu, que le mary ne le peut pas prendre quand les heritiers de sa femme ont renoncé à la communauté.

Que s'il n'est point fait mention du preciput, il n'a point lieu, parce que c'est un avantage qui n'est point de Coûtume, & qui n'est que de pure convention, ainsi il est uniquement fondé sur la convention des parties; & il n'importe que les biens de l'un soient plus considerables que ceux de l'autre, de sorte mesme que celuy des conjoints qui n'auroit rien apporté en mariage, ne laisseroit pas de prendre le preciput qui auroit esté convenu.

Le preciput n'a point lieu dans les Païs de Droit écrit, ny dans les Coûtumes qui n'admettent point la communauté, comme dans celle de Normandie.

Du Remploy des Propres alienez.

Par l'Article 232. de la Coûtume de Paris, il est porté que si durant le mariage est vendu aucun heritage, ou rente propre appartenant à l'un ou à l'autre des conjoints par mariage, ou si la rente est rachetée, le prix de la vente, ou rachat est repris sur les biens de la communauté, au profit de celuy auquel appartenoit l'heritage ou rente; encore qu'en vendant n'eût esté convenu du remploy ou recompense, & qu'il n'y ait eu declaration sur ce faite.

Que si les propres de la femme sont vendus & que les biens de la communauté ne soient pas suffisans pour en reprendre le prix, il se reprend sur les propres du mary, & il ne faut point pour cela qu'il y ait de stipulation portée par le Contract de mariage dans les Coûtumes qui ont une disposition semblable à celle de Paris, ny dans celles qui n'en parlent point; car le remploy est d'équité & conforme aux regles du Droit Coûtumier, qui ne permet pas que les conjoints par mariage puissent s'avantager directement ou indirectement, & ce seroit un moyen de s'avantager en ce que les deniers provenans de la vente des propres tomberoit dans la communauté, ne pouvant par aprés estre repris par celuy dont les propres auroient esté alienez.

Mais dans les Coûtumes qui veulent que tels deniers soint reputez meubles, & qu'ils tombent dans la communauté sans pouvoir estre repris, il faut apposer dans les Contracts de mariage cette clause, afin de conserver les droits des contractans, & principalement pour les femmes, lesquelles sont souvent par complaisance, ou par force ce qui cause la ruïne de leurs biens.

Quand les biens de la communauté ne sont pas suffisans, le mary ne peut pas reprendre les deniers de ses propres alienez sur les biens de sa femme, parce qu'il doit s'imputer de n'avoir pas fait profiter la communauté.

Quoy qu'il ne soit pas necessaire de stipuler le remploy dans la Coûtume de Paris & dans celles qui ont une semblable disposition, pour estre les deniers de la vente repris sur la communauté, neanmoins on l'appose ordinairement dans les Contracts de mariage;

& parce que l'action du remploy des propres alienez durant le mariage, est mobiliaire, de sorte que si l'un des conjoints decede laissant des enfans, & que lesdits enfans predecedent le survivant de ses pere & mere, avant que le remploy soit fait, le survivant succede à cette action, laquelle comme mobiliaire demeure confuse en sa personne, de sorte que les heritiers collateraux ne luy en peuvent rien demander, & mesme qu'il succede à cette action à chacun de ses enfans qui decedera avant le remploy, à l'exclusion des autres enfans restans. Mais pour empescher que le survivant des pere & mere ne succede à cette action, & la faire passer aux enfans & faire qu'ils y succedent les uns aux autres, & la faire aussi passer aux collateraux, on appose ordinairement cette clause, que *l'action du remploy sortira mesme nature de propre du costé & ligne comme si le remploy avoit esté fait.*

De la renonciation à la Communauté.

Par l'Article 237. de la Coûtume de Paris, il est permis à toute femme Noble, ou non Noble, de renoncer, si bon luy semble, aprés le trépas de son mary, à la communauté des biens d'entr'elle & sondit mary, la chose estant entiere, & en ce faisant demeurer quitte des dettes mobiliaires deuës par sondit mary au jour de son trépas. D'où il s'ensuit qu'il n'est pas besoin de stipuler cette renonciation. Mais parce qu'en renonçant à la communauté tout ce qu'elle y auroit mis, y demeureroit, & appartiendroit au mary, avec tout ce qui luy seroit écheu, excepté les cas aufquels les choses écheuës luy sortiroient nature de propre, c'est pourquoy ordinairement elle stipule qu'en cas de renonciation, il luy sera permis de renoncer à la communauté, & en ce faisant reprendre franchement & quittement tout ce qu'elle y aura apporté, & tout ce qui luy sera écheu pendant le mariage par quelque titre que ce soit, avec son doüaire & preciput, sans estre tenuë d'aucunes dettes contractées pendant la communauté, quoy qu'elle s'y soit obligée.

Quoy que la femme soit déchargée par le Contract de mariage des dettes de la comunauté aufquelles elle s'est obligée, neanmoins cette clause n'a effet qu'à l'égard de son mary, ou de ses heritiers, mais elle ne préjudicie en aucune façon aux creanciers aufquels elle s'est obligée, par lesquels elle peut estre poursuivie pour le tout, au cas qu'elle soit obligée solidairement avec son mary, sauf son recours pour son indemnité sur les biens sur lesquels elle a hypotheque. Mais d'autant que les Arrests ont jugé que cette hypotheque n'eſtoit que du jour des Obligations contractées, & non du jour du Contract de mariage, on doit mettre dans les Contracts cette clauſe, que la femme aura hypotheque pour l'indemnité des Obligations qu'elle pourroit contracter ſur les biens de ſon mary du jour du Contract.

C'eſt une clauſe qu'il ne faut pas obmettre, car autrement elle ne viendroit, comme nous avons dit cy-deſſus, que du jour des Obligations contractées : la Cour l'a ainſi jugé par Arreſt du 5. Février 1661. rapporté dans le ſecond Tome du Journal des Audiances Livre 3. Chap. 35. Mais quand il y a clauſe d'indemnité portée par le Contract de Mariage, l'hypotheque eſt du jour non pas des Obligations contractées, mais du jour du Contract de mariage, comme il a eſté jugé par Arreſt du 7. Septembre 1656. rapporté audit lieu, nous en avons rapporté ailleurs les raiſons de la difference.

Cette faculté de renoncer eſt accordée aux autres heritiers de la femme, tant en ligne directe, que collaterale, parce qu'autrement la communauté introduite en faveur de la femme, ſeroit préjudiciable aux heritiers d'icelle, ce qui ne ſeroit pas juſte ; mais la ſtipulation par laquelle il eſt porté que la femme renonçant à la communauté, reprendra tout ce qu'elle y aura apporté, & tout ce qui luy ſera écheu, ne ſert point à ſes heritiers, à moins qu'ils n'y ſoient compris, par ce que c'eſt un droit qui n'eſt pas perſonnel, eſtant contre les regles du Droit Coutumier ; & quand cette clauſe eſt faite & ſtipulée, tant pour la future épouſe, que pour les ſiens, & ſes heritiers collateraux, le mary ſtipule auſſi quelquefois, & il le doit faire pour ſa ſeureté, que ſi la future épouſe decede dans les deux ou trois premieres années ſans enfans, ou au cas qu'il y euſt enfans, & qu'ils decedaſſent dans ledit temps, à compter du jour des épouſailles & benediction nuptiale, le futur époux retiendra une certaine ſomme pour les frais des nopces, au cas que les heritiers renonçaſſent à la communauté. Et il eſt de tres-grande conſequence pour le mary d'appoſer cette clauſe, principalement dans ce temps, auquel ceux qui ſe marient ſont obligez de dépenſer dans les premieres années une bonne partie des biens que leurs femmes leur apportent : & ces dépenſes cauſent ordinairement la ruïne de ceux qui n'ont pas ſceu prévoir au malheur qui leur pouvoit arriver. Cette ſomme eſt ordinairement un tiers ou un quart de ce que la femme a mis dans la communauté.

Quelquefois quand ce ſont des Marchands ou gens d'affaires qui contractent mariage, le futur époux stipule qu'avenant le decez de la future épouse sans enfans, il sera à son choix ou d'admettre les heritiers d'icelle en la communauté, ou de les en exclurre en leur donnant ce qu'elle y avoit mis, avec telle autre somme qu'il sera convenu par Contract de mariage, ou mesme que la communauté n'aura lieu que pour la femme en cas de survie, le mary s'obligeant de rendre ausdits heritiers ce que la femme auroit apporté en la communauté, & ce qui luy seroit écheu pendant le mariage; car comme le mary peut stipuler, qu'il n'y aura point de communauté, il peut seulement admettre la future épouse dans la communauté, & en exclurre les heritiers collateraux d'icelle.

V. Des donations & don mutuel, qui se font par Contract de Mariage entre les Contractans.

Quoy que par la disposition du Droit Coûtumier il ne soit pas permis aux conjoints par mariage de se faire aucunes donations entre vifs, ce qui est conforme au Droit écrit, neantmoins telles donations sont valables par Contract de mariage, non seulement quant à l'usufruit au cas de survie par le donataire, mais aussi en pleine proprieté; soit que la donation soit faite seulement par un des contractans à l'autre, ou qu'elle soit reciproque, ou qu'elle soit d'acquests, ou de propres, il n'importe, pourveu qu'il n'y ait point d'enfans issus du mariage lors de la mort du donateur; car la faveur des contracts de mariage est si grande, qu'ils sont susceptibles de toutes sortes de clauses, pourveu qu'elles ne soient pas contraires aux loix ny aux bonnes mœurs, de sorte que l'un des contractans peut donner tous ses propres à l'autre sans aucune reserve.

Il y a une autre espece de donation, laquelle se peut faire par Contract de mariage, ou pendant le mariage, qu'on appelle don mutuel, par lequel les contractans conviennent, que le survivant des deux jouira par usufruit sa vie durant, de la moitié des biens communs, ou de la communauté appartenans aux heritiers du predecedé. Mais il faut observer une difference considerable entre le don mutuel fait par Contract de mariage, & celuy qui est fait pendant le mariage, en ce que par Contract de mariage le don mutuel peut estre stipulé sans retour pour le donataire; ou que s'il est stipulé seulement pour la jouïssance, le donataire est obligé de bailler bonne & suffisante caution, de sorte qu'avant que de l'avoir presentée les fruits demeurent à l'heritier du predecedé, suivant l'Art. 285.

de la Coûtume de Paris. Mais quand le don mutuel est stipulé pour l'usufruit seulement par Contract de Mariage, les contractans peuvent convenir que le donataire sera déchargé de bailler caution. La raison est, que comme ils le peuvent stipuler sans retour, à plus forte raison & avec plus de droit peuvent-ils convenir que le survivant ne sera point obligé de bailler caution. Voyez cy-après le don mutuel qui se fait hors le Contract de Mariage.

Les Contracts de Mariage qui contiennent des donations soit reciproques ou autres, ou don mutuel, sont sujets à l'insinuation, même dans les Coûtumes où telles donations sont revocables jusqu'à la mort par l'un des conjoints, contre la volonté de l'autre, suivant la Declaration du Roy Loüis XIII. verifiée en Parlement le 5. Decembre 1622. La Coûtume de Paris Article 284. ordonne l'insinuation des donations faites par Contract de Mariage dans les quatre mois, en ces termes : *Un don mutuel pour estre valable, doit estre insinué dans les quatre mois du jour du Contract, & l'insinuation faite par l'un d'eux, vaut pour tous deux.* Après laquelle insinuation ledit don mutuel n'est revocable, sinon du consentement des deux conjoints.

En interpretation de cet Article nous observerons que l'insinuation peut estre faite après ce terme de quatre mois, pourveu que ce soit du consentement des deux parties : car puisque les conjoints par mariage peuvent faire un don mutuel, ils peuvent aussi par consequent faire insinuer pendant le mariage, quoy que ce temps soit expiré, la donation mutuelle qui auroit esté faite par le Contract de Mariage.

Il semble par les termes dont cet Article est conceu, que si le mary venoit à deceder après les quatre mois sans avoir fait insinuer le don mutuel, le don mutuel seroit nul à son égard : toutefois il faut dire au contraire, que pour la validité du don mutuel à l'égard de la femme, il suffit que l'insinuation soit faite dans les quatre mois, à compter du jour de la mort du mary ; parce que les heritiers du mary ne peuvent alleguer le défaut d'insinuation, laquelle a deû estre faite par le mary, la femme n'ayant pas le soin de ses affaires pendant la communauté, & il seroit injuste que la negligence du mary pût luy estre prejudiciable.

Des conventions extraordinaires qui s'apposent dans les Contracts de Mariage.

Il y a quelques clauses & conventions particulieres qui se met-tent dans les Contracts de Mariage.

La premiere est, que la femme ne sera point commune avec son mary, & qu'elle aura l'administration de ses biens pour les donner à loyer ou à ferme, & en avoir la joüissance pleine & en-tiere, & que pour cet effet elle demeurera autorisée pour la pour-suite de ses droits & actions ; de sorte que dans ce cas l'autorité du mary n'est pas requise, à moins qu'il ne s'agit de l'alienation de ses biens, ou de contracter des dettes autres que celles qui concerne-roient l'administration de ses biens & de sa famille.

La deuxiéme est, que quand les pere & mere marient leur fille, ils peuvent stipuler que le survivant joüira des meubles & con-quests du predecedé la vie durant dudit survivant, pourveu qu'il ne se remarie point, suivant l'Article 281. de la Coûtume de Paris. De sorte que si le survivant se remarie, les enfans qui ont consenty à cette stipulation, peuvent l'obliger de rendre compte de la com-munauté qui estoit entre luy & le premier decedé de leurs pere & mere.

Et s'il arrive que d'autres enfans qui n'auront pas fait cette con-vention obligent le survivant de rendre compte, ceux qui l'auront faite ne s'en pourront pas prévaloir, & ils ne pourront pas deman-der le supplément de la portion qui leur doit appartenir dans les biens de la communauté ; mais aussi ceux qui auront receu une plus grande portion, seront obligez de tenir compte aux autres des fruits & interests de ladite portion du jour du decez du prede-cedé.

La troisiéme est, que quand le futur Epoux est pourveu de quelque Charge pour laquelle il doit des deniers privilegiez, comme au vendeur de la Charge, ou aux creanciers qui les luy ont prestez pour en faire l'acquisition, les parens de la fille, ou elle-même joüissante de ses droits, stipulent que les deniers qu'elle donne en dot à son mary, & qu'elle stipule pour estre & luy sor-tir nature de propres, seront employez en l'acquit des sommes que le futur Epoux doit, jusqu'à concurrence, avec stipulation de su-brogation aux droits desdits creanciers, pour la seureté de la re-prise des deniers dotaux.

La

La quatriéme eſt, que ſouvent parmy les perſonnes de qualité, les pere & mere qui marient leur fille en la dotant l'obligent par le contract de mariage de renoncer à leur ſucceſſion future, ſans qu'elle y puiſſe rien pretendre au moyen de la dot qui luy eſt conſtituée par ſon Contract de Mariage. Ce qui ſe fait pour avantager les enfans maſles ; & pour cet effet ils la font auſſi quelquefois renoncer aux ſucceſſions de ſes freres. Cette renonciation eſt ſi favorablement receuë dans la France, tant dans les païs de Droit écrit, que dans les Provinces qui ſe ſervent de Coûtumes, que quoy que la fille fût mineüre lors de ſon Contract de Mariage, elle ne s'en peut pas faire relever, bien qu'elle n'ait pas eu ſa legitime, ainſi que nous avons expliqué plus amplement dans la Juriſprudence du Code.

La cinquiéme eſt, quand un pere marie ſon fils aîné entre Nobles, & qu'il veut l'aſſurer par Contract de Mariage qu'il luy conſervera les droits qu'il peut eſperer dans ſa ſucceſſion, en ce cas il l'inſtituë ſon heritier, & le declare tel dans ſon Contract de Mariage, & le marie comme ſon fils aîné, car pour lors il ne peut rien faire à ſon prejudice & à l'avantage de ſes autres enfans ; ce qui s'obſerve aſſez ſouvent dans les païs de Droit écrit.

La ſixiéme ſe met auſſi ſouvent entre les perſonnes de qualité, par laquelle ils ou l'un d'eux donne une terre ou maiſon aux enfans qui naîtront du mariage, pour empêcher que tous les biens ne ſoient diſſipez ou alienez, ou hypothequez pendant le mariage, en ſorte que les enfans aprés la mort du donateur fuſſent en danger de ne rien recüeillir de ſa ſucceſſion.

La ſeptiéme eſt pour la ſeureté du doüaire. La fille ou ſes pere & mere qui la marient craignant que le futur Epoux n'ait contracté des dettes qui pourroient abſorber tous ſes biens, obligent les pere & mere du futur Epoux de certifier & declarer leur fils franc & quitte de toute dette & hypotheque juſqu'au jour des Epouſailles, obligeant pour ce tous leurs biens ; même ils les obligent d'affecter leurs biens pour la ſeureté du doüaire conſtitué à leur fille & aux enfans qui naîtront du mariage : en ſorte que ſi les dettes abſorboient les biens de ceux qui contracteroient mariage, la femme pour ſon doüaire auroit recours ſur les biens des pere & mere de ſon mary.

Contract de Mariage entre deux personnes majeurs & usans de leurs droits.

PARdevant, &c. furent present Claude de Lanouë, Marchand de Bourgeois de Paris, y demeurant ruë en la maison où pend pour Enseigne Paroisse saint âgé de trente-cinq ans ou environ, fils de deffunt & de deffunte ses pere & mere, pour luy & en son nom d'une part : Et Marie Giraud aussi majeure, âgée environ de vingt-six ans, jouïssante & usante de ses droits, demeurant en la maison où est pour Enseigne Paroisse. fille de deffunt & de Marie jadis sa femme, ses pere & mere, aussi pour elle & en son nom d'autre part. Lesquelles parties en la presence & assistez de leurs parens & amis cy-aprés nommez; sçavoir, de la part dudit Claude de Lanouë, de son frere, &c. & de cousin paternel, &c. & de la part de ladite Marie Giraud, de oncle paternel de &c. ont reconnu & confessé volontairement & de leur bon gré, avoir fait & accordé ensemble le Traité de Mariage & toutes les conventions & clauses qui y sont portées ; c'est à sçavoir, que lesdits Claude de Lanouë & Marie Giraud ont promis & promettent reciproquement par ces presentes de se prendre l'un l'autre par nom & loy de mariage, & iceluy faire celebrer & solemniser en face de nostre Mere sainte Eglise Catholique, Apostolique & Romaine le plûtost que faire se pourra, & qu'il sera avisé & deliberé entre lesdites parties, parens & amis.

Seront les futurs uns & communs en tous biens, meubles & conquests immeubles qu'ils auront & feront ensemble pendant leur futur mariage aux Us & Coûtumes de cette Ville, Prevosté & Vicomté de Paris, à laquelle lesdits futurs se soûmettent pour l'execution du present Contract, de la communauté de biens, & de toutes les clauses y contenuës & mentionnées, voulant qu'elles soient reglées & gouvernées suivant ladite Coûtume, quand méme lesdits futurs Epoux transfereroient leur demeure en une autre Coûtume, & qu'ils feroient leurs acquisitions en d'autres Provinces qui auroient des difpofitions contraires, aufquelles ils ont expreffément dérogé & renoncé, dérogent & renoncent expreffément par ces prefentes.

Ne feront neanmoins lefdits futurs Epoux tenus des dettes ny hypotheques l'un de l'autre faites & creées avant leurs époufailles, lefquelles fi aucunes y a feront payées & acquittées fur les biens de celuy d'eux qui les aura faites, fans que l'autre en foit tenu en quelque maniere que ce foit. Et ladite future époufe a declaré que fes biens & droits confiftent en une maifon fize
à elle appartenante de fon propre par la fucceffion dudit deffunt fon pere, & dix mille livres en deniers comptans, & deux mille livres en meubles meublans, uftanciles, tapifferies, habits, linges & hardes à fon ufage, le tout révenant enfemble à la fomme de douze mille livres ; laquelle fomme de dix mille livres, & lefdits meubles & uftanciles de la valeur de deux mille livres ladite future époufe promet bailler, fournir & payer audit futur époux la veille des époufailles : De laquelle fomme de douze mille livres en entrera en ladite communauté jufqu'à la fomme de huit mille livres, pour le furplus de ladite fomme & ladite maifon demeurer propres à ladite future époufe, & aux fiens de fon eftoc, cofté & ligne.

En confequence dequoy ledit futur époux a doüé & doüé la future époufe de la fomme de cinq cens livres de rente de doüaire prefix, à prendre fur tous & chacun les biens meubles & immeubles, prefens & à venir dudit futur époux, qu'il en a des à prefent chargez, affectez, obligez & hypothequez à garantir, fournir & faire valoir ledit doüaire, pour en joüir fuivant ladite Coûtume. Le furvivant defdits futurs conjoints aura & prendra pour fon préciput, hors part & fans confufion des biens de la communauté, jufqu'à la fomme de quinze cens livres felon la prifée qui en fera faite, & fans crüe, ou ladite fomme en deniers comptans, au choix dudit furvivant. Sera loifible à la future époufe furvivant fon futur époux, de prendre & accepter ladite communauté ou y renoncer ; & en cas de renonciation à ladite communauté, elle pourra reprendre franchement & quittement tout ce qu'elle aura apporté & luy fera avenu & écheu par fucceffion, donation ou autrement, avec fes doüaire & préciput tels que deffus, fans eftre tenuë d'aucunes dettes ny hypotheques, faites & creées pendant ladite communauté, quoy qu'elle s'y fût obligée, ou qu'elle y eût efté condamnée, dont elle fera acquittée & indemnifée par ledit futur époux & fur les biens d'iceluy, ou par fes heritiers, & pour laquelle reprife & indemnité elle aura fon hypotheque de ce jour fur tous les biens prefens & à venir de, quelque nature qu'ils foient, dudit futur époux. Si pendant ledit futur mariage eftoit vendu, aliené ou racheté aucuns heritages ou rentes propres à l'un ou à l'autre defdits futurs époux, les deniers en provenant feront remployez en l'acquifition d'autres heritages ou rentes, pour fortir pareille nature de propres au profit de celuy ou celle du cofté & ligne d'où procedent lefdits heritages ou rentes alienez. Et fi lors de la diffolution dudit futur mariage le remploy n'eftoit fait, les deniers feront repris fur la communauté; & à l'égard de ladite future époufe, fi les biens de ladite communauté ne font fuffifans pour faire ladite reprife, ce qui s'en faudra fera pris fur les propres dudit futur époux, pour l'action de reprife fortir pareille nature de propre à celuy ou à celle à qui elle appartient, & aux fiens de fon eftoc, cofté & ligne.

Tout le contenu en ces prefentes a efté expreffément dit, convenu & accordé par & entre les parties comparantes & contractantes en faifant & paffant cefdites prefentes, lefquelles autrement & fans les claufes & conditions y contenuës n'euffent point efté faites ny paffées : Promettans, obligeans & renonçans, &c. Fait & paffé en la maifon de   le   jour de   & ont lefdites parties & autres comparans cy-deffus nommez, figné avec lefdits Notaires fouffignez la minute des prefentes, fuivant l'Ordonnance.

Contract de Mariage quand les pere & mere marient leur fils & leur fille.

PArdevant, &c. furent prefens noble Homme Maiftre Jacques Emond, Confeiller-Secretaire du Roy, &c. & Damoifelle Magdelaine le Febvre fa femme, &c. de luy autorifée, demeurant &c. ftipulant en cette partie pour Claude Emond leur fils aifné à ce prefent & de fon confentement, d'une part ; & noble Homme Nicolas du Bois   & Damoifelle Marie Geneft fa femme, de luy autorifée en cette partie, demeurans à Paris ruë   au nom & comme ftipulans pour Damoifelle Jeanne du Bois leur fille, d'autre : Lefquelles parties de leur bon gré & volontez, en la prefence, par l'avis & confente-

ment de leurs parens & amis cy-aprés nommez ; sçavoir, de la
part de ladite Jeanne, &c. *comme au precedent Contract*, ont reconnu,
confessé & confessent avoir fait & accordé ensemble de bonne foy,
les traitez, accords, promesses & conventions matrimoniales contenuës en ces presentes pour le mariage qui sera dans peu fait & celebré entre lesdits, &c. C'est à sçavoir, lesdits sieur Nicolas du Bois
& Damoiselle Marie Genest sa femme, avoir promis & promettent donner & bailler ladite Damoiselle Jeanne du Bois leur fille à
ce presente & consentante audit Claude Emond, qui la promet
prendre pour sa femme & legitime épouse par nom & loy de mariage en face de nostre Mere sainte Eglise le plûtost que faire se
pourra, & qu'il sera avisé & deliberé entr'eux, leurs parens & amis.
En faveur duquel mariage lesdits sieur Nicolas du Bois & Damoiselle Marie Genest ont promis & promettent donner & bailler au
futur époux pour la dot de ladite Damoiselle Jeanne du Bois leur
fille la veille du jour de leurs-Epousailles & benediction Nuptiale,
la somme de   en avancement d'hoirie
& de leurs successions futures, qu'ils promettent solidairement
sans division, discussion, ny fidejussion, renonçans ausdits benefices : de laquelle somme de   en entrera
en la communauté la somme de, &c. *comme dessus.* En contemplation duquel futur mariage lesdits Sieur & Damoiselle pere & mere
dudit futur époux ont par ces presentes promis solidairement sans
division, discussion, ny fidejussion, renonçans ausdits benefices,
luy bailler, fournir & payer à iceluy futur époux leur fils en avancement d'hoirie de leurs successions futures en deniers comptans la
veille du jour de ses Epousailles la somme de
pour luy sortir nature de propre à luy & aux siens de son estoc,
costé & ligne. Et en outre lesdits Sieur & Damoiselle pere & mere
dudit futur époux donnent par donation pure & simple & irrevocable entre-vifs, & en la meilleure forme que donation peut valoir,
& promettent garantir de tous troubles & empeschemens generalement quelconques audit Claude Emond leur fils & futur époux ce
acceptant, pour luy, ses hoirs & ayans cause, une maison size à
Paris ruë   consistant, &c. provenante de
leurs conquests & acquisitions que lesdits Sieur & Damoiselle pere
& mere dudit Claude Emond ont faites pendant leur communauté, laquelle maison ils luy font valoir la somme de vingt mille livres
pareillement en avancement d'hoirie & de leur future succession ;

Pour de ladite maifon en joüir, faire & difpofer par ledit Sieur futur épour en pleine proprieté dés à prefent & à toûjours, comme de chofe à luy appartenant à jufte titre, à commencer ladite joüiffance au jour & terme de Saint Jean dernier paffé : fe refervant feulement lefdits Sieur & Damoifelle donateurs. les loyers & revenus échus de ladite maifon avant ledit jour de S. Jean. Tranfportant tous droits de proprieté, &c. dont ils fe demettent & deffaififfent pour en revétir ledit fieur futur époux leur fils. Et pour la plus grande validité de la prefente donation, lefdits Sieur & Damoifelle pere & mere, ont confenti & accordé qu'elle foit infinuée & regiftrée aux Greffes des infinuations du Chaftelet de Paris, & ailleurs où il appartiendra dans les quatre mois de l'Ordonnance. Pourquoy faire & tout ce qui fera requis, lefdites parties ont fait & conftitué leur Procureur general & fpecial l'un d'eux & le porteur des prefentes, auquel ils ont donné pouvoir & d'en requerir acte, &c.

Claufe de donation par les pere & mere à leur fille, par fon Contract de Mariage, à la charge de renonciation à leurs fucceffions futures.

En contemplation duquel futur mariage lefdits Sieur & Damoifelle pere & mere de ladite Damoifelle future époufe ont conftitué & conftituent en dot à ladite Damoifelle leur fille & future époufe, la fomme de &c. pour, &c. ladite conftitution de dot faite moyennant & à la charge que ladite future époufe renoncera aux fucceffions futures defdits Sieur & Damoifelle fes pere & mere, fans qu'elle y puiffe rien pretendre ny demander aucune chofe, & ce au profit & pour l'avantage de fes freres & de fes fœurs, & de leurs enfans & defcendans, & de chacun d'eux, pour telle part & portion qu'il plaira aufdits Sieur & Damoifelle pere & mere, de difpofer de leurs biens entre leurs autres enfans. Et à la charge que ledit fieur futur époux s'obligera en fon nom de garantir & faire valoir, envers & contre tous, au cas que ladite Damoifelle mere de ladite Damoifelle future époufe, pendant le prefent mariage, ou les enfans iffus d'iceluy, vouluffent aprés fon decez fe pourvoir contre ladite renonciation. Toutefois le cas arrivant que ladite Damoifelle mere de ladite Damoifelle future époufe vint à deceder fans enfans mâles, lors vivans, ladite Damoifelle future époufe pourra, fi bon luy femble, prendre & accepter lefdites fucceffions paternelle & maternelle: ou

l'une ou l'autre , en rapportant par elle la moitié de ladite somme
de   en chacune desdites successions , ou en
moins prenant ; le tout sans préjudice à ladite Damoiselle future
épouse des droits successifs qui luy pourroient écheoir de ses ayeux
& autres ascendans , aprés le decez dudit Sieur & Damoiselle ses
pere & mere.

Quand la fille qui fait la renonciation est mineure , il faut ajoûter cette clause , sçavoir , que les futurs époux promettent & s'obligent solidairement de ratifier ladite renonciation dés qu'elle aura
accomply sa vingt cinquiéme année.

Stipulation d'employ des deniers dotaux au payement des dettes du futur
époux , avec subrogation

De laquelle somme de trente mille livres en entrera en la communauté la somme de douze mille livres , pour celle de dix-huit mille
livres demeurer & tenir nature de propre à ladite   & aux
siens de son estoc, costé & ligne , pour laquelle somme de dix-huit
mille livres estre employée par ledit sieur futur époux au payement
de ses dettes, desquelles les creanciers feront cession & subrogation au
nom de ladite Damoiselle future épouse , pour luy sortir nature de
propre , comme estant lesdits payemens faits de ses deniers dotaux :
dont sera fait mention expresse par les Contracts & Actes desdits
payemens , qui seront mis avec les pieces justificatives desdites dettes
és mains desdits Sieur & Damoiselle pere & mere de ladite future
épouse , dans trois mois aprés la benediction & célebration dudit
mariage.

Stipulation d'employ.

Laquelle somme de   ledit sieur époux sera tenu
au plûtost & incessamment aprés le jour de la benediction nuptiale,
convertir & employer en acquisitions de terres & heritages dans la
Coûtume de Paris , au nom & profit de la future épouse , qui luy
seront censéz & reputez propres , comme dit est, lesquelles acquisitions & emplois se feront par l'avis dudit sieur pere de ladite future
épouse.

Constitution de dot tant pour les droits successifs , que pour ceux à écheoir.

Ledit sieur pere de la future épouse a fait en faveur & contemplation dudit futur mariage, donation irrevocable à ladite future

épouse sa fille , ce acceptant, pour luy estre & demeurer propre &
aux siens , une maison size , &c. estimée vingt mille livres , pour de
ladite maison jouïr & disposer par lesdits futurs conjoints dés l'instant de leur mariage , à toûjours & paisiblement : ladite donation
faite tant pour le droit successif mobiliaire & immobiliaire , appartenant à ladite future épouse par le decez de ladite Damoiselle
                fa mere , qu'en avancement d'hoirie de la succession
& droits successifs à écheoir dudit sieur donateur.

Fille mariée sans dot avec ses droits.

Ledit sieur futur époux a promis & promet prendre ladite Damoiselle pour sa femme & legitime épouse avec ses biens & droits à
elle appartenans , tels qui luy sont échûs par la succession de Damoifelle   fa mere, & qui pourront luy avenir un jour
par le decez dudit sieur   pere de ladite Damoifelle future épouse , &c,

Clause pour laisser jouïr le survivant des pere & mere qui marient leur fils ; ou leur fille, des biens de la communauté, suivant l'Article 281. de la Coûtume de Paris.

Et en consequence de ladite somme de
dont ledit sieur & Damoiselle pere & mere dotent ladite future
épouse leur fille , il a esté accordé & convenu entr'eux & ledit sieur
& Damoiselle futurs époux , qu'ils laisseront jouïr par usufruit
seulement & la vie durant, le survivant desdits pere & mere , au
cas qu'ils ne se remarient point, des meubles & conquests du predecedé , sans que lesdits sieur & Damoiselle futurs époux en puissent
demander audit survivant aucun compte ny partage , conformément à la disposition de la Coûtume de la Ville , Prevosté & Vicomté de Paris ; dérogeant à toutes autres à ce contraires , dans
lesquelles lesdits conquests pourroient estre situez.   A la charge
neanmoins que ladite clause sera mise & apposée aux Contracts de
mariage des autres freres & sœurs de ladite future épouse.

Clauses de communauté pour ameublissement.

Lesdits Sieur & Damoiselle pere & mere de ladite future épouse
ont donné & emmeubli ausdits futurs conjoints , ce acceptans,
une maison size à   chargée du cens seulement
envers &c. pour d'icelle maison & lieux y contenus jouïr & dispo-
                fer

ser par ledit futur époux , & sortir nature de conquest ; comme si
ladite maison avoit esté acquise pendant leur futur mariage ; laquelle maison lesdits Sieur & Damoiselle pere & mere font valoir
la somme de quinze mille livres.

Clauses d'homologation quand la future épouse est mineure.

Et dautant que tous les biens de ladite future épouse consistent
esdites maisons , heritages , & rentes , declarez cy-dessus , elle a
ameubly audit futur époux ladite maison sise & consistant comme
dessus , &c. de l'avis & consentement dudit
Sieur   son Curateur , & de ses
parens & amis : & dautant que cet ameublissement a besoin d'estre
homologué en Justice , lesdits futurs époux & lesdits parens de
ladite future épouse ont fait & constitué leur Procureur le porteur
des presentes , auquel ils ont donné pouvoir de consentir & poursuivre l'homologation ; pour d'icelle maison & lieux y contenus
joüir & disposer par ledit Sieur futur époux à sa volonté , & sortir , &c.

Clause portant qu'il n'y aura point de communauté.

A esté accordé & convenu entre lesdites parties , qu'à l'occasion
dudit futur mariage , ladite future épouse ny ses heritiers ne pourront pretendre qu'il y aura eu communauté de biens avec ledit Sieur
futur époux , parce qu'ils ont accordé entr'eux qu'il n'y auroit point
de communauté , soit de meubles ou immeubles pendant leur mariage. En sorte que les acquisitions qui seront faites pendant ledit
futur mariage , seront & demeureront propres à celuy d'entr'eux
qui les auront faites , nonobstant la disposition de la Coûtume de
cette Ville , Prevosté & Vicomté de Paris à ce contraire , ou autres , ausquelles lesdits Sieur & Damoiselle futurs époux ont expressement dérogé & renoncé en contemplation dudit futur mariage ; lequel n'auroit pas esté contracté autrement sans ladite
clause.

Et en consequence ne seront tenus lesdits Sieur & Damoiselle futurs époux des dettes l'un de l'autre déja creées , ou qui seront
cy-aprés creées par eux , ou par l'un d'eux pendant ledit futur mariage ; mais seront payées & acquittées sur les biens de celuy , ou
de celle qui s'en trouvera debiteur. Et pour cet effet lesdits futurs
époux feront faire respectivement inventaire de tous leurs biens,

droits , titres & contracts auparavant la celebration de leur futur mariage.

Aussi en consequence de ladite clause , ladite future épouse joüira & aura l'administration & disposition de ses biens & droits , & fera la poursuite des actions qui luy appartiennent , & le recouvrement à son profit des dettes qui luy sont deüës , fera acquisitions en son nom , qui luy demeureront propres & aux siens : & pour cet effet ledit Sieur futur époux l'a dés à present autorisée & autorise irrevocablement pour ladite joüissance , disposition , vente & alienation , soit de ses meubles , ou de ses immeubles , sans que ledit futur époux y puisse mettre aucun empeschement , ny qu'il soit besoin d'autre pouvoir ou autorisation. Neanmoins en tant que besoin seroit , ledit futur époux a consenti qu'elle soit autorisée par Justice pour la poursuite desdits droits.

Quelquefois le futur époux n'accorde à sa future épouse que l'administration de ses biens , luy ostant le pouvoir de les vendre ou engager , en ces termes :

Mais afin que les biens de ladite Damoiselle future épouse soient conservez pour elle & pour ses enfans , il est convenu & arresté entre les parties , que ladite Damoiselle future épouse ne pourra les vendre , aliener , engager , ny en disposer sans l'autorité & le consentement dudit sieur futur époux , lequel l'autorisera aprés avoir esté deüëment informé de la necessité qui y obligera : comme aussi pour faire poursuite de ses droits ou actions , ou se défendre en Justice.

Quelquefois aussi le mary stipule qu'il aura l'administration des biens de sa femme , & qu'il en aura la joüissance pour soutenir les charges du mariage.

Inventaire fait en consequence de la susdite clause.

L'an   à la requeste de Damoiselle , &c. & en execution de la clause apposée au Contract de mariage d'entr'elle & M. Claude , &c. receu par les Notaires soussignez , le jour de   portant qu'il n'y aura aucune communauté de biens entr'eux , & que pour cet effet ils ne seront point tenus des dettes , &c. & qu'ils feront faire respectivement inventaire de tous leurs biens , ainsi qu'il est porté par ledit Contract , & en la presence dudit M. Claude   pour ce present & comparant , a esté par lesdits Notaires soussignez , fait inventaire de

tous les biens meubles, uftanciles d'hoftel, lettres, titres & papiers appartenans à ladite Damoifelle, & concernant fes droits, eftant dans la maifon où elle eft prefentement demeurante, fife comme dit eft, &c. par elle montrez & exhibez, affirmant le tout luy appartenir, & lefquels meubles ont efté prifez par
Sergent à Verge audit Chaftelet de Paris, qui les a prifez en fa confcience, eu égard à leur jufte valeur, aux fommes de deniers, & ainfi qu'il s'enfuit, &c.

Le futur époux doit auffi faire faire un Inventaire de fes biens, comme dit eft, en prefence de fa future époufe, ou autre au nom d'icelle.

Claufe de communauté pour des perfonnes domiciliées
en Païs de Droit écrit.

Seront lefdits futurs époux uns & communs en biens meubles & conquefts immeubles, fuivant l'ufage de la Ville, Prevofté & Vicomté de Paris, quoy que lefdits futurs époux ayent leur domicile ordinaire dans   Païs de Droit écrit, dans le deffein d'y retourner, auquel il n'y a aucune communauté entre les conjoints par mariage, ou qu'ils aillent demeurer dans un autre lieu, où il n'y auroit point auffi de communauté de biens entre perfonnes mariées; confentant ledit fieur futur époux de recevoir ladite future époufe au droit de communauté, tant de meubles, que de conquefts immeubles, pour participer elle & fes heritiers audit droit de communauté, fuivant ledit ufage de la Ville de Paris, de mefme que fi lefdits futurs époux eftoient domiciliez dans ladite Ville, & avoient deffein d'y établir leur domicile actuel & ordinaire: & pour cet effet lefdits futurs époux ont dérogé & dérogent par ces prefentes, en tant que befoin feroit, à toutes autres Coûtumes & ufages particuliers des lieux où ils ont leur domicile & où ils pourroient l'établir pendant leur mariage, fe foumettant entierement à la difpofition de ladite Coûtume de Paris; car autrement ledit prefent Contract de mariage n'auroit point efté fait ny accordé entre les parties.

Claufe de communauté pour des perfonnes domiciliées en Normandie.

En faveur duquel futur mariage a efté accordé entre les parties, que lefdits futurs époux feront uns & communs en tous biens, meubles & acquefts immeubles, qui feront faits durant & conftant leur futur mariage, en quelques lieux & Coûtumes qu'ils foient fituez, suivant l'ufage de la Ville, Prevofté & Vicomté de Paris. Et pour feureté de ce que deffus, ledit Sieur futur époux a promis & promet de ne faire aucunes acquifitions finon dans des lieux ou par la Coûtume la future époufe aura droit de communauté. Et neanmoins en cas que ledit futur époux fift des acquifitions pendant le mariage dans des Coûtumes qui défendroient ladite communauté, & qui empefcheroient ladite future époufe de prétendre part dans ladite communauté, en ce cas ledit futur époux & fes heritiers feroient tenus fournir & payer à ladite future époufe, ou à fes heritiers, la moitié de la jufte valeur & eftimation defdites acquifitions, telle qu'elle fera lors de la diffolution dudit futur mariage, ou la moitié du prix defdites acquifitions portées par les Contracts, au choix & option de ladite future époufe, fes heritiers & ayans caufe. Et pour cet effet lefdits futurs époux ont dérogé & dérogent à la Coûtume de Normandie, où ils ont leur domicile ordinaire & actuel, où ils prétendent retourner, & en tant que befoin feroit, ont dérogé & dérogent par ces prefentes à toutes autres Coûtumes à ce contraires, où ils pourroient établir leur domicile pendant leur mariage, fe foumettant, &c.

Il faut obferver, comme il a efté dit cy-deffus, que tels Contracts ne peuvent eftre faits dans la Coûtume de Normandie, portans communauté de biens, & que pour le ftipuler il faut que les parties fe tranfportent à Paris, ou dans un lieu qui admette la communauté de biens; mais il vaut mieux venir à Paris paffer le Contract, parce que le Seau du Chaftelet de Paris eft attributif de jurifdiction, & que telles claufes font favorables au Chaftelet & dans le Parlement de Paris, & qu'elles ne font pas receuës de mefme au Parlement de Normandie, qui juge toûjours contre les claufes de communauté.

Claufes pour le Doüaire.

Conftitution du Doüaire prefix, ou Coûtumier, au choix de la future époufe.

Ledit Sieur futur époux a doüé & doüe ladite Damoifelle fa future époufe de   de rente & doüaire prefix, ou du doüaire Coûtumier, à fon choix, pour l'avoir & le prendre fi toft que le doüaire aura lieu, fur tous & chacuns les biens meubles & immeubles, prefens & à venir dudit Sieur futur époux, avec fon habitation au Chafteau dudit Fief & Maifon Sei-

gneuriale de   appartenant audit Sieur futur
époux, & la joüiſſance de l'enclos, pourpris, jardins, garennes &
preclôtures dudit Chaſteau, lequel ſera meublé une ſeule fois ſeulement aux dépens des heritiers dudit Sieur futur époux, de meubles, tapiſſeries, linges & autres choſes neceſſaires ſelon la qualité
deſdits futurs époux, ſans diminution dudit doüaire, duquel, tel
qu'elle aura choiſi, elle demeurera ſaiſie au jour du decez dudit
ſieur futur époux, ſans qu'elle ſoit tenuë de le demander en Juſtice : dérogeant pour ce regard leſdites parties à toutes Coûtumes
qui y ſeroient contraires.

Clauſes pour la ſeureté du doüaire.

Leſdits Sieur & Damoiſelle pere & mere dudit Sieur époux ont
certifié & certifient ledit Sieur futur époux leur fils franc & quitte
de toutes dettes & hypotheques juſques audit jour de mariage : &
en cas qu'il s'en trouvaſt quelques unes precedant ledit futur mariage, ils promettent ſolidairement de les acquitter de leurs propres
deniers, ſous l'obligation & hypotheque generale de tous leurs
biens ; comme auſſi ils s'obligent ſolidairement & tous leurs biens
preſens & à venir au doüaire & conventions matrimoniales ſtipu-
lées & accordées par le preſent Contract de Mariage à ladite Damoiſelle future épouſe, à laquelle & à ſes hoirs, ou ayans cauſe, ils
en répondent & en font leur propre fait & dette ſolidairement
comme deſſus, pour ledit Sieur futur époux leur fils.

Clauſes de donations dans les Contracts de Mariage.

Donation à la future Epouſe.

En faveur duquel futur mariage, ledit futur époux a donné &
donne par ces preſentes à ladite future épouſe, en cas qu'il la predecede ſans enfans, la ſomme de   à prendre
ſur la part des biens de la communauté appartenans audit futur
époux, en cas qu'ils ne ſoient pas ſuffiſans, ſur les biens propres
d'iceluy, la ſomme de   qui luy appartiendra
en pleine proprieté, pour en joüir par elle & les ſiens à ſa volonté.

Autre.

En faveur & contemplation duquel futur mariage ledit sieur futur Epoux a donné, cedé & transporté, donne, cede & transporte par titre de donation pure & simple & irrevocable, entre-vifs, dés à present & pour toûjours, & promet garantir à ladite Damoiselle future Epouse stipulant & acceptant pour elle, ses hoirs & ayans cause, ladite maison située

pour en joüir par ladite future Epouse, ses hoirs & ayans cause, à toûjours aprés le decez dudit sieur futur Epoux, au cas qu'il n'y ait point d'enfans provenans dudit futur mariage, & que ladite Damoiselle future Epouse survive ledit sieur futur Epoux, se constituant ledit sieur futur Epoux joüir, tenir & posseder precairement ladite maison pour, au nom & au profit de ladite Damoiselle sa future Epouse, ses hoirs & ayans cause, au cas susdit qu'il n'y ait point d'enfans, sans que ledit sieur futur Epoux puisse vendre, engager, ou aliener ladite maison pendant ledit futur mariage.

Donation reciproque en pleine proprieté entre les futurs Conjoints.

En contemplation dudit futur mariage, & pour la bonne amitié que se portent l'un pour l'autre lesdits futurs conjoints, lesdits futurs conjoints se font fait & se font par ces presentes une donation reciproque ; sçavoir, ledit futur Epoux donne à ladite future Epouse, ce acceptant, une maison size, &c. appartenant audit futur Epoux de son propre paternel, à luy échuë par la succession de   son pere. Et ladite future Epouse a fait pareillement donation audit sieur futur Epoux, ce acceptant, d'une maison, &c. appartenante à ladite future Epouse de son propre, à elle écheuë par les successions de deffunts   ses pere & mere : Pour lesdites maisons cy-dessus données respectivement estre & appartenir au survivant en pleine proprieté dés l'instant du decez du premier mourant, sans qu'il soit besoin d'aucun Acte de Justice, & en joüir, faire & disposer par ledit survivant, ses hoirs & ayans cause, à leur volonté, & comme de chose à eux appartenant à juste titre ; ladite donation faite sans préjudice des autres conventions portées audit present Contract de mariage, pourveu neanmoins qu'il n'y ait enfans issus lors du decez du premier mourant des futurs Epoux, auquel cas ladite donation seranulle & sans effet. Et pour la validité de ladite donation transfportent lesdits futurs conjoints dés à present tous droits de proprieté, fonds & tres-fonds desdites maisons, se dessaisissant l'un au profit de l'autre, &c. Et pour faire insinuer la presente donation, &c.

Clause de don viager.

En faveur & contemplation dudit futur mariage ladite future Epouse a fait & fait par ces presentes don irrevocable audit futur Epoux, ce acceptant, de l'usufruit & joüissance d'une maison, lieux & heritages situez à Paris   . dont la proprieté appartient à ladite future Epouse de son propre, &c. pour d'icelle maison & lieux en dependans joüir par ledit futur Epoux sa vie durant seulement aprés le decez de ladite future Epouse, pourveu qu'au temps dudit decez il n'y ait aucuns enfans issus dudit futur mariage; car au cas qu'il y ait enfans, sera ladite donation nulle & sans effet comme si elle n'avoit point esté faite, ladite donation faite à la charge d'entretenir par ledit futur Epoux ladite maison & lieux en dependans de toutes reparations viageres, & la rendre en bon estat par ses heritiers aprés son decez, sans que pour raison desdites reparations ledit futur Epoux soit tenu bailler aucune caution ny autre assurance que sa bonne foy, & le bien qu'il pourra laisser par son decez. Et pour faire insinuer, &c.

Clause de donation viagere mutuelle de tous biens, tant propres, que acquests & conquests, pour le survivant.

En faveur & contemplation dudit futur mariage lesdits futurs Epoux se sont fait & font par ces presentes donation viagere mutuelle, égale & reciproque, & au survivant d'eux, ce acceptant, de tous & chacuns les biens, meubles & immeubles; tant de propres, que d'acquests qui appartiendront au premier mourant au jour & heure de son decez, à quelque somme qu'ils se puissent monter, & de quelque valeur qu'ils soient, & en quelques lieux qu'ils se trouvent situez, sans en retenir ou excepter aucunes choses, pour de tous lesdits biens tant propres, qu'acquests & conquests joüir par le survivant sa vie durant, sans qu'il soit tenu bailler aucune caution, sinon à sa caution juratoire : Ladite donation faite à la charge d'entretenir les maisons & heritages de toutes reparations viageres, & qu'ils seront rendus en bon estat quand l'usufruit constitué par ladite donation finira, & pourveu que lors du decez du

premier mourant il n'y ait aucuns enfans vivans , auquel cas d'enfans ladite presente donation viagere mutuelle seroit nulle & de nul
effet, & comme non faite. Et pour faire insinuer , &c.

Clause de donation mutuelle de la proprieté de tous biens.

En contemplation dudit futur mariage & pour l'affection & l'a-
mitié que se portent lesdits futurs Epoux l'un à l'autre , ils se font
fait & font par ces presentes donation pure & simple entre-vifs &
irrevocable & au survivant d'eux, ce acceptant pour luy, ses hoirs
& ayans cause , tous & chacuns les biens , meubles & immeubles ,
tant de propres, que d'acquests & conquests, & tous autres qui ap-
tiendront au premier mourant lors de son decez, en quelques lieux
qu'ils soient situez , & de quelque nature qu'ils soient, & de quelque valeur qu'ils puissent estre , sans en reserver , retenir ou excepter aucune chose : pour de tous lesdits biens joüir par ledit survivant & les siens, hoirs & ayans cause à l'instant du decez dudit premier mourant , & en faire & disposer en pleine proprieté comme
bon leur semblera & à leur volonté ; ladite donation faite au cas qu'il
n'y ait aucuns enfans dudit mariage vivans lors de la mort dudit
premier mourant ; car au cas qu'il y eût enfans, ladite donation demeurera nulle & sans effet, & comme si elle n'avoit pas esté faite,
transportant dés à present par ledit premier mourant audit survivant, ses hoirs & ayans cause, tous droits de proprieté, possession,
& tous autres generalement quelconques , qu'il a, aura, & luy
appartiendra esdits biens, meubles, propres, acquests & conquests
immeubles lors du decez du premier mourant , dont il s'est dessaisi, démis & déveſtu par ces presentes, pour au nom & au profit dudit survivant, & de sesdits hoirs & ayans cause, voulant &
consentant qu'ils en soient reveſtus, & receus en bonne & suffisante saisine & possession par les Seigneurs de qui ils sont & seront
tenus, ainsi qu'il appartiendra, &c. Et pour faire insinuer, &c.

Ordinairement quand on fait une semblable donation mutuelle
de tous biens, on met cette clause, qu'il sera permis au premier
mourant de disposer jusqu'à une certaine somme par donation entre-vifs, ou par testament ou autrement : ce qu'il faut faire, autrement les dispositions qui seroient faites au prejudice de la donation, seroient nulles & de nul effet.

Il faut icy observer qu'une donation de tous biens se peut faire
au cas qu'il n'y ait point d'enfans vivans lors du decez, ou au cas
que

que les enfans issus du futur mariage decedent avant l'âge de vingt-
cinq ans accomplis avant le survivant de leur pere & mere. Cette
question a esté jugée ainsi au Chastelet, & la Sentence confirmée
par la Cour en l'Audiance de la Grand' Chambre le Mardy 12.
Mars 1680. plaidans Pajot & Nivelle. Cependant elle souffroit
de grandes difficultez, comme j'ay montré ailleurs.

Donation faite aux enfans qui naistront du mariage par la future Epouse.

En contemplation dudit futur mariage a esté convenu, soit que ladite Damoiselle future Epouse survive ledit futur Epoux, ou qu'elle
le predecede, laissant des enfans dudit mariage, ladite Damoiselle
a donné & donne par ces presentes par donation irrevocable ausdits enfans ladite maison size, &c. pour estre entr'eux partagée
suivant la Coûtume des lieux ; pour joüir par lesdits enfans des
choses par elle données aprés son decez, sans qu'elle en puisse disposer, ny les charger, affecter ny obliger en quelque maniere que
ce soit, du consentement de son mary ou autrement, au prejudice desdits enfans. Neanmoins au cas que ladite Damiselle future
Epouse survivant son mary passât en secondes ou autres nopces,
& que des subsequens mariages elle eût d'autres enfans, lesdits enfans issus du present mariage aprés le decez de ladite Damoiselle
future Epouse, auront le choix de pouvoir succeder avec les
autres enfans desdits subsequens mariages, en rapportant les choses à eux données par ladite Damoiselle future Epouse leur mere,
ou bien se tenir à ladite donation, laquelle a esté acceptée par lesdits Notaires stipulant pour eux.

Institution du fils avec substitution dans le Contract de Mariage par les pere & mere.

En contemplation dudit futur mariage lesdits Sieur & Damoiselle pere & mere dudit Sieur futur Epoux l'ont institué leur
heritier, le reconnoissant pour tel , & promettant de luy conserver leurs successions : & en outre lesdits Sieur & Damoiselle
pere & mere substituent au profit des enfans qui naistront dudit futur mariage les biens immeubles qui écherront audit sieur
futur Epoux leur fils par le moyen de la presente institution , sans
que ledit sieur futur Epoux en puisse disposer à leur préjudice par
vente, donation, ou autrement, & sans qu'il les puisse affecter ny

P

hypothequer, foit pendant ou aprés ledit futur mariage, pour quelque caufe que ce puiffe eftre.

Ces inftitutions font appellées contractuelles, parce qu'elles fe font par contract de mariage, en faveur duquel elles font irrevocables ; neanmoins ceux qui les ont faites peuvent difpofer de leurs biens, & les aliener *ex caufa neceffaria*, mais non par une caufe volontaire, en forte qu'ils ne les peuvent pas donner ou les aliener par quelque titre lucratif. Cette inftitution ne s'entend pas de tous les biens, mais feulement de la part & portion que l'inftitué peut pretendre dans les biens de fes pere & mere ; c'eft à dire, que s'il y a trois enfans au temps de la mort de fes pere & mere, l'inftitué n'eft cenfé inftitué que pour un tiers ; cette inftitution empêchant lefdits pere & mere de difpofer de leurs biens au préjudice de cette part & portion qu'ils doivent laiffer à celuy qu'ils inftituent, fans en pouvoir avantager leurs autres enfans à fon préjudice. Que fi lefdits pere & mere avoient alien é une partie de leurs biens par une caufe neceffaire aprés cette inftitution, le fils inftitué n'auroit aucun recours contre les acquereurs, parce que cette inftitution s'entend des biens qui fe trouvent appartenir aufdits pere & mere au jour de leur decez. Mais quand on veut affurer un bien certain pour le fils, il faut luy faire une donation entre-vifs, pure & fimple, & irrevocable, en refervant par les pere & mere l'ufufruit & la joüiffance d'iceluy pendant leur vie, & ils peuvent auffi fubftituer aux enfans qui naiftront du mariage les chofes données ; & quand ce font des perfonnes de qualité, & qu'il y a un fief confiderable dans la maifon, ils le donnent ordinairement à leur fils aifné, en le chargeant de le reftituer à fon aifné qui naiftra du mariage, pour iceluy appartenir à l'aifné de la famille, pour empêcher par ce moyen qu'il n'en forte.

Mais il faut obferver que telles fubftitutions, foit par contract de mariage ou par derniere volonté, ne fe peuvent point faire au préjudice de la legitime de celuy qui eft chargé de reftituer ; c'eft à dire, que les pere & mere doivent laiffer fans aucune charge de reftitution la legitime à celuy qu'ils veulent charger de reftituer aux enfans qui naiftront de luy, en forte que la charge de reftituer ne peut avoir lieu que pour ce qui excede la legitime ; ce qui a lieu ainfi tant dans la France Coûtumiere, que dans les païs de Droit écrit.

Ces inftitutions contractuelles, quoy que contraires à la difpofition du Droit Romain, font neanmoins receuës dans les Provinces du Droit écrit, comme nous avons dit dans la Jurifprudence du Digefte fur les inftitutions d'heritier.

Don mutuel.

En contemplation dudit futur mariage & pour la bonne & reciproque amitié que fe portent lefdits futurs Epoux, iceux futurs Epoux ont par ces prefentes fait & font don l'un à l'autre, & au furvivant d'eux par donation pure & fimple & irrevocable faite entre-vifs en la meilleure forme que faire fe peut & doit, ce acceptant par lefdits futurs Epoux refpectivement de tous & chacuns les biens, meubles & conquefts immeubles qui fe trouveront appartenir au premier mourant defdits futurs Epoux, & eftre communs entr'eux au jour du decez dudit premier mourant, en quelques lieux qu'ils fe trouvent deûs, ou fituez, & à quelque fomme qu'ils puiffent monter fans en rien referver, retenir ny excepter en quelque maniere que ce foit par ledit premier mourant, pour en jouir en pleine proprieté & fans retour par ledit furvivant, fes hoirs ou ayans caufe, pourveu qu'au jour du decez dudit premier mourant il n'y ait aucuns enfans vivans iffus dudit futur mariage. Cette donation faite pour les caufes fufdites, & par la volonté & intention defdits futurs conjoints. Et pour faire infinuer ces prefentes au Greffe des infinuations du Chaftelet de Paris, & par tout ailleurs où befoin fera, lefdits futurs Epoux ont fait, &c.

Cette donation peut eftre faite feulement à la vie du furvivant, ainfi qu'il a efté dit cy-deffus.

Contract de Mariage au Païs de Droit écrit.

A Tous ceux qui ces prefentes Lettres verront, Nous Garde du Scel commun Royal, &c. fçavoir faifons, que pardevant   Notaire au Bailliage de
demeurant   fouffigné, en prefence des témoins aprés nommez, & auffi fouffignez, furent prefens & conftituez en leurs perfonnes Maître Claude de la Nouë
& avec luy de fon autorité & permiffion Georges de la Nouë fon fils aîné, d'une part : Et Maître Jacques Marefts, & avec luy & de fon autorité & permiffion Damoifelle Marie Giraud fa femme, & auffi avec luy & de fon autorité & per-

miſſion Damoiſelle Nicole Mareſts ſa fille, d'autre : leſquelles parties font entre-elles de l'avis & conſeil de pluſieurs de leurs parens & amis pour ce aſſemblez, pour eux & les leurs, les promeſſes, conſtitutions, donations en cas de ſurvie, & autres pactions & conventions qui s'enſuivent : Sçavoir, premierement que ledit ſieur Georges de la Nouë fils, & Damoiſelle Nicole Mareſts, ont promis & promettent ſe prendre & épouſer l'un l'autre, à mary & femme en loyal mariage, & pour cet effet ſe repreſenter en la face de noſtre Mere ſainte Egliſe, toutesfois & quantes que l'un ou l'autre en ſera requis, affirmans n'avoir fait aucunes choſes pourquoy le preſent mariage ne pût ſortir ſon plein effet. En faveur & contemplation duquel mariage, ledit ſieur Claude de la Nouë étably & conſtitué en ſa perſonne, pere dudit futur Epoux, a donné & donne audit ſieur ſon fils preſent & acceptant, par donation irrevocable, faite entre-vifs à cauſe de Nopces, à perpetuité pour préciput & avantages, en conſideration des bons & agreables ſervices qu'il a receus de luy, & qu'il eſpere en recevoir à l'avenir ; de la preuve deſquels il l'a déchargé & décharge par ces preſentes, ſa Terre & Seigneurie de   conſiſtant en Chaſteau & Maiſon forte, environné de foſſez & pont-levis, avec tous les meubles, armes & autres uſtanciles d'Hôtel qui ſont à preſent en ladite Maiſon : enſemble la haute, moyenne & baſſe Juſtice, les mains-mortes, corvées, avec les prez, terres, bois, garennes, moulin, vignes & Domaines en dépendans, ainſi que ledit ſieur donateur & ſes predeceſſeurs en ont joüy, ſans retenir, reſerver ny excepter droit ny partie quelconque, avec fonds, fruits, entrées, iſſuës, proprietez, appartenances & dépendances, aux charges deuës ſur ladite Maiſon, franche neanmoins des arrerages de tout le paſſé juſqu'à preſent, ſe deveſtant ledit ſieur donateur de ladite Maiſon, Terre & Seigneurie par luy donnée, & de toutes les dépendances & appartenances d'icelle en quoy qu'elles conſiſtent, & en quelque lieu que le tout ſoit ſitué, & en a inveſti & reveſtu, inveſtit & reveſt ledit ſieur futur Epoux ſon fils, avec tout le droit de conſtitut du nom & titre de precaire, tranſlation de tous droits & actions, & autres tranſlations de droit, conſentant qu'il en prenne & perçoive la vraye, réelle & actuelle poſſeſſion, joüiſſance & ſaiſine, pour laquelle prendre & apprehender il luy a donné & donne plein pouvoir, autorité & puiſſance par ces preſentes. Et pour joüir par ledit ſieur fils futur Epoux de la donation à luy

faite, & en pouvoir difpofer à l'avenir à fa volonté comme de chofe
à luy appartenante, ledit fieur   pere a
declaré & declare qu'il l'a émancipé & l'émancipe ; ladite donation faite fans prejudice au fieur donataire de participer aux autres
biens dudit fieur donateur fon pere, foit par fucceffion à inteftat,
teftamentaire ou autrement.

En faveur & contemplation dudit futur mariage ledit fieur des
Marefts & Damoifelle Marie Giraud pere & mere de ladite Damoifelle future Epoufe conftituez & établis en leurs perfonnes,
de leur bon gré & volonté ont conftitué & conftituent en dot de
mariage audit fieur futur Epoux, au profit toutefois de ladite Damoifelle future Epoufe leur fille, la fomme de quinze mille livres,
qu'ils promettent payer le jour de la benediction Nuptiale defdits
futurs Epoux, laquelle fomme fera impofée & affignée fur ladite
Maifon, Terre & Seigneurie donnée audit fieur futur Epoux par
ledit fieur   fon pere, pour feureté de
la reftitution d'icelle le cas de la reftitution arrivant. Et au moyen
du payement de ladite fomme, ladite Damoifelle future Epoufe
de l'autorité dudit fieur   fon futur Epoux, a
quitté & quitte aufdits Sieur & Damoifelle fes pere & mere tous
droits de légitime, fupplément d'icelle, & autres quelconques
reclamations qu'elle pourroit pretendre és biens & fucceffions
de fefdits pere & mere, & de fes freres & fœurs, au cas neanmoins que lefdits Sieur & Damoifelle fes pere & mere laiffent des
enfans mafles iffus de leur mariage, ou décendans des mafles.

Ledit fieur futur Epoux a donné & promis donner le jour de
la benediction Nuptiale à ladite Damoifelle fa future Epoufe en
bagues & joyaux jufqu'à la fomme de quinze cens livres, dont il luy
fait donation, pour en difpofer par elle à fa volonté. Et au cas
que ledit fieur futur Epoux aille de vie à trépas avant ladite Damoifelle fa future Epoufe, il luy donne de furvie fa vie durant la
fomme de cinq cens livres de rente. Mais au cas que ladite Damoifelle future Epoufe predecede ledit fieur futur Epoux, en ce
cas elle luy donne la fomme de trois mille livres, laquelle elle veut
eftre prife & retenuë fur ladite conftitution : car ainfi l'ont voulu
& accordé lefdites parties, qui ont promis le tout entretenir & accomplir de point en point felon fa forme & teneur, fur peine de
part & d'autre de tous dépens, dommages & interefts. Et pour
la validité des prefentes lefdites parties ont confenty & confentent

qu'elles soient enregistrées & insinuées au Greffe dudit Bailliage constituant pour ce faire, requerir & consentir ladite insinuation, tous les Procureurs postulans audit Bailliage, ausquels ils en donnent plein pouvoir & puissance, les créant & constituant pour cet effet. Fait & passé, &c. presens, &c. qui ont signé avec lesdites parties.

V I. Des secondes Nopces.

Touchant les secondes nopces, nous observerons que quand ceux qui les contractent, n'ont point d'enfans vivans de leur premier mariage, & qu'il n'y en avoit aucun au jour du decez du premier decedé, les secondes nopces ne sont en aucune façon differentes des premieres, mais que quand il y a des enfans vivans, celuy ou celle qui contracte mariage avec celuy ou celle qui passe en secondes nopces ayant enfans, doit prendre garde à deux choses, qui sont la communauté & la tutelle des enfans du premier lit.

Quant à la communauté, il faut remarquer que la communauté contractée par un premier mariage dure jusqu'à ce que le survivant des conjoints ait fait clorre en Justice l'Inventaire des biens delaissez & trouvez aprés le trépas du premier mourant, & que jusqu'à ce la communauté est continuée entre le survivant & les enfans issus du mariage; & pour rompre & dissoudre cette communauté, il faut que le survivant fasse faire cette Inventaire avec personne capable & legitime contradicteur desdits biens meubles, titres, dettes, obligations, conquests immeubles, & autres droits & actions qui estoient communs entre le survivant & le predecedé par deux Notaires, sans y obmettre aucunes formalitez ou solemnitez qui s'observent selon la Coûtume du lieu : & l'Inventaire estant fait & parfait, doit estre clos en Justice dans trois mois aprés la confection d'iceluy. Et à faute par le survivant d'avoir fait faire Inventaire, l'enfant ou les enfans survivans peuvent, si bon leur semble, demander communauté en tous les biens meubles & conquests immeubles du survivant, quoy qu'il se remarie, ainsi qu'il est porté par l'Art. 240. & 241. de la Coûtume de Paris.

Il est toûjours en la disposition du survivant de faire Inventaire, & de le faire clorre, quoy qu'il ait passé plusieurs années sans le faire aprés la mort du predecedé, & que les enfans issus du mariage soient encore mineurs, pourveu qu'il le fasse avec les solemnitez requises.

Pour diffoudre la communauté contractée à Paris par des perfonnes domiciliées en la Coûtume de Normandie, avec foûmiffion à celle de Paris pour les conventions portées par le Contract de mariage, & avec dérogation fpeciale à toute autre Coûtume à ce contraire, le furvivant eft obligé pour diffoudre la communauté de faire Inventaire felon la forme requife par la Coûtume de Paris dans les Articles cy-deffus mentionnez, autrement il y auroit continuation de communauté, nonobftant l'Inventaire fait & clos, comme il a efté jugé par Arreft du 19. Aouft 1655. entre Meffire Jacques Turgot Confeiller d'Etat, & Meffieurs fes enfans, rapporté par du Freine en fon Journal des Audiances. Voyez noftre Commentaire de la Coûtume de Paris fur lefdits Articles.

Par l'Article 242. de la mefme Coûtume, il eft porté que fi le furvivant fe remarie, ladite communauté eft continuée entr'eux pour un tiers, tellement que les enfans ont un tiers, le mary & la femme chacun un autre tiers. Et fi chacun d'eux a enfans d'autre precedent mariage, ladite communauté fe continuë par quart ; & eft ladite communauté multipliée s'il y avoit d'autres lits, & fe partit également, de forte que les enfans de chacun mariage ne font qu'un chef en ladite communauté, le tout au cas qu'ils n'euffent fait Inventaire.

De ce que nous venons de dire, il s'enfuit qu'il eft de tres-grande confequence pour celuy qui fe marie avec une autre qui paffe en fecondes nopces, d'obliger avant que contracter mariage, celuy qui contracte un fecond mariage, de diffoudre la communauté contractée avec fes enfans iffus d'un premier lit, parce que dans cette communauté continuée entre le furvivant & le fecond mary, ou la feconde femme, & les enfans du premier lit, entrent tous les meubles & fruits des heritages qui appartiennent tant au furvivant qu'à celuy, ou à celle qui contracte mariage, pour eftre partagez en trois portions, fuivant cet Article.

Cette continuation n'a lieu que pour les enfans mineurs au temps du decez du premier mourant des pere & mere ; mais quoy que la communauté ne foit pas continuée avec les enfans mineurs, elle n'eft pas diffoute par une majorité, parce que la jouïffance des biens communs continuë toûjours, & mefme la continuation de la communauté ne ceffe pas à l'égard des enfans mineurs qui auroient efté mariez pendant cette continuation. Mais quand les enfans font devenus majeurs, il faut leur rendre compte, & diſſoudre par ce moyen la communauté.

Quant à la tutelle, il faut obſerver que ſi les enfans du premier lit ſont mineurs, ou en eſtat d'eſtre émancipez, il faut que celuy qui veut convoler en ſecondes nopces leur rende compte, afin que par ce moyen on voye quels ſont les biens de celuy qui ſe remarie, & s'il n'a pas diſſipé les biens des mineurs.

Il faut encore obſerver touchant les ſecondes nopces, que ceux qui ſe remarient ayant enfans d'un premier lit, ne peuvent pas faire telles donations & avantages à ceux avec leſquels ils ſe remarient, comme peuvent faire ceux qui n'ont point d'enfans; car la faveur des enfans du premier lit empeſchent telles donations. Le Roy François I. par l'Édit des ſecondes nopces de l'an 1560. ordonne que ſi les femmes veuves ayans enfans, ou enfans de leurs enfans, ſi elles paſſent à de nouvelles nopces, elles ne pourront en quelque façon que ce ſoit, donner de leurs biens, acqueſts, ou propres, à leurs nouveaux maris, pere, mere, ou enfans deſdits maris, ou autres perſonnes, &c. & que s'il ſe trouve diviſion inégale de leurs bienfaits entre leurs enfans, ou enfans de leurs enfans, les donations par elles faites à leurs nouveaux maris, ſeront reduites & meſurées à la raiſon de celuy des enfans qui en aura le moins. Et quant au regard des biens deſdites veuves, acquis par dons & liberalitez de leurs défunts maris, elles n'en pourront faire aucune part à leurs nouveaux maris, mais qu'elles ſeront tenuës les reſerver aux enfans communs d'entr'elles & leurdits défunts maris, de la liberalité deſquels iceux biens leur ſeront avenus. Que le ſemblable doit eſtre gardé pour les biens qui ſont venus aux maris par don & liberalité de leurs defuntes femmes, tellement qu'ils n'en pourront faire don à leurs ſecondes femmes, mais ſeront tenus les reſerver aux enfans de leurs premieres. L'article 279. de la Coûtume de Paris éſt conforme à cet Edit, mais il ajoûte que quant aux conqueſts faits avec les premiers maris, celle qui ſe remarie n'en peut diſpoſer aucunement au préjudice des portions dont les enfans deſdits premiers mariages pourroient amander de leur mere.

En interpretation de cet Édit & de cet Article, il faut remarquer

I. Que ce qui eſt dit de la femme, ſe doit auſſi entendre du mary, comme il a eſté jugé par pluſieurs Arreſts.

Que l'avantage fait au ſecond mary, où à la ſeconde femme ſe doit reduire au nombre des enfans, tant du premier lit, que du ſecond, c'eſt à dire des enfans communs, vivans lors du decez du
donateur,

donateur, ou de la donatrice, comme il a esté jugé par Arrest du 18. Juin 1604. en la cinquiéme Chambre des Enqueftes ; de forte que fi au temps du Contract de mariage la femme convolant en fecondes nopces a trois enfans d'un premier lit, & qu'elle en ait encore trois du fecond, & qu'au jour de fon decez il ne luy en refte qu'un, la donation fera reglée à raifon d'un & non de fix, comme il a efté jugé par Arrest du 7. Septembre 1584. en la troifiéme Chambre des Enqueftes.

III. Que la reduction a lieu même à l'égard du doüaire, lequel ne peut eftre plus fort que ce qui peut appartenir à l'un des enfans, comme il eft dit cy-deffus.

La Coûtume de Paris en l'Article 253. regle le doüaire Coûtumier quand il y a des enfans de plufieurs lits, en ces termes : Quand le pere a efté marié plufieurs fois, le doüaire Coûtumier des enfans du premier lit, eft la moitié des immeubles qu'il avoit lors dudit premier mariage, & qui luy font avenus pendant iceluy mariage en ligne directe ; & le doüaire Coûtumier des enfans du fecond lit, eft le quart defdits immeubles ; enfemble moitié tant de la portion des conquefts appartenans au mary, faits pendant ledit premier mariage, que des acquefts par luy faits depuis la diffolution dudit premier mariage, jufqu'au jour de la confommation du fecond, & la moitié des immeubles qui luy échéent en ligne directe pendant ledit fecond mariage. Et ainfi confequemment des autres.

L'Article 254. porte que fi les enfans du premier mariage meurent avant leur pere pendant le fecond mariage, la veuve & les autres enfans dudit fecond mariage les furvivans, n'ont que tel doüaire qu'ils euffent eu fi les enfans dudit premier mariage eftoient vivans. Tellement que par la mort des enfans dudit premier mariage le doüaire de la femme & enfans dudit fecond mariage n'eft point augmenté. Et ainfi des autres.

Pour faire un avantage qui foit autant fort que l'Edit des fecondes nopces & la Coûtume de Paris le peuvent permettre, il n'y a qu'à faire ainfi la donation, fçavoir que le futur époux donne à fa future époufe autant de fes biens qu'un de fes enfans furvivans au jour de fon decez, pourra avoir & prendre dans fa fucceffion ; & qu'au cas qu'il vint à deceder fans enfans, il luy donne tout & generalement les biens qu'il aura pour lors à luy appartenans. Et telle donation doit valoir, car comme ce n'eft que la faveur des enfans du precedent mariage qui empéche, ou reduit les donations faites aux seconds maris, ou aux secondes femmes : cette faveur & cette cause cessant, elle ne peut produire aucun effet.

Voyez touchant les secondes nopces nostre Commentaire sur ledit Article 279. de la Coûtume de Paris.

Formule d'un Contract de Mariage en secondes nopces y ayant enfans d'un premier lit.

FUrent presens Pierre Gallois demeurant à Paris ruë   fils de défunt, &c. veuf de feuë Marie Roussel, &c. pour luy & en son nom, d'une part : & Marguerite Pallet, demeurante aussi à Paris ruë, &c. pour elle & en son nom, d'autre part ; lesquelles parties ont fait les conventions portées par le present Contract de mariage, de leur bon gré & volonté & en presence & du consentement de leurs parens & amis cy-aprés nommez, sçavoir, &c. *comme dessus.*

Clause pour dissoudre la communauté qui estoit entre le survivant & le predecedé.

Promet ledit Pierre Gallois faire faire Inventaire des biens de la communauté qui estoit entre luy & défunte Marie Roussel sa femme, & pour cet effet le faire clorre en Justice avec partie capable, pour dissoudre ladite communauté ; & qu'à ce sujet ledit futur époux se fera nommer tuteur en Justice à ses enfans ; & fera nommer un subrogé tuteur pour défendre les interests desdits enfans en la confection dudit Inventaire, & en tous les autres droits & actions appartenans ausdits enfans ; le tout avant la celebration dudit futur mariage.

Autre pour une femme veuve.

Declarant ladite future épouse que ses biens & droits consistent aux conventions portées au Contract de mariage d'entr'elle & ledit défunt son mary, passé pardevant
Notaires au Châtelet de Paris, le   jour, &c. & en la moitié des meubles, & autres biens immeubles qui luy appartiennent, dépendans de la communauté d'entre elle & ledit défunt : desquels sera fait Inventaire à la requeste de ladite future épouse, tant en son nom, à cause de ladite communauté, que comme tutrice des enfans mineurs dudit défunt & d'elle, & en la pre-

fence de   oncle paternel & fubrogé
tuteur defdits enfans : & ledit Inventaire clos en Juftice felon l'u-
fage & la difpofition de la Coûtume de Paris : le tout auparavant
la celebration dudit futur mariage.

Defquels biens appartenans à ladite future époufe, en entrera en
la communauté, &c.

Autre claufe quand l'Inventaire a efté fait.

Declarant ladite future époufe qu'elle a fait faire Inventaire incontinent après le decez dudit défunt fon mary des effets de leur
communauté, pardevant
Notaires audit Chaftelet, le   jour
en la prefence de   oncle defdits mineurs &
de leur fubrogé tuteur, & iceluy fait clorre. Et a efté convenu entre les parties, que recollement fera fait par les Notaires fouffignez
du contenu audit Inventaire, & des meubles & chofes changées,
ou diminuées, ou augmentées, en la prefence dudit futur époux,
auparavant la celebration dudit futur mariage.

Claufe concernant la nourriture des enfans du premier lit.

A efté de plus arrefté & convenu entre les parties, que les enfans de ladite future époufe & dudit défunt fon mary, feront élevez, nourris, entretenus & inftruits dans la crainte de Dieu, &
felon la Religion Catholique, Apoftolique & Romaine, aux foins
de ladite future époufe leur mere, & aux dépens de la communauté ftipulée entre lefdits futurs conjoints, fi tant dure ladite communauté, jufques à ce qu'ils ayent l'âge de
fans diminution du fond de leurs biens, pour les revenus d'iceux.

Claufe de donation fuivant l'Edit des fecondes Nopces.

En faveur duquel mariage & pour la bonne amitié que ladite
future époufe a pour ledit futur époux, elle luy a fait & fait par ces
prefentes donation pure & fimple entre vifs & irrevocable, ce acceptant par ledit futur époux, de telle part & portion de fes biens
meubles & immeubles, prefens & à venir, tant de fes propres,
que d'acquefts, que le moins prenant de fes enfans prendra en fa
fucceffion après fon decez, ainfi qu'il eft permis par l'Edit des fecondes Nopces & par la difpofition de la Coûtume de Paris, fuivant laquelle les conventions portées audit Contract font reglées:

Q ij

Et au cas que lors du decez de ladite future épouſe il n'y ait aucuns enfans vivans iſſus, ſoit dudit futur mariage, ou du precedent, ladite future épouſe donne audit futur époux ſurvivant la moitié de tous ſes biens, de quelque nature qu'ils ſoient & en quelques lieux qu'ils ſoient ſituez, ſans aucune choſe en reſerver, retenir, ny excepter, pour de ladite part & portion jouir, faire & diſpoſer par ledit futur époux & les ſiens & ayans cauſe, comme de choſe appartenant audit futur époux, au moyen de la preſente donation : Et pour faire inſinuer ladite preſente donation au Greffe, &c.

Des Articles de Mariage.

Les Articles de Mariage ſe dreſſent ſur toutes les clauſes que nous avons expliquées cy-deſſus, ſelon qu'il plaiſt à la future épouſe, ou à ſes parens, & ils commencent ainſi :

Articles de Mariage.

Les futurs époux ſeront uns & communs en tous biens meubles & conqueſts immeubles qu'ils feront pendant le mariage, ſuivant l'uſage & la diſpoſition de la Coûtume de Paris, ſelon laquelle leurs conventions & pactions appoſées en leur Contract de mariage ſeront reglées, & à laquelle ils ſe ſont ſoumis, dérogeant & renonçant pour cet effet à toutes Coûtumes à ce contraires.

Ne ſeront neanmoins tenus des dettes, &c.

En faveur duquel futur mariage, les pere & mere de la future épouſe luy conſtitueront en dot la ſomme de en avancement, &c. de laquelle ſomme entrera en communauté, &c.

Sera ladite future épouſe doüée, &c.

Le ſurvivant deſdits futurs époux aura & prendra pour ſon preciput, &c.

Sera loiſible à ladite future épouſe & aux enfans qui naîtront du mariage, ou à ſes heritiers collateraux, au défaut d'enfans iſſus dudit futur mariage, d'accepter ladite communauté, ou y renoncer, &c.

Si pendant ledit futur mariage eſtoit vendu ou aliené, &c.

Pour la bonne amitié que leſdits futurs époux ſe portent l'un à l'autre, ils ſe feront don l'un à l'autre, & au ſurvivant d'eux, &c.

Ce ſont là les Articles ordinaires qui ſe dreſſent & qui s'envoyent tout dreſſez par la future épouſe, ou par ſes pere & mere au futur époux : on y

en peut ajoûter d'autres suivant les clauses mentionnées cy-dessus, ce qui
dépend des circonstances, de la qualité des parties & de leur volonté.

Du Contract de Vente.

LA Vente est un Contract qui prend sa forme & sa perfection du seul consentement des parties touchant le prix certain & déterminé de quelque chose.

Le consentement des parties doit estre exempt de toute violence & de juste crainte. Il doit estre donné par ceux qui peuvent consentir, ainsi les enfans, les pupilles & les furieux ne peuvent pas faire ce Contract.

Quand il est convenu entre les parties que le Contract sera redigé par écrit, il n'est pas censé parfait que l'acte n'en ait esté fait, & qu'il ne soit signé par les parties & par les Notaires, & jusqu'à ce les parties, ou l'une contre la volonté de l'autre, peut se departir de sa convention & de l'accord verbal qui avoit esté fait entre-elles. Neanmoins si la vente avoit esté faite sous signature privée, & que les parties fussent convenuës qu'elle seroit faite pardevant Notaires, elles ne s'en pourroient pas départir sans un commun consentement.

Ce Contract peut estre fait purement & sous condition ; & la condition apposée au Contract suspend l'obligation jusqu'à son évenement.

Toutes les choses qui sont dans le commerce peuvent tomber dans le Contract de vente, à l'exception des biens des mineurs & des Eglises, lesquels ne peuvent estre vendus sans les formalitez & solemnitez requises. Il faut aussi observer que par l'Ordonnance de Loüis XI. & de François I. il est deffendu de vendre des bleds en verd, la Cour l'a ainsi jugé par Arrest de l'an 1632. rapporté par du Fresne, conformément aux susdites Ordonnances.

On peut vendre les choses qui ne sont pas encore dans la nature, mais qui y peuvent estre, comme les fruits d'un heritage : de sorte que l'acheteur est censé acheter le hazard, & vouloir bien s'exposer à la perte des fruits au cas qu'il n'en vint point ; ainsi il ne seroit pas moins obligé de payer le prix convenu , ou s'il l'avoit payé il ne le pourroit pas repeter.

On peut vendre les actions intentées, & en faire des cessions &

transports : on peut aussi vendre des choses litigieuses, quoy que le Droit Romain le deffende, qui n'est pas observé en cette partie, même dans les païs de Droit écrit. On peut aussi vendre des droits successifs échus.

Il y a plusieurs clauses & conventions qu'on appose à ce Contract, comme celles qui suivent.

La premiere, que l'acheteur payera le prix convenu dans certain temps, & que cependant il en payera les interests, & ces interests peuvent estre plus forts que ceux qui sont permis par les rentes, & ils ne sont pas pour cela reputez usuraires ; ainsi ils peuvent estre stipulez au denier dix, douze, ou autres tels qu'il plaist aux parties.

La deuxiéme, que si l'acheteur ne paye le prix convenu dans un certain temps, il payera une plus grande somme que celle dont les parties seroient convenuës.

La troisiéme, que l'acheteur sera obligé de revendre la chose au vendeur dans un certain temps, ou quand il plaira au vendeur ; & c'est ce qu'on appelle la faculté de remeré, ou le rétrait conventionnel.

L'effet de cette convention est, que le vendeur ou son héritier peut dans le temps & pour le prix convenu rentrer dans la proprieté de la chose venduë, pour le prix & suivant l'accord porté par le Cohtract.

Quand la faculté de racheter n'est point déterminée par aucun temps, ou qu'elle est stipulée perpetuelle, en ce cas elle ne se prescrit que par trente ans. Que si le temps est apposé dans le Contract, & que le rachat n'ait pas esté fait, le vendeur n'en est pas pour cela exclus ; mais pour l'en faire exclure il faut que l'acquereur fasse ordonner par Justice, partie presente ou deuëment appellée, que faute d'avoir par le vendeur remboursé le prix dans le temps porté par le Contract, l'heritage luy demeurera incommutablement, autrement la faculté de remeré ne se prescriroit que par trente ans, comme il a esté jugé par les derniers Arrests.

La quatriéme, que si l'acheteur ne paye le prix au vendeur dans un certain temps, aprés le temps passé le vendeur rentrera dans la proprieté de la chose par luy venduë, sans qu'il soit au pouvoir de l'acheteur de purger sa demeure.

La cinquiéme, que la vente est faite à la charge du decret.

La sixiéme, est la promesse de garantir de tous troubles, dons, doüaires , fubftitutions , fideicommis , ufufruit , hypotheques, évictions , & autres empêchemens generalement quelconques. Cette claufe n'a pas plus d'effet que fi elle eftoit obmife , parce qu'elle fe fupplée du Droit.

Au contraire on peut convenir que le vendeur ne feroit point tenu de l'éviction des chofes venduës, & il n'en eft point tenu , cette claufe n'eftant point contre les bonnes mœurs ny contre les Loix.

La feptiéme eft , quand un Seigneur de fief acquiert un heritage eftant en fa cenfive, dans ce cas cet heritage devient feodal , & commence de faire partie du fief , en la cenfive duquel il eftoit avant l'acquifition, à moins que le Seigneur en la faifant ne declare qu'il veut & entend qu'il demeure en roture , fuivant l'Art. 53. de la Coûtume de Paris. Voyez noftre Commentaire & noftre Traité des Fiefs fur cet Article.

La huitiéme eft , que pour la feureté de l'acquereur s'il ne fait pas decreter la chofe qu'il achete , il doit ftipuler garantie , c'eft à dire faire promettre garantie par le vendeur que la chofe luy appartient , car cette promeffe a un effet particulier de conftituer hypotheque du jour du Contract pour la reftitution du prix , & pour les dommages & interefts ; car fi au Contract de vente le vendeur n'avoit point expreffément promis la garantie , & à icelle obligé tous & chacuns fes biens , l'acheteur n'auroit contre luy qu'une fimple action , & n'auroit hypotheque que du jour de la Sentence qu'il obtiendroit. Ce n'eft pas que *ex æquo & bono* cette claufe ne doive eftre fuppleée , mais il eft à propos de ne la pas obmettre pour éviter toute conteftation.

Il y a encore d'autres claufes qui peuvent eftre appofées par les parties.

Les formules font differentes fuivant la nature des chofes venduës, comme on verra par celles qui fuivent.

Vente de Meubles.

Fut prefent , &c. lequel a reconnu & confeffé avoir vendu , & promet garantir de toutes revendications & autres empêchemens quelconques à   demeurant , &c. à ce prefent & acceptant , les meubles qui enfuivent , que ledit vendeur a dit & affirmé luy appartenir ; fçavoir , premierement , &c. Item , &c. Tous lefquels meubles ont efté mis à prefent en la poffeffion

dudit   acheteur, dont il se contente,
pour en faire & disposer à sa volonté & comme bon luy semblera,
en vertu du present Contract de vente : ladite vente faite moyennant la somme de   laquelle le vendeur confesse
avoir presentement receuë dudit acheteur en presence des Notaires soussignez en Loüis d'or & autre monnoye ayant cours, dont
il se tient content & satisfait , & quitte à present & pour toûjours
ledit   acquereur. Fait & passé , &c.

Vente de droits successifs.

Fut present Claude Girard , demeurant   heritier
pour une moitié de deffunt Claude Girard son pere, lequel a reconnu & confessé avoir vendu , cedé , quitté , transporté & delaissé
dés à present & à toûjours sans garantie, en quelque sorte & maniere que ce soit , sinon de ses faits, promesses & obligations seulement, à François Girard son frere, demeurant
à ce present & acceptant, acquereur pour luy, ses hoirs & ayans
cause à l'avenir , tous les droits successifs , mobiliaires & immobiliaires, fruits & revenus d'iceux , droits , noms , raisons &
actions , rescindans & rescissoires, appartenant audit Claude Girard,
& qui luy sont avenus & échûs par le decez dudit Claude Girard
son pere, en quelqués lieux & endroits que lesdits biens & droits
se trouvent deûs & situez, à quelque somme & nature qu'ils puissent monter, sans aucune chose reserver , retenir ny accepter par
ledit Claude Girard, encore qu'ils ne soient point exprimez ny declarez specialement & par détail dans le present Contract ; disant
lesdites parties avoir entiere & parfaite connoissance desdits droits
& choses appartenans & estans de ladite succession , pour en joüir,
faire & disposer par ledit acquereur , ses hoirs & ayans cause,
comme de choses à eux appartenantes au moyen dudit present
Contract. Cette vente, cession & transport & delaissement ainsi
faits , à la charge des cens , droits Seigneuriaux, dont peuvent estre
chargez les heritages compris dans lesdits droits successifs , & des
autres charges réelles dont ils pourroient estre redevables envers
les Seigneurs ou autres particuliers, que les parties n'ont pû déclarer & désigner, de ce interpellez par les Notaires soussignez ; à
la charge par ledit acquereur d'acquiter ledit vendeur son frere de
toutes les dettes passives qui pourroient estre pretenduës ou de-
mandées en consequence de ladite succession audit Claude Girard,
                                                        ensemble

enfemble des frais funeraires dudit deffunt Claude Girard pere defdites parties, & faire en forte qu'il n'en foit recherché ny inquieté en aucune maniere, à caufe de la qualité d'heritier qu'il avoit prife dudit deffunt fon pere, à peine de tous dépens, dommages & interefts contre ledit François Girard acquereur ; cette vente, ceffion & tranfport defdits droits fucceffifs faits moyennant la fomme de   que ledit Claude Girard a reconnu & confeffé, reconnoift & confeffe avoir prefentement receu dudit François Girard en prefence defdits Notaires fouffignez en Louïs d'or, & autres efpeces de monnoye ayant cours, dont ledit Claude Girard fe tient content & fatisfait ; lequel a par ce moyen & par ces prefentes tranfporté tous droits de proprieté, fonds, tres-fonds, noms, raifons, actions, poffeffion, & autres chofes generalement quelconques qu'il avoit & pouvoit avoir & pretendre fur tous lefdits droits fucceffifs qu'il a vendus audit François Girard par le prefent Contract, dont il s'eft defaifi, démis & déveftu pour & au profit dudit François Girard, voulant, confentant & accordant que ledit François Girard en foit & demeure faifi, veftu, mis & reçû en bonne & fuffifante poffeffion & faifine, par qui & ainfi qu'il appartiendroit en vertu des prefentes, conftituant pour cet effet pour Procureur fpecial & general le porteur d'icelles, luy en donnant tout pouvoir : car ainfi a efté arrefté & convenu entre lefdites parties. Et pour l'execution des prefentes & leurs dépendances lefdites parties ont élû leurs domiciles irrevocables en cette Ville de Paris dans les maifons où elles font demeurantes cy-deffus declarées, aufquels lieux, &c. promettant, &c, Fait & paffé, &c.

Vente d'une Terre à la charge du decret, & d'une rente, &c.

Fut prefent Meffire Jacques de la Fond   Seigneur de la Terre de Vic, en fon nom, d'une part, & Meffire Georges des Landes, Seigneur   auffi en fon nom, d'autre ; lefquels ont volontairement reconnu, confeffé, reconnoiffent & confeffent avoir fait & accordé enfemble de bonne foy les ventes, ceffions, tranfports, promeffes & conventions qui enfuivent ; c'eft à fçavoir, que ledit Meffire Jacques de la Fond a vendu, cedé, quitté, tranfporté & délaiffé du tout dés à prefent & à toûjours, & a promis & promet garantir de tous troubles, donations, doüaires, fubftitutions, fideicommis, ufufruit, hypo-

R

theques, évictions , & autres empêchemens generalement quel
conques, audit Meſſire Georges des Landes, ce acceptant , ac
quereur pour luy, ſes hoirs & ayans cauſe, la Terre & Seigneurie
de   conſiſtant au Chaſteau, &c. avec
la mouvance des fiefs de, &c. & la haute, moyenne & baſſe Ju
ſtice, cens, rentes, tant en grains, volailles, que deniers, droit
de chaſſe & de riviere, terres labourables, prez, bois, &c. & tous
autres droits & appartenances de ladite Terre & Seigneurie, ainſi
qu'elle ſe comporte, ſans aucune choſe en excepter, reſerver, ny
retenir ; ladite Terre & Seigneurie ſituée prés, &c. appartenant au
Meſſire Jacques de la Fond, comme il a dit & affirmé, luy eſtant
échuë par la ſucceſſion de, &c. affirmant ledit ſieur que depuis
que ladite Terre luy appartient, il n'a ny vendu, alien é ny engagé
aucune choſe de ladite Terre & Seigneurie ; & a declaré que la
dite Terre eſt mouvante & releve en foy & hommage du Sei
gneur de, &c. aux charges & profits feodaux ordinaires deûs
par la Coûtume de, &c. en laquelle eſt ſituée ladite Terre & Sei
gneurie, deſquels elle eſt quitte & déchargée pour avoir eſté payez
& acquitée par le paſſé juſqu'à preſent. Pour de ladite Terre &
Seigneurie de   & de ſes appartenances &
dépendances, joüir, faire & diſpoſer par ledit Meſſire Georges des
Landes, ſes hoirs & ayans cauſe à toûjours, pleinement & paiſi
blement à commencer de ce jourd'huy, datte du preſent Contract,
de la même maniere que ledit ſieur vendeur en a joüy juſqu'à pre
ſent ; cette vente, ceſſion & tranſport faits aux charges ſuſdites,
& en outre moyennant la ſomme de trente mille livres, ſur la
quelle ledit ſieur Meſſire Jacques de la Fond a confeſſé avoir eu
& reçû comptant dudit ſieur Meſſire Georges des Landes, qui luy
a preſentement baillé, compté, nombré & delivré en la preſence
des Notaires ſouſſignez, en Loüis d'or, piſtoles d'Eſpagne, écus
d'or & écus blancs, & autres eſpeces de monnoye bonnes & ayans
cours, la ſomme de quinze mille livres, dont il ſe tient content
& ſatisfait ; cinq mille livres que ledit ſieur des Landes a promis
& promet bailler & payer audit Meſſire de la Fond, ou au porteur
des preſentes pour luy en cette Ville de Paris, d'huy en un an
prochain ſans intereſt, pendant lequel temps ledit ſieur acquereur
pourra faite decreter ladite Terre & Seigneurie ſi bon luy ſemble,
ainſi qu'il ſera cy-aprés ſtipulé, ſans neanmoins que le decret fait,
ou non fait, puiſſe retarder ny differer le payement deſdits cinq

mille livres, à moins que ce ne fût que dans ledit temps d'un an
& en procedant audit decret, il y eût des oppositions formées,
afin de diſtraire, conſerver ou autrement. Et pour le regard des
autres dix mille livres reſtant à payer de ladite ſomme de trente
mille livres pour le prix de ladite vente, ledit ſieur Georges des
Landes en a par ces preſentes vendu, cedé, creé, conſtitué & aſ-
ſigné dés à preſent à toûjours, & promet garantir de tous troubles & empêchemens generalement quelconques, fournir & faire
valoir, tant en ſon principal, que cours d'arrerages, audit ſieur
de la Fond, ce acceptant pour luy, ſes hoirs & ayans cauſe, cinq
cens livres de rente annuelle & perpetuelle, que ledit ſieur acquereur a promis, promet bailler, payer & continuer audit ſieur
vendeur, ſes hoirs & ayans cauſe, ou au porteur pour eux en cette
Ville de Paris, &c. d'oreſnavant par chacun an aux quatre quartiers, dont le premier écherra le dernier jour du mois de Mars
prochain, & ainſi des autres en continuant. Et pour ſeureté du
payement deſdits arrerages de ſon principal de ladite rente de cinq
cens livres, ledit ſieur Jacques de la Fond a ſtipulé que ladite Terre
& Seigneurie demeureroit ſpecialement & par privilege & preference dés à preſent chargée, affectée, obligée & hypothequée, avec
tous & chacuns les autres biens immeubles, preſens & à venir dudit acquereur, ſans que leſdites obligations ſpeciales & generales
dérogent l'une à l'autre : Pour de ladite rente joüir, faire & diſpoſer par ledit ſieur vendeur, ſes hoirs & ayans cauſe, laquelle
rente ſera à toûjours rachetable à la volonté dudit ſieur des Landes
pour ladite ſomme de dix mille livres payable en un ſeul payement,
ſinon de la volonté & conſentement dudit ſieur de la Fond, &
non autrement. Et auſdites charges, conditions & conventions
ſuſdites, ledit ſieur vendeur a tranſporté tous & tels droits de proprieté, fonds, tres-fonds, noms, raiſons, actions, ſaiſines, poſ-
ſeſſions, & autres choſes generalement quelconques qu'il pourroit avoir & pretendre ſur ladite Terre & Seigneurie, venduë par
le preſent Contract, dont il s'eſt par ces preſentes déſaiſi, démis
& déveſtu, pour & au profit dudit acquereur, voulant & conſentant qu'il en ſoit & demeure ſaiſi, veſtu & receu en bonne & ſuffiſante poſſeſſion & ſaiſine, par qui & ainſi qu'il appartiendra en vertu deſdites preſentes, conſtituant pour cet effet ſon Procureur ſpecial & general le porteur d'icelles, luy en donnant tout pouvoir.
Plus, ledit ſieur vendeur a preſentement baillé & mis és mains

dudit fieur acquereur les Contracts, decrets & pieces contenus dans un bref Inventaire qui en a efté fait par les parties, & annexé à la prefente minute pour y avoir recours, concernans la proprieté & joüiffance de ladite Terre, avec fes appartenances & dépendances. Et pour purger les hypotheques qui pourroient eftre conftituées fur ladite Terre & Seigneurie, a efté convenu entre lefdites parties, que ledit fieur acquereur pourra la faire faifir, vendre & adjuger fur luy, à fes frais & dépens, pourfuites & diligences dans l'efpace d'un an, ou toutes & quantes fois que bon luy femblera, foit audit Chaftelet de Paris, ou ailleurs ; & fi en procedant audit decret il furvenoit quelques empêchemens ou oppofitions de la part du vendeur ou de fes auteurs, foit afin de diftraire, conferver, de charge ou autrement, ledit fieur vendeur feroit tenu & s'oblige de les faire ceffer & vuider dans un mois aprés qu'elles auront efté fignifiées à la perfonne ou au domicile cy-aprés élû, en forte que ledit decret n'en foit aucunement retardé ; & fi en confequence defdites oppofitions ledit acquereur eftoit obligé de configner le prix de l'adjudication, l'acquereur confignera feulement ladite fomme de cinq mille livres qu'il s'eft obligé de payer dans ledit temps d'un an, & ledit fieur vendeur confignera le furplus, à quelque fomme que ladite adjudication puiffe monter à la décharge dudit fieur acquereur, & acquittera & indemnifera ledit fieur acquereur à fa premiere demande de tous les frais extraordinaires de criées dudit decret. Et en outre a efté accordé entre les parties que fi à ladite adjudication il fe faifoit des encheres plus hautes que ladite fomme de trente mille livres, ledit fieur acquereur pourra furencherir, de forte qu'il en demeure adjudicataire, fans neanmoins qu'il foit tenu en payer plus que ladite fomme de trente mille livres, ny configner davantage que celle de cinq mille livres, ledit fieur vendeur s'obligera de l'acquiter du furplus : Et pareillement fi ladite Terre & Seigneurie eftoit adjugée à moindre prix que ladite fomme de trente mille livres, ledit fieur acquereur ne payera pas moins que ladite fomme de trente mille livres fans aucune diminution d'icelle, ladite adjudication par decret & le prefent Contract ne valant qu'une même acquifition, qui eft celle qui fe fait en vertu du prefent Contract, &c.

Ratification de la vente par la femme du vendeur.

Pour la seureté de l'acquereur est intervenuë Damoiselle   femme dudit sieur vendeur, par luy authorisée en cette partie, laquelle a volontairement declaré & déclare qu'elle approuvoit & par ces presentes approuve, ratifie & confirme, & consent à la presente vente de ladite Terre & Seigneurie & des droits qui en dependent, & autres cy-dessus plus amplement mentionnez, & veut & entend qu'elle sorte son plein & entier effét; & en consequence du present consentement ladite Damoiselle   a renoncé & renonce à toutes demandes & pretentions qu'elle a & pourroit avoir & prétendre à l'avenir sur ladite Terre & Seigneurie, tant pour son dot, doüaire, & conventions matrimoniales à elle accordées par le Contract de mariage d'entre ledit   son mary & elle, qu'autres droits & hypotheques generalement quelconques, en quelque sorte & maniere que ce soit, ou puisse estre, dont & du tout elle a par ces presentes quitté & déchargé dés à present entierement ladite Terre & Seigneurie, & ledit sieur acquereur, & promet de n'en inquieter directement ou indirectement, presentement ny à l'avenir ledit sieur acquereur, ny ses hoirs, ou ayans cause, mais de les laisser joüir pleinement & paisiblement de ladite Terre & Seigneurie venduë, & des appartenances & dépendances d'icelle, au moyen de la presente acquisition, car ainsi, &c.

Clause de faire par le vendeur ratifier sa femme.

Et pour plus grande seureté de l'acquereur, ledit vendeur a promis, promet & s'oblige de faire ratifier & agréer le present Contract par ladite Damoiselle   sa femme, quand elle sera parvenuë à sa majorité & qu'elle aura accomply sa vingt-cinquiéme année, & la faire obliger solidairement avec luy aux renonciations requises & à la garantie de ladite maison venduë, entretenement & accomplissement du contenu au present Contract, d'en fournir lettres valables en bonne forme, à peine de tous dépens, dommages & interests contre ledit vendeur

Ratification dudit Contract.

Le   jour de   est comparuë pardevant les Notaires soussignez ladite Damoiselle, &c. femme

dudit   nommé au Contract de vente cy-devant
écrit , laquelle en presence dudit   ·   son mary, pour
ce comparant, par qui elle a d'abondance esté autorisée en cette
partie , aprés lecture à elle presentement faite mot à mot par l'un
desdits Notaires soussignez , l'autre present, du susdit Contract de
vente , qu'elle a declaré avoir bien entendu, de son bon gré, pleine & libre volonté , a dit & declaré qu'elle avoit & a ledit Contract de vente pour agreable , & par ces presentes l'a ratifié , approuvé & confirmé , veut , consent , & accorde qu'il vaille , &
qu'il sorte son plein & entier effet selon sa forme & teneur. Promet
l'entretenir & accomplir : & pour la garantie de ladite maison venduë par ledit Contract , charges , clauses & conditions y contenuës,
ladite Damoiselle s'est d'abondant obligée & oblige solidairement
avec ledit   son mary , sans division , discussion,
ny fidejussion , renonçant ausdits benefices envers ledit
acquereur , dénommé audit Contract , à ce present & acceptant , &c.

Clause de solidité quand plusieurs acquierent pour le payement du restant du prix.

Et quant au surplus de ladite somme se montant à celle de cinq
mille livres , lesquels sieurs acquereurs ont promis , promettent &
s'obligent solidairement l'un pour l'autre , & chacun d'eux seul pour
le tout , sans division ny discussion , renonçant aux benefices de
division , ordre, & discussion, la bailler & payer audit Sieur vendeur
ou au porteur des presentes pour luy , en sa maison à Paris , à peine
de tous dépens, dommages & interests.   Et cependant & jusqu'à
l'actuel payement , lesdits Sieurs acquereurs ont promis , promettent & s'obligent d'en payer les interests à raison du denier vingt
par les quatre quartiers de l'année , à commencer le premier terme
au premier jour de l'année prochaine   dautant qu'ils
entrent en la possession & jouïssance de ladite maison dés ce jour
de la passation des presentes. Et pour la seureté duquel payement
ladite maison cy-dessus venduë , sera & demeurera par privilege,
hypotheque & preference speciale , &c.

Declaration de l'acquereur , que le payement est fait des deniers d'un autre.

Et ledit acquereur a declaré que de ladite somme de vingt mille
livres qu'il a payée , nombrée , comptée & delivrée audit sieur ven-

deur fur & tant moins & en deduction de celle de trente mille livres, il n'en a payé de fes propres déniers que celle de douze mille livres, & qu'il a emprunté celle de huit mille livres à Jean de la
Chaux Marchand   pour laquelle fomme il luy
a conftitué une rente de quatre cens livres par Contract de conftitution paffé pardevant
Notaires audit Chaftelet de Paris le   jour
                        & dautant que par ledit Contract de conftitu-
tion ledit acquereur a promis audit Jean de la Chaux d'employer
ladite fomme de huit mille livres, & de luy fournir quittance d'employ dans fix mois, & le faire fubroger aux droits des vendeurs :
Ledit acquereur fait la prefente declaration à ce que ledit Jean de
la Chaux foit & demeure fubrogé au lieu, droits, privileges, &
hypotheques dudit vendeur, comme par ces prefentes ledit acquereur l'y fubroge dés à prefent, en tant que faire le peut. A quoy
par ledit fieur vendeur a efté declaré & protefté que ladite declaration faite par l'acquereur, & la fubrogation fufdite ne leur pourra nuire ny préjudicier, & que ledit Jean de la Chaux ne s'en pourra fervir ny prévaloir contre luy, & ne pourra déroger ny préjudicier à fes droits, privileges, prérogatives & préference fpeciale
qu'il a fur ladite maifon pour raifon de la fomme de dix mille livres reftante à payer par ledit acquereur du prix de ladite maifon
audit vendeur, laquelle fomme de dix mille livres luy doit eftre
payée fur ladite maifon préferablement audit Jean de la Chaux &
à toutes autres perfonnes, fans que ledit Jean de la Chaux puiffe
prétendre aucune concurrence avec ledit vendeur. Car ainfi le tout
a efté dit, accordé, arrefté & convenu entre les parties. Et pour
l'execution des prefentes, &c.

Claufe que l'acquereur employera au payement des anciens creanciers du vendeur.

Cette vente faite moyennant la fomme de quinze mille livres,
laquelle ledit acquereur a promis & promet employer en l'acquit
du vendeur dans deux mois de la datte des prefentes, au payement
& rachat de telles rentes conftituées au profit de
que ledit vendeur a dit & affirmé eftre des plus anciennes dettes dont ladite maifon peut eftre chargée, montant en principal à dix mille livres, & des cinq mille livres reftant, il promet en
payer les arrerages deûs, écheus & qui échéeront jufques audit

temps de deux mois prochains , frais defdits rachats , & autres dépens & loyaux coufts ; & rendre audit vendeur le refte , fi aucun y
a , dans ledit temps de deux mois. Faifant lefquels rachats & payemens , ledit fieur acquereur declarera que les deniers d'iceux pro-
viennent de la prefente acquifition , & fe fera fubroger aux droits
& hypotheques defdits creanciers , du jour & datte de leurs Contracts de conftitution defdites rentes , pour fa plus grande feureté
& garantie de ladite maifon , laquelle fubrogation ledit vendeur
a dés à prefent confentie & accordée. Et pour cet effet ledit acquereur retiendra lefdits Contracts de création , & titres nouvels
defdites rentes , & fournira feulement audit vendeur à fes dépens
des copies collationnées defdites quittances de rachat dans ledit temps de deux mois. Et au cas que ledit fieur acquereur ne fit
ou ne pût faire lefdits rachats dans ledit temps , foit pour l'abfence
des creanciers , ou autre caufe , ledit acquereur s'eft chargé & fe
charge par ces prefentes des arrerages defdites rentes qui échéeront , à commencer dudit temps de deux mois expiré. Et neanmoins fera tenu ledit acquereur faire lefdits rachats , faire apparoir
des quittances d'iceux , & en fournir copies collationnées , comme
deffus eft dit , audit vendeur au plus tard d'huy en un an , afin
que ledit vendeur foit & demeure purement & abfolument quitte
& déchargé defdites rentes & arrerages d'icelles , à peine de tous
dépens , dommages & interefts.

Claufe en confequence d'un doüaire conftitué fur la chofe venduë.

De laquelle fomme de douze mille livres ledit acquereur a retenu par fes mains celle de fix mille livres , pour feureté du doüaire
prefix conftitué par ledit fieur vendeur pour Damoifelle
fa femme , par leur Contract de mariage en datte du
d'une rente de trois cens livres , en faifant & payant par ledit acquereur audit vendeur les interefts de ladite fomme à raifon du
denier vingt : ce qu'il a promis faire aux quatre quartiers de l'année. Et pour la feureté defdits arrerages & du principal , fera &
demeurera ladite maifon fpecialement affectée & hypothequée, &c.

Claufe de garantie.

Et en outre promet ledit vendeur garantir l'acquereur de tous
troubles & empefchemens , & pour cet effet a obligé , affecté &
hypothequé tous & chacuns les biens , tant prefens qu'à venir,

declarant

declarant que ladite maison luy appartient , &c.

Clause qu'en cas d'éviction , le vendeur ne sera tenu que de rendre à
l'acquereur le prix payé , sans dommages & interests.

Et où ledit acquereur sera évincé de ladite maison venduë , en
ce cas ledit vendeur nonobstant la promesse de garantie specifiée
cy-dessus , ne sera tenu d'aucuns dépens , dommages ny interests,
& sera quitte & déchargé du present Contract , promesses & dépendances d'iceluy , en rendant par luy lors de ladite éviction avenuë,
ladite somme de   qu'il a presentement receuë
pour le prix de ladite vente.

Vente par une mere tutrice , tant en son nom que comme tutrice
de ses enfans mineurs.

Furent presens Damoiselle Marie Gillet veuve de
                    &c. tant en son nom que comme tutrice de
ses enfans mineurs , issus d'elle & dudit défunt
par lesquels & chacun d'eux , elle promet faire ratifier & avoir
agreable le present Contract , & à la garantie de la moitié d'une
maison cy-aprés declarée , les faire obliger avec elle , & chacun
d'eux seul & pour le tout , sans division ny discussion , & en fournir lettres de ratification & obligation en bonne forme au sieur acquereur cy-aprés nommé , incontinent & à mesure qu'ils & chacun d'eux atteindront l'âge de vingt-cinq ans , d'une part : Et Jacques Joly   d'autre. Disant ladite Damoiselle   que la moitié d'une Terre size
consistant , &c. appartenoit à sesdits enfans de leur propre à eux
écheuë   que ladite moitié est chargée de
plusieurs charges , tant foncieres qu'hypothequaires , sçavoir de
trois muids de bled , quatre muids de vin , de , &c. Item , de cent livres de rente constituée au profit dudit sieur acquereur , à cause
desquelles rentes sont dûs plusieurs arrerages , ensemble les frais
& dépens & poursuites faites jusques à present , dont ledit sieur
acquereur vouloit & entendoit estre payé , & à faute de payement
poursuivre les criées & decret de ladite moitié d'icelle Terre,qui étoit
déja saisie réellement avec établissement de Commissaires à sa re-
queste:Et prévoyant ladite Damoiselle qu'elle ne pouroit pas empescher le cours desdites criées,n'ayant aucuns deniers cóptans pour satisfaire au payement desdits arrerages , frais & dépens qui mon-

montoient à plus de douze cent livres : que d'ailleurs ladite Damoiselle & ses enfans devoient encore trois cent livres de rente constituée à , &c. & n'ayant aucuns moyens d'acquitter lesdits rentes & arrerages , sans vendre ladite moitié d'icelle Terre qui est de fort peu de revenu , & en laquelle il n'y a aucuns logis ny bâtimens. Outre que ladite moitié ne pourroit suffire au payement desdites rentes & charges estans sur icelle moitié ; considerant d'ailleurs que si ladite moitié estoit adjugée par decret, il y auroit de grands frais , & qu'elle ne seroit pas venduë un si haut prix, comme elle pourroit estre volontairement & de gré à gré, ce qui causeroit une perte considerable ausdits mineurs ses enfans , elle se seroit resoluë , de l'avis & consentement des plus proches parens desdits enfans , d'exposer en vente ladite moitié d'icelle Terre , & la bailler à celuy qui feroit la condition meilleure desdits mineurs : sur quoy se seroient presentées plusieurs personnes , mais nul n'en auroit tant offert que ledit sieur Jacques Joly, qui en auroit offert jusques à la somme de dix mille livres , outre & pardessus lesdites rentes foncieres de grain & vin : Ausquelles offres comme avantageuses ausdits mineurs , ladite Damoiselle les auroit volontairement acceptées , & sur ce ont lesdites parties fait & accordé, &c.

Acquereur déchargé envers le vendeur , en s'obligeant envers le creancier du vendeur.

Furent presens Nicolas de Lorme & Marie Gaillard sa femme, de luy authorisée ; disans que par Contract passé pardevant
                              Notaires soussignez, le
jour   le sieur Guillaume
& Marguerite   .   sa femme , leur ont vendu, transporté & delaissé une Maison size à Paris, ruë
à la charge entr'autres de payer à la Damoiselle Anne Henry la somme de trois mille quatre cent livres, pour le rachat & remboursement de cent soixante & dix livres de rente constituée au profit de ladite Damoiselle par lesdits Guillaume
& Marguerite sa femme , par Contract passé pardevant
                  Notaires, le   jour
Et sur ce que lesdits Nicolas de Lorme & Marie Gaillard la femme auroient fait entendre à ladite Damoiselle , que si elle vouloit recevoir ledit rachat , ils estoient prests de luy payer comptant ladite somme de   si mieux elle n'aimoit décharger

lefdits Guillaume & fa femme & leurs biens de ladite rente, quoy faifant lefdits Nicolas de Lorme & fa femme s'obligeroient folidairement en leurs propres & privez noms de payer & continuer ladite rente fur tous leurs biens, fpecialement fur ladite maifon, fans neanmoins rien innover à l'hypotheque qu'elle a fur icelle maifon du jour & datte du fufdit Contract de conftitution : Laquelle Damoifelle, pour ce prefente & acceptante, auroit declaré qu'elle eftoit prefte à décharger lefdits Guillaume & fa femme de ladite rente, & fe contenter de l'obligation folidaire defdits Nicolas de Lorme & fa femme, & de fait ladite Damoifelle a dechargé & decharge prefentement, par acte feparé, lefdits Guillaume & fa femme, tant du fort principal, que des arrerages échûs & à écheoir, à caufe de ladite rente de   à la referve de l'hypotheque que ladite Damoifelle fe referve fur ladite maifon du jour & datte dudit Contract de conftitution, en confequence de quoy ladite Damoifelle a retenu copie collationnée d'iceluy, fur laquelle a efté fait mention en fubftance de ladite décharge & referve d'hypotheque : Moyennant laquelle décharge lefdits Nicolas de Lorme & fa femme ont promis, promettent & s'obligent en leurs privez noms l'un pour l'autre, & l'un d'eux feul, &c. renonçant, &c. de bailler, payer & continuer ladite rente de à ladite Damoifelle, fes hoirs & ayans caufe, dorefnavant par chacun an, aux termes & fuivant la creation de ladite rente, tant fur ladite maifon cy-deffus declarée, qui en eft & demeure par privilege fpecial affectée & hypotequée du jour & datte dudit Contract de la creation de ladite rente, laquelle hypotheque ladite Damoifelle s'eft refervée, comme dit eft. Item fur une autre maifon, &c. & generalement fur tous les autres biens, tant prefens qu'à venir defdits Nicolas de Lorme & fa femme, fans que les hypotheques generale & fpeciale dérogent l'une à l'autre, &c.

Vente faite par un homme, tant en fon nom, que comme
Procureur de fa femme.

Fut prefent Gervais Rozé   demeurant, &c. tant en fon nom que comme Procureur de Nicole Gentil fa femme, fondé de fa Procuration paffée pardevant Notaires, &c. le   jour   cy-attachée, lequel Gervais Rozé promet de faire ratifier ces prefentes par ladite Nicole Gentil : Et pour l'entretenement & accompliffement d'icelles, & garantie de la presente vente, il promet la faire d'abondant solidairement obliger avec luy aux renonciations cy-aprés declarées, & de ladite ratification & obligation en fournir lettres en bonne forme à l'acquereur cy-aprés nommé, dans un mois prochain pour tout delay, à peine de tous dépens, dommages & interests en son nom, sans préjudice neanmoins de la validité des presentes : Et pour faire ladite ratification, ledit Gervais Rozé a dés à present autorisé & autorise par ces presentes ladite Nicole Gentil sa femme ; lequel esdits noms & en vertu de ladite Procuration, a reconnu & confessé avoir vendu, &c.

Clause de faculté de rachat.

Ladite vente faite à la charge de par le vendeur de pouvoir exercer la faculté de remeré, & avoir & retirer ladite maison venduë aux charges & conditions contenuës au present Contract, en rendant & payant par ledit vendeur audit acquereur d'huy en trois ans prochains & non aprés, en un seul payement, pareille somme de   que ledit vendeur a receuë dudit acquereur, avec tous ses frais, mises & loyaux cousts, &c.

Remboursement fait en consequence du remeré.

Fut present Claude Guillois   demeurant à, &c. lequel pour satisfaire aux offres que Jacques Nicot luy a ce jourd'huy faites par exploit de Jean Bonjour Sergent, &c. contrôllé par, &c. a volontairement reconnu & confessé avoir eu & receu comptant dudit Jacques Nicot, qui luy a baillé, payé, compté & réellement delivré en presence des Notaires soussignez, en loüis d'or, & autres monnoyes ayans cours, la somme de
pour le remboursement de pareille somme de
que ledit Jacques Nicot avoit receuë de luy pour le prix de la vente à faculté de rachat qu'il avoit faite audit Claude Guillois d'une maison size, &c. appartenant audit Guillois, ainsi qu'il est plus au long contenu audit Contract de vente passé pardevant   Notaires, le   jour
& deux cens cinquante livres pour les frais de ladite vente, mises & loyaux cousts, revenant lesdites deux sommes ensemble à celle de   que ledit Guillois a presentement receuë, & dont il se tient content & satisfait, & en a quitté & quitte ledit Jacques Nicot & tous autres ; & en consequence ledit

Guillois a en tant que besoin seroit, retrocedé & delaissé, sans aucune garantie ny restitution de deniers, ladite maison pour en jouïr, faire & disposer par ledit Guillois, ainsi qu'il eust fait ou pû faire avant ladite vente par luy faite. Et pour cet effet ledit Jacques Nicot luy a presentement rendu l'original dudit Contract de vente, sur lequel & sa minute il consent que par tous Notaires pour ce requis, soit fait mention du present remboursement, sans que sa presence y soit necessaire : ce qui avec les presentes ne servira que d'une mesme chose. Promettant, &c.

Declaration d'un Seigneur qui veut & entend que l'heritage qu'il acquiert, demeure en roture.

Et a ledit Messire Jacques de Lange, dit & declaré qu'il ne veut & n'entend pas réünir ledit heritage à son Fief & Seigneurie de   mais qu'il veut le posseder par luy & par les siens & ayans cause, comme terres roturieres, pour estre partagées entre ses heritiers comme telles, en cas qu'il se trouve dans ses biens au jour de son decez, & pour ledit heritage estre & demeurer en la censive dudit Fief & Seigneurie de & estre chargé de la mesme censive envers ledit Fief, dont il a esté jusques à present avant la presente acquisition, sans que ladite presente acquisition puisse à l'avenir en décharger ledit heritage entre les mains de qui ledit heritage puisse tomber aprés le decez dudit sieur acquereur.

Vente des biens d'Eglise.

Faut observer que les ventes des biens des Eglises requierent quelques solemnitez, sans lesquelles elles sont nulles ; & même quoy que lesdites solemnitez y ayent esté gardées, les alienations peuvent estre cassées, s'il y a vilité de prix, parce que l'Eglise use du privilege des mineurs.

La premiere solemnité ou formalité, est qu'il soit constant de la necessité de faire l'alienation, ou de l'utilité qui en peut provenir à l'Eglise.

La deuxiéme, est l'autorité & le consentement du Superieur & du Patron, s'il y en a ; ainsi il faut l'autorité de l'Evesque ou de l'Abbé ou Prieur, requis par le Chapitre assemblé pour cet effet au son de la cloche.

La troisiéme, qu'il y ait eu des publications faites & des affiches mises contenant l'alienation desdits biens, ce qui est tiré de l'Authentique *hoc jus porrectum. C. de sacros. Eccles.*

De ce que nous venons de dire il s'ensuit que les Religieux ne peuvent aliener leurs biens, sans le consentement de leur Abbé, ny l'Abbé sans celuy des Religieux. Ny les Commandeurs des Chevaliers de S. Jean de Jerusalem aliener les biens de leurs Commanderies, sans le consentement du Chapitre de l'Ordre, qui est pour la France à Paris, & l'autorité & approbation du Grand Maistre & Chef de l'Ordre.

Au cas que l'alienation eust esté faite sans l'autorité du Superieur immediat, son successeur ne seroit pas obligé de maintenir les Contracts & accords qui auroient esté faits, comme estant reputez purs personnels. Et mesme quoy que les biens de l'Eglise se prescrivent par l'espace de quarante ans, neanmoins cette prescription ne commence point à courir du vivant du Prelat ou Superieur qui a alienè sans les solemnitez requises, mais elle ne commence qu'aprés sa mort, & depuis qu'il y a un autre successeur. Mais si l'alienation est bien faite, la prescription commence de son vivant & du jour du Contract.

Pareillement quand une Fabrique vend un immeuble, il faut le consentement du Curé & des Marguilliers & anciens Marguilliers & celuy de l'Evesque, & faire publier l'alienation au Prône de la Paroisse.

Formule de ladite vente.

Pardevant, &c. furent presens & comparurent personnellement Venerables & Religieuses personnes, &c. tous Religieux profez du Convent de   deuëment assemblez dans leur Chapitre au son de la cloche, jour, lieu & heure accoûtumez pour traiter des affaires dudit Convent, faisans & representans la plus grande partie des Religieux d'iceluy, d'une part : Et honorable homme Jean Girost Marchand Bourgeois de Paris, d'autre. Disans lesdits Religieux que leurdit Convent estant chargé de plusieurs rentes, dettes & hypotheques creées cy-devant, tant pour le rétablissement de leur Eglise, que pour les bâtimens & reparations qu'ils ont esté obligez de faire dans les maisons appartenantes audit Convent, situées l'une, &c. & que pour lesdites dettes ils estoient fort poursuivis par leurs creanciers, & se trouvans dans l'impuissance d'acquitter lesdites dettes, sans aliener une partie de

leurs biens temporels, ils auroient prefenté Requefte au Reverend
Pere Genéral de leur Ordre, tendante à ce qu'il leur fût permis
de vendre & aliener une partie de leur Temporel jufqu'à la fomme de quinze mille livres : Et ledit Reverend Pere ayant veu,
confidere & examiné la fufdite Requefte, il leur auroit octroyé &
accordé d'aliener de leurfdits biens à prefent jufqu'à la fomme de
douze mille livres, à la charge que les deniers provenans des alienations feroient entierement employez au rachat & acquit des
rentes & dettes qui leur feront les plus onereufes, le tout par l'avis
de leur Pere Vifiteur de, &c. ainfi qu'il eft deuëment apparu aufdits Notaires par ladite permiffion en datte du, &c. eftant au bas
de ladite Requefte, le tout inferé au bas du prefent Contract. En
vertu de laquelle permiffion lefdits Religieux auroient déja fait
quelques alienations jufqu'à la fomme de cinq mille livres, qu'ils
auroient employée en l'acquit de quelques dettes fe montant à pareille fomme. Et pour parvenir à l'acquit des autres dettes, & à
l'effet de ladite Requefte & permiffion, ils auroient entr'autres biens
fait publier & expofer en vente une Ferme appartenante audit
Convent, fize, &c. confiftante, &c. Et quoy qu'il fe foit
prefenté plufieurs perfonnes pour l'acquerir, neanmoins n'y auroit
eu aucun qui en ait tant offert, ny fait la condition dudit Convent
meilleure que ledit Jean Giroft, auquel ils auroient déliberé de
luy en paffer le Contract de vente, & fur ce pris l'avis de leurfdit
Pere Vifiteur, & dudit Reverend Prieur, ont lefdites parties de
bonne foy paffé & accordé volontairement les vente, ceffion,
promeffes & conventions qui enfuivent. C'eft à fçavoir, que lefdits
Religieux pour l'intereft & l'utilité de leur Convent, & pour acquiter partie de leurfdites dettes, de leurs bons grez & volontez,
& en vertu & fuivant ladite permiffion dudit Reverend Pere General de leur Ordre, auquel d'abondant & au Chapitre Genéral
qui fe tiendra le premier, ils ont promis faire omologuer le prefent
Contract, ont reconnu & confeffé avoir vendu, cedé, quitté,
tranfporté & délaiffé, & par ces prefentes vendent, cedent, quittent, tranfportent & délaiffent du tout dés à prefent & à toûjours ;
ont promis & promettent garantir envers & contre tous de tous
troubles, évictions, dettes, hypotheques, & autres empêchemens
generalement quelconques; audit Jean Giroft, ce acceptant pour
luy, fes hoirs & ayans caufe, ladite Ferme, avec les lieux & terres
qui en dépendent mentionnez cy-deffus, eftant en la cenfive de

Seigneur, &c. & chargée de vingt deniers de cens par chacun arpent, pour toutes & sans autres charges quelconques, franche & quitte ladite Ferme & Terre des arrerages dudit cens de tout le temps passé jusqu'à present, pour en joüir, &c. à commencer ladite joüissance, &c. ; ces ventes, cession & transport faits à la charge dudit cens & des droits Seigneuriaux, & moyennant la somme de sept mille trois cens livres, que lesdits sieurs Religieux ont receuë dudit Jean Girost, qui leur a icelle somme baillée, payée, comptée & délivrée réellement en presence desdits Notaires soussignez en Loüis d'or, & autres monnoyes ayant cours, dont ils se contentent ; & moyennant ladite somme lesdits Religieux ont transferé audit Jean Girost tous droits de proprieté, fonds, tres-fonds, saisine, possession, noms, raisons & actions qu'ils avoient en ladite Ferme & Terre, de laquelle ils se sont entierement démis, dessaisis & devestus, pour & au profit dudit acquereur, ses hoirs & ayans cause, voulans qu'il en joüisse de la même maniere qu'ils en ont joüy jusqu'à present : laquelle somme de sept mille trois cens livres lesdits Religieux promettent employer d'huy en un mois au rachat d'une rente de trois cens livres qu'ils doivent à   & dudit rachat en fournir dans ledit temps une copie deuëment collationnée audit Jean Girost, lequel ils consentent estre subrogé en l'hypotheque & droits dudit   pour sa plus grande sureté. Et en outre lesdits Religieux ont promis fournir audit Jean Girost tous les titres qu'ils ont en leur possession concernans la proprieté de ladite Ferme & Terre cy-dessus déclarée, dont ledit acquereur se chargera par Inventaire, pour en aider ausdits Religieux en cas de recours de garantie. Et les trois cens livres restans lesdits sieurs Religieux ont promis de les employer en l'acquit d'autres dettes, dont ils fourniront quittance valable audit Jean Girost d'huy en deux mois. Car ainsi, &c. promettant, &c.

Ensuit la teneur de ladite Requeste & permission, &c.

De la vente des Offices.

LA venalité des Offices estoit autrefois inconnuë en France, Le Roy Loüis XII. fut le premier, ainsi que remarquent les Historiens, qui pour acquiter les dettes faites par Charles VIII.

son

ſon predeceſſeur , prit de l'argent des Offices. Enſuite François I·ſucceſſeur de Loüis XII. introduiſit publiquement la venalité des Charges par l'établiſſement des Parties caſuelles l'an 1522. Elles ne furent établies neanmoins dans le commencement que pour les Offices de Finance , mais celles de Judicature y furent miſes auſſi en taxe quelque temps aprés.

Il faut obſerver qu'il y a trois eſpeces principales de Charges ou Offices ; les uns ſont hereditaires , les autres ſont venaux , & les troiſiémes ſont non venaux.

Entre les Offices hereditaires il y en a qui ſont domaniaux, leſquels ſe vendent toûjours à faculté de rachat perpetuel , comme ſont les Greffes, les Notariats, les Sceaux , les Receptes des Conſignations , & quelques autres. L'exercice de ces Charges eſtoit autrefois baillé à ferme au profit du Domaine avant l'érection des Parties caſuelles , mais depuis les Offices ont eſté vendus à faculté de rachat perpetuel.

Ces Offices ont deux qualitez , l'une qu'ils ſont des Offices , l'autre qu'ils ſont un Domaine aliené ; c'eſt pourquoy la proprieté d'iceux peut reſider en une perſonne, & l'exercice dans une autre : ainſi celuy qui a la proprieté d'un Greffe peut commettre quelqu'un pour l'exercer , lequel eſt obligé de ſe faire recevoir , & faire ſolemnellement le ſerment en Juſtice, aprés information de vie & mœurs , ainſi que tout Officier doit faire. C'eſt pourquoy tout acquereur d'un Greffe n'eſt pas Greffier , comme au contraire tout Greffier n'eſt point proprietaire du Greffe. De là vient qu'un Greffe peut eſtre poſſedé par femmes & par mineurs. C'eſt auſſi pour cette raiſon qu'il n'eſt pas beſoin de Lettres de Proviſion pour ces Offices, ny pour les proprietaires , ny pour ceux qui s'y font recevoir pour les exercer , parce que pour les premiers les titres de leur acquiſition ſuffit ; ny pour les Commis , parce qu'ils n'ont aucun droit de proprieté.

Ces Offices peuvent eſtre valablement obligez & hypothequez, & ils ont ſuite par hypothéque juſqu'à l'actuel rembourſement fait par le Roy , ſoit contre le tiers acquereur ; quoy qu'il ſoit pourveu , ſoit pour l'ordre d'hypotheque ſur les deniers du decret, dautant que les Offices domaniaux ſont reglez comme les autres immeubles, à cauſe du Domaine aliené , lequel appartient aux acquereurs , lequel par conſequent ne peut eſtre purgé ny éteint que par le rembourſement actuel fait par le Roy.

T

Il y a des Offices hereditaires par privilege , comme font ceux des Gruyers, Verdiers, Foreftiers, Chaftelains, Gardes-Marteaux, Maiftres, Sergens des Eaux & Forefts , & autres.

Les Lettres de Provifion font neceffaires à chaque mutation , de même que pour les Offices qui font à vie.

Il y a d'autres Charges qui font hereditaires en payant par le titulaire le droit annuel, qu'on appelle vulgairement la Paulette.

Les Offices venaux font ceux qui fe vendent licitement, & dont la vente ne repugne pas à la Juftice & à la droite raifon , comme dit Loyfeau , tels que font les Offices de Finance.

Les Offices non venaux font de trois efpeces ; les uns font tout à fait non venaux , c'eft à dire tant à l'égard du Prince , que des particuliers, comme font les Offices de la Couronne ; d'autres font non venaux à l'égard du Prince feulement, comme font tous ceux qui n'entrent point dans les Parties cafuelles, dont neanmoins on permet la vente entre les particuliers, comme font la plus grande partie des Offices de la Maifon du Roy : & les troifiémes font non venaux à l'égard des particuliers feulement, lefquels fe vendent par le Roy publiquement, lefquels tombent dans les Parties cafuelles ; cependant la vente publique & par decret n'eft point autorifée en Juftice, comme font les Offices de Judicature.

La vente des Offices eft proprement appellée compofition. La raifon eft , qu'avant que la vente en fût publique les parties en traitoient & compofoient fecrettement pour quelque legere remuneration ou gratification.

La compofition eftant faite & le prix eftant payé ou configné, il faut la refignation ou la démiffion de la part du Refignataire, & la provifion de la part du Collateur. La raifon eft, felon Loyfeau, que l'Office ne peut pas par un commerce entierement libre , eftre transferé directement ou immediatement d'une perfonne en une autre par vente ou tranfport , fuivy de tradition ou d'acte équipollent, ainfi que les autres biens corporels ou incorporels , mais qu'il faut qu'il paffe par les mains du Collateur , fans la provifion duquel l'Office ne peut eftre poffedé.

De là vient que la compofition d'un Office ne produit pas droit en l'Office, mais feulement droit à l'Office ; & même que celuy qui a retiré de fon vendeur une procuration irrevocable pour le refigner en fa faveur , même un acte exprés de refignation , n'a point

encore de droit en l'Office , jufqu'à ce que la refignation foit admife par le Collateur, & la provifion expediée à fon profit : de
forte que jufques là l'Office eft *in bonis* du Refignant , & par confequent il peut eftre faifi par fes creanciers, & peut même eftre
par luy refigné à un autre , s'il prévient par effet fon premier
Refignataire.

Mais la provifion pure & fimple donne droit en l'Office au Refignataire, en forte qu'il ne le peut plus perdre par le fait & par les
dettes du Refignant, & il ne peut plus eftre conferé à un autre,
dautant que le Refignataire en eftant pourveu, le Collateur n'a
plus droit d'en pourvoir un autre jufqu'à une autre vacation.

La refignation qu'on appelle plus ordinairement démiffion, doit
eftre faite entre les mains du Collateur , parce que la démiffion
doit eftre faite à celuy qui a droit d'y pourvoir, autrement l'Office demeureroit toûjours au Refignant.

La refignation fe fait par acte feparé pardevant Notaires & par
procuration fpeciale : la raifon eft , que telle refignation emporte
l'alienation de l'Office.

Dautant que la provifion tranfmet en la perfonne du Refignataire tous droits de proprieté, il s'enfuit que le Refignataire ne
peut point eftre évincé ny par hypotheque ou dettes creées par
fon vendeur, ny autrement , parce que le fceau des Provifions
purge toutes les hypotheques & tous les privileges qui pourroient
eftre pretendus fur l'Office ; mais on demande fi dans les Offices
le vendeur eft fujet à garantie ainfi que dans les autres chofes venduës? Loyfeau Traité des Offices Liv. 3. Chap. 2. nombre 33. dit
que quoy que dans les chofes corporelles il n'y ait que deux caufes
de garantie, fçavoir que la chofe appartienne au vendeur , &
qu'elle foit franche & quitte d'hypotheques , neanmoins dans les
Offices il y a une autre caufe de garantie, qui eft que la chofe qui
ne fe void point, foit & fubfifte. Ainfi dans l'Office il y a ces trois
caufes de garantie, qu'il foit & qu'il fubfifte, qu'il appartienne au
vendeur , & qu'il ne foit point faifi pour fes dettes. Et ces trois
caufes ont lieu quoy que les parties n'en ayent point parlé dans le
Traité.

En confequence de la premiere caufe , fi lors de la compofition
l'Office ne fubfiftoit point, foit qu'il n'eut point efté erigé du tout,
ou qu'il ne l'eut point efté valablement , ou qu'il eut efté fupprimé
auparavant, ou autrement éteint, il y a lieu à la garantie. Nean-

moins fi le vendeur avoit vendu , & promis refigner le même droit qu'il avoit en l'Office , ou que l'Office ait efté vendu tel qu'il eftoit, ou que l'acheteur l'ait acheté à fes rifques & fortunes ou fans garantie , dans tous ces cas la vente eft valable , & même l'acheteur ne feroit pas obligé à la reftitution des deniers , ce qu'il faut entendre avec deux limitations : La premiere eft , s'il n'y avoit point d'efperance probable en l'Office acheté , que l'Office pût eftre étably ou rétably , parce que la vente ne fe peut faire s'il n'y a quelque chofe qui en foit le fujet , ou au moins qu'il n'y ait efperance qu'elle foit ; car on vend l'efperance qu'on peut avoir quand elle eft bien fondée , comme quand on vend le jet des filets , pourveu que cette efperance foit dans le commerce , car autrement la venté en feroit nulle : ainfi on ne peut point vendre l'efperance de la fucceffion d'un homme vivant. L'autre eft , s'il y avoit quelque dol ou reticence de la part du vendeur , qui auroit pû vray-femblablement empêcher que l'acheteur n'eût traité de l'Office : comme fi celuy qui a appris que fon Office alloit eftre fupprimé , le vend à toutes rifques & fortunes à celuy qui n'en fçavoit rien.

A l'égard des deux autres caufes il y echet garantie , quand l'acheteur eft troublé dans l'Office par le fait du Refignant. Mais s'il y eftoit troublé à l'occafion de l'Office , comme parce qu'il feroit furnumeraire & incommodé au peuple , en ce cas il n'y auroit point de garantie , fuivant le fentiment de Loyfeau , parce que c'eft à l'acheteur à prendre garde à la qualité de l'Office qu'il achete : car s'il eftoit fupprimé , ce feroit plûtoft par le fait du Prince , que par la faute du vendeur.

Le vendeur pour fe mettre en feureté dans les cas cy-deffus declarez , doit non feulement ftipuler au Contract une décharge de garantie , mais auffi de la reftitution des deniers.

Il faut obferver , comme il a efté dit cy-deffus , que hors les Offices domaniaux les Charges ne font point fufceptibles d'hypotheque , & qu'en cas qu'elles foient venduës & decretées par les creanciers , le prix fe diftribuë entr'eux à contribution , fi ce n'eft à l'égard des creanciers privilegiez , fçavoir ceux qui ont vendu lefdites Charges , ou qui ont prété leurs deniers pour les acquerir , lefquels font preferez à tous autres creanciers , foit qu'ils foient faififfans ou oppofans , pourveu qu'ils y viennent avant la refignation admife , & les Provifions expediées au profit d'un tiers ; c'eft pourquoy il eft de tres-grande confequence de declarer dans ce Contract que le vendeur se reserve ce privilege ; ou que les deniers ont esté prestez par tel pour l'acquisition de la Charge sur laquelle il stipule une hypotheque privilegiée. Ce qui n'a pas lieu neanmoins pour les Offices de la Maison du Roy, lesquels sont hors le commerce, si ce n'est entre les particuliers, de sorte qu'ils ne peuvent estre ny saisis ny decretez, & ceux qui en sont pourveus ne craignent point d'oppositions au Sceau.

Et dautant que les Offices qui sont sujets à la Paulette, tombent dans les Parties casuelles par la mort du Titulaire, faute par luy d'avoir payé le droit annuel, au cas que le vendeur n'ait receu qu'une partie du prix convenu, ou que des particuliers ayent presté leurs deniers pour l'acquisition de l'Office, ils doivent stipuler que l'acquereur sera obligé de payer le droit annuel chaque année, & leur en fournir la quittance dans la huictaine aprés le Bureau ouvert, afin que l'Office soit conservé. Et au cas que le Pourveu de l'Office soit negligent de payer ledit droit annuel, le vendeur, ou un de ses creanciers privilegiez sur l'Office, peuvent le payer dans la quinzaine de l'ouverture du Bureau, ayant préalablement sommé le Titulaire de l'Office de le payer : & le Tresorier ou le Commis à la Recette du droit annuel, ne peut sur la sommation faite audit Titulaire, refuser d'en recevoir le payement & d'en donner quittance. Et celuy qui a fait le payement, est preferé pour iceluy à tous autres creanciers, quelque privilege qu'ils ayent sur l'Office, jusqu'à concurrence des deniers payez pour ledit droit.

Il y a encore cela de particulier pour les Offices de la Maison du Roy, qu'il faut avoir l'agrément du Roy, ou du Grand Maistre de la Maison du Roy pour les sept Offices, & parce qu'il arrive quelquefois que le Roy, ou le Grand Maistre de sa Maison refusent l'agrément, le vendeur donne sa demission, à la charge que si celuy qui la prend est agreé, il payera dans certain temps; ou plûtost pour entiere sureté, qu'en donnant la démission, il consignera chez un Notaire le prix convenu, & qu'il se fera pourvoir dans un certain temps. Et parce que cet agrément ne dépend pas de celuy qui a traité de l'Office, il s'ensuit que s'il luy est refusé, il ne peut estre poursuivi pour dommages & interests.

Procuration ad resignandum.

Pardevant les Notaires, &c. fut present en sa personne noble homme   Conseiller du Roy demeurant   lequel a fait & conſtitué ſon Procureur general & ſpecial Maiſtre

auquel il a donné pouvoir & puiſſance de pour luy & en ſon nom, reſigner & remettre entre les mains du Roy noſtre Sire , Monſeigneur le Chancelier , Garde des Sceaux, & autres ayant ce pouvoir , ſondit Office de Conſeiller

pour au nom & en faveur toutefois de

& non d'autre , ny autrement, & à cette fin conſentir & accorder que toutes Lettres de proviſion & autres neceſſaires luy en ſoient expediées & delivrées , & generalement faire pour raiſon de ce tout ce qui ſera requis & neceſſaire. Promettant , &c. Fait & paſſé és études , &c.

Compoſition d'Office de Conſeiller , &c.

Furent preſens noble Homme Maiſtre Claude du Puis Conſeiller du Roy.   demeurant

d'une part : Et Maiſtre Jean Leſcat Advocat au Parlement , demeurant

d'autre : leſquels ont volontairement reconnu & confeſſé avoir fait le traité & conventions qui enſuivent pour raiſon dudit Office de Conſeiller de   c'eſt à ſçavoir , que ledit Maiſtre Claude du Puis a preſentement baillé & mis és mains dudit Jean Leſcat ſa Procuration *ad reſignandum* , qu'il a paſſée le jour   pardevant les Notaires souſſignez, pour reſigner és mains du Roy noſtre Sire & de Monſeigneur le Chancelier ledit Office de Conſeiller de

au nom & en faveur dudit Jean Leſcat ; plus les Lettres qui enſuivent , ſçavoir les Lettres de Proviſion dudit Office obtenuës de Sa Majeſté par ledit Claude du Puis , ſur la reſignation faite en ſa faveur par Maiſtre Jacques du Bois

cy-devant pourveu dudit Office , données à Verſailles le jour de   ſignées LOUIS, & ſur le reply, par le Roy, De Pompone, & ſcellées du grand Sceau de cire jaune ſur double queuë ; l'Acte du ſerment & reception dudit Claude du Puis audit Office de   pluſieurs Quittances du droit annuel dudit Office , ſçavoir des années, &c. la derniere eſtant pour la preſente année , en datte

ſignées & contrôllées ; & autres Proviſions , Lettres & Quittances des precedens poſſeſſeurs dudit Office : pour en vertu de la Pro-

curation *ad resignandum* , Lettres & Quittances se faire pourvoir &
recevoir audit Office par ledit Jean Lescat à ses frais. & dépens d'huy
en deux mois , joüir & succeder par ledit Jean Lescat aux honneurs, prerogatives, préeminences, autoritez, privileges, fran-
chises, libertez, gages, droits, fruits, profits, revenus & émolumens y attribuez & appartenans dudit jour de ladite reception :
se reservant neanmoins ledit Claude du Puis les gages attribuez
audit Office jusques au jour de la reception dudit Office. Ce present traité & resignation faite moyennant la somme de
                      que ledit Claude du Puis reconnoist luy
avoir esté comptée , nombrée & delivrée presentement par ledit
Jean Lescat , en la presence desdits Notaires soussignez , en Loüis
d'or & d'argent & autres monnoyes ayans cours par tout le Royaume , de laquelle il se tient pour content & satisfait. Et a esté accordé & convenu entre les parties , que s'il intervenoit des empeschemens ou oppositions aux provisions & reception dudit Jean Lescat , de la part & du fait dudit Claude du Puis , iceluy Claude du
Puis a promis & promet , s'oblige & sera tenu les faire lever & oster
incontinent & sans delay , aprés qu'elles luy auront esté signifiées
au domicile cy aprés par luy éleu , desorte qu'il n'y ait aucun re-
tardement , à peine de tous dépens , dommages & interests : car
ainsi a esté convenu & arresté entre les parties. Et pour l'execution des presentes & dependances , les parties ont éleu leurs domiciles irrevocables en cette Ville de Paris , sçavoir ledit Maistre Claude du Puis, & ledit Jean Lescat , &c. nonobstant &c. changement &
mutation de domicile , &c.

Clause quand l'acquereur ne paye qu'une partie du prix.

Ledit traité & composition dudit Office moyennant la somme
de trente-trois mille cinq cent livres , sur laquelle ledit Claude du
Puis reconnoist avoir receu dudit Jean Lescat la somme de
quinze mille cinq cent livres , baillée , comptée & délivrée en
Loüis d'or & d'argent, & autres monnoyes ayans cours par tout le
Royaume , en presence desdits Notaires soussignez , & le surplus
montant à la somme de vingt mille livres , iedit Jean Lescat promet , s'oblige & sera tenu les bailler & payer audit Claude du
Puis , ou au porteur des presentes , &c. en ladite Ville de Paris au
domicille cy-aprés éleu par ledit Claude du Puis , sçavoir dix mille
livres si-tost qu'il sera pourveu & receu audit Office , sans aucune

opposition de la part & du fait dudit Claude du Puis, & les dix
autres mille livres restant à payer, dans un an à compter du jour
de ladite reception ; cependant & jusqu'à l'actuel & entier payement
de ladite somme restante , en payer l'interest à raison du denier
vingt, pour la seureté de laquelle somme de vingt mille livres &
des interests qui pourroient en estre dûs, ledit Office de
est & demeure , sera & demeurera par privilege & hypotheque
speciale & par preference, affecté & hypothequé , &c. ainsi que
ledit Jean Lescat y a obligé & hypothequé generalement tous &
uns chacuns ses biens presens & à venir, & specialement une maison size, &c. sans que l'obligation generale déroge à la speciale,
& la speciale à la generale. Tous lesquels biens ledit Jean Lescat a
declaré & affirmé estre francs & quittes de toutes dettes & hypotheques quelconques, &c.

Clause pour le payement du Droit annuel, & au cas de revocation d'iceluy.

Pour plus grande seureté du payement de ladite somme de
restante à payer par ledit Jean Lescat , &
continuation de ladite rente , garantie & du contenu audit present
traité & conservation dudit Office, ledit Jean Lescat a promis, promet & sera tenu payer le Droit annuel dudit Office par chacun an,
& en tirer quittance du Thresorier des Parties Casuelles, ou autre
qui sera commis par le Roy, & de fournir copie de ladite quittance bonne & valable contrôllée dudit Jean Lescat, par chacun an,
huit jours aprés l'ouverture du Bureau de la reception du droit , aura esté clos & fermé, à peine d'estre contraint au rachat de ladite
rente. Et en outre a esté accordé entre les parties qu'en cas de revocation , ou discontinuation du Droit annuel en quelque temps
que ce soit , audit cas ledit Jean Lescat a promis & s'est obligé
& s'oblige par ces presentes , de fournir bonne & suffisante
caution & solvable audit Claude du Puis , qui s'obligera envers
ledit Claude du Puis à la garantie , payement & continuation de
ladite rente & du sort principal , &c. ainsi que ledit Jean Lescat y
est cy-dessus obligé , dont ladite caution fera son propre fait &
dette seul pour le tout solidairement, sans division ny discution ;
renoncera ladite caution aux benefices de division , ordre , discution & fidejussion , & élira son domicile irrevocable en cette Ville
de Paris. Et à faute de fournir ladite caution , ainsi que dit est,

dans

dans trois mois pour tout delay, à compter du jour de la revocation dudit Droit annuel, ledit Jean Lefcat confent & accorde eftre contraint au rachat de ladite rente & payement des arrerages qui en feront dûs, par faifie, vente & execution de fes biens meubles & immeubles, en vertu de la prefente claufe ; car ainfi a efté convenu & arrefté entre les parties, autrement ledit prefent traité n'auroit point efté fait. Et pour l'execution des prefentes & du contenu en icelles, les parties ont éleu, & c. auquel lieu ils veulent & confentent refpectivement que tous exploits de commandemens, fommations, fignifications, & autres actes de Juftice, qui y feront faits de part & d'autre, & l'un contre l'autre, vallent & foient de tel effet, force & vertu, que s'ils eftoient faits parlant à leurs propres perfonnes & en leurs veritables & actuels domiciles, nonobftant mutation, &c.

Contract de vente de l'Office de Correcteur des Comptes.

Pardevant, &c. fut prefente Nicole femme & procuratrice de Maiftre Jacques   pourveu par Sa Majefté de l'Office de Confeiller du Roy ordinaire de fa Chambre des Comptes à Paris, & non receu en iceluy, de luy fondée de Procuration paffée pardevant

Notaires au Chaftelet de Paris, le   jour annexée à la minute des prefentes, demeurante à Paris, ruë

Paroiffe   difant que pour accelerer les affaires de fondit mary, & l'acquitter envers fes creanciers, elle leur auroit propofé d'accepter le delaiffement volontaire de fon Office de Correcteur des Comptes, & autres biens d'iceluy, pour & jufques à concurrence de leur deub, afin d'éviter à frais : A quoy n'ayant voulu entendre, elle les auroit expofez en vente, & fe feroit prefenté le fieur Claude   cy-aprés nommé pour ledit Office, & offert pour iceluy la fomme de quarante-fix mille livres, & non autres pardeffus ; ce qui l'a fait refoudre de l'accepter. A cette caufe, elle a fous le bon plaifir de Sa Majefté, reconnu & confeffé avoir vendu & delaiffé par ces prefentes à

Maiftre Claude   Advocat au Parlement, demeurant ruë   à ce prefent & acceptant, l'Office de Confeiller du Roy Correcteur ordinaire en la Chambre des Comptes à Paris, du femeftre de Juillet, dont ledit fieur Jacques   eft pourveu feulement par lettres

V

du 22. Juillet 1677. sur la resignation de Maistre Charles
                    aux gages de sept cent cinquante-huit livres
quatorze sols six deniers , dont ne se paye à present que cinq cens
quatre-vingt onze livres onze sols trois deniers par an , auquel
Office ledit sieur Claude   se fera incessamment
agréer , pourvoir & recevoir à ses frais & diligences ; & à cette
fin luy a esté par ladite Damoiselle presentement délivrée la Procuration de demission dudit sieur Jacques
dudit Office le nom en blanc ; passée pardevant
                    le troisiéme Avril dernier , lesdites
Lettres de provision au nom dudit sieur Jacques
dudit jour 22. Juillet 1677. signées sur le reply , par le Roy , No-
BLET , & scellées du grand Sceau de cire jaune , sous le contre-scel
desquelles est la copie collationnée aussi signée N O B L E T , tant
de la quittance de l'annuel payé par ledit sieur Charles
pour l'année 1677. que des quittances de Finances & de Marc d'or
au nom dudit sieur Jacques
la Procuration *ad resignandum* dudit sieur Charles
remplie dudit sieur Jacques , & l'expedition du Contract de vente
dudit Office par ledit sieur Charles   en presence
de ses creanciers audit sieur Jacques , passée pardevant
                    Notaires audit Chastelet , le premier
Juin 1677. avec trois quittances de l'annuel par ledit sieur Jacques
                    payé pour les années 1678. 1679. & la presente
1680. Et si au Sceau des Provisions dudit sieur Claude
il se trouve des oppositions de la part des creanciers desdits sieurs
Charles.   & Jacques
ladite Damoiselle audit nom , même en son propre & privé nom ,
& en iceluy solidairement promet & s'oblige de les faire lever &
en fournir les main-levées audit sieur Claude un mois aprés la dénonciation d'icelles , au domicile par elle cy-aprés éleu , sinon demeureront converties en saisies sur le prix dudit Office , à peine
de tous dépens , dommages & interests , pour par ledit sieur Claude   joüir dudit Office aux honneurs , gages ,
susdits , franc-salé , profits & autres émolumens y attribuez , & en
disposer à sa volonté , à commencer ladite jouïssance , sçavoir desdits gages du premier Janvier prochain , des épices du jour de sa
reception , & du franc-salé de la premiere délivrance qui en sera
faite à la Chambre. Cette vente faite moyennant ladite somme de

quarante-six mille livres offerte & acceptée comme dit est pour le
prix dudit Office, laquelle somme de quarante-six mille livres a
esté deposée réellement en especes de Loüis d'argent, pistoles
d'Espagne, & monnoye ayant cours, par ledit sieur Claude
                        és mains de
l'un des Notaires soussignez, pour aussi-tost l'obtention desdites
Provisions, comme dessus dit est, estre payé d'icelle somme celle
de vingt-six mille livres restant deuë du principal par ledit sieur
Jacques du prix dudit Office aux creanciers dudit sieur Charles,
qui restent à payer sur ledit prix, dénommez audit traité du premier Iuillet 1677. & suivant iceluy avec les interests depuis échus
& à écheoir, & le surplus aux creanciers dudit sieur Iacques, suivant la declaration par distribution qui sera faite à l'amiable entre
eux, & en estant du tout ledit sieur Claude
bien & valablement déchargé. Declarant ledit sieur Claude qu'en
la susdite somme de quarante-six mille livres déposée és mains dudit   Notaire pour le prix dudit Office, est entrée celle de dix sept mille livres procedans de deux Contracts de
constitution par luy passez pardevant les Notaires soussignez ce jour-
d'huy, l'un de six cens cinquante livres de rente, au principal de
la somme de treize mille livres, au profit de Pierre
son frere   & l'autre de deux cens livres de rente,
au principal de la somme de quatre mille livres au profit de Maistre Cesar   au desir desquels il fait la presente
declaration d'employ, afin que suivant iceux lesdits sieurs Pierre
& Cesar   ayent speciale hypotheque & privilege
sur ledit Office de Correcteur des Comptes. Car ainsi le tout a
esté accordé entre lesdites parties, lesquelles pour l'execution des
presentes ont éleu leurs domiciles irrevocables és maisons où chacune d'elles est demeurante sus declarez, ausquels lieux promettant, obligeant chacun endroit soy, renonçant. Fait & passé, &c.

Procuration pour un Office de l'Hostel de Ville.

Fut present Nicolas du Jonc Juré Mesureur de Charbon és ports
& places de cette Ville & Faux-bourgs de Paris, y demeurant
rue   lequel volontairement
sous le bon plaisir du Roy, de Monseigneur le Chancelier Garde
des Sceaux de France, & de Messieurs les Prevost des Marchands
& Echevins de cette Ville de Paris, s'est démis & demet par ces

prefentes de fondit Office de Mefureur de Charbon, &c. pour, au nom
& en faveur toutefois de Claude Forefts demeurant
& non d'autre , ny autrement, confentant & accordant que tóutes
Lettres de Provifion & autres à ce requifes & neceffaires luy en
foient expediées & delivrées en bonne forme : & pour l'execu-
cution de ladite Procuration , ledit Nicolas du Jonc a fait & conftitué fon Procureur general & fpecial le porteur des prefentes, auquel il a donné pouvoir de ce faire , & tout ce qu'il appartiendra
& fera requis, & en requiert acte. Promettant, &c.

Traité & compofition dudit Office.

Furent prefens Nicolas du Jonc, &c. Juré, &c. d'une part : &
Claude Forefts, &c.   d'autre ; lefquels ont fait les
accords, traitez & conventions qui s'enfuivent , pour raifon dudit
Office ; fçavoir que ledit Nicolas du Jonc a prefentement baillé &
mis és mains dudit Claude Forefts fa Procuration *ad refignandum*
qu'il a ce jourd'huy paffée pardevant les Notaires fouffignez, dudit
Office, &c. au nom & en faveur dudit Claude Forefts : & luy a
auffi baillé & mis és mains prefentement
Quittances du droit annuel dudit Office des années
dattées des   fignées & contrôllées, &c. avec
les Lettres de Provifion & de Reception par iuy obtenuës dudit
Office, fur la demiffion & nomination de François Boudet, &c.
en datte du   fignée & fcellée , avec le traité &
compofition dudit Office fait entre luy & ledit François Boudet, &c. paffée pardevant
Notaires audit Chaftelet de Paris, le   jour
pour en vertu de ladite Procuration *ad refignandum* , Lettres &
pieces fufdites fe faire par ledit Claude Forefts pourvoir dudit Office par le Roy & Monfeigneur le Chancelier , ou autrement ainfi
qu'il appartiendra , & fe faire recevoir en iceluy par Meffieurs
les Prevoft des Marchands & Echevins de cette Ville de Paris , le
tout aux frais & depens dudit Claude Forefts , & faire en forte
par ledit Claude Forefts qu'il foit pourveu & receu audit Office
dans un mois prochain , pourveu qu'il n'y ait aucune oppofition , &c, Pour dudit Office , &c. jouïr par ledit Claude Forefts
en tous droits, profits, revenus & émolumens attribuez à iceluy,
& ainfi qu'il eft accoûtumé , & en faire & difpofer par luy comme
de chofe à luy appartenante , fous le bon plaifir du Roy & def-

dits fieurs les Prevoft des Marchands & Echevins, à commencer la
jouïffance du jour de la reception dudit, &c. Ce prefent traité &
compofition fait moyennant la fomme, &c.

Claufe de payer par l'acquereur une partie du prix de l'Office à un
creancier du vendeur qui auroit fait oppofition.

De laquelle fomme de   du confentement dudit
Nicolas du Jonc, ledit Claude Forefts en a prefentement baillé
& payé audit François Boudet la fomme de cinq cens livres, comptée, nombrée & delivrée, &c. dont ledit François Boudet s'eft
tenu & tient content & fatisfait, & quitte lefdit, &c. & tous autres :
laquelle fomme de cinq cens livres luy eftoit deuë par ledit Nicolas
du Jonc en confequence de la vente & compofition dudit Office
faite au profit dudit Nicolas du Jonc pour la fomme de
de laquelle ledit Nicolas du Jonc n'avoit payé, &c. pour laquelle
dite fomme de cinq cens livres ledit François Boudet s'eftoit refervé une hypotheque privilegiée & preference à tous autres creanciers fur ledit Office, ainfi qu'il eft plus au long contenu audit
traité, & pour laquelle ledit François Boudet avoit formé oppofition au Greffe de l'Hoftel de cette Ville, & de laquelle oppofition ledit Claude Boudet au moyen du payement de ladite fomme
de cinq cens livres qu'il reconnoift luy avoir efté prefentement
payée, a baillé & baille pleine & entiere main-levée aufdits Nicolas du Jonc & Claude Forefts dont a efté fait acte feparé cedit
jour pardevant les Notaires fouffignez, lequel ne fervira avec la
prefente que d'une mefme quittance ; à la charge neanmoins que
ledit François Boudet demeurera & fe conftituë par ces prefentes,
dépofitaire de ladite fomme de cinq cens livres, comme de deniers
de Juftice, jufqu'à ce que ledit Claude Forefts foit pourveu & receu audit Office de   bien & deuëment & fans
oppofition fubfiftante, comme auffi les droits, privileges & preference fubfifteront & conferveront leur force & vertu pour ledit
François Boudet fur ledit Office jufques à ladite reception dudit
Claude Forrefts, fans qu'il foit prefumé ny cenfé y avoir renoncé,
veu qu'au contraire lefdits droits, privilege & preference demeureront, quoy qu'il intervienne d'autres oppofitions de la part des
creanciers dudit Nicolas du Jonc jufques à la reception dudit Claude Forefts. Et au cas que ledit Claude Forefts foit pourveu & receu au fufdit Office bien & deuëment, fans aucune oppofition ny

V iij

autre charge, ladite somme de cinq cens livres demeurera audit
François Boudet simplement & déchargé dudit dépôt. Et pour
le surplus de ladite somme de
ledit Claude Forefts a promis & promet par ces presentes la payer
audit Nicolas du Ionc dés & inceffamment qu'il fera pourveu &
receu audit Office purement & fimplement, fans aucunes oppofitions, ny empefchemens, ny charges quelconques provenans du
fait dudit Nicolas du Ionc, fur peine de dépens, dommages & interefts : pour la feureté de laquelle fomme de
& des interefts, faute de payement d'icelle, lefdites parties font
convenuës que ledit Office eft & demeure, fera & demeurera par
privilege, &c. *comme deffus.* Car ainfi a efté accordé & convenu entre les parties. Et pour l'execution des prefentes, &c.

Main-levée en confequence de la claufe cy-deffus.

Fut prefent en fa perfonne François Boudet
lequel a fait, baillé & accordé pleine & entiere main-levée à Nicolas du Jonc   de l'oppofition à fa
requefte **au Sceau & expedition des Lettres** de l'Office de
                           entre les mains de Monfeigneur le Chan-
celier, Garde des Rôlles des Offices, & de Meffieurs les Prevoft
des Marchands & Echevins de cette Ville de Paris, confentant &
accordant que ladite oppofition foit & demeure nulle comme non
faite ny avenuë, & que les Lettres de Provifion dudit Office & autres à ce neceffaires, foient expediées & delivrées au nom & en
faveur de Claude Forefts   au profit
duquel ledit Nicolas du Ionc en a fait fa demiffion, fuivant & en
confequence du Contract fait entre lefdits Nicolas du Ionc & Claude Forefts & François Boudet pardevant les Notaires fouffignez
ce jourd'huy, &c. fans préjudicier à iceluy, lequel demeurera
en fa force & vertu. Ce qui a efté ftipulé & accepté par ledit Nicolas du Ionc à ce prefent, dont acte, &c. Promettant, &c.

*Accord fait entre les parties en vertu de la provifion & de la reception
en l'Office dudit, &c.*

Furent prefens en leurs perfonnes Nicolas du Jonc, Claude
Forefts & François Boudet, cy-deffus nommez au traité & compofition de l'Office de   ont fait, convenu &
accordé ce qui enfuit : Sçavoir, que ledit Claude Forefts a declaré

& reconnu avoir esté bien & deuëment receu & installé audit Office
de   dont luy a esté delivré Lettres & Actes.
en bonne & deuë forme le   jour de
tant du Roy nostre Sire , que de Messieurs les Prevost & Eschevins
de cette Ville de Paris, sans aucunes oppositions ny charges quelconques : au moyen dequoy la somme de cinq cens livres baillée &
payée audit François Boudet du consentement dudit Nicolas du
Jonc par ledit Claude Forests, comme il est porté par ledit Traité,
demeurera purement & simplement audit François Boudet en l'acquit dudit Nicolas du Jonc, & ledit François Boudet déchargé du
depost dont il s'estoit chargé par ledit Traité. Ce faisant ledit
François Boudet a presentement déchargé & quitté , décharge &
quitte ledit Nicolas du Jonc de ladite somme qu'il luy devoit en consequence de la vente & composition dudit Office qu'il avoit faite à
son profit, comme aussi décharge tous les biens dudit Nicolas du
Jonc de l'hypotheque stipulée sur iceux par ledit François Boudet
pour seureté du payement de ladite somme de cinq cens livres :
de laquelle somme de cinq cens livres & de toutes autres choses qui
pourroient luy estre deuës en consequence de ladite composition
& vente dudit Office , ledit François Boudet décharge & quitte
ledit Nicolas du Jonc & tous autres ; consentant ledit François
Boudet que sur la minute de ladite vente dudit Office faite par luy
audit Nicolas du Jonc, il soit fait mention en substance du contenu cy-dessus, sans que sa presence y soit requise à la seule exhibition des presentes, le tout ne servant que d'une seule & même
quittance. Et en outre ledit Nicolas du Jonc a confessé & reconnu,
confesse & reconnoist que ledit Claude Forests luy a presentement payé , nombré & delivré, &c.

  Vente d'un Office de Marchand   *privilegié*
      suivant la Cour.

Fut present en sa personne Georges de la Croix, demeurant
à   lequel confesse & reconnoist avoir vendu,
cedé & transporté à Pierre Caillard à ce present & acceptant , ledit Office de l'un des   privilegiez suivans,
la Cour & Conseil du Roy, dont ledit Georges de la Croix est
pourveu & joüissant en vertu des Lettres de Provision qui luy ont
esté expediées par Monsieur le Grand Prevost de France le
jour de   signées de Souches, & plus bas par mon-

dit Seigneur, & fcellées en placart de cire rouge des armes dudit fieur Grand Prevoft. Et ledit Georges de la Croix a prefentement délivré lefdites Lettres de Provifion avec fa démiffion dudit Office audit Pierre Caillard, ladite démiffion paffée pardevant les Notaires fouffignez ce jourd'huy remplie du nom dudit Pierre Caillard, pour en vertu defdites Lettres fe faire par ledit Pierre Caillard pourvoir & recevoir à fes frais & dépens audit Office, & en jouir aux honneurs, franchifes, privileges & droits y attribuez & accordez, ainfi que ledit Georges de la Croix en a joüy ou deû joüir jufqu'à prefent. Et fi à l'impetration des Provifions & reception dudit Pierre Caillard audit Office il intervenoit quelques oppofitions ou empefchemens procedans du fait dudit Georges de la Croix, iceluy Georges de la Croix promet & s'oblige de les faire ceffer, lever & ofter fi toft qu'elles luy auront efté fignifiées & faites à fçavoir à fon domicile cy-après éleu, & faire en forte que lefdites Provifions & reception dudit Pierre Caillard audit Office ne foient retardées. Cette vente faite, &c.

Vente d'un Office de la Maifon du Roy, dépendant de Monfeigneur le Grand Maiftre, le vendeur fe chargeant de mettre les Provifions en main.

Fut prefent Jacques Syon, pourveu de l'Office de l'un des Chefs de la Panneterie de la Maifon du Roy, fervant au Quartier de Janvier, demeurant à Paris ruë
lequel fous le bon plaifir du Roy & de Monfeigneur le Duc d'Anguien Grand Maiftre de la Maifon de fa Majefté, a par ces prefentes vendu, cedé & tranfporté à Jean du Faure, demeurant à Paris ruë   à ce prefent & acceptant ledit Office & état de   pour lequel lefdites parties pourfuivront refpectivement l'agrément pour ledit Jean du Faure. A la charge neanmoins que ledit Jacques Syon y fera à fes frais & dépens pourvoir & recevoir ledit Jean Faure dans la fin du prefent mois, & luy mettra és mains les Lettres de Provifions dudit Office, pour ledit Jean Faure exercer, jouir & difpofer dudit Office ainfi que ledit Jacques Syon a fait jufqu'à prefent, & que les autres pourveus des mémes Charges joüiffent, à commencer la joüiffance & l'exercice dudit Office au premier jour du mois de Janvier prochain. Cette vente & compofition faite moyennant la fomme de   que ledit Jean Faure a promis & s'oblige de
bailler

bailler & payer fans aucun intereft audit Jacques Syon, ou au porteur des prefentes pour luy, fi-toft qu'il luy aura fourny & délivré
lefdites Provifions, & acte de reception & inftallation dudit Jean
Faure audit Office franchement & quittement de tous frais & droits
quelconques : Et pour plus grande feureté du payement de ladite
fomme audit Jacques Syon, ledit Jean Faure a de fon confentement & en fa prefence dépofé & mis és mains prefentement
de   l'un des Notaires fouffignez, ladite
fomme de   en Loüis d'or & d'argent, & autres
monnoyes ayant cours par tout le Royaume, pour ladite fomme
garder jufqu'au dernier jour du prefent mois d'Octobre, & ledit
temps paffé, faute par ledit Jacques Syon d'avoir fourny lefdites
Lettres de Provifion & acte de reception audit Jean Faure dans le
dernier jour dudit prefent mois d'Octobre, ledit Jacques Syon còn-
fent par ces prefentes que ladite fomme de   soit
renduë par ledit   Notaire audit Jean Faure,
fans qu'il foit befoin de fa prefence ny de fon confentement, auquel
pour fes dommages & interefts ledit Jacques Syon promet payer
la fomme de mille livres, à quoy ledit Jacques Syon s'eft volontairement obligé & s'oblige par ces prefentes ; fi ce n'eft que les
Provifions ne fuffent refufées par la faute & par le fait dudit Jean
Faure, auquel cas le prefent Traité fera & demeurera nul & comme non fait entre les parties : & au cas que ledit Jacques Syon ait
obtenu lefdites Provifions dans ledit temps pour ledit Jean Faure,
iceluy Jean Faure confent que ledit   Notaire
mette és mains dudit Jacques Syon ladite fomme de
qu'il luy a depofée & donnée en garde aux claufes portées par ce
prefent Traité, pour l'execution duquel ledit Iacques Syon a éleu
fon domicile en cette Ville de Paris, &c.

Démiffion d'un Office chez le Roy.

Aujourd'huy eft comparu pardevant les Notaires fouffignez
Claude   Confeiller du Roy, Contrôlleur de
fa Maifon ; lequel s'eft purement & fimplement démis & démet
par ces prefentes de fondit Etat & Office de Contrôlleur de la
Maifon du Roy, pour au nom & au profit de Iacques, &c. confentant & accordant fous le bon plaifir de Monfeigneur le Grand
Maiftre de France, & autres ayant à ce pouvoir, que ledit Iacques
foit receu & admis audit Etat & Office. Et à cette fin que toutes

Lettres de Provifion, & autres à ce neceſſaires, luy en ſoient expediées & délivrées, pour quoy faire & requerir ledit Claude conſtitué ſon Procureur ſpecial & general le porteur des preſentes, luy en donnant tout pouvoir, & generalement, &c.

Du Retrait.

APRES avoir parlé de la Vente, il faut paſſer au Retrait qui en eſt une ſuite & dépendance, & c'eſt un moyen par lequel une vente reveſtue de toutes les formalitez requiſes pour ſa validité peut eſtre caſſée. Il y a trois eſpeces de Retrait ; ſçavoir, le conventionnel, le feodal & le lignager.

Le Retrait conventionnel eſt une faculté accordée par l'acheteur au vendeur de retirer l'heritage par luy vendu à toujours ou dans un certain temps, & c'eſt ce qu'on appelle grace ou faculté de rachat ou de remeré ; & ordinairement il fait une clauſe du Contract : quelquefois neanmoins l'acheteur l'accorde au vendeur par un acte ſeparé du Contract de vente. Voyez cy-deſſus page. 126.

Le Retrait feodal, ou retenuë du fief par puiſſance de fief, eſt un droit par lequel un Seigneur peut retraire des mains de l'acquereur un fief mouvant de luy, qui a eſté vendu par ſon vaſſal, pourveu que ce Seigneur du fief dominant exerce ce retrait dans quarante jours, à compter, non pas du jour de la vente, mais du jour que la vente a eſté notifiée par le vaſſal au Seigneur, par copie du Contract de vente à luy baillée le vaſſal, ſuivant l'art. 20. de la Coûtume de Paris.

Ce retrait n'eſt accordé qu'au Seigneur feodal ſur le fief vendu par ſon vaſſal, & non pas au Seigneur cenſier pour retirer l'heritage vendu eſtant en ſa cenſive, ſi ce n'eſt dans quelques Coûtumes, comme nous avons montré dans noſtre Traité des Fiefs.

Dans les quarante jours, à compter du jour de la notification du Contract volontaire ou du decret forcé, le Seigneur eſt tenu de ſommer & interpeller & aſſigner pardevant le Iuge l'acquereur pour le faire contraindre de luy délaiſſer le fief qu'il a acquis, mouvant de luy en plein fief, luy faiſant offre en ce faiſant de le rembourſer du prix qu'il en auroit payé, & de ſes loyaux couſts. Ce retrait n'eſt point ſujet à aucunes formalitez du Retrait lignager, il n'eſt point neceſſaire de faire offre de bourſe, de deniers & à parfaire ainſi qu'au Retrait lignager, nos Coûtumes n'y obligent point les Seigneurs. L'Article 20. de la Coûtume de Paris dit feulement que le Seigneur feodal peut prendre, &c. en payant le prix que l'acquereur en a baillé & payé, & les loyaux coutemens dans quarante jours aprés qu'on luy a notifié ladite vente, & baillé copie.

Le Retrait lignager eft celuy par lequel un parent du cofté & ligne duquel provient l'heritage vendu, peut retirer ledit heritage des mains de l'acquereur pour le conferver dans la famille. Ce retrait n'a lieu qu'en cas de vente d'un heritage propre au vendeur, ou d'acte équipollent à la vente. Un heritage eft propre à quelqu'un, quand il luy eft écheu par fucceffion, foit directe ou collaterale, ou qu'il a efté échangé contre un autre heritage, lequel eftoit propre à celuy qui a fait l'échange, & qui a depuis vendu l'heritage qu'il avoit receu par échange, fuivant l'Art. 143. de la Coûtume de Paris.

Afin que ce Retrait ait lieu, plufieurs chofes font requifes.

I. Que la chofe fujette à retrait foit venduë ou alienée par acte équipollent à la vente,

II. Que la chofe foit propre au vendeur,

III. Que le Retrayant foit parent lignager du vendeur, c'eft à dire du cofté & ligne dont la chofe fujette à retrait luy eft écheuë, fuivant les Articles 129. 133. 142. 155. & 159. de la Coûtume de Paris, fans qu'il foit neceffaire d'eftre décendu de celuy qui a mis le premier l'heritage dans la famille, fuivant l'Article 329. de la même Coûtume.

IV. Que le Retrayant faffe fa demande en retrait dans le temps prefcrit par la Coûtume.

V. Que le Retrayant faffe le rembourfement à l'acquereur de la chofe qu'il retire avec les frais & loyaux coufts, ou qu'il configne au refus de l'acquereur dans le temps porté par la Coûtume.

VI. Que les formalitez & folennitez requifes par la Coutume dans la pourfuite du retrait, foient obfervées par le Retrayant.

Par la Coûtume de Paris le parent lignager du vendeur a un an & jour pour intenter fa demande en retrait contre l'acquereur d'un heritage fujet au retrait, aprés lequel il n'eft plus recevable.

Ce temps prefcrit par noftre Coûtume commence à courir

1. En vente d'heritages tenus en cenfive, du jour de l'enfaifinement du Contract de vente, ou prife de poffeffion par l'acquereur.

11. En vente d'heritages tenus en fief, du jour de l'inveſtiture, ou que l'acquereur a eſté receu en foy & hommage, ſuivant l'art. 130. de la même Coûtume. Ce qui a lieu, quoy que l'heritage ait eſté adjugé par decret volontaire, comme il a eſté jugé par Arreſt rapporté par Monſieur Loüet lettre D. Chap. 26. Mais en vente d'heritage adjugé par decret forcé & neceſſaire, l'an du retrait ne court que du jour de l'enſaiſinement du decret.

111. En vente d'heritage poſſedé en franc-aleu noble ou rotutier, du jour que l'acquiſition a eſté publiée & inſinuée au plus prochain Siege Royal, ſuivant l'art. 142.

Il en faut dire de même de l'heritage tenu en fief ou en cenſive, acquis par le Seigneur duquel il eſt mouvant, ſuivant l'art. 135. *Idem* du fief retiré ou retenu par le Seigneur par retenuë feodale, ſuivant l'art. 159.

1v. En vente d'heritage tenu en fief, en cenſive ou en francaleu, faite ſous faculté de remeré, du jour du remeré finy en cas de l'inveſtiture, enſaiſinement ou publication faite.

v En vente d'heritage appartenant à la femme, faite par le mary ſans le conſentement d'icelle, du jour de la ratification, au cas de l'inveſtiture, enſaiſinement ou publication faite.

v1. En vente frauduleuſement faite, du jour de la fraude découverte, & non du jour de l'inveſtiture.

v11. En vente de la proprieté d'un heritage faite à l'uſufruitier, du jour du decez dudit uſufruitier, par Arreſt du 7. Septembre 1577.

L'eſpace d'an & jour eſt fatal pour intenter l'action en retrait contre les retrayans, & il court contre toutes ſortes de perſonnes, privilegiées ou non, & il n'y a aucune excuſe par laquelle la reſtitution puiſſe eſtre accordée, non pas même la minorité, ſuivant l'art. 131. excepté lorſque le tuteur eſt acquereur; car en ce cas l'an & jour du retrait ne court point contre le mineur tant que dure la tutelle, comme il a eſté jugé par pluſieurs Arreſts.

L'action en retrait intentée & non conteſtée ſe preſcrit par ce temps; mais ſi elle eſt conteſtée elle eſt prorogée juſqu'à trois ans par le moyen de la conteſtation, comme il a eſté jugé par pluſieurs Arreſts.

Il faut remarquer touchant l'action du retrait

I. Que le retrayant débouté du retrait par Sentence, doit en interjetter appel dans l'an & jour.

II. Que le demandeur en retrait ayant obtenu gain de cause, ou l'acquereur ayant acquiescé à sa demande, ne peut plus s'en départir.

III. Que si l'acquereur est absent, & qu'il ne se trouve personne de sa famille, ny aucuns domestiques, l'assignation doit estre attachée à la porte de son domicile, ou à l'heritage tombé en retrait.

Cette assignation peut estre donnée un jour de Feste, mais de jour & non nuitamment, & elle doit écheoir dans l'an & jour.

Dans l'exploit d'ajournement, on doit faire offre de bourses, deniers & loyaux cousts & à parfaire; & ces offres sont tellement necessaires qu'il a esté jugé,

I. Que l'omission de bourse faisoit décheoir le demandeur en retrait de sa demande: cependant il a esté jugé qu'on pouvoit se servir de termes équivalans, & qu'une offre de bourse, d'argent, de pieces de seize sols à découvert, &c. estoit valable, sans parler de deniers, & qu'un sac équipolloit à une bourse. Neanmoins dans une matiere de rigueur, comme le retrait, je ne conseillerois pas de changer les termes.

II. Que les offres des loyaux cousts se doivent faire dans l'exploit, sur peine de décheance du retrait.

III. Qu'il doit estre fait mention du mot *à parfaire*.

Le demandeur en retrait ayant commencé son instance par une signification revêtuë de toutes les formalitez necessaires, doit encore à chaque journée de la cause principale, jusqu'à contestation en cause inclusivement & conclusion sur l'appel aussi inclusivement, reïterer lesdites offres, à peine de décheance.

Le retrayant, aprés la Sentence adjudicative du retrait, doit rembourser à l'acquereur le prix de l'heritage qu'il a payé au vendeur, dans vingt quatre heures, à compter du moment que l'acquereur a mis ses Lettres ou Contract au Greffe, pour connoistre le vray prix de la chose, & qu'il aura affirmé le prix contenu en iceluy estre veritable, s'il en est requis par le retrayant, suivant l'Art. 136. toutefois l'affirmation ne doit pas retarder le remboursement.

Le remboursement doit estre fait actuellement & réellement, sans qu'on puisse estre receu à demander compensation de toute la somme & prix principal de la chose, & sans fraude, c'est à dire que le retrayant ne doit pas prester son nom au profit d'un tiers. Toutefois le retrayant peut ceder son droit à un autre lignager. Au contraire, le retrait feodal est cessible à un étranger, parce que ce retrait eſt un droit de Fief, & non pas de famille, lequel par conſequent ſe peut tranſporter par celuy à qui il eſt deu.

Il n'eſt pas neceſſaire que le rembourſement ſoit fait en mêmes eſpeces que celles qui ont eſté payées, il ſuffit qu'il ſoit fait en pieces & monnoyes ayant cours, valant autant que celles qui ont eſté payées par l'acquereur.

Si l'acquereur refuſe de recevoir le rembourſement, le retrayant eſt tenu de conſigner le prix de la choſe adjugée par retrait dans ledit temps de vingt-quatre heures, l'acquereur deuëment appellé pour voir faire la conſignation, aux frais, dépens & perils de l'acquereur.

Ce temps de vingt-quatre heures pour faire la conſignation, eſt fatal au retrayant; c'eſt pourquoy ſi les deniers conſignez eſtoient ſaiſis à la requeſte de ſes creanciers, cette conſignation ſeroit nulle, & par conſequent le retrayant ſeroit décheu du retrait, excepté dans les cas ſuivans.

Le premier eſt quand l'inſtance du retrait eſt jugée hors la Iuriſdiction du lieu où les parties ſont demeurantes; car en ce cas le Iuge doit octroyer un delay pour faire le rembourſement, ou conſignation, ſuivant la diſtance des lieux où les parties ſont demeurantes,

Le deuxiéme eſt quand l'acquereur a acquis par un meſme Contract & meſme prix, un heritage propre au vendeur & un acqueſt, car pour lors les vingt-quatre heures ne courent que du jour que les heritages ont eſté eſtimez.

Le troiſiéme eſt lors que dans les vingt-quatre heures il y a quelque ſolemnité ou réjouïſſance extraordinaire, car en ce cas la conſignation peut eſtre faite incontinent aprés.

La conſignation doit eſtre faite de tout le prix, autrement elle eſt nulle, & par conſequent ſi le demandeur avoit conſigné quelques pieces qui ne fuſſent pas bonnes, ou de poids, & non recevables, le prix n'eſtant pas entier, il ſeroit décheu du retrait, & il ne ſeroit pas recevable d'en mettre d'autres.

Que ſi l'heritage a eſté baillé à rente rachetable, le rembourſement, ou la conſignation du ſort principal de cette rente & des arrerages échus depuis le jour de l'ajournement, doit eſtre faite dans les vingt-quatre heures, ſuivant l'Art. 137. à moins que la rente n'ait eſté rachetée, ou que le bailleur de l'heritage à rente n'aime mieux innover le bail au retrayant à la charge de la meſme rente, & en décharger le premier: ce qui eſt au choix du bailleur.

Il ne suffit pas au retrayant d'avoir remboursé à l'acquereur le prix de la chose ajugée pour retrait, ou d'en avoir fait la consignation dans le temps, il faut encore qu'il rembourse l'acquereur des loyaux cousts, ou qu'il en fasse la consignation à son refus, non pas dans les vingt-quatre heures, avec le prix de la chose ajugée par retrait, mais vingt-quatre heures aprés leur liquidation ; parce qu'auparavant le retrayant n'est pas certain de la somme à laquelle ils montent. L'usage du Chastelet & des Requestes est qu'on consigne une certaine somme pour les loyaux cousts.

Les loyaux cousts sont frais & dépens faits en bonne foy pour l'acquisition de l'heritage ajugé par retrait, comme sont les droits Seigneuriaux, les frais du Contract & autres. *Item*, en cas d'heritage baillé à rente, les arrerages de la rente échus depuis l'ajournement, que le preneur peut mettre & employer en sa declaration des loyaux cousts, en rendant par luy les fruits qu'il a perceus dudit heritage depuis le jour de la vente, jusqu'au jour de l'ajournement, suivant l'Art. 138. & en ce cas le retrayant est tenu de rendre les labours, semences & frais faits pour la culture de l'heritage & pour la dépoüille des fruits, quoy qu'ils excedent la valeur desdits fruits.

Les impenses necessaires se couchent encore en loyaux cousts, suivant l'Art. 146.

Les impenses necessaires sont celles sans lesquelles l'heritage periroit, ou souffriroit un notable dommage, & par consequent l'acquereur peut retirer les impenses faites dans le temps du retrait, pour ne pas détourner les lignagers d'intenter l'action de retrait, par le moyen des dépenses que feroit l'acquereur dans l'heritage sujet au retrait.

Les reparations necessaires se remboursent suivant l'estimation qui en est faite par les Experts nommez d'office, ou desquels les parties conviennent.

Les heritages, les rentes foncieres non rachetables, les loges, boutiques, étaux, & les places publiques achetées du Roy, sont sujetes à retrait par l'Art. 148. *Item*, les baux à longues années, par l'Art. 149. de mesme que le bois de haute fustaye vendu conjointement avec le fond, pourveu qu'il soit sur le pied lors du retrait. Au contraire, les ventes des choses mobiliaires, de l'usufruit d'un propre heritage, suivant l'Art. 147. le rachat des rentes rachetables, Offices venaux, dixmes infeodées retournantes à l'Eglise par rachat, & rentes volantes conftituées à prix d'argent, ne font fujetes à retrait,

Le retrait lignager a lieu dans les cas fuivans.

I. En vente d'heritage propre au vendeur, de quelque nature qu'il foit, fuivant l'Art. 129. & la vente s'entend, quoy qu'elle foit faite par decret forcé, par l'Art. 150.

II. En cas d'heritage propre donné à rente rachetable, fuivant l'Art. 137.

III. Quand un heritage propre eft ajugé par decret fur un Curateur aux biens vacans, ou à une fucceffion vacante, ou fur un Executeur teftamentaire, fuivant l'Art. 150.

IV. Quand un heritage propre eft vendu fur un heritier par benefice d'inventaire, fuivant l Article 151. ce qui a lieu, quoy que l'heritage vendu fur l'heritier beneficiaire ne fuît propre au defunt, parce qu'il eft fait propre en la perfonne de l'heritier à qui il eft avenu à titre de fucceffion. Ce qui n'a pas lieu en la perfonne du Curateur aux biens vacans, fur lequel des acquefts eftans vendus ne font point fujets au retrait, par l'Art. 152.

V. Quand un propre eft ajugé fur un Curateur aux biens de celuy qui a fait abandonnement de fes biens.

VI. Lors qu'un heritage, qui ne fe peut partager, eft ajugé par licitation, fuivant l'Art. 154.

VII. Lors qu'un heritage propre a efté acheté par un parent lignager, & qu'il a efté depuis revendu, parce que n'eftant pas forti de la famille par cette vente, il a toûjours confervé fa nature de propre, c'eft pourquoy le premier vendeur eft receu au retrait, par l'Art. 133.

VIII. En échange, lors qu'il y a foulte en argent excedant la moitié de la valeur de la chofe, fuivant l'Art. 145. *Idem*, fi l'heritage propre eft échangé avec un meuble, de quelque prix qu'il puiffe eftre.

IX. Quand un heritage pris par échange pour & au lieu d'un propre, eft par aprés vendu, parce qu'en ce cas l'heritage pris par échange tient lieu de celuy pour lequel l'échange a efté fait, par l'Article 143.

X. En vertu de la proprieté d'un heritage propre avec retention d'ufufruit par le vendeur; auquel cas le retrayant eft tenu de retraire la proprieté feulement, & fouffrir que le vendeur joüiffe fa vie durant de l'heritage aux claufes portées & mentionnées au Contract.　　　　　　　　　　　　　　　　　　　XI. Lors

XI. Lors qu'un heritage propre est baillé à rente fonciere non rachetable, le preneur ayant du consentement du bailleur, fait le rachat de la rente.

XII. En Fief retiré par retrait feodal, parce que le retrait lignager est preferable au feodal, par l'Art. 159. excepté lors que le Seigneur s'est reservé en baillant son heritage en Fief, le droit de le retirer toutes fois & quantes que le vassal le vendroit : cependant ce n'est pas une question sans difficulté.

En Païs de Droit écrit, le Seigneur direct est preferé au parent lignager retrayant.

Le retrait lignager n'a pas lieu dans les cas suivans.

I. En vente d'heritage propre, resoluë, ou nulle.

II. En vente de propre par fiction, comme d'un heritage acquis des deniers donnez par pere & mere à leur fille, destinez par Contract de mariage, pour estre employez en achat d'heritages.

III. En vente d'acquests.

IV. En toute autre acquisition que de vente, comme de donation, d'échange, ou autre.

V. Lors que le temps du retrait est passé.

VI. Quand le propre est vendu à un lignager, quoy que plus éloigné; ce qui n'a pas lieu dans les Coûtumes qui preferent au retrait le plus proche parent.

VII. En heritage propre decreté & vendu sur un Curateur, en heritage deguerpi & abandonné; parce qu'une chose abandonnée n'a plus de maistre, & n'est plus censée estre dans aucune famille, par l'Art. 153.

VIII. En transaction, supposé qu'il n'y ait point d'argent déboursé.

IX. En heritages confisquez au Roy, ou aux Seigneurs Hauts-Justiciers, mis en criées & ajugez par decret sur un Curateur; parce que par la confiscation il ont esté mis hors la ligne.

X. Lors que dans le Contract de vente le vendeur a stipulé la faculté de rachat dans un certain temps, si ce n'est après que le temps est expiré. A moins que le retrayant ne veüille retraire aux mesmes clauses & conditions.

XI. Lors qu'un heritage possedé par plusieurs coproprietaires, lequel ne se peut partager, est licité & ajugé à l'un d'eux, en ce cas le retrait n'a lieu pour les portions dudit heritage, par Arrest du 3. Mars 1650. La raison est que si on admettoit chaque coproprietaire

Y

au retrait lignager pour une portion venduë avec le tout contre
l'adjudicataire, il faudroit proceder en suite à une nouvelle licitation, laquelle feroit suivie d'une autre, & ainsi à l'infini, le retrait
lignager & la licitation ne pouvant finir.

En vente de ce qui a esté réüni par le Seigneur Feodal à un propre, parce que c'est un acquest & non un propre.

Il faut icy observer ceux qui peuvent user du retrait.

I. Le parent lignager du costé & ligne duquel l'heritage sujet au
retrait est écheu au vendeur, peut user de retrait ; dautant qu'il
n'est pas necessaire d'estre descendu en ligne directe de celuy lequel premierement & originairement l'a acquis, mis & apporté
dans la famille, suivant l'Art. 141. Et par consequent celuy qui fait
assigner le premier en retrait, est preferé à tous les autres, quoy
que plus proches parens du vendeur, suivant ledit Article. Ce qui
se doit entendre, quoy qu'il ne fût pas né ny conceu au temps de
la vente de l'heritage sujet au retrait, pourveu qu'il soit né au
temps que l'action doit estre intentée.

II. L'heritier du vendeur aprés son trépas, pourveu qu'il soit
du costé & ligne, par l'Article 142.

III. Le Juge qui a fait & prononcé l'adjudication, s'il est lignager de celuy sur lequel l'adjudication a esté faite.

IV. Le fils peut retirer l'heritage vendu par son pere, quoy que
par luy desherité.

V. Le fidejusseur du vendeur.

VI. Le creancier qui s'est opposé aux criées de l'heritage vendu par decret, & qui a receu la somme à luy deuë sur le prix de
l'adjudication.

VII. Si deux ont acheté un mesme heritage propre du vendeur,
dont ils estoient parens lignagers, & qu'un des deux revende la
part dudit heritage, l'autre est recevable au retrait, s'il est lignager.

VIII. Le vendeur peut retraire l'heritage vendu par l'acheteur,
en cas que le premier vendeur ne l'eût pas mis hors la ligne, suivant l'Art. 133.

IX. Le Tuteur ou Curateur est recevable au retrait des choses
venduës sur son pupille, ou sur le mineur.

X. Le mary, quand sa femme est lignagere du vendeur, peut
intenter l'action du retrait, sans pouvoir ny procuration de sa
femme; mais l'offre & l'ajournement doit estre fait au nom de ladite femme, sur peine de décheance du retrait.

XI. Le mineur peut intenter l'action de retrait sans l'autorité de son tuteur.

XII. L'action en retrait intentée par la mere en qualité de tutrice de ses enfans, est valable.

XIII. Les enfans peuvent exercer le retrait lignager contre leur pere ou leur mere, comme il a esté jugé par Arrest du 22. Decembre 1639. rapporté par les Commentateurs de nostre Coûtume sur l'Art. 156. Par cet Arrest un pere fut condamné à délaisser par retrait aux enfans de son premier lit, une maison acquise pendant son second mariage, propre aux enfans de sa premiere femme.

Ceux qui ne peuvent user de retrait sont,

I. Les parens & lignagers de l'autre costé & ligne, quoy qu'il n'y en ait aucun du costé & ligne dont est venu & écheu l'heritage au vendeur.

II. L'heritier par benefice d'inventaire sur lequel un heritage propre a esté vendu, parce qu'il agiroit contre son propre fait.

III. Ceux qui sont inhabiles à succeder, ne peuvent user du retrait, comme les Bastards, suivant l'Art. 158. à moins qu'ils ne soient legitimez, de sorte qu'ils soient capables de succession, comme par le subsequent mariage de leurs pere & mere. *Idem*, de ceux qui sont morts civilement, comme les condamnez à mort, les bannis hors le Royaume, les condamnez aux galeres perpetuelles, & les Etrangers, ou Aubains.

IV. Les lignagers qui ont renoncé au retrait.

V. Le pere ne peut retraire un heritage propre maternel vendu par son fils.

Les principaux effets du retrait sont,

I. Que les fruits de l'heritage adjugé par retrait lignager, sont faits propres au retrayant, & appartiennent aprés son decez à l'heritiere des propres du costé & ligne dont il est venu, & non à l'heritier des acquests, en rendant toutefois dans l'an & jour du decez aux heritiers des acquests le prix dudit heritage, suivant l'Art. 139. mais au contraire, ce qui est retiré par retrait feodal, est acquest, au cas que le Seigneur retrayant ne fût pas parent lignager du vendeur.

III. Que le retrayant n'est point tenu d'entretenir le bail fait par l'acquereur, parce que le droit de l'acquereur estant resolu par le retrait, le droit du locataire l'est aussi. Le retrait de my-denier est compris sous le retrait lignager. Ce retrait a lieu lorsque deux conjoints par mariage achetent un heritage, & que l'un d'eux eſt parent lignager du vendeur du coſté & ligne dont l'heritage eſtoit écheu au vendeur ; & qu'aprés la diſſolution de la communauté par la mort de l'un ou de l'autre, l'heritage eſt partagé comme acqueſt de la communauté entre le ſurvivant & les heritiers du pre-decedé ; car en ce cas la moitié de cet heritage eſt ſujette au retrait contre le ſurvivant qui n'eſt parent lignager du vendeur, ou contre les heritiers du predecedé qui n'eſtoit point parent lignager du vendeur, dans l'an & jour du decez du premier mourant des con-joints, pourveu que l'heritage euſt eſté infeodé, ou enſaiſiné, ou publié, comme il a eſté dit cy-deſſus, en rendant & payant par le retrayant la moitié du ſort principal, frais & loyaux couſts ; c'eſt pourquoy il eſt appellé retrait de my-denier, à cauſe qu'il faut rendre la moitié des deniers, ou du prix de la choſe retirée, frais & loyaux couſts, ſuivant l'Art. 155.

Que ſi les heritiers du predecedé n'intentent l'action dans l'an & jour contre le ſurvivant n'eſtant en ligne ; il eſt loiſible en ce cas aux autres lignagers non heritiers du predecedé, d'uſer du re-trait contre le ſurvivant, ſuppoſé qu'il n'y ait enfans communs des conjoints par mariage, pourveu que leſdits lignagers ayent fait proteſtation & declaration dans l'an & jour dudit decez qu'ils veu-lent & entendent uſer du retrait, au cas que le retrait ne ſoit exe-cuté par les heritiers du predecedé, ſuivant l'Art. 157.

Afin que ce retrait ait lieu, pluſieurs conditions ſont requiſes.

La premiere eſt, que l'heritage ſujet au retrait ait eſté acheté par les conjoints pendant leur communauté, ſuivant l'Art. 155.

La deuxiéme, que l'heritage ſoit propre à l'un des conjoints, & non à tous deux.

La troiſiéme, que l'heritage ait eſté enſaiſiné, infeodé, ou in-ſinué en la Juriſdiction Royale du lieu pendant le mariage, autre-ment l'action en retrait dureroit trente ans, à compter du jour du decez de l'un des conjoints.

La quatriéme, que l'un des conjoints ſoit decedé ; car du vivant des deux, quoy que ſeparez de corps & de biens, & qu'il n'y ait aucuns enfans iſſus de leur mariage, ce retrait ne peut pas avoir lieu, parce qu'ils peuvent ſe reconcilier.

La cinquiéme, qu'aprés le decez de l'un des conjoints, l'heri-tage ſoit partagé par moitié ; car autrement il n'y auroit pas lieu au retrait, ou il y auroit lieu pour la totalité.

La sixiéme , qu'il n'y ait point d'enfans communs du mariage ; car tant que le survivant des pere & mere , qui n'est en ligne , a des enfans issus du mariage , le retrait de my-denier n'a lieu contre le survivant par l'art. 156.

Il n'en seroit pas de même des enfans nez d'un premier lit de l'un des conjoints , lesquels estant en ligne pourroient exercer contre leur pere ou leur mere n'estant pas en ligne , le retrait d'un heritage acquis par leur pere ou leur mere en second mariage.

De ce que nous venons de dire il s'ensuit.

I. Que l'an du retrait de my-denier ne court à l'égard des heritiers collateraux du predecedé des conjoints , que du jour du decez des enfans communs contre le survivant qui n'est en ligne ; parce que la prescription ne peut commencer à courir que du jour que l'action est ouverte au profit du retrayant.

II. Que sous le mot *d'enfans* dont il est parlé dans l'art. 156. il faut entendre les petits enfans & descendans en ligne directe des deux conjoints.

III. Que si le survivant achete un heritage propre des parens du predecedé , quoy qu'il ait des enfans vivans de luy & du predecedé , il peut neanmoins estre évincé par retrait lignager.

Aprés avoir expliqué sommairement ce qui regarde le retrait feodal & le retrait lignager , il faut donner les formules qui concernent cette matiere.

Formule du Retrait feodal.

Furent presens Messire Jacques de Longüeil , &c. d'une part, & noble Homme Claude de Lisle , &c. d'autre. Disant les parties, sçavoir Messire Jacques de Longüeil qu'à cause de sadite Terre & Seigneurie de , &c. il a droit de retenir & retirer par puissance de fief les heritages qui se vendent, situez & mouvans de sadite Seigneurie, en remboursant le prix , frais & loyaux cousts : au moyen duquel droit estant averty que ledit Maistre Claude de Lisle avoit acquis par Contract de vente , ou par decret fait au Chastelet de Paris du , &c. une maison , terre & heritages, situez & enclavez dans ladite Terre & Seigneurie, qui appartenoient à deffunt Jean Germain il l'auroit fait interpeller de luy delaisser ladite maison, terre & heritages, en le remboursant, pour les réünir à sa Seigneurie : Et par ledit Claude de Lisle estoit dit qu'il reconnoissoit ledit Messire Jacques de Longüeil estre fondé

audit droit de retenuë, lequel il ne vouloit & ne pouvoit contefter. Et en confequence a ledit Claude de Lifle par ces prefentes
volontairement quitté, delaiffé & tranfporté dés maintenant à toûjours, fans aucune garantie que de fes faits & promeffes feulement, audit Meffire Jacques de Longüeil à ce prefent & acceptant pour luy, fes hoirs & ayans caufe, pour réünir à fadite Terre
& Seigneurie de   -   ladite maifon, terre &
heritages en dépendans cy-deffus declarez, fituez dans ladite Seigneurie, que ledit Claude de Lifle a acquis de
en vertu dudit Contract, fans en rien retenir ny referver, aux
charges y portées, pour en joüir, faire & difpofer par ledit Meffire
Jacques de Longüeil comme bon luy femblera au moyen des prefentes.   Et pour cet effet ledit Claude de Lifle l'a mis & fubrogé
par ces prefentes, fans autre garantie que deffus, en fon lieu &
place, droits & actions ; & luy a prefentement delivré l'original
dudit Contract d'acquifition fus-datté, en parchemin, portant quittance du payement entier de ladite maifon, terre &
heritages. Plus toutes les pieces & anciens titres concernans la
proprieté defdites maifon, terres & heritages que ledit Jean
Germain avoit baillez audit Claude de Lifle par ledit Contract,
dont ledit Meffire Iacques de Longüeil le décharge ; ce délaiffement & tranfport fait pour les claufes & aux charges cy-deffus
declarées, & outre moyennant la fomme de cinq mille trois cent
trente livres, que ledit Claude de Lifle a confeflé avoir euë & receuë comptant dudit Meffire Iacques de Longueil, qui luy a baillé,
payé, compté & delivré ladite fomme en prefence defdits Notaires fouffignez, en Loüis d'or, piftolles d'Efpagne, & autres monnoyes ayans cours par tout le Royaume, fçavoir quatre mille fept
cent livres pour fon rembourfement de pareille fomme qu'il a
payée audit Iean Germain pour le prix principal de ladite acquifition, dont il luy a baillé quittance par ledit Contract d'acquifition ;
& fix cent trente livres, dont les parties font convenuës entre-
elles pour les frais & loyaux coufts de ladite acquifition : & partant de ladite fomme de cinq mille trois cent trente livres ledit
Claude de Lifle s'eft contenté, & en a acquitté & quitte ledit Meffire Jacques de Longüeil & tous autres.   Et quant aux interefts
que ledit Claude de Lifle pouvoit demander & pretendre depuis
le jour dudit Contract d'acquifition jufqu'à prefent, les parties en
ont fait compenfation avec les fruits, revenus & loyers que ledit

Claude de Lisle a touchez & receus, à cause desdites maison,
terres & heritages cy-dessus declarez & delaissez, dont les parties se quittent pareillement l'une l'autre ; & moyennant tout ce que
dessus sur ladite assignation, lesdites parties ont consenti estre hors
de Cour & de procez sans dépens. Car ainsi, &c.

Il faut icy remarquer que si plusieurs fiefs ont esté vendus par un
même Contract & pour un même prix, un Seigneur n'est pas
obligé de les retirer tous, il peut seulement retirer ceux qui sont
mouvans de luy. La raison est, que les ayant retirez les autres Seigneurs pourroient exercer sur luy le Retrait feodal pour les fiefs qui
releveroient d'eux ; c'est pourquoy il est plus à propos qu'il ne
soit pas obligé de les retirer : de plus ce seroit un moyen pour empescher un Seigneur qui n'auroit pas le moyen de retirer tous les
heritages vendus, de se servir du droit qui luy appartiendroit en
vertu de son fief. Et cela est sans difficulté, quoy que d'autres qui
ont écrit sur cette matiere ayent avancé le contraire. Neanmoins
le Seigneur peut retirer le tout s'il y consent, & si l'acquereur y
donne son consentement, & il faut en faire une clause particuliere.

Ceux qui ont traité cette matiere avant moy, disent que si l'intention du Seigneur retrayant n'est pas de réünir à son fief lesdits
heritages qu'il retire & qui en sont mouvans, il en doit faire mention dans le Contract du Retrait en ces termes : *Declarant ledit
sieur qu'il ne veut & n'entend réünir à sondit fief lesdits heritages, au
contraire les posseder à toûjours comme terres roturieres.* Ceux qui ont
apposé cette clause ne l'entendoient pas ; car comme nous avons
dit cy-devant, le Retrait feodal n'a point lieu pour les heritages
roturiers, ainsi cette declaration ne se fait point dans ce cas, mais est
necessaire au cas de l'art. 53. de la Coûtume de Paris, qui veut que
les heritages acquis par un Seigneur de fief en sa censive, soient
réünis à son fief & censez feodaux, si par exprés le Seigneur ne declare qu'il veut que lesdits heritages demeurent en roture; c'est à dire,
que si un Seigneur acquiert par quelque maniere d'acquisition que
ce soit un heritage estant en sa censive, tel heritage devient feodal,
& commence à faire partie de son fief, ainsi que nous avons montré plus amplement dans nostre Traité des Fiefs, à moins que le
Seigneur ne fasse une declaration dans le Contract d'acquisition
qu'il veut & entend que tel heritage demeure en roture, comme
il a esté dit cy-devant.

Formule d'un Retrait lignager.

Aujourd'huy en la presence & compagnie des Notaires , &c.
souffignez Maiftre Charles Gillot　　　　　　s'eft tranfporté
en la maifon du fieur Claude Heros　　　　　　　　fize
à Paris ruë　　　　　　　　　où eftant il a offert audit Claude
Heros en parlant à fa perfonne, en execution de la Sentence du
Chaftelet de Paris renduë ce jourd'huy, en deniers à découvert
en Loüis d'or & d'argent, & autres monnoyes ayant cours par tout
le Royaume, la fomme de douze mille trois cent livres, exhibez
réellement en prefence defdits Notaires, à laquelle monte le prix
d'une maifon fize ruë　　　　　　　　　où pend pour
Enfeigne　　　　　　　　cy-devant faifie fur Jean
& venduë par decret du Chaftelet de Paris , & adjugée audit
Claude Heros du, &c. A l'inftant de laquelle adjudication ledit
Maiftre Charles Gillot auroit fait adjourner ledit Claude Heros
en retrait lignager de ladite maifon, comme lignager du cofté
　　　　　　　　　fur laquelle affignation feroit intervenu Sentènce
ce jourd'huy audit Chaftelet, par laquelle ladite maifon auroit efté
adjugée par retrait audit Maiftre Charles Gillot ; & pour fatisfaire
àladite Sentence ledit Maiftre Charles Gillot a offert bailler & delaiffer prefentement audit Claude Heros ladite fomme de douze
mille trois cent livres dans lefdites efpeces, en juftifiant par ledit
Claude Heros du payement & confignation fi aucune il a faite pour
raifon de ladite adjudication par decret de ladite maifon. De plus
il luy a offert prefentement en pareilles efpeces exhibées en prefence
defdits Notaires, de luy bailler & payer la fomme de douze cent
livres pour fes frais & loyaux coufts, fauf à repeter ou à parfaire
le plus ou le moins aprés la liquidation faite d'iceux. Et ledit Maître
Charles Gillot fomme & interpelle ledit Claude Heros de recevoir
lefdites deux fommes offertes à deniers à découvert, luy en bailler
quittance & décharge, luy délaiffer la libre poffeffion & joüiffance
de ladite maifon comme lignager dudit Jean
conformément à ladite Sentence, & luy délivrer ledit Contract
d'acquifition avec les anciens titres de la proprieté de ladite maifon qui luy ont efté mis entre les mains par
de fatisfaire & faire réponfe de ce que deffus ; & à faute de ce faire
protefte ledit Maiftre Charles Gillot qu'il ira prefentement configner lefdits deniers aux dépens, perils & fortunes dudit Claude
　　　　　　　　　　　　　　　　　　　Heros

Heros entre les mains du Receveur des Consignations dudit Châtelet, & même se pourvoir en Justice contre luy pour les dépens, dommages & interests qu'il pourroit souffrir à cette occasion, & de tout ce qui en pourroit arriver. Et pour l'execution & validité des presentes offres ledit Maistre Charles Gillot a esleu son domicile irrevocable, &c. A quoy ledit Claude Heros a répondu qu'il estoit prest de sa part à satisfaire à la sommation qui luy estoit faite, pour éviter à procés, frais & dépens, & que pour cet effet il déclaroit qu'il n'a consigné aucune chose du prix de ladite adjudication à l'occasion dudit adjournement en retrait, & qu'il ne veut point empescher que ledit Charles Gillot ne consigne si bon luy semble ladite somme, & qu'il n'a rien payé des droits Seigneuriaux, & qu'il demandoit seulement audit Maistre Charles Gillot la somme de cent cinquante-trois livres pour tous frais & loyaux cousts qu'il avoit faits en consequence de ladite acquisition ; & sur ladite declaration ledit Maistre Charles Gillot a baillé, payé, nombré & délivré réellement en presence desdits Notaires ladite somme de cent cinquante-trois livres audit Claude Heros, dont & de laquelle dite somme de cent cinquante-trois livres ledit Claude Heros s'est contenté, en a quitté & quitte ledit Maître Charles Gillot & tous autres. Ce faisant a consenty & accordé, consent & accorde par ces presentes que ledit Maître Charles Gillot joüisse & dispose pleinement & paisiblement de ladite maison comme bon luy semblera au moyen de ladite Sentence & des presentes, le tout aux charges, clauses & conditions portées par l'adjudication, En consequence de ladite declaration ledit Maître Charles Gillot a notifié & declaré audit Claude Heros qu'il ait à comparoir & se transporter presentement en la maison de Maître

             Receveur des Consignations dudit Chastelet, size rue   pour voir faire ladite consignation. A quoy ledit Claude Heros a répondu qu'il n'y vouloit point assister, estant satisfait de ladite somme de cent cinquante-trois livres qu'il a reçuë pour ses loyaux cousts, dont & de ce que dessus il a requis acte desdits Notaires soussignez. Et au même instant ledit Maître Charles Gillot s'est transporté avec lesdits Notaires en la maison dudit sieur   Receveur des Consignations, auquel il a consigné & delivré & mis és mains de ses propres deniers la somme de douze mille trois cent livres esdites especes, pour satisfaire à ladite Sentence, dont ledit sieur

Z

Receveur des Confignations a baillé fa quittance pour le prix de l'adjudication de ladite maifon , de laquelle quittance la teneur enfuit.

Laquelle quittance a efté mife és mains dudit Maître Charles Gillot, qui a requis acte de ce que deffus aufdits Notaires à luy octroyé, lefdits jour & an , dix heures du matin. Enfuite & à l'inftant Maître Charles Gillot fe feroit en la compagnie & affifté defdits Notaires tranfporté au logis dudit Claude Heros, où eftant parlant à fa perfonne , il auroit baillé , delivré & mis és mains l'original de ladite quittance de confignation cy-deffus inferée , laquelle ledit Claude Heros a volontairement prife , & dont il s'eft contenté , dont acte.　Fait comme deffus lefdits jour & an , onze heures du matin , &c.

Il faut obferver que quand les offres fe font dans les vingt-quatre heures aprés le Retrait adjugé , de rembourfer l'acquereur de fon principal , ou de le voir configner au refus d'iceluy entre les mains du Receveur des Confignations , iceluy deuëment appellé , fuivant l'Art. 136. de la Coûtume de Paris, il n'eft pas neceffaire de faire offre de bourfe de deniers & à parfaire,quoy que les Notaires le faffent ordinairement , cela n'eft point requis par ledit Art. 136. & l'art. 140. ordonne feulement que le retrayant faffe adjourner l'acquereur , & luy faffe offre de bourfe , deniers , loyaux coufts , & à parfaire , tant par l'adjournemement , qu'à chacune journée de la caufe principale jufqu'à conteftation en caufe incluſivement , fur peine d'eftre décheu du Retrait. D'où il s'enfuit que telles offres ne fe font pas aprés la Sentence adjudicative du Retrait , il y a encore une raifon , qui eft que la Coûtume veut que le retrayant faffe offre de bourfe , deniers , loyaux coufts , & à parfaire , tant par l'adjournement , &c. parce que le retrayant ignore le prix que la chofe tombée en retrait a coufté à l'acquereur ; ce qu'il ne peut pas ignorer aprés que l'acquereur a mis fon Contract d'acquifition au Greffe en prefence du retrayant , ou luy deuëment appellé. Outre qu'il feroit inutile au retrayant de faire offre de bourfe , deniers , & à parfaire , puifqu'il eft obligé de luy faire offre du prix entier de la chofe , ou de le configner à fon refus dans les vingt-quatre heures , & il n'y a plus rien à parfaire quand tout le prix eft payé ou configné. Ainfi ces termes font inutiles dans les offres qui fe font du prix dans les vingt-quatre heures.

Autre Formule du Retrait lignager, avec offres & quittance.

Aujourd'huy quinziéme jour de Janvier   fur
les deux heures de relevée en la prefence & affifté des Notaires
fouffignez Maître Jean Nicot   s'eft tranfporté en la maifon de Maître Nicolas le Leu
où eftant parlant à fa perfonne , ledit Maître Jean Nicot pour executer le retrait à luy adjugé comme parent lignager de Pierre le
Fevre   par Sentence du Châtelet de Paris donnée ce
jourd'huy, de la maifon cy-aprés declarée, a offert & offre réellement & à découvert en la prefence defdits Notaires fouffignez en
Loüis d'or, &c. audit Nicolas le Leu de luy bailler , payer & délivrer prefentement la fomme de douze mille trois cent livres, pour
fon remboursement de pareille fomme par luy payée audit Pierre
le Fevre, pour laquelle ledit Pierre le Fevre luy a vendu & delaiffé une maifon fize à Paris ruë   par Contract
paffé pardevant   Notaires audit Chaftelet
de Paris, le   jour   -   Plus la
fomme de mille tant de livres, que ledit Maiftre Nicolas le Leu
a declaré avoir payée à Monfieur   Seigneur
pour le droit de lots & ventes dûs pour ladite acquifition, & cent
tant de livres pour fes frais & loyaux coufts fi tant fe montent ,
fauf à repeter en cas qu'ils fe montent à moins, & à parfaire en
cas qu'ils fe montent à davantage aprés la liquidation faite d'iceux :
& en outre a offert & offre prefentement audit Maiftre Nicolas
le Leu de luy bailler & délivrer l'extrait en papiers dudit Contract
de vente fait par ledit Pierre le Fevre audit Maiftre Nicolas le Leu
de ladite maifon, moyennant ladite fomme de douze mille trois
cent livres, datté & mentionné cy-deffus, avec une quittance eftant
en la fin dudit extrait de Contract en datte du
jour   paffée pardevant lefdits Notaires, par laquelle
ledit Pierre le Fevre a confeffé avoir receu dudit fieur Nicolas le
Leu ladite fomme de douze mille trois cens livres. Et en outre
ledit Maiftre Jean Nicot a offert audit Nicolas le Leu la fomme
de   pour fes loyaux coufts, fauf à parfaire
en cas que lefdits loyaux coufts fe montaffent à davantage, ou à
repeter s'ils fe montoient à moins ; requerant, fommant & interpellant ledit Maiftre Nicolas le Leu de prendre & recevoir lefdits
deniers, contracts & quittances offerts, en bailler décharge vala-

ble, & délaiffer audit Jean Nicot ladite maifon comme parent lignager dudit Pierre le Fevre fuivant ladite Sentence du Châtelet, proteftant ledit Jean Nicot au refus d'accépter lefdites offres, & recevoir lefdits deniers & pieces, d'aller prefentement configner iceux aux dépens, perils & fortunes dudit Maiftre Nicolas le Leu, de fe pourvoir pour fon recours pour fes dépens, dommages & interefts, aprés que ledit Maiftre Jean Nicot a efleu domicile en la maifon de   Procureur

Sur quoy ledit Maiftre Nicolas le Leu a fait réponfe qu'il requiert delay pour communiquer les prefentes offres & proteftations à fon confeil : fur laquelle réponfe ledit Jean Nicot a perfifté en fefdites offres & proteftations de configner, & de fe pourvoir ainfi qu'il avifera, & a fait remporter lefdits deniers offerts, pour iceux configner à la recepte des Confignations ; & pour cet effet ledit Jean Nicot a notifié audit Nicolas le Leu qu'il ait à comparoir & prefentement fe tranfporter chez   Receveur des Confignations, demeurant   pour voir faire ladite confignation, à ce qu'il n'en pretende caufe d'ignorance, dont acte, &c.

Et ledit jour cinq heures de relevée ledit Maiftre Nicolas le Leu eft venu & comparu en l'Etude de   l'un defdits Notaires fouffignez, lequel a declaré que fuivant l'avis de fon confeil, & pour éviter la confignation defdits deniers, il a fait donner affignation audit Jean Nicot à cedit jour, lieu & heure, pour luy compter & delivrer fes deniers : comme auffi feroit comparu ledit Jean Nicot, lequel fuivant ladite affignation a fait apporter fefdits deniers en ladite Etude, & a prefentement compté, nombré & delivré audit Nicolas le Leu, qui a pris & receu de luy en la prefence defdits Notaires fouffignez ladite fomme de douze mille trois cent livres, avec ledit extrait & quittance dudit Pierre le Fevre, dont ledit Maiftre Nicolas le Leu fe tient content & fatisfait, & en a quitté & déchargé ledit Maiftre Jean Nicot & tous autres ; & en ce faifant a ledit Maiftre Nicolas le Leu confenti & accordé que ledit Maiftre Jean Nicot joüiffe & difpofe pleinement & paifiblement de ladite maifon, fans prejudice aux parties de parfaire ou repeter le plus ou moins des loyaux coufts aprés la liquidation d'iceux, &c.

Quand le retrayant a emprunté des deniers pour faire le rembourfement ou la confignation, il le doit declarer dans l'acte,

consentant que celuy des deniers duquel il s'est servi, ait privilege
& hypotheque speciale sur la chose retirée. Voyez cy-dessus cette
declaration.

*Offres & quittance en consequence d'une vente faire à la charge d'une
sommé d'argent & d'une rente de bail d'heritage.*

Il faut observer suivant l'Article 137. de la Coûtume de Paris,
que si le retrait est adjugé à un parent lignager d'un héritage baillé
à rente rachetable, le retrayant est obligé de rembourser celuy à
qui la rente est deuë, ou consigner à son refus dedans les vingt-
quatre heures le sort principal de la rente & arrerages échus depuis l'ajournement, aprés que l'acquereur a mis son Contract d'acquisition au Greffe, & affirmé le prix, comme il est dit dans l'Article precedent. Suivant cet Article le retrayant doit dans les vingt-
quatre heures de la Sentence adjudicative du retrait se transporter
en la maison du creancier de la rente, & luy faire les offres conformes à cet Article, ou consigner à son refus, ou en cas d'absence
suivant la formule suivante.

Aujourd'huy en la presence & compagnie des Notaires, &c.
François Firmin   demeurant, &c. s'est
transporté pardevers & en la maison de Martin Favier
demeurant, &c. où estant & parlant à sa personne, ledit François
Firmin luy a presentement & en la presence desdits Notaires, offert à deniers découverts en Loüis d'or, &c. bailler & payer la somme de quatre mille deux cent livres, sçavoir quatre mille livres
pour le rachat, son principal & amortissement de deux cent livres
de rente de bail d'heritage, à la charge de laquelle entr'autres, ledit Martin Favier a baillé & delaissé, tant à titre de vente, que
de ladite rente à Claude Germain, une maison sise à Paris
                        ainsi qu'il est plus au long declaré dans le Con-
tract qui en a esté passé pardevant
Notaires audit Chastelet, le   jour   &
deux cent livres pour une année d'arrerages de ladite rente écheant
le quinziéme du present mois, le sommant & interpellant de recevoir
ladite somme offerte de quatre mille deux cent livres pour les causes susdites, luy en bailler quittance valable, si mieux n'aime ledit
Martin Favier décharger dés à present Claude Germain de ladite
rente, tant en principal qu'arrerages, frais, mises & loyaux cousts,
& leur en bailler presentement quittance & décharge, rendre le-

dit Contract, & confentir que fa minutte & groffe en foient déchargées, aux offres que fait ledit François Firmin de s'obliger à
la garantie du fort principal & payement des arrarages de ladite
rente, au lieu & place dudit Claude Germain, pour par ledit
François Firmin luy fournir l'une ou l'autre defdites deux quittances, à l'effet de parvenir au retrait qu'il entend faire de ladite maifon, comme lignager dudit Martin Favier, fuivant & au defir de
la Sentence ce jourd'huy renduë portant adjudication dudit retrait au profit dudit François Firmin: Autrement & à faute par ledit
Martin Favier d'accepter l'une ou l'autre defdites offres, ledit François Firmin a declaré & protefté, declare & protefte qu'il confignera lefdits deniers offerts aux rifques, perils & fortunes, dépens, dommages & interefts, entre les mains de
Receveur des Confignations, & en outre de tout ce qu'il peut &
doit protefter en cette partie. Lequel Martin Favier a fait réponfe
qu'il eftoit preft & confentoit recevoir lefdits deniers offerts pour
les caufes fufdites, en baillant quittance & décharge valable audit François Firmin, en luy faifant par luy apparoir de ladite Sentence & adjudication de ladite maifon à fon profit, comme fon
lignager, & non autrement: Faute de quoy ledit Martin Favier a
par ces prefentes protefté & protefte contre ledit François Firmin,
que lefdites offres & fommations ne luy pourront nuire ny préjudicier ny audit Claude Germain. Sur quoy & aprés que ledit François Firmin a montré & exhibé l'original de ladite Sentence fignée
& fcellée, & d'icelle baillé copie collationnée par lefdits Notaires
fouffignez audit Martin Favier; & que par ladite Sentence il a reconnu que ladite adjudication a efté faite au profit dudit François Firmin, ledit François Firmin lui a fourni, baillé & payé en
prefence defdits Notaires fouffignez, en efpeces telles que deffus,
ladite fomme de quatre mille deux cent livres, pour le rachat du
fort principal & arrerages qui eftoient dûs de ladite rente de bail
d'heritage jufques à huy, dont & de laquelle fomme de quatre mille deux cens livres pour les caufes que deffus receuë, ledit Martin
Favier s'eft contenté, & en ont quitté & quittent ledit François Firmin & Claude Germain, & tous autres. Ce faifant a prefentement
rendu & mis és mains dudit François Firmin la groffe originale dudit Contract de vente, fur laquelle & fur fa minutte, & fur l'autre
expedition dudit Contract, qui eft és mains dudit Martin Favier,
ledit Martin Favier confent que par tous Notaires pour ce requis,

foit fait fommaire mention du prefent rachat, fans que la prefence dudit Martin Favier y foit requife, ce qui ne fervira avec les
prefentes que d'une même chofe. Promettant, &c.

Claufe en cas que la rente foit continuée par le retrayant du confente-
ment du creancier d'icelle, avec la décharge de l'acquereur.

Sur lefdites offres, ledit Martin Favier a fait réponfe qu'il accepte
l'obligation dudit François Firmin, & qu'en confequence d'icelle
il confent décharger ledit Claude Germain acquereur, de ladite
rente en principal & arrerages pour l'avenir. Et par ce moyen ledit Martin Favier a par ces prefentes volontairement quitté & déchargé purement & fimplement dés à prefent & à toujours ledit
Claude Germain acquereur abfent, lefdits Notaires fouffignez acceptans pour luy, tant du fort principal, que des arrerages d'i-
ceux, écheus & à écheoir, frais, mifes & loyaux coufts, & promet de
ne l'inquieter jamais à l'avenir, par quelque raifon & fous quelque
pretexte que ce foit en vertu de ladite rente & des arrerages d'i-
celle. Et pour cet effet il a prefentement baillé & délivré audit
François Firmin la groffe originale qu'il avoit dudit Contract de
vente & bail à rente de ladite maifon, dudit jour, &c. & confent
que fur iceluy fa minutte & autres actes qu'il appartiendra, foit en
vertu des prefentes fait fommaire mention de la prefente quittance & décharge par tous Notaires pour ce requis, fans que la prefence dudit Martin Favier foit neceffaire. Au moyen de quoy ledit
François Firmin s'eft par lefdites prefentes chargé de ladite rente
de deux cent livres, tant en principal qu'arrerages, a promis &
promet ladite rente garentir, fournir & faire valoir, payer & continuer par chacun an à toûjours & en un feul payement par chaque
année, dont le premier payement échera d'huy en un an ou huitaine du mois de Janvier datte des prefentes, fans que ledit François Firmin puiffe pretendre diminution de ladite rente, pour quelque caufe ou pretexte que ce foit, audit Martin Favier en fa maifon, & à fes hoirs ou ayans caufe, ou au porteur des prefentes, felon & ainfi que ledit Claude Germain y a efté obligé jufques à prefent par ledit Contract. Et pour feureté de ladite rente & des arrerages d'icelle, a ledit François Firmin confenti que ladite maifon dont il eft acquereur au moyen du retrait lignager & de la
Sentence adjudicative d'iceluy, foit & demeure à toûjours fpecialement & par privilege & preference chargée, affectée, obligée &

hypothequée , comme elle l'eſt par le ſuſdit Contract , ſans que pa
ces preſentes il y ſoit dérogé en aucune façon ; & de plus conſen
que generalement tous & chacuns ſes autres biens preſens & à venir , ſoient à cet effet chargez , affectez & hypothequez , comme i
les affecte , oblige & hypotheque par ces preſentes , ſans que l'hypotheque generale & ſpeciale déroge l'une à l'autre : ledit Martin
Favier reconnoiſſant & confeſſant avoir receu comptant dudi
François Firmin , qui luy a baillé & baillé en preſence deſdits Notaires ſouſſignez , en Loüis d'or , &c. la ſomme de deux cent livres
pour une année d'arrerages écheuë ce jourd'huy , dont il ſe contente & en quitte ledit François Firmin , & tous autres. Promettant , &c.

Des Rentes conſtituées.

LEs Rentes conſtituées ſont celles qui ſont deuës par la perſonne & non par les heritages affectez & hypothequez pour
la ſureté d'icelles ; c'eſt pour cette raiſon qu'elles ſont appellées
rentes perſonnelles , à la difference des rentes foncieres qui ſont
attachées au fonds , rentes volantes ou courantes , & rentes hy-
potequaires. La neceſſité du commerce a eſté cauſe qu'elles ont
eſté introduites en France , à la charge neanmoins que le creancier ne peut point contraindre ſon debiteur de faire le rachat de
la rente qu'il auroit conſtituée à ſon profit , ſous quelque cauſe &
pretexte que ce ſoit , ſi ce n'eſt par le fait du debiteur : On n'a pas
meſme voulu que le debiteur s'obligeaſt par le Contract de faire le
rachat de la rente dans un certain temps , & on a voulu que l'argent prêté à intereſt fuſt une veritable alienation , ayant du rapport avec la vente , en ce que le ſort principal eſt le prix qui eſt
donné pour l'acquiſition de la rente. C'eſt ce que nous appellons
conſtitution de rente , ou argent donné à conſtitution de rente ;
mais auſſi celuy qui le reçoit & qui conſtituë une rente au profit
de ſon creancier , s'obligeant à luy en payer les intereſts par chacun an , s'il ceſſe de les luy payer , il peut eſtre contraint de luy
faire le rembourſement du ſort principal avec les arrerages écheus ;
Mais quoy que le creancier hors ce cas ne puiſſe pas contraindre
ſon débiteur de faire le rachat d'une rente qu'il auroit conſtituée
à ſon profit , neanmoins le debiteur ſe peut décharger de l'obligation

tion qu'il auroit contractée, quand il voudroit, à moins que par le contract il ne fust porté que le debiteur ne pourroit pas faire le rachat avant certain temps, ce qui est permis.

En permettant ces rentes, on a borné les interests qu'on en pouvoit stipuler, pour arrester l'avarice des hommes, qui ne songent qu'à s'enrichir par la perte & la ruïne des autres, autrement la necessité des uns, & l'envie déreglée des autres de faire profiter leur argent, auroient monté ces interests si haut, que ces constitutions qui n'auroient esté introduites que pour l'interest des débiteurs, en auroient infailliblement causé la ruïne.

Dans les premiers temps ces interests ne pouvoient estre stipulez qu'à raison du denier dix, de sorte que le creancier ne pouvoit pas stipuler un denier plus fort, pour quelque cause que ce fût, autrement ce qui auroit esté payé de plus que les interests ordinaires & permis, estoit imputé sur le sort principal.

Mais comme il s'est trouvé par la suite des temps, que ces interests estoient trop forts, & qu'ils reduisoient souvent les debiteurs à n'en pouvoir faire le payement, l'argent ne pouvant pas ordinairement procurer des profits si considerables, ces interests ont esté reduits à raison du denier douze par les Edits de Charles IX. l'an 1567. & 1576. Cette reduction a duré jusqu'en l'an 1602. Par l'Edit du Roy Henry IV. du mois de Juillet 1601. verifié en la Cour le 18. Février 1602. les rentes ont esté reduites au denier seize. Depuis par autre Edit du Roy Loüis XIII. elles ont esté mises au denier dix-huit, le 16. Juin 1634. Et enfin par autre Edit du Roy à present regnant, du 22. Decembre 1665. il a esté expressement défendu de faire aucune constitution de rente excedant le denier vingt.

Pour oster toute occasion d'usure, on n'a pas permis que ces constitutions se fissent pour autre cause que pour argent payé, nombré & délivré en la presence des Notaires lors du Contract, avec declaration des especes dont le payement en a esté fait, ou pour demeurer quitte d'une somme que le debiteur devoit au creancier par Cedule ou Obligation, Contract ou Jugement, & non pour fait de marchandises venduës & livrées lors de la constitution, ou auparavant, de peur que sous l'incertitude du prix & de la valeur d'icelle, on n'en fist des constitutions plus fortes qu'il ne seroit permis; & c'est pour cette raison que ces rentes sont appellées rentes constituées à prix d'argent.

On ne peut pas aussi faire un Contract de constitution pour estre

A a

déchargé du payement des arrerages d'une rente, ou des interests adjugez par Justice, parce qu'il n'est pas permis de constituer une rente d'une somme deuë pour des interests, l'anatocisme estant défendu, qui est tirer interest des interests, conformément à la dispotion du Droit Romain.

Et dautant que les arrerages de rentes constituées pourroient causer la ruïne des debiteurs, si les creanciers pouvoient laisser passer plusieurs années sans les demander, & les obliger ensuite de payer tous ceux qui seroient deûs, le Roy Louïs XII. a voulu par son Ordonnance de l'an 1512. Art. 17. qu'on n'en pust demander que cinq années, les autres precedentes estant prescrites ; de sorte q l'au prejudice de cette Ordonnance le creancier ne peut pas deferer le serment à son debiteur, sçavoir s'il les a payées ou non, devant s'imputer d'estre contrevenu à une Ordonnance qui n'a esté establie que pour l'interest public, & pour empescher que les debiteurs ne tombassent par ce moyen dans la perte de leurs biens. Pour empescher la prescription des arrerages établis par la susdite Ordonnance, le créancier doit de cinq ans en cinq ans obtenir des condamnations contre son debiteur, & par ce moyen on ne luy peut point objecter la prescription de ladite Ordonnance, dautant que les actions fondées sur les condamnations durent trente ans.

Les rentes constituées à prix d'argent, quoy que sur des maisons & heritages, de quelque nature qu'elles soient, sont rachetables à toûjours, en payant le sort principal & arrerages, de sorte que la faculté du rachat de ces rentes est imprescriptible, ainsi qu'il est porté par l'Art. 111. de la Coûtume de Paris. La raison est, que la faculté de racheter lesdites rentes est de la nature & de l'essence de tels contracts.

Cette faculté perpetuelle de rachat, & l'alienation du sort principal, font que les rentes sont reputées meubles & immeubles : elles sont reputées meubles à l'égard du debiteur, parce que l'obligation qui provient de telles rentes, est pure personnelle, ainsi il s'en peut liberer toutes fois & quantes qu'il voudra faire le remboursement ; c'est aussi pour cela que telle rente est une dette personnelle, laquelle aprés la mort du debiteur, doit estre acquittée par ses heritiers, chacun à raison de la portion dont il est heritier ; veu qu'au contraire les rentes foncieres non rachetables, & autres charges réelles, doivent estre acquittées par les heritiers des immeubles qui en sont chargez ; car l'hypotheque quoy que speciale sur cer-

tains biens du debiteur, n'oblige pas ceux qui y succedent en qualité d'heritiers, d'acquitter ces rentes, parce que l'action hypothequaire n'est qu'accessoire à la personnelle, laquelle est principale ;
ainsi on ne considere que la personalité & non pas la réalité, veu
que la réalité n'est qu'accidentelle & seulement pour la seureté du
creancier.

Mais à l'égard du creancier les rentes constituées à prix d'argent,
quoy qu'elles puissent estre rachetées, & que les deniers du rachat
soient meubles estant entre les mains du creancier, sont reputées
immeubles ; par cequ'il ne luy est pas permis de contraindre son debiteur d'en faire le rachat, & que les deniers ainsi alienez à perpetuité, au moins quant au creancier, produisent un revenu annuel, de mesme que les maisons, heritages & autres immeubles.
De là vient qu'on les decrete comme les veritables immeubles, suivant l'Article 348. de la Coûtume de Paris. Neanmoins il y a des
Coustumes qui les reputent meubles, tant à l'égard du creancier,
que du debiteur. Et elles sont reputées meubles ou immeubles eu
égard au domicile du creancier & non pas du debiteur.

Nous observerons icy quelques cas ausquels le creancier peut contraindre son debiteur au rachat d'une rente constituée.

Le premier est pour causé de stellionat : ce qui arrive quand celuy qui constituë une rente, affecte & hypotheque une chose dont
il n'est pas proprietaire, pour la seureté de la rente : & mesme
en ce cas il est contraignable par corps, parce que c'est une espece de crime.

Le crime de stellionat est encore quand le debiteur affirme, que
la chose dont il est en effet proprietaire, & qu'il affecte & hypotheque pour la seureté de la rente qu'il constituë au profit de son
creancier, n'est chargée d'aucune autre hypotheque, & que neanmoins dans la suite on reconnoist le contraire.

Il en seroit de mesme au cas que le debiteur obligeast une terre qui seroit substituée ou à ses enfans, ou à d'autres, parce
qu'en ce cas il n'en auroit à proprement parler que l'usufruit sa
vie durant.

Le deuxiéme, si un Office est affecté specialement à une rente, &
que le debiteur le vend à l'insceu de son creancier ; comme quand
un particulier emprunte de l'argent en rente pour l'acquisition d'un
Office, lequel il a obligé specialement & par une hypotheque privilegiée pour la seureté de la rente, & que neanmoins il le vend

A a ij

& en reçoit le prix , sans que le creancier privilegié en soit averti; en ce cas le debiteur peut estre contraint au remboursement de sort principal de la rente , dautant que le creancier n'a plus la seureté qu'il avoit au moyen du privilege qu'il avoit sur l'Office acheté de ses deniers.

Le troisiéme est , quand celuy qui emprunte de l'argent , promet d'en faire l'employ , & d'en fournir acte au creancier dans un certain temps , & declarer dans le Contract d'acquisition , que c'est des deniers du creancier , consentant qu'il ait une hypotheque privilegiée sur la chose , s'il ne le fait , il est contraignable au remboursement.

Le quatriéme est pour les deniers donnez à interest par les Tuteurs , appartenans aux mineurs , à la charge du remboursement quand les mineurs seront parvenus à leur majorité ; ce qui a lieu en faveur des mineurs contre la regle ordinaire qui ne permet pas qu'on puisse donner de l'argent à interest pour un certain temps, en sorte que ce temps estant expiré , on puisse contraindre le debiteur au remboursement ; comme il a esté jugé par Arrest du 15. Janvier 1622. en la cinquiéme Chambre des Enquestes. Comme au contraire , la faveur des mineurs a introduit que les deniers pupillaires puissent estre baillez à rente , à la charge que le preneur ne pourra l'amortir pendant leur minorité.

Le cinquiéme est , quand quelqu'un achete une maison chargée d'un doüaire prefix d'une somme de deniers , à la charge d'iceluy, & d'en faire la rente jusqu'à ce que le doüaire ait lieu ; car le doüaire ayant lieu , cet acquereur est obligé d'en faire le remboursement.

Le sixiéme est au cas d'une vente faite à la charge que l'acquereur payera la rente du prix convenu jusques à un certain temps, & qu'il ne pourra estre contraint au payement d'iceluy , jusqu'à ce qu'il soit expiré , mais qu'aprés il le payera au vendeur ; c'est une convention licite & qui fait partie du contract ; & par consequent, quoy que le vendeur ait perceu les interests de cette somme pendant quelques années , il peut neanmoins obliger l'acheteur à rembourser le prix convenu , le temps d'en faire le payement estant venu ; car cette clause est apposée plûtost en faveur de l'acheteur, que du vendeur , puisque le vendeur pouvoit ne vendre qu'à la charge de deniers comptans.

Il arrive ordinairement que l'argent est donné en constitution de rente pour l'employer en acquisition d'heritage ou d'Office, & en ce cas le creancier doit stipuler que son debiteur en faisant l'employ, declarera qu'il est fait de ses deniers, & qu'il consentira dans le Contract d'acquisition que la chose sera & demeurera obligée audit creancier par privilege & hypotheque speciale.

Que si les deniers sont prêtez en constitution pour meliorer & reparer un heritage, pour la seureté du creancier, le debiteur le doit declarer que ç'a esté des deniers du creancier, & le creancier doit stipuler dans le Contract que son debiteur fera cette declaration en payant les ouvriers, pour luy acquerir une hypotheque privilegiée ; & en ce faisant ce creancier seroit mesme preferé sur la vente de l'heritage au vendeur d'iceluy.

Quand une rente est constituée, il arrive souvent qu'elle est constituée par plusieurs debiteurs, que nous appellons coobligez, lesquelles ordinairement s'obligent solidairement à la rente & aux arrerages d'icelle, quoy qu'il n'y en ait qu'un qui prenne tout l'argent pour s'en servir, les autres n'intervenans dans l'obligation que pour la seureté du creancier, de sorte qu'il peut poursuivre un de ses coobligez pour le tout, sauf son recours contre ses coobligez & contre le principal debiteur, & en ce cas celuy qui a pris l'argent donné en constitution, donne indemnité à ceux qui ont bien voulu s'obliger avec luy solidairement pour luy faire plaisir.

Mais on demande si un de plusieurs coobligez poursuivi pour le tout par le creancier, ayant payé le tout, peut poursuivre un des coobligez aussi pour le tout, sa part neanmoins confuse, en prenant cession du creancier. Par l'ancienne Jurisprudence des Arrêts il avoit esté jugé pour l'affirmative, mais la Cour s'en est departie, jugeant que ce coobligé ne pouvoit poursuivre les autres que chacun pour sa part & portion, nous avons deux Arrests qui l'ont jugé ainsi ; le premier est du 22. Février 1650. rapporté par du Fresne dans son Journal, & l'autre du 5. Septembre 1674. rapporté dans la cinquiéme partie du Journal du Palais, page 377. à la charge neanmoins de porter également entre tous les coobligez la perte qui arriveroit par l'insolvabilité de quelqu'un d'entr'eux.

Les debiteurs donnent aussi souvent des fidejusseurs pour la seureté des creanciers, lesquels s'obligent solidairement avec le debiteur, renonçant comme dit est cy-dessus aux benefices de division, &c. Mais on demande au cas que le principal debiteur eust

A a iij

promis au fidejusseur de racheter la rente dans un certain temps, & que ce temps expiré, le fidejusseur la rachetât avec cession d'action & subrogation, le fidejusseur pourroit valablement contraindre le debiteur au rachat de ladite rente ? Je crois que le debiteur peut estre contraint au rachat, parce que c'est une clause sous laquelle le fidejusseur est intervenu dans l'obligation, sans quoy il y ait lieu de presumer qu'il ne l'auroit pas fait ; car quoy que le fidejusseur soit devenu le creancier du debiteur au moyen du rachat qu'il a fait, on ne doit pas avoir moins d'égard à la clause & à la charge à laquelle il a servi de caution.

Il a mesme esté jugé que si un de deux fidejusseurs obligez solidairement, a racheté la rente aprés l'insolvabilité du debiteur, il peut contraindre son fidejusseur à contribuer pour la moitié du rachat, sans qu'il soit recevable à continuer audit fidejusseur qui auroit payé la moitié de la rente & luy en payer les arrerages.

Dans les Contracts constitution, le creancier stipule ordinairement une hypotheque generale sur tous les biens du debiteur, presens & à venir, & specialement sur ceux qu'il possede, cependant il faut observer que si les heritages affectez pour la seureté de la rente sont situez dans les païs de nantissement, le debiteur doit expressement consentir que le creancier soit nanti & realizé sur les heritages affectez, & pour cet effet constituer Procureur.

Quelquefois le creancier ne se contente pas de l'hypotheque constituée sur les biens du debiteur, mais il stipule que la rente soit prise & perceuë annuellement sur tel heritage appartenant au debiteur, ce qu'on appelle assignat. On ajoûte aussi dans les Contracts de constitution, que le creancier de la rente recevra par chacun an les arrerages d'icelle par les mains du Fermier & Receveur de la terre assignée, comme une charge d'icelle. Que dés à present le vendeur & constituant de la rente, c'est à dire le debiteur, s'est demis & devêtu de sa terre, & en a saisi & vêtu son creancier, & s'est constitué prosseffeur par precaire, au nom de sondit creancier, & luy permet en cas de cessation de payement aprés chacun terme, d'en prendre possession réelle & actuelle, & pour cet effet il constituë son Procureur special & irrevocable le porteur du Contract. Ce sont trois clauses differentes, sçavoir l'assignat, la cession d'actions contre le Fermier, & le constitut ou precaire.

Quant à l'assignat, il ne produit point d'autre effet selon nostre usage, que l'hypotheque speciale constituée sur l'heritage assigné pour la perception des arrerages de la rente ; mais seulement le creancier declare sur quel heritage les arrerages de la rente doivent estre pris & perceus.

Pour ce qui est de la seconde clause, *que le creancier de la rente prendra les arrerages par les mains du Fermier*, elle emporte tacitement cession d'action contre luy ; cependant telle cession ne peut avoir effet, sinon pour exercer les actions qui peuvent competer au proprietaire contre le Fermier de la terre : en sorte que s'il n'y a point de Fermier, ou si le Fermier avoit payé au proprietaire avant que d'estre poursuivi par le creancier de la rente, ou si les deniers deûs par le Fermier estoient saisis & arrestez par d'autres creanciers du debiteur proprietaire de la terre, telles cessions se trouveroient inutiles & sans effet. Mais si le creancier a denoncé son droit au Fermier, il est preferable à tous autres creanciers posterieurs à son Contract, & tel est l'usage du Chastelet de Paris, & a esté ainsi jugé l'année derniere dans une affaire pour laquelle j'ay esté consulté.

A l'égard de la clause de constitut & precaire, elle exclud la discussion, laquelle autrement auroit lieu hors la Coûtume de Paris : en sorte que le tiers detempteur hors ladite Coûtume où la discussion a lieu, ne pourroit valablement opposer la discussion, supposé que cette clause eût esté apposée au Contract de constitution.

Les rentes déja constituées se vendent, se cedent & se transportent, & pour la seureté de ceux au profit desquels la cession s'en fait, on y appose quelques clauses.

La premiere est, *de garantir de tous troubles & empeschemens.*

La deuxiéme, *de fournir & faire valoir tant en principal, qu'arrerages.*

La troisiéme, *qu'en defaut de payement par le debiteur de la rente des arrerages d'icelle, aprés un simple commandement à luy fait, & refus sur iceluy, de payer soy-mesme.*

Avant que d'expliquer ces trois clauses, il faut sçavoir que quiconque vend une dette ou une rente, est tenu de garantir qu'elle est deuë & legitimement constituée, quoy qu'il n'y ait aucune stipulation d'éviction ou promesse de garantie dans le Contract. Et enfin tout vendeur est tenu de trois choses par la nature du Contract de vente : premierement, que la chose est & subsiste : en second lieu, qu'elle appartient au vendeur : en troisiéme lieu, qu'elle n'est engagée ny hypothequée à personne ; & si une de ces trois manque, le vendeur en est garant envers l'acheteur. Et partant si la rente venduë n'est point deuë en effet, si elle n'appartient point au vendeur, ou si elle est hypothequée aux creanciers du vendeur, il en est tenu, quoy qu'il ne soit pas expressément obligé à la garantie de la rente. Mais on demande si le vendeur d'une rente ou d'une dette est tenu de garantir la solvabilité du debiteur d'icelle ? Il faut distinguer trois especes de cessions de dettes, sçavoir la simple assignation, quand le debiteur assigne son creancier sur une dette ou une rente qui luy est deuë par un autre ; la vente d'une dette, quand on achete ou qu'on prend en payement une dette ; & la delegation, quand le creancier accepte & prend la dette de son debiteur pour la sienne, & se fait obliger le debiteur de son debiteur en déchargeant par ce moyen son debiteur.

Quand il n'y a que simple assignation de dette, le cedant demeure chargé de l'insuffisance du debiteur, & de la perte de la rente, soit pour le temps present, ou pour le temps à venir. La raison est, qu'il demeure toûjours maistre & proprietaire de la dette, laquelle n'est point acceptée par le cessionnaire, sinon en tant qu'il pourra en estre payé.

Dans la vente d'une dette ou d'une rente qui se fait sans novation en l'absence du debiteur, & sans qu'il soit déchargé expressément envers le vendeur, ny obligé envers l'acheteur, l'insolvabilité du debiteur au temps de la vente regarde l'acquereur, parce qu'il suffit que le vendeur garantisse son fait, qui est que la dette ou la rente luy soit deuë ; c'est la décision de la Loy *Si nomen ff. de hered. & act. vend.* Il faut dire la même chose, & à plus forte raison dans la delegation, car parce qu'il y a novation expresse de la premiere obligation qui est transfuse en la seconde du consentement des parties, qui sont le cedant, le cessionnaire & le debiteur ; tout le peril de la dette ou de la rente retombe necessairement sur le cessionnaire, même pour le temps precedent la cession ou transport de la rente ; c'est ce qui est expressément decidé par la Loy 3. *ff. de novation.*

Cela posé, il faut voir quel est l'effet de la clause *de garantir de tous troubles & empeschemens* ; il est sans doute que telle clause oblige le cedant de garantir la solvabilité avant la vente ou cession de la dette, mais non pas de l'insolvabilité qui arrive aprés. La raison est, que

par

par la nature du Contract de vente la perte de la choſe arrivée avant la vente d'icelle regarde le vendeur, & la perte arrivée aprés appartient à l'acheteur, & cette clauſe fait préſumer que l'acheteur a pretendu avoir une dette exigible, & la prendre à ſes perils & fortunes pour l'avenir, mais qu'elle eſtoit bonne au temps du Contract ; & on ne peut pas dire que telle clauſe ne produiroit pas plus que la nature du Contract de vente, puiſque par la nature de ce Contract il ſuffit que la dette ſoit deüe au vendeur : Mais quand l'acquereur ajoûte que le vendeur ſera obligé de le garantir de tous troubles & empeſchemens, c'eſt à dire qu'il pretend que le debiteur ſoit ſolvable au temps de la ceſſion, & qu'il n'y aura point de cauſes ou d'empeſchemens qui puiſſent empêcher qu'il n'en ſoit payé. Car, comme dit Loyſeau, quand on promet garantir de tous troubles & empêchemens quelconques, il s'enſuit qu'on promet garantir, tant des empêchemens de fait, que de droit, & conſequemment de pauvreté, & qui eſt le plus grand empêchement qui puiſſe eſtre.

Touchant la ſeconde clauſe, ſçavoir *fournir & faire valoir*, il faut obſerver que *promettre fournir une rente*, c'eſt promettre de la payer au défaut du debiteur d'icelle, & ſuppléer & achever ce qu'il ne pourra pas payer : & *promettre faire valoir*, c'eſt ſe charger de rendre la rente bonne & valable, ou prendre ſur ſoy qu'une rente ſoit bonne, exigible & perceptible. Cependant, ſuivant le ſentiment de Loyſeau, le cedant qui a promis fournir & faire valoir une rente, n'eſt qu'un fidejuſſeur ſubſidiaire, lequel par conſequent n'eſt tenu qu'aprés la diſcuſſion d'icelle. Mais auſſi il eſt tenu de l'inſolvabilité du debiteur qui arrive aprés la ceſſion & tranſport de la rente, car ces termes *fournir & faire valoir* ne ſe peuvent rapporter qu'au temps à venir, & on ne les peut pas reſtraindre au temps preſent ; outre que quand on ajoûte ces termes, *tant en principal*, *qu'arrerages*, ils ne ſe peuvent entendre que du temps futur. Mais on demande ſi une dette ou une rente avoit eſté venduë ſur un Prince ou ſur le Roy, faite avec la clauſe de fournir & faire valoir, l'acquereur ſeroit tenu à la diſcuſſion ? Loyſeau dit qu'à l'égard des Princes cela eſt ſans difficulté, parce qu'ils peuvent eſtre diſcutez, & que le ceſſionnaire de la rente a pû & dû prévoir cette difficulté lors qu'il a accepté la ceſſion qui luy a eſté faite ; mais qu'à l'égard du Roy il n'en eſt pas de même, parce que promettre, fournir & faire valoir, c'eſt promettre que le debiteur eſt ſolvable,

& que la dette est exigible, ce sont deux choses differentes. Il est vray que le Roy est toûjours solvable ; mais quand il ne veut pas payer, la dette n'est pas exigible, d'où il s'ensuit que cette clause donne recours contre le cedant quand le Roy ne veut pas payer : autrement cette clause *fournir & faire valoir*, & celle de payer soy-même, seroient inutiles si elles n'avoient lieu qu'aprés discussion, parce que la discussion ne s'en peut jamais faire. Cependant pour plus grande sureté, & pour obvier à une contestation qui n'est pas sans difficulté, il faut exprimer ainsi cette clause, *fournir & faire valoir, nonobstant le fait du Prince, cas d'hostilitez, & gene-ralement tous cas fortuits & inopinez, exprimez & non exprimez.*

La troisiéme clause, *qu'en défaut de payement le cedant payera soy-même, &c.* exclud la discussion : en sorte qu'aprés un commande-ment fait au debiteur de la rente, & faute par luy de payer, le cessionnaire de la rente peut s'adresser directement au cedant.

Pour achever ce Traité sommaire des rentes constituées nous observerons que le creancier d'une rente peut faire passer titre nouvel de ladite rente à celuy qui en est le debiteur, afin qu'il puisse justifier du payement des arrerages d'icelle, de peur que la prescription de trente ans ne luy fût opposée par le debiteur ou par ses heritiers, faute par luy de pouvoir justifier des paye-mens qui luy auroient esté faits de ladite rente ; car toute action personnelle se prescrit par trente ans, telle qu'est celle qui pro-vient du Contract de constitution. Il est vray que pour l'action hy-pothequaire qui peut estre exercée sur les biens du debiteur affe-ctez & hypothequez pour la sureté de la rente & des arrerages d'icelle, elle dure quarante ans en France, conformément au Droit Romain ; mais comme il pourroit arriver que le debiteur n'auroit point d'immeubles, ou que ceux qu'il avoit au temps du Contract seroient hors sa possession, & qu'un tiers detenteur auroit prescrit contre l'action hypothequaire, il est de grande con-séquence pour le creancier de faire passer des titres nouvels à son debiteur de la rente qu'il a creée à son profit, & de la reconnois-sance qu'il fait qu'il en a payé les arrerages jusqu'à present, & qu'il promet les payer & continuer à perpetuité jusqu'au rachat de ladite rente.

Pareillement quand le debiteur est decedé, le creancier de la rente doit obliger ses heritiers de luy passer un titre nouvel de la rente, ou celuy lequel se trouvera par le partage possesseur & pro-

prietaire des heritages affectez & hypothequez pour la seureté du
sort principal de la rente & des arrerages d'icelle , comme il se
verra dans les Formules cy-aprés.

Formule d'un Contract de constitution de rente.

Fut present Guillaume Gentil , &c.   lequel
a volontairement & de son bon gré reconnu & confessé avoir par
ces presentes vendu , creé & constitué dés à present & à toûjours
[*promettant garantir de tous troubles & empeschemens generalement*
quelconques] à Damoiselle Catherine Mallet , veuve de
                    demeurant , &c. à ce presente & acquerante
pour elle , ses enfans ou ses hoirs & ayans cause , trois cent livres
de rente annuelle & perpetuelle , à les avoir & prendre , lever .
recevoir & percevoir par ladite Damoiselle , ses enfans ou ses hoirs
& ayans cause , ausquels ledit constituant les a promis , promet &
s'oblige bailler , payer & continuer d'oresnavant par chacun an à
toûjours en sa maison size à Paris , ou au porteur des presentes
pour elles aux quatre Quartiers de l'an également , dont le premier quartier de payement écherra avec la portion du present mois
de Janvier au dernier jour du mois de Mars prochain venant , &
continuer de là en avant par chacun an à perpetuité ausdits quatre quartiers , sur une maison size en cette Ville de Paris ruë
                    Paroisse   & sur une
Ferme & Métairie appellée   size
consistante   le tout appartenant audit
Guillaume Gentil , à luy écheu par la succession de
& generalement sur tous & chacuns les autres biens , meubles &
immeubles , presens & à venir , en quelque lieu qu'ils soient situez & qu'ils se trouvent , lesquels ledit constituant a chargé , affecté , obligé à fournir & faire valoir ladite rente , bonne & payable ausdits quatre quartiers , sans aucun déchet ny diminution , nonobstant toutes choses quelconques à ce contraire , sans que les
obligations & hypotheques speciales & generales puissent déroger
l'une à l'autre ; declarant & affirmant ledit Guillaume Gentil que
tous lesdits biens cy-dessus declarez luy appartiennent , & qu'ils
sont francs & quittes , & ne sont chargez d'aucunes dettes , hypotheques , substitutions , ny d'autres charges quelconques : Pour de
ladite rente de trois cent livres cy-dessus constituée joüir , faire &
disposer par ladite Damoiselle Catherine Mallet acquereure & ses.

enfans, leurs hoirs & ayans cauſe à leur volonté comme à eux appartenante. Cette vente & conſtitution faite moyennant la ſomme de ſix mille livres, qui eſt à raiſon du denier vingt, laquelle ſomme ledit vendeur conſtituant a reconnu & confeſſé, reconnoiſt & confeſſe avoir euë & receuë de ladite Damoiſelle Catherine Mallet, qui luy a ladite ſomme baillée, comptée, nombrée & délivrée réellement & comptant en la preſence des Notaires ſouſſignez en Loüis d'or, &c. dont ledit conſtituant s'eſt tenu & ſe tient content, & en a quitté & quitte ladite Damoiſelle acquereure & tous autres ; declarant ledit conſtituant que ladite ſomme de ſix mille livres eſt pour employer & convertir avec autres deniers que ledit conſtituant a, pour le payement du prix de l'Office de   dont ledit conſtituant eſt pourveu par le Roy ſur la reſignation faite d'iceluy à ſon profit par Maiſtre François   ſuivant le Traité fait entr'eux le jour   pardevant   Notaires, &c. lequel employ ledit conſtituant promet & s'oblige faire dans un mois prochain, & par la quittance que ledit conſtituant en retirera déclarer par luy qu'en la ſomme qui y ſera portée ladite ſomme de ſix mille livres cy-deſſus fournie y ſera entrée, & de faire ſubroger par ledit Maiſtre François   ou en Juſtice à ſon refus, ladite Damoiſelle acquereure au lieu & droits, privileges & hypotheqnes dudit Maiſtre François   & promet ledit conſtituant de fournir à ladite Damoiſelle acquereure copies valables deuëment collationnées dudit Traité fait entre ledit conſtituant & Maiſtre François   dudit Office de   quittance du prix d'iceluy, portant l'employ de ladite ſomme, déclaration & ſubrogation dans ledit temps d'un mois, à compter du preſent jour, le tout pour la plus grande ſureté de ladite Damoiſelle acquereure & garantie de ladite rente cy-deſſus à elle conſtituée. Et en ce faiſant ledit conſtituant s'eſt déſaiſi, démis & dévétu de tous & chacuns ſeſdits biens, meubles & immeubles, preſens & à venir, juſqu'à la valeur & concurrence deſdits trois cent livres de rente & arrerages d'icelle, pour & au profit de ladite Damoiſelle acquereure, ſes enfans, leurs hoirs ou ayans cauſe, voulant & conſentant qu'ils en ſoient ſaiſis & veſtus, mis & receus en bonne & ſuffiſante ſaiſine & poſſeſſion, par qui, ſelon & ainſi qu'il appartiendra, conſtituant à cette fin leur Procureur general & ſpecial le porteur des preſentes, luy en donnant pouvoir, &

d'en requerir acte. Ladite rente de trois cent livres rachetable à
toûjours, en rendant, baillant & payant une fois & en un seul
payement pareille somme de six mille livres, avec les arrerages
qui en seront dûs & échûs pour lors ; avec tous frais & loyaux
cousts, franchement, & quittement de tous droits, taxes & autres
charges quelconques. Et pour l'execution des presentes & dépendances, ledit constituant a éleu & declaré son domicile perpetuel
& irrevocable en cette Ville de Paris, en la maison de Maiître
Procureur
ruë   auquel lieu il veut & consent que tous
exploits & commandemens, sommations, significations, & autres
actes de Justice, qui y seront contre luy faits, tant en cause principale, que d'appel, soient de tel effet, force & vertu que s'ils estoient
faits parlant à sa personne & vray domicile, nonobstant mutation
de demeure, ou de proprietaires & locataires de ladite maison
éleuë pour ledit domicile. Car ainsi le tout a esté convenu & accordé entre les parties. Promettant, &c.

Clause & cession des arrerages d'une autre rente.

Et pour plus grande sureté & facilité du payement des arrerages de ladite rente de trois cent livres, ledit constituant a cedé,
transporté & delaissé par ces presentes à ladite Damoiselle acquereure, pareille somme de trois cent livres par chacun an, à prendre sur les arrerages de rente à luy deuë & appartenante, à prendre sur les Greniers à sel constituez par Messieurs les Prevost des
Marchands & Echevins de cette Ville de Paris, laquelle dite rente est de quatre cent livres de rente, constituée sur les Greniers à
sel, le   jour
à Claude   duquel ledit constituant a le
droit, par transport passé pardevant
Notaires, le
jour, &c. Pour commencer à recevoir les arrerages de ladite
rente sur la Ville au   jour, &c.
& continuer à recevoir le total desdits arrerages, tant & si longuement que ladite rente cy dessus constituée aura cours. Et
en tant que besoin seroit, ledit constituant a fait & constitué sa
Procuratrice generale, speciale & irrevocable ladite Damoiselle
acquereure, pour recevoir le total de ladite rente sur le sel, & en
bailler toutes quittances & décharges, à la charge par ladite Da-

B b iij

moiselle de tenir compte du surplus des arrerages qu'elle aura receus, audit constituant, & d'en compter avec luy tous les deux
ans ; sans neanmoins que le present transport puisse empécher
l'execution du present Contract de constitution pour le payement
des arrerages de ladite rente de trois cent livres, constituées sur
les autres biens du constituant toutes fois & quantes qu'il plaira à
ladite Damoiselle acquereure, qui n'a accepté ledit transport qu'à
la priere & requisition dudit constituant, & pour faciliter le payement des arrerages de ladite rente, & parce qu'ainsi a esté accordé
entre lesdites parties.

Clause portant promesse de faire intervenir le Fermier du debiteur.

Et pour plus grande sureté & facilité du payement des arrerages de ladite rente de trois cent livres, ledit constituant a promis
de faire intervenir Charles du Clos à present Fermier de la Mestai-
rie & ferme de　　　　　　　　　lequel s'obligera payer & continuer
ladite rente à ladite Damoiselle acquereure en sa maison à Paris
par chacun an, sur & en deduction du prix de son bail, tant & si
longuement qu'il sera fermier de ladite terre, tant en consequence
du bail courant à present, que de ceux qui pourront luy estre faits
à l'avenir, & aprés ledit Charles du Clos y faire obliger les autres
subsequens fermiers qui luy succederont, ainsi que dessus est dit,
& en fournir lettres obligatoires en bonne forme, sçavoir dudit
Charles du Clos, dans un mois prochain, & des autres à chaque
mutation de fermier, lesquels fermiers éliront domicile irrevocable
en cette Ville de Paris en lieu certain.

Clause de fournir caution solvable.

Et pour plus grande sureté ladite Damoiselle acquereure, &
garantie de ladite rente cy-dessus constituée, ledit constituant a
promis & s'oblige fournir bonne & suffisante caution, resseante &
solvable, & à ladite Damoiselle agreable, qui s'obligera solidairement avec luy à la garantie, payement & continuation de ladite
rente & entretenement du present Contract, & en fournir lettres
valables & en bonne forme à icelle Damoiselle acquereure, en ladite maison à Paris d'huy en deux mois prochains, à peine d'estre
contraint au rachat de ladite rente, & de tous dépens, dommages & interests.

Ratification d'un Contract de constitution par ceux qui y sont dénommez.

Lesdits Jacques Langlois & Damoiselle Antoinette sa femme qu'il autorise à l'effet des presentes, nommez au Contract de constitution de rente cy-dessus écrit, aprés qu'ils ont declaré qu'ils ont eu communication dudit Contract, & que lecture leur en a encore esté faite presentement mot à mot par

l'un des Notaires soussignez, & qu'ils ont dit l'avoir bien entendu, & sçavoir tout le contenu en iceluy, de leur bon gré, & volontairement ont dit & declaré qu'ils avoient & ont pour agreable ledit Contract de constitution, & l'ont pour cet effet ratifié, & par ces presentes le ratifient, & confirment, consentent & accordent qu'il vaille & aye lieu, & sorte son plein & entier effet selon sa forme & teneur, & promettent & s'obligent solidairement aux renonciations cy-aprés declarées, l'entretenir & accomplir comme s'ils avoient esté presens lors de la passation d'iceluy, comme ayant esté fait selon leur desir & intention. Et en consequence, à la garantie du sort principal, payement & continuation des arrerages de ladite rente de

creée & constituée par ledit Contract, lesquels Jacques Langlois & Damoiselle Antoinette sa femme s'y sont obligez avec ledit Claude Picard constituant, & tous leurs biens, sans division, discussion, ny fidejussion, renonçans ausdits benefices envers ledit Nicolas Gillet acquereur de ladite rente, y dénommé absent, les Notaires soussignez stipulant & acceptant pour luy, & à tout le contenu dans ledit Contract desdits Jacques Langlois & Damoiselle sa femme promettent solidairement, comme dessus, satisfaire de mesme que ledit Claude Picard : & aprés qu'ils ont declaré & affirmé pardevant lesdits Notaires soussignez que la maison sise à Paris à eux appartenant,

obligée à ladite rente, est franche & quitte de toutes dettes & hypotheques quelconques ; ainsi que ledit Claude Picard l'a declaré pour lesdits Jacques Langlois & Damoiselle sa femme par ledit Contract de constitution : Pour l'execution duquel & des presentes & leurs dépendances, lesdits Sieur Jacques Langlois & Damoiselle sa femme, ont éleu leur domicile perpetuel & irrevocable en la maison de, &c.

Promesse d'indemnité.

Furent presens en leurs personnes Jean de la Haye
& Marie   sa femme de luy autorisée
pour l'effet & la validité des presentes , demeurant à Paris ruë
à l'enseigne de
où ils ont éleu leur domicile perpetuel & irrevocable pour l'execution des presentes : lesquels ont volontairement reconnu & confessé de bonne foy , que quoy que Claude Germain ait avec eux
vendu & constitué , assis & assigné sur tous & chacuns leurs biens
à Maistre Nicolas de Lorme Conseiller
trois cent livres de rente , moyennant la somme de six mille livres,
qu'ils auroient confessé conjointement en avoir eu & receu dudit
M. Nicolas de Lorme , és especes selon & ainsi qu'il est porté par
le Contract qui en a esté fait & passé pardevant les Notaires soussignez ce jourd'huy , neanmoins la verité seroit & est telle , que ladite somme de six mille livres a esté entierement prise & retenuë
par lesdits Jean de la Haye & sa femme , pour appliquer à leurs affaires particulieres , sans que ledit Claude Germain en ait receu ny
touché aucune chose , ny rien tourné à son profit , & que ce qu'ils
en ont fait , n'a esté qu'à l'instante priere desdits Jean de la Haye
& sa femme , pour leur faire plaisir , & pour emprunter plus facilement de l'argent : A cette cause lesdit Jean de la Haye & sa femme ont promis , seront tenus & s'obligent par ces presentes l'un
pour l'autre , chacun d'eux seul pour le tout , sans division , ny discussion , renonçans aux benefices & exceptions desdits droits , audit Claude Germain , à ce present & acceptant , de l'acquitter , garantir & indemniser de ladite rente de trois cent livres , tant en
principal , qu'arrerages , & de tout le contenu & évenement dudit
Contract de constitution , ensemble de toutes pertes , frais & depens , dommages & interests qu'ils en pourroient encourir ; mesme
leur rendre & payer tout ce qu'ils pourroient avoir payé & qu'ils
seroient contraints de payer pour raison de ce , incontinent & sans
delay. Promettant &c.

Autre Indemnité.

Lesdits Jean de la Haye & sa femme de luy autorisée pour l'effet
des presentes , demeurant, &c. lesquels ont volontairement promis , seront tenus & s'obligent par ces presentes solidairement l'un
pour

pour l'autre, & chacun d'eux feul pour le tout, fans divifion ny difcuffion, renonçans aux benefices de divifion, difcuffion & fidejuffion, audit Claude Germain à ce prefent & acceptant, de l'acquiter, garantir, dédommager, rendre & indemnifer leurs biens, hoirs & ayans caufe, de la rente de trois cent livres par eux folidairement & conjointement conftituée audit Maiftre Nicolas de Lorme, par Contract paffé pardevant les Notaires fouffignez ce jourd'huy, & ce tant en principal qu'arrerages; enfemble de toutes pertes, dépens, dommages & interefts qu'il en pourroit encourir; dautant que de ladite fomme de fix mille livres ledit Claude Germain n'en a pris ny receu aucune chofe, ny rien tourné à fon profit, mais que ladite fomme a efté entierement prife & retenuë par lefdits Jean de la Haye & fa femme, & que de ce que ledit Claude Germain s'eft folidairement obligé avec eux à ladite rente, ce n'a efté qu'à l'inftante priere & requifition defdits de la Haye & fa femme, & pour leur faire plaifir, & plus facilement emprunter ladite fomme pour employer à leurs affaires; laquelle dite fomme de fix mille livres, lefdits Jean de la Haye & fa femme ont declaré avoir prife pour employer, avec autres deniers qu'ils ont, en l'acquifition qu'ils efperent faire dans peu de temps d'une maifon fife à Paris, appartenant à Pierre
fuivant l'accord qu'ils en ont fait avec ledit Pierre
par acte paffé pardevant ·
Notaires, le   jour   fur les peines y portées; & par le Contract qui en fera fait qui portera quittance du prix de ladite maifon, lefdits Jean de la Haye & fa femme declareront qu'audit prix ladite fomme de fix mille livres y fera entré, avec fubrogation dudit Claude Germain aux droits, privileges & hypotheques dudit Pierre, & dudit Contract & quittance portant ladite declaration & fubrogation, fournir copie bonne & valable audit Claude Germain huit jours aprés ledit Contract & employ fait, qui fera au plus tard dans un mois, le tout pour la plus grande feureté dudit Claude Germain, & garantie de la prefente indemnité: & à faute de ce faire dans ledit temps, ledit Jean de la Haye & fa femme feront tenus & ont promis folidairement rendre audit M. Nicolas de Lorme ladite fomme de fix mille livres, arrerages, frais & loyaux coufts, & en faire décharger ledit Claude Germain. Et outre lefdits Jean de la Haye & fa femme ont promis, feront tenus & s'obligent folidairement, comme deffus, de

C c

racheter & amortir ladite rente de trois cens livres, en rembourfant le fort principal d'icelle audit M. Nicolas de Lorme, & payer
les arrerages qui en feront dûs, frais & loyaux coufts, ou en faire
décharger ledit Claude Germain, & leur en fournir quittance &
décharge valable dans quatre ans prochains, à peine de tous dépens, dommages & interefts. Et pour l'execution des prefentes,
lefdits Jean de la Haye & fa femme ont élû leur domicile, &c.
Promettant, &c.

Contract de conftitution de rente fait en vertu d'une Procuration.

Furent prefens en leurs perfonnes Jacques
Marchand   demeurant en la Ville de   .
eftant de prefent en cette Ville de Paris, ruë
à l'enfeigne de   Paroiffe
tant en fon nom, que comme Procureur fondé de Procuration
de Marie   fa femme, de luy autorifée par icelle,
& de Jean   fon frere, auffi Marchand demeurant en ladite Ville, & de Catherine fa femme, auffi autorifée par ledit Jean   fon mary, ladite Procuration paffée pardevant
Tabellion audit lieu, le   jour
dernier paffé, ayant pouvoir & puiffance par icelle de faire & paffer ce qui enfuit, ainfi qu'il eft contenu en ladite Procuration, de
laquelle eft apparu aux Notaires fouffignez, tranfcrite en la fin
des prefentes, & annexée à la prefente minute, pour y avoir recours, aprés qu'elle a efté paraphée par ledit Jacques
& par l'acquereur cy-aprés nommé, & les Notaires fouffignez *ne*
varietur. Et encore ledit Jacques   fe faifant &
portant fort de ladite Marie fa femme, & defdits Jean & fa femme, par lefquels il promet faire ratifier & avoir agreable le contenu en ces prefentes ; ce faifant les faire obliger avec luy à la garantie, payement & continuation de trois cent livres de rente cy-
aprés declarées, & à tout l'entretenement des prefentes l'un pour
l'autre, & chacun d'eux feul pour le tout, fans divifion ny difcuffion, aux renonciations requifes. Ce faifant les faire obliger
avec luy l'un pour l'autre & chacun d'eux feul pour le tout, fans divifion ny difcuffion aux renonciations requifes, à la garantie de
tous troubles, dettes, hypotheques, evictions, fubftitutions, &
autres troubles & empefchemens generalement quelconques de

la maison & heritages cy-aprés declarez , & à tout l'entretenement
& accomplissement du contenu en ces presentes , & en fournir
lettres valables & en bonne forme à l'acquereur cy-aprés nommé,
en sa maison à Paris, dans un mois prochain ; & pour cet effet il
autorise sadite femme dés à present : Lequel Jacques esdits noms a
reconnu, &c.

Le paraphe *ne varietur* se fait ainsi

La presente Procuration a esté signée & paraphée *ne varietur*
par ledit Jacques Procureur y nommé , & par
      Notaires soussignez, suivant le Con-
tract de vente ou constitution de rente fait au profit de
par ledit Jacques, tant en son nom, que comme Procureur de ladite Marie sa femme , & desdits Jean & sa femme , passé pardevant
lesdits Notaires soussignez ce jourd'huy , &c.

Ratification du susdit Contract.

Furent presens en leurs personnes Jean
Marchand demeurant en la Ville de   & Catherine   sa femme, de luy suffisamment
autorisée pour faire & passer ce qui ensuit : Et Marie femme de
Jacques, aussi Marchand demeurant en ladite Ville , autorisée par
ledit Jacques son mary, par le Contract cy-aprés mentionné , &
d'abondant de sondit mary autorisée pour ce present pour l'effet
qui ensuit, tous estans de present en cette Ville de Paris, logez
ruë   &c. lesquels Jean & Catherine sa femme,
& Marie femme de Jacques   aprés avoir eu
communication , & que lecture leur a esté d'abondant faite par l'un
des Notaires soussignez, l'autre present, du Contract de vente ou
constitution de rente , faite par ledit Jacques, tant en son nom que
comme Procureur desdits Marie & sa femme, & Jean & sa femme,
& encore se faisant & portant fort d'eux, au profit de Maistre Claude   &c. d'une maison , lieux & heritages,
sis à , &c. tenans & aboutissans , &c. ausdites Marie & Catherine
sœurs , appartenans de leur propre , ou de trois cens livres de rente, vendus & constituez par ledit Jacques esdits noms au profit dudit Maistre Claude   sur leurs heritages & biens,
moyennant ladite somme de six mille livres , que ledit Jacques esdits noms en auroit receuë dudit M. Claude , reéllement comptant,
pour employer à l'effet porté par ledit Contract , sous la faculté

de rachat, le tout selon & ainsi qu'il est porté audit Contract fait &
passé pardevant   Notaires,
le   jour, &c. & que lesdits Jean & Catherine sa
femme & Marie ont dit avoir bien entendu & entendent ledit
Contract, de leurs bons grés & volontez, ont volontairement reconnu & confessé avoir, & ont ledit Contract de vendition ou constitution de rente, ratifié, agreé, confirmé & approuvé par ces presentes, l'ont eu & l'ont pour agreable, veulent, consentent & accordent qu'il vaille, tienne, & sorte son plein & entier effet, force & vertu de point en point selon sa forme & teneur, comme
ayant esté fait selon leur intention. Ce faisant ont promis, seront
tenus, & s'obligent par cesdites presentes avec ledit Jacques, l'un
pour l'autre, & chacun d'eux seul pour le tout, sans division ny
discussion, renonçans aux benefices de division, ordre de discussion & de fidejussion, garantir de tous troubles & actions, substitutions, dettes, hypotheques, douaires, & autres troubles & empeschemens generalement quelconques audit M. Claude
à ce present & acceptant, ladite maison, lieux & heritages declarez & vendus par ledit Contract, & à tout l'entretenement & accomplissement du contenu en iceluy; & moyennant ce lesdits Jacques & Jean & leurs femmes ont reconnu & confessé avoir eu &
receu dudit Claude   qui leur a baillé, compté,
nombré & délivré en la presence desdits Notaires soussignez la
somme de trois mille livres en Loüis d'or & d'argent & autres
monnoyes ayant cours dans le Royaume, faisant le reste & parfait payement des six mille livres, qui est le prix convenu pour ladite vente & porté par ledit Contract, dont lesdits Jacques & Jean
& leurs femmes se sont tenus & tiennent contens, & en ont quitté & quittent ledit M. Claude   & autres.

Ce faisant à la garantie, payement & continuation de ladite rente de trois cent livres y declarée, & à fournir & faire valoir ladite
rente, tant en principal qu'arrerages & continuation d'iceux, & à
tout l'entretenement & accomplissement du contenu audit Contract de constitution, lesdits Jean & sa femme & ladite Marie se
sont obligez & obligent par ces presentes avec ledit Jacques l'un
pour l'autre, & chacun d'eux seul pour le tout, sans division ny
discussion, renonçant, &c. Et ont élû leur domicile irrevocable &
perpetuel en cette Ville de Paris, en la maison, &c. Promettant, &c.

Constitution de rente viagere à perte de fonds.

Fut present Claude, &c. lequel voulant s'assurer d'une rente certaine pour survenir à sa nourriture & entretenement le reste de ses jours, auroit cherché tous les moyens les plus convenables à cet effet, & n'en ayant point trouvé de meilleur, que celuy de mettre ses deniers à quelque Hospital, il auroit choisi l'Hospital du Saint Esprit de Paris: & pour cet effet s'estant adressé à Messieurs les Directeurs & Administrateurs d'iceluy, il leur auroit declaré son intention & le desir qu'il avoit de faire du bien audit Hospital: & pour cet effet leur bailler & fournir la somme de dix mille livres en deniers comptans, à la charge de luy payer huit cent livres de rente & pension viagere par chacun an aux quatre quartiers accoûtumez, & à la charge qu'elle demeureroit éteinte & amortie au profit dudit Hospital du jour du decez dudit Claude moyennant quoy le jour de son decez seroit dit & chanté en l'Eglise dudit Hospital les Vespres des Morts, Vigiles, Recommandaces; & le jour de son enterrement seroit dit, chanté & celebré une Messe haute de *Requiem*, avec les Proses *Dies iræ*, &c. & *Languentibus in Purgatorio*, les Oraisons accoûtumées, & un Annuel, pour le repos de l'Ame dudit Claude, & de ses parens & amis trepassez, le tout aux frais & dépens dudit Hospital. Laquelle proposition lesdits Sieurs Directeurs & Administrateurs auroient trouvée juste & avantageuse audit Hospital, & l'auroient acceptée. Et pour cet effet auroient accordé & consenti le present Contract: A ces causes, & en effectuant ladite proposition, ledit Claude a presentement baillé, payé, compté, nombré & réellement délivré, presens les Notaires soussignez, en Loüis d'or, écus d'argent & autres monnoyes ayans cours, ausdits Sieurs Administrateurs dudit Hospital à ce presens, lesquels audit nom ont receu ladite somme de dix mille livres, dont, &c. quittant, &c. ont par ces presentes creé, constitué, assis & assigné dés à present, & promettent pour & au nom dudit Hospital garantir audit Claude, &c. ce acceptant huit cens livres de rente & pension viagere annuelle, que lesdits Sieurs audit nom, promettent bailler & payer audit Claude sur ses simples quittances, ou au porteur d'icelle & des presentes aux quatre quartiers de l'an à Paris accoûtumez également en la maison dudit Claude. Le premier quartier de payement écheant, &c. & continuer de là en avant le payement de ladite rente & penfion viagere par chacun an de quartier en quartier aprés enfuivant, durant la vie dudit Claude feulement, en & fur fpecialement deux grandes maifons appartenant audit Hôpital, fizes, &c. & generalement fur tous & chacuns les autres biens & revenus temporels, prefens & à venir dudit Hôpital, que lefdits Sieurs audit nom ont par ces prefentes chargez, affectez, obligez & hypothequez à garantir, fournir & faire valoir ladite rente & penfion viagere bonne, folvable & bien payable par chacun an, fans aucune diminution aufdits quatre quartiers ladite vie durant dudit Claude, comme dit eft, & fans que lefdites obligations generale & fpeciale dérogent l'une à l'autre ; laquelle rente & penfion viagere en fera & demeurera éteinte & amortie à toûjours au profit dudit Hôpital du jour du decez dudit Claude, &c. fans que fes heritiers ny autres perfonnes quelles qu'elles foient, y puiffent rien pretendre, ny repeter aucune chofe defdits dix mille livres cy-deffus payez pour le prix d'icelle, dautant que ledit Claude, &c. en fait par ces prefentes don irrevocable entre-vifs audit Hôpital, ce acceptant par lefdits Sieurs Adminiftrateurs, pour en faire par ledit Hôpital comme bon luy femblera ; à la charge toutefois que ledit Hôpital fera tenu, & ainfi le promettent lefdits fieurs Adminiftrateurs de faire dire & chanter &, c. A la charge auffi que s'il y avoit faute de payement de ladite rente & penfion viagere à chacun defdits quartiers, il fera loifible audit Claude   de difpofer de ladite fomme de dix mille livres que bon luy femblera, nonobftant ladite donation, laquelle en ce cas fera & demeurera nulle & revoquée. Car ainfi, &c. Et pour fi befoin eft faire infinuer cefdites prefentes au Greffe des Infinuations du Chaftelet de Paris, lefdites parties audit nom ont fait & conftitué leur Procureur fpecial & general le porteur, &c.

Titre nouvel d'une Rente conftituée.

Furent prefens en leurs perfonnes Claude Marchand   à Paris, & Nicolle fa femme, de luy autorifée pour l'effet des prefentes, demeurans à Paris ruë, &c. tant en leurs noms à caufe de fadite femme, que comme ledit Claude tuteur de Nicolas & encore fe faifant & portant fort de Martin auffi Marchand   à Paris, & de Jeanne fa femme, par lefquels ils ont promis faire ratifier & avoir agreable le prefent

Titre nouvel ; ce faiſant les faire obliger avec luy & ſadite femme
ſolidairement aux renonciations requiſes , & en fournir Lettres
valables au creancier cy-aprés nommé dans deux mois prochains;
leſdits Nicolle, Nicolas & Jeanne frere & ſœurs , enfans & heritiers chacun pour un tiers de deffunts Michel,vivant auſſi Marchand
à Paris, & de Marguerite ſa femme , leurs pere
& mere : Leſquels Claude & Nicolle ſa femme eſdits noms , ont
declaré & reconnu que leſdits deffunts Michel & ſa femme ont
emprunté de Georges   Bourgeois de Paris, la ſomme
de ſix mille livres, pour employer avec autres deniers qu'ils avoient
en l'acquiſition d'une Place & Terre & bâtiment ſur icelle ſize à
Paris ruë   laquelle Place ils avoient acquiſe de Pierre & ſa femme , & pour laquelle ſomme de ſix mille
livres leſdits Michel & ſa femme ont vendu & conſtitué audit
Georges trois cens livres de rente, payable aux quatre quartiers
de l'année , rachetable de pareille ſomme , par Contract paſſé
pardevant   Notaires audit Chaſtelet ,
le   jour   depuis lequel temps
leſdits Michel & ſa femme ſeroient decedez, & ont laiſſé leurs
heritiers leſdites Nicolle, Jeanne & Nicolas leurs enfans, qui ſont
à preſent debiteurs de ladite rente. A cette cauſe leſdits Claude &
ſa femme eſdits noms ont promis, ſeront tenus & s'obligent en
chacuns eſdits noms l'un pour l'autre , & chacun d'eux ſeul pour
le tout, ſans diviſion ny diſcuſſion , renonçans, &c. audit Georges , à ce preſent & acceptant, de luy bailler, payer & continuer
leſdits trois cens livres de rente aux quatre quartiers de l'année
égalⱦment, en ſa maiſon à Paris, ou au porteur des preſentes ,
dont le premier quartier de payement écherra le dernier jour du
mois de   & continuer de là en avant par chacun
an auſdits quatre quartiers, tant & ſi long temps que ladite rente
aura cours ; à la garantie de laquelle , payement & continuation
d'icelle , ladite maiſon bâtie ſur ladite Place eſt & demeurera ſpecialement & par privilege , preference & hypotheque ſpeciale ,
chargée, affectée & hypothequée. *Item* , une autre maiſon ſize à
Paris ruë   où pend pour Enſeigne
que leſdits deffunts Michel & ſa femme avoient affectée & hypothequée par ledit Contract de conſtitution , deſquelles deux maiſons leſdits Claude & ſa femme eſdits noms ont declaré eſtre à
preſent detenteurs & proprietaires. Plus y ont leſdits Claude &

sa femme esdits noms obligé, affecté & hypothequé tous & chacuns leurs autres biens & eux desdits Martin & sa femme, &
dudit Nicolas, meubles & immeubles, presens & à venir, pour
fournir & faire valoir ladite rente de trois cent livres bonne & valable, & payable par chacun an ausdits quatre termes à toûjours &
sans aucun déchet ny diminution, nonobstant toutes choses à ce
contraires, sans que les obligations generale & speciale dérogent
l'une à l'autre en aucune maniere, le tout suivant & conformément audit Contract de constitution, & sans déroger ny préjudicier à iceluy en quelque maniere que ce soit, ny ausdites hypotheques & privileges portez par iceluy. Et pour l'execution des presentes, &c. *élection de domicile* ; & ledit Georges reconnoissant avoir
esté payé & satisfait de tous les arrerages de ladite rente par lesdits
deffunts Michel & sa femme jusqu'au dernier jour du mois de
        passé, dont il se contente, & quitte lesdits, &c. pro-
mettant, &c.

Titre nouvel passé par un acquereur d'un heritage, à la
charge d'une rente.

Fut present Jean   Marchand   à Paris,
y demeurant ruë   lequel a declaré & reconnu
qu'au moyen de l'acquisition par luy faite de Claude & sa femme
                    d'une maison, court & jardin, & lieux
sis à Paris ruë   &c. par Contract passé pardevant
                    Notaires au Chastelet, le
jour   &c. il est debiteur, & s'est chargé par ledit
Contract de trois cent livres de rente envers Jacques
auquel lesdits Claude & sa femme ont constitué ladite rente par
Contract passé pardevant   Notaires audit Châtelet, le   jour   Et en consequence
ledit Jean a promis, sera tenu, promet & s'oblige par ces presentes audit Jacques, à ce present & acceptant, de luy bailler, payer
& continuer à l'avenir & à toûjours par chacun an aux quatre
quartiers également en cette Ville de Paris lesdites trois cent livres
de rente, dont le premier quartier de payement écherra le
& continuer de là en avant par chacun an ausdits quatre quartiers
tant que ladite rente aura cours, & ce sur ladite maison, court &
jardin cy-dessus declarez, qui en sont & demeureront chargez,
affectez & hypothequez, à fournir & faire valoir ladite rente,
& que ledit Jean a promis, sera tenu maintenir & entretenir en
                                        bon

bon état & valeur, tellement que ladite rente y puisse estre facilement prise & perçuë. Auquel entretenement ledit Jean a obligé
& hypothequé tous & chacuns ses biens, meubles & immeubles,
presens & à venir, sans par ledit Jacques déroger ny préjudicier
audit Contract de constitution sur les autres biens, meubles & immeubles, presens & à venir desdits Claude & sa femme declarez
& obligez par ledit Contract, tant specialement, que generalement, suivant & conformément à iceluy, qui demeure en sa force, vertu & hypotheque. Et pour l'execution des presentes, &c.
élection de domicile. Car ainsi, &c. promettant, &c.

Grosse d'un Contract de constitution.

A tous ceux qui ces presentes Lettres verront, Achilles de Harlay,
Conseiller du Roy en ses Conseils, son Procureur General en sa
Cour de Parlement, & Garde de la Prevosté & Vicomté de Paris,
le Siege vacant : Salut, sçavoir faisons, que pardevant
Conseillers du Roy, Notaires-Gardenottes audit Chastelet, soussignez, furent presens Claude, &c. & Jacques, lesquels ont volontairement reconnu, &c. *faut mettre le contenu au Contract, & à
la fin :* En témoin de ce, Nous à la relation desdits Notaires avons
fait mettre le scel de la Prevosté à cesdites presentes, qui ont esté
faites & passées és Etudes desdits Notaires soussignez l'an, &c. &
ont lesdits &c. signé le Brevet des presentes avec lesdits Notaires,
qui est demeuré pardevers ledit, &c. l'un d'iceux. *Voyez cy-dessus
touchant les Obligations.*

Quand le debiteur d'une rente en veut faire le rachat, il doit
faire donner assignation au creancier d'icelle à comparoir en l'E-
tude d'un Notaire pour recevoir le rachat de la rente qu'il luy doit,
à certain jour & heure ; & en cas que le creancier soit défaillant,
le debiteur doit prendre acte de sa comparution avec protestation,
suivant la Formule suivante.

Formule d'acte de comparution, d'offres & protestation pour raison d'un rachat de rente.

Aujourd'huy Samedy premier jour de Mars 1681. deux heures
aprés midy, est comparu pardevant les Notaires-Gardenotes du
Roy au Chastelet de Paris soussignez en l'Etude de
l'un d'iceux, Maistre Pierre du Chesne Avocat en la Cour, demeurant à Paris ruë   lequel a dit & declaré

qu'il a fait donner aſſignation à Maiſtre Claude du Freſnoy auſſi
Avocat en ladite Cour, à comparoir cedit jour & heure en ladite
Etude, pour recevoir le rachat & rembourſement de quatre cent
livres de rente, montant en principal à la ſomme de huit mille
livres, & à ſix cent livres d'arrerages de ladite rente pour une année
& demie de ladite rente, échûs cedit jour premier jour de Mars:
laquelle rente & arrerages ledit Maiſtre Pierre du Cheſne s'eſt chargé
de racheter & payer en l'acquit de Nicolas Fevrier, & Marie
Gervais ſa femme, ſuivant & en conſequence du Contract de
vente à luy faite par leſdits Nicolas Fevrier & Marie Gervais ſa
femme d'un maiſon, jardin & heritages ſis
paſſé pardevant						Notaires audit Châ-
telet, le 15. Janvier 1675. en luy baillant quittance & décharge valable, avec le Contract de conſtitution de ladite rente & pieces
que ledit Maiſtre Claude du Freſnoy a entre ſes mains concernans ladite rente & conſentement des décharges des minuttes &
groſſes, ſubrogeant auſſi ledit Maiſtre Pierre du Cheſne en ſon lieu
& droits, privilege & hypotheque. Et à l'effet duquel rachat &
payement de ladite rente & arrerages, ledit Maiſtre Pierre du
Cheſne a fait apporter en ladite Etude, & a montré & exhibé auſdits Notaires ſept ſacs pleins d'or & d'argent, qui ont eſté déliez,
& l'argent découvert. Et aprés avoir attendu en ladite Etude depuis deux heures aprés midy juſqu'à quatre heures ſonnées à l'hor-
loge de l'Egliſe de						& que ledit Maiſtre
Claude du Freſnoy n'y ſeroit point venu ny comparu, ny autres
pour luy, ledit Maiſtre Pierre du Cheſne a requis acte de ſa comparution, & du défaut de comparoir & de venir recevoir ledit rachat & arrerages par ledit Maiſtre Pierre du Cheſne, & de la proteſtation qu'il fait que ladite rente ceſſera & n'aura plus cours, de
ce jourd'huy à l'avenir; & pour cét effet qu'il conſignera ſes deniers
en Juſtice aux dépens & riſques dudit Maiſtre Pierre du Freſnoy,
& de recouvrer tous dépens, dommages & intereſts. Ce qui luy a
eſté octroyé par leſdits Notaires en l'Etude dudit
l'un d'iceux, ledit jour premier Mars 1681. quatre heures aprés
midy. Et a ledit Maiſtre Pierre du Cheſne ſigné la preſente avec
leſdits Notaires.

Autre Acte de comparution.

Aujourd'huy Samedy premier jour de Mars 1681. deux heures

aprés midy, est comparu pardevant les Notaires-Gardenotes, &c. en l'Etude, &c. Maistre Claude du Fresnoy, &c. demeurant, &c. lequel a dit & declaré que le jour d'hyer aprés midy Maistre Pierre du Chesne, &c. acquereur d'une maison size, &c. l'a sommé & interpellé de se trouver ce jourd'huy deux heures de relevée précisement en l'Etude dudit Notaire, pour recevoir le rachat & arrerages de, &c. qui luy sont dûs par, &c. & qu'il eût à apporter ses Contracts de ladite rente ; suivant laquelle sommation il est venu en ladite Etude, & y a apporté ses Contracts, qu'il a exhibez ausdits Notaires. Et aprés avoir attendu jusqu'à quatre heures aprés midy, & que ledit Maistre Pierre du Chesne n'est venu ny comparu, ny autre pour luy en ladite Etude, il a demandé & requis acte de sa comparution, à luy octroyé par lesdits Notaires en ladite Etude ledit jour & an, quatre heures de relevée, & a signé.

Rachat fait les parties comparantes.

Suivant laquelle assignation ou sommation ledit Maistre Pierre du Chesne est comparu en ladite Etude, comme aussi y est comparu ledit Maistre Claude du Fresnoy, auquel ledit Maistre Pierre du Chesne a offert en deniers à découvert en Loüis d'or & d'argent, le tout bon & ayant cours par tout le Royaume, en presence desdits Notaires, & de luy bailler & payer presentement la somme de   sçavoir la somme de
                    pour le rachat, sort principal, acquit & amortissement de   livres de rente ; & celle de
            pour une année & demie des arrerages de ladite rente : de laquelle somme de   ledit Maistre Claude du Fresnoy s'est chargé de faire le rachat & payement en l'acquit de Nicolas Fevrier & Marie Gervais sa femme, par le Contract de vente qu'ils luy ont fait de ladite maison cy-dessus déclarée, passé, &c. le   jour, &c. duquel Contract il a presentement fait apparoir audit Maistre Claude du Fresnoy, lequel il a sommé & interpellé de recevoir presentement ladite somme cy-dessus à luy offerte, luy en bailler & consentir quittance & décharge valable, luy rendre le Contract de constitution de ladite rente, le transport à luy fait d'icelle, & le titre nouvel que lesdits Nicolas Fevrier & sa femme luy en ont fait, & autres pieces qu'il a concernans ladite rente, & le subroger en ses droits & hypotheques, protestant à faute de recevoir ledit rachat & arrerages,

& de satisfaire à de que dessus, que le cours de ladite rente cessera, & de consigner ladite somme offerte en Justice aux frais, risques & perils dudit Maistre Claude du Fresnoy, & de recouvrer contre luy tous dépens, dommages & interests. A quoy ledit M. Pierre du Fresnoy, aprés avoir eu communication dudit Contract de vente fait audit Nicolas Fevrier & sa femme de ladite maison cy-dessus datté, portant que ledit Nicolas Fevrier s'est chargé de ladite rente, & d'en faire le rachat, a fait réponse qu'il est prest & offre de recevoir ledit rachat & arrerages, d'en bailler bonne & valable quittance & décharge, & de rendre lesdits Contracts & pieces qu'il en a, & le subroger en ses droits, privileges & hypotheques : Sur quoy ledit Maistre Pierre du Chesne a presentement baillé, payé, compté, nombré & délivré audit Maistre Claude du Fresnoy, qui a receu de luy la somme de &c. dont & de tout ledit Maistre Claude du Fresnoy se tient content, & en a quitté & quitte lesdits Maistre Pierre du Chesne, & Nicolas Fevrier & sa femme & tous autres : au moyen duquel rachat & payement ledit M. Claude du Fresnoy a baillé & mis és mains dudit Pierre du Chesne presentement les pieces qui ensuivent ; sçavoir, le Contract de constitution en parchemin de ladite rente de fait par lesdits Nicolas Fevrier & sa femme, au profit de passé pardevant, &c. consentant & accordant ledit Maistre Claude du Fresnoy que la minutte & grosses desdits Contracts & pieces sus dattées soient déchargées, & sur icelles fait mention en substance dudit present rachat & payement d'arrerages par tous Notaires sur ce requis à la seule exhibition des presentes, & sans que sa presence y soit requise, à lach arge que les presentes & autres ne serviront que d'un seul & même acquit. Et en outre & en consequence dudit rachat ledit Maistre Claude du Fresnoy a subrogé & subroge par ces presentes ledit Maistre Pierre du Chesne en tous droits, hypotheques & privileges qu'a & peut avoir ledit Maistre Claude du Fresnoy sur tous les biens desdits Nicolas Fevrier & sa femme, &c. Fait & passé en ladite Etude, &c.

Rachat & amortissement d'une Rente constituée.

Fut present Claude &c. en son nom, lequel a reconnu & confessé avoir eu & receu de Jean &c. à ce present & acceptant la somme de six mille soixantte & quinze livres ; sçavoir, six mille livres pour le rachat, sort principal & amortissement de trois cent livres de rente constituée par ledit Jean audit Claude, par Contract passé pardevant Notaires audit Chastelet de Paris, le   jour, &c. pour les causes y contenuës ; & soixante & quinze livres pour un quartier de ladite rente échu ce jourd'huy datte des presentes : de laquelle somme de six mille soixante & quinze livres, laquelle a esté baillée, comptée, nombrée & délivrée par ledit Jean audit Claude en la presence desdits Notaires soussignez en Loüis d'or, &c. ledit Claude s'est tenu & se tient content, & quitte ledit Jean, & de tous les arrerages du passé jusqu'à cedit jour. Ce faisant luy a rendu presentement la grosse en parchemin dudit Contract de constitution, comme ayant esté payée, acquittée & amortie. Promettant, &c.

Clause quand le rachat est fait par celuy qui a une indemnité.

Et quitte ledit Jean &c. de tous les arrerages jusqu'à ce jour, sauf audit Jean son recours pour son remboursement de ladite rente, tant en principal, qu'arrerages à poursuivre ainsi qu'il avisera bon estre contre François cobligé à ladite rente, lequel en est seul tenu & debiteur, & a promis de l'en acquitter par acte d'indemnité passé pardevant   Notaires audit Chastelet, le   jour, &c. Et pour cét effet, ce requerant ledit Jean, ledit Claude l'a par ces presentes mis & subrogé en son lieu & place, droits, hypotheques, privileges, noms, raisons & actions jusqu'à cette concurrence, sans toutefois luy estre tenu d'aucune garantie, restitution de deniers, ny recours quelconque, luy ayant pour toute garantie presentement baillé & délivré la grosse originale en parchemin dudit Contract de constitution, comme payée & acquittée à son égard ; & consent que sur icelle & sa minute quand bon semblera audit Jean, soit fait sommaire mention des presentes par tous Notaires pour ce requis, sans que sa presence y soit necessaire. Ce qui ne servira avec lesdites presentes que d'une même chose, promettant, &c.

Quittance de rachat, pour mettre sur la minute du Contract de constitution.

Ledit Claude nommé au Contract de constitution cy-dessus écrit, a reconnu & confessé avoir eu & receu dudit Jean aussi y nommé, à ce present & acceptant, qui luy a baillé & payé, compté & délivré en la presence des Notaires soussignez en Loüis d'or, &c. la

somme de   pour le rachat, sort
principal & amortissement de ladite rente de
constituée par ledit Jean audit Claude par ledit Contract de constitution cy-dessus écrit, de laquelle somme de
ledit Claude quitte ledit Jean, comme aussi il le quitte des arrerages de ladite rente, échus & restant à payer du passé jusques à cejourd'huy, moyennant le payement qu'il en a receu, dont il se
tient content. Ce faisant la grosse dudit Contract renduë nulle.
Promettant, &c.

Pour la décharge du Notaire qui fait cette mention, il faut que la
partie qui la requiert, la signe, ou il doit retenir l'expedition de la quit-
tance & la joindre à la minute, pour y avoir recours en cas de besoin.

Du Contract de Loüage.

LE Contract de loüage ne requiert pour sa perfection que le
seul consentement des parties touchant la chose loüée, & la
recompense ou le prix. Toutes choses mobiliaires ou immobiliaires sont les sujets de ce Contract, soit qu'elles soient propres à celuy qui les donne pour en jouir, ou qu'elles ne luy appartiennent
pas. Le travail des hommes & des animaux tombent aussi dans ce
Contract.

Ce Contract se peut faire pour un temps ou pour toûjours, toutefois à proprement parler, si le temps excede dix ans, la convention des parties forme un autre Contract, qui est l'emphyteose, ou
le bail à rente, dont nous avons à parler en ce lieu.

Ce Contract se fait aussi sans qu'il soit convenu du temps entre
les parties ; & en ce cas le loüage est censé fait à l'égard des heritages de la campagne pour un an, parce que les fruits ne se cueil-
lent ordinairement qu'une fois pendant ce temps; mais pour les heritages des Villes, c'est à dire pour les maisons, ce Contract vaut
jusqu'à ce qu'une des parties vueille s'en départir ; mais il faut que
le changement de volonté se fasse avec quelque temperament, &
quelque espace de temps, pour donner lieu aux parties de se
pourvoir.

Ce Contract se fait par écrit ou sans écrit, & quand il est convenu
qu'il sera redigé par écrit, il n'oblige point les parties jusqu'à ce qu'il
ait esté fait & signé par elles.

Quand il est par écrit, les parties ne sont obligées que pour le temps qui y est exprimé, neanmoins il se continue aprés ce temps par le tacite consentement des parties, c'est à dire quand le preneur à loüage exploite les heritages qu'il avoit pris à ferme, ou qu'il demeure dans la maison qu'il avoit loüée, aprés le temps du bail expiré, sans que le proprietaire l'empesche, & c'est ce que nous appellons tacite reconduction; laquelle se fait en ce cas pour un an pour les heritages de la campagne, & pour six mois pour les maisons des Villes, ou pour trois mois pour des portions, sous les mesmes clauses & conditions portées par le bail. Neanmoins au cas de la tacite reconduction les parties sont obligées de s'avertir l'un l'autre à temps pour se pourvoir ailleurs, s'ils veulent, ou l'un d'eux se départir de ce Contract renouvellé par un tacite consentement.

On peut faire les baux des heritages & maisons pour tel temps qu'on veut, mesme au dessus de dix ans, pourveu que ce soit entre mineurs; mais un Tuteur ne peut pas donner à ferme le bien de son pupille pour plus de neuf ans, parce que c'est une espece d'alienation: le mary pareillement ne peut pas bailler à loyer les maisons appartenantes à sa femme pour plus de six ans, & les heritages de la campagne au dessus de neuf ans, par l'Article 227. de la Coustume de Paris. Que si tels baux ont esté faits par de là ce temps, ils obligent les parties entr'elles à les executer, mais non pas ceux à qui les biens appartiennent par de là ce temps: ainsi la femme aprés la mort de son mary, est obligée de garder le bail par luy fait de son vivant jusques au temps porté par ledit Article.

On ne peut pas aussi faire des baux des biens d'autruy par anticipation; ceux des Eglises & Communautez ne se peuvent faire que six mois avant le dernier bail expiré, comme il a esté jugé par plusieurs Arrests; neanmoins si le bail fait par anticipation estoit avantageux à l'Eglise, il ne pourroit pas estre cassé, & je l'ay veu ainsi juger: la raison est, que cette prohibition n'est faite que pour l'utilité de l'Eglise, dautant qu'il arrive souvent que les biens de l'Eglise se donnent à bail à vil prix par le moyen des pots de vin, à la charge desquels se font les baux au profit des Administrateurs desdits biens; c'est pourquoy ceux qui ont pris des biens de l'Eglise à des conditions avantageuses, se font renouveller leurs baux le plûtost qu'ils peuvent, & souvent avant que le dernier bail soit à la moitié du temps convenu. Les Tuteurs ne peuvent point aussi faire des baux par anticipation des biens de leurs mineurs.

Le principal effet de ce Contract est, qu'il en provient deux actions, l'une accordée au bailleur, & l'autre au preneur.

Ces deux actions sont personnelles, passant aux heritiers & contre les heritiers. Le bailleur agit par l'action qui luy est accordée pour les causes suivantes.

I. Pour estre payé de la pension ou recompense au temps convenu, ou selon la Coûtume des lieux, s'il n'en est point fait mention dans le Contract.

II. Pour reparation des dommages causez dans la chose loüée par la faute legere du preneur, ou par celle de ceux qu'il a avec luy ; car ce Contract se faisant pour l'utilité des contractans, le preneur à loüage n'est pas responsable de sa faute tres-legere, & encore moins du cas fortuit, si ce n'est par convention.

Il faut observer que si la chose loüée est perie par la faute du preneur à loüage, il est obligé d'en payer l'estimation telle qu'elle estoit au temps que la chose luy a esté baillée à ce titre, suivant le dire de gens à ce connoissans qui l'auroient veuë avant la perte d'icelle. Ce qui souffre une exception à l'égard des Chevaux de loüage, pour la perte desquels la faute des preneurs il n'est dû que la somme de cinquante livres, suivant l'usage, quoy qu'il valussent beaucoup plus, en sorte que le loüeur de Chevaux ne soit admis à prouver que le Cheval qu'il auroit donné à titre de loüage valoit une somme bien plus grande. Mais comme il peut arriver qu'un Cheval meurt de sa mort naturelle, si ce cas arrivoit, le preneur ne seroit pas obligé de le payer, en faisant visiter le Cheval par des Experts, & faisant faire leur rapport au temps de sa mort. Et au cas que le Cheval soit mort par la faute du preneur, il n'est obligé qu'à cinquante livres, y compris les jours du loüage.

III. Pour estre payé de la pension pour le temps porté par le loüage, au cas même qu'il voulût abondonner la chose loüée par un certain temps, à moins qu'il ne luy fut permis par une clause du Contract de la quitter en avertissant un an ou six mois auparavant.

IV. Pour rentrer dans la chose loüée, le temps du loüage estant fini. Il faut neanmoins observer quatre cas esquels le bail d'une maison peut estre cassé, lesquels sont contenus dans l'Art. 3. au Code sur ce Titre.

Le premier est, que si le proprietaire veut venir loger luy-même dans sa maison ; ce qui se doit entendre en payant au locataire les dommages & interests qui sont liquidez à une demie année, ou à trois mois, plus ou moins, suivant les circonstances des personnes. Le pere ou la mere ayant la tutele de ses enfans, peut joüïr de ce privilege, & retirer une maison appartenante à ses enfans, de celuy qui la tiendroit à loüage en vertu d'un bail. Mais le proprietaire d'une portion de maison ne joüït pas de ce privilege, non pas mesme du consentement de ses coproprietaires.

Le proprietaire d'une maison qu'il occupe luy-mesme ayant fait bail d'une portion d'icelle, peut en expulser le locataire pour s'en servir.

Que si le proprietaire vend sa maison, & charge l'acquereur d'entretenir le bail qu'il en auroit fait, l'acquereur peut neanmoins user de ce privilege, cette clause n'estant que pour empescher l'acreur d'expulser le locataire avant l'expiration de son bail, & d'en pouvoir mettre un autre en sa place, mais non pas de ne pouvoir pas user de son privilege, à moins qu'il n'y eust renoncé.

Le principal locataire ne joüït pas de ce privilege, quand mesme il luy seroit cedé par son bail.

Le proprietaire n'en joüït pas dans les cas suivans.

I. A l'égard d'une ferme de la campagne.

II. S'il a renoncé expressement à son privilege.

III. Quand le locataire a stipulé dans le Contract que la maison loüée seroit affectée & hypothequée specialement à la garantie & entretenement du bail, en ce cas si la maison estoit saisie réellement & mise en criées, elle ne pourroit estre ajugée qu'à la charge du bail.

IV. L'acquereur à faculté de rachat, par lequel il n'est pas proprietaire incommutable pendant le temps de la grace, ne joüït pas de ce privilege.

Le deuxiéme cas auquel le locataire peut estre expulsé avant le bail fini, est quand le proprietaire veut rebâtir, pourveu que cette reparation soit absolument necessaire, & qu'elle empesche que le locataire ne la puisse habiter.

Le troisiéme est, si le locataire malverse dans la maison, comme s'il y tient un commerce infame.

Le quatriéme est, si le locataire ne paye pas le prix convenu au temps porté par le bail.

Le preneur à loüage peut poursuivre le proprietaire dans les cas suivans.

I. Pour joüir de la chose loüée pendant le temps convenu, si ce n'est aux cas cy-dessus, sinon estre ledit proprietaire condamné à ses dommages & interests, comme au cas qu'il falût reparer la maison ; mais ordinairement dans les baux les proprietaires stipulent que les preneurs à louage seront obligez de souffrir toutes les grosses reparations, sans demander diminution du prix porté par ledit bail.

Le successeur universel, comme l'heritier du proprietaire qui a fait bail de sa maison ou de son heritage, est tenu d'entretenir le bail fait par le défunt, parce que l'heritier succede aux droits, noms, raisons & actions du défunt. Mais le successeur particulier, comme l'acheteur, le donataire, ou autre, n'y est pas obligé, s'il n'y a convention expresse portée par le Contract d'acquisition ; la raison est, que l'acheteur ne represente point son vendeur, & qu'il n'a point contracté avec le locataire, & dautant que le droit du vendeur est resolu par la vente qu'il a faite de la chose qu'il avoit baillée à loüage, il faut aussi que le droit du locataire soit resolu. Ainsi le retrayant n'est point obligé à l'entretenement du bail fait par l'acquereur.

Celuy qui est pourveu d'un Benefice par resignation ou par permutation, doit entretenir les baux des heritages du Benefice faits par son predecesseur, parce qu'il est *loco heredis*, tenant les droits de son resignant ou copermutant, ainsi il est tenu de ses faits & promesses ; mais au contraire, celuy qui est pourveu par mort n'en est pas tenu, parce qu'il tient son droit du Collateur. Le successeur par mort ne peut pas neanmoins dés le jour de la prise chasser le Fermier de sa ferme, & prendre tous les fruits pendans par les racines, en remboursant les frais des semences & labours, il doit luy laisser achever l'année commencée, & recüeillir les fruits en luy payant le prix de sa ferme suivant le bail & au *prorata* de l'année.

Le fils auquel le pere a donné quelque heritage en avancement d'hoirie par Contract de mariage, ou autrement, doit entretenir les baux à loüage faits par son pere.

II. Pour estre le bailleur obligé de faire refaire la maison qu'il a donnée à loüage, de sorte que le preneur en puisse avoir la joüissance, ou qu'il soit obligé de luy remettre la pension convenuë à proportion du temps qu'il n'en peut pas joüir.

III. Pour estre le bailleur condamné à remettre la pension ou

partie d'icelle, ou à cause de la perte entiere de la chose arrivée
sans la faute ou le fait du locataire, ou pour une sterilité extraordinaire, à moins que la fecondité d'une année precedente ou suivante,
ne pût dédommager le Fermier de la perte qu'il auroit soufferte.
Ce qui n'a pas lieu pour la pension qui se paye par l'emphyteote,
parce que cette pension est ordinairement tres-modique, & qu'elle
se paye plûtost en reconnoissance de la directe Seigneurie, que comme une recompense de l'usage & de la jouïssance de l'heritage accordé pour le bail emphyteotique.

On peut par les baux renoncer aux cas fortuits, & aux sterilitez
qui arrivent, cependant telles renonciations ne s'entendent que
des sterilitez ordinaires, & non de celles qui n'arrivent que tres-
rarement ; comme celles qui arrivent par le passage d'une armée,
laquelle en passant par une terre y aura causé un tel ravage, qu'il
n'y sera resté aucuns fruits ; car en ce cas le Fermier, quelque renonciation qu'il ait faite aux cas fortuits, n'est pas censé avoir renoncé à la perte de tous les fruits causée en ce cas, qui est un cas
qui ne se peut prevoir, à moins que l'heritage donné à ferme ne
soit prés des terres ennemies, & que ce cas ne soit compris dans
la renonciation, comme il a esté jugé par Arrest rapporté par Monsieur Mainard.

IV. Pour restituer les impenses & frais necessaires faits pour la
chose loüée, & mesme les impenses utiles, autrement le preneur
les peut emporter sans déteriorer la chose : neanmoins le fermier
ne peut pas arracher les arbres qu'il a mis dans l'heritage qu'il a
pris à ferme, le bail estant fini, autrement il seroit tenu des dommages & interests du bailleur. Mais ce qui s'observe ordinairement,
c'est que par le bail il se fait un état des lieux, des heritages & jardins au temps de la prise, desorte que le preneur n'est obligé à les
rendre que dans le mesme estat ; ainsi il peut oster les ameliorations qu'il y a faites, si ce n'est que le proprietaire offre de luy en
faire le remboursement suivant l'estimation des Experts.

Souvent dans les baux des heritages de la campagne les proprietaires exigent des cautions, lesquelles s'obligent au payement & à
l'execution des clauses portées par le bail, au défaut de payement
du preneur à loüage ; mais les cautions ne sont tenuës que pour le
temps du bail, & non pour le temps des tacites reconductions aprés
les baux finis.

Il est permis par l'Article 6. du Titre 3. de la nouvelle Ordon-

nance, de stipuler la contrainte par corps, pour les heritages de
la campagne ; d'où il s'ensuit que cette contrainte ne peut pas
estre stipulée pour les maisons. Cependant cette contrainte stipulée pour les fermes par les baux, cesse pour les tacites reconductions.

Quand il y a quelque clause obscure dans un bail, qui se puisse
interpreter pour ou contre le bailleur, elle se doit interpreter contre le bailleur au profit du preneur, de mesme que les clauses obs-
cures s'interpretent contre les vendeurs, parce qu'ils doivent s'imputer de ne les avoir pas declarées assez clairement, c'est pourquoy
ceux qui passent les actes doivent prendre garde à n'y laisser aucune obscurité ou ambiguité, & faire expliquer les parties.

Le preneur à louage ou à ferme peut, s'il veut, rebailler à
louage ou à ferme la chose qu'il a prise à ce prix, de sorte que si
e bail qu'il auroit fait, estoit à plus haut prix, le proprietaire n'y
pourroit rien pretendre ; neanmoins souvent les proprietaires des
maisons stipulent que les preneurs ne pourront pas ceder leur bail
à d'autres, sans leur consentement.

Il sera parlé cy-aprés du bail à rente & de l'emphyteose.

Formule d'un Bail à loyer d'une maison.

Fut present Jacques   Bourgeois de Paris,
demeurant, &c. lequel a reconnu & confessé avoir baillé & delaissé par ces presentes à titre de loyer & prix d'argent, à commencer du premier jour de l'année prochaine, jusques à six ans
aprés ensuivans & consecutifs finis & accomplis, & promet faire
joüir pendant ledit temps à Claude   Marchand
à Paris, y demeurant   à ce present &
acceptant, preneur, pour luy audit titre durant ledit temps, une
maison sise à Paris ruë, &c. où pend pour enseigne, &c. constituant, &c. audit Sieur bailleur appartenant ; de laquelle maison &
lieux cy-dessus declarez, le preneur se contente, disant la bien
sçavoir & connoître pour l'avoir veuë & visitée, & dont il est content & satisfait. Le present bail fait aux charges & conditions cy-
aprés declarées, & outre moyennant la somme de six cent livres
de loyer pour chacune desdites six années, que ledit preneur a promis, sera tenu, promet bailler & payer audit bailleur où porteur
des presentes pour luy, aux quatre termes de l'année, à Paris, accoûtumez, dont le premier écherra au premier jour du mois d'A-
vril de l'année prochaine 1682. & continuer de là en avant ausdits

quatre termes pendant ledit temps. Plus, à la charge de garnir par
ledit preneur ladite maison & lieux de bons meubles exploitables
pour sureté dudit loyer ; l'entretenir de toutes menuës reparations
locatives & necessaires à y faire pendant ledit temps , & en fin d'i-
celuy la rendre & delaisser en bon & suffisant estat , payer ce à
quoy ladite maison & lieux seront taxez & cottisez pendant ledit
temps, pour les boües, chandelles, lanternes, pavé, pauvres, &
autres charges de Ville & de police, & de tout en acquiter ledit
bailleur, sans diminution du loyer. Ne pourra ledit preneur ceder
ne transporter son droit du present bail à autre personne, sans le
gré & consentement exprés dudit bailleur, lequel promet le tenir
clos & couvert dans ladite maison & lieux, selon les Us & Coûtumes de la Ville de Paris. Fournira ledit preneur à ses frais & dépens autant du present bail en bonne forme audit bailleur. Promettant, &c.

Clause pour les grosses reparations.

S'il convient faire quelques grosses reparations en ladite maison & lieux pendant ledit temps, sera tenu ledit preneur les souffrir & endurer faire, sans pour ce prétendre ny demander par ledit preneur aucune diminution dudit loyer ; dommages, interests,
ny recompense, frais ny dépens ; pourveu neanmoins que lesdites
reparations soient necessaires & qu'elles ne durent que, &c.

Clause pour resoudre le Bail.

Est accordé entre les parties, qu'elles pourront respectivement se
desister & départir du present bail, en avertissant l'un l'autre six
mois auparavant, quoy faisant ledit present bail sera & demeurera
nul & resolu pour le temps qui restera lors à en expirer, sans prétendre ny demander l'un à l'autre aucuns dommages ny interests.

Clause pour des accommodemens dans la maison.

A esté convenu & accordé entre les parties, que ledit preneur
ne pourra faire aucun changement, démolition, accommodement,
ou augmentation en ladite maison & lieux, sans l'exprés consentement & par écrit dudit bailleur ; & en cas que ledit preneur en
fist aucun, il sera tenu & a promis remettre & rétablir les lieux
en tel & semblable estat qu'ils sont à present. Et pour cet effet sera
dressé un estat signé d'eux desdits lieux auquel ils sont de present.

dont chacun aura autant pardevers foy, & ce avant que d'entrer dans ladite maifon. Et neanmoins fera au choix dudit bailleur de retenir les chofes changées & augmentées fi bon luy femble, fans aucun rembourfement, recompenfe ny diminution dudit loyer; auquel cas ledit preneur fera déchargé de luy remettre dans l'eftat qu'ils font à prefent.

Autre claufe.

A efté auffi arrefté & convenu entre les parties, que ledit preneur baillera, a promis & s'eft obligé donner audit bailleur à chacun terme de l'année pendant le temps dudit bail, un pain de fucre pefant fix livres ou environ.

Claufe en cas de vente de la maifon.

A efté auffi accordé, que fi pendant ledit temps ledit bailleur vendoit ou échangeoit ladite maifon, ou la mettoit hors fes mains par toute autre maniere, en ce cas, ou l'un d'iceux arrivant, ledit prefent bail fera & demeurera nul & refolu pour le temps qui reftera à en expirer, en avertiflant le preneur fix mois auparavant, fans pouvoir par ledit preneur prétendre aucuns dommages & interefts, frais & dépens, ny diminution du loyer.

Defiftement du bail du confentement des parties.

Pardevant, &c. font comparus aujourd'huy Claude, &c. d'une part : & Nicolas, &c. d'autre, lefquels fe font par ces prefentes volontairement & de leur bon gré defifté & départis du bail à loyer que ledit Claude a cy-devant fait audit Nicolas, pardevant

Notaires, &c. le

jour, &c. de la maifon où ledit Nicolas eft à prefent demeurant, veulent, confentent & accordent refpectivement que ledit bail foit & demeure nul & refolu, fans aucuns dépens, dommages ny interefts de part ny d'autre, pour le temps qui reftera à en expirer du premier jour d'Avril prochain, auquel jour ledit Nicolas fera tenu & promet vuider ladite maifon & lieux, & la rendre nette & libre, en bon eftat de menuës reparations, audit Claude, &c, pour en difpofer par luy comme bon luy femblera, & encore de luy payer audit premier jour d'Avril, tous les loyers qui en feront dûs pour lors, conformément audit bail, qui pour ce regard demeurera en fon entier, force & vertu. Car ainfi, &c.

Formule de bail à ferme d'une Métairie.

Fut present Jean , &c. lequel a volontairement reconnu & confessé avoir baillé & delaissé par ces presentes à titre de ferme & loyer du jour de la Touffaints prochain venant , jusques à sept ans & sept dépouilles de tous fruits prochaines , consecutives & accomplies , & promet durant ledit temps garantir , faire joüir à Nicolas , &c. laboureur , & à Jacqueline &c. sa femme , qu'il autorise en cette partie , demeurans à , &c. à ce presens & acceptans , preneurs & retenans pour eux audit titre , pendant ledit temps , une ferme & Métairie sise   appellée la ferme du Buisson , consistant en une maison , granges , establies , écuries, bergerie , court , avec toutes & chacunes les terres labourables, vignes , bois taillis & choses dépendantes de ladite ferme , sçavoir ving-cinq arpens de terres labourables , &c. De laquelle ferme & ses dépendances , tenans & aboutissans desdites terres , lesdits preneurs se tiennent contens & satisfaits , disans les bien sçavoir & connoistre , & avoir veu le tout & visité , pour de tout ce que dessus baillé , joüir par lesdits preneurs audit titre durant ledit temps , en tous fruits , profits & revenus appartenans à ladite ferme , & selon que Pierre , &c. precedent fermier de ladite ferme en a bien & deuëment joüi ou deu joüir. Ce bail ainsi fait moyennant la quantité de   muids de bled , moitié pur froment , & l'autre moitié méteil , le tout bon grain , sec , net , loyal , mesure de   à deux sols prés du meilleur , rendu à   dans les greniers dudit sieur bailleur , & de plus la somme de   livres en argent , pour ladite ferme & loyer , que lesdits preneurs ont promis , seront tenus , promettent & s'obligent solidairement , sans division , discussion ny fidejussion , renonçans ausdits benefices , de fournir , bailler & payer audit sieur bailleur en sa maison à Paris , ou au porteur des presentes pour luy , chacun an du present bail , sçavoir ledit bled au premier jour du mois d'Octobre , & lesdits deniers aux derniers jours des mois de Decembre de chaque année , dont la premiere année de payement desdits loyers & fermages se fera au premier jour d'Octobre & dernier Decembre de l'année prochaine 1682. & ainsi continuer d'an en an , jusques à ladite fin dudit temps. Outre ledit loyer & ferme , & sans diminution d'iceluy , lesdits preneurs s'obligent & promettent solidairement , comme dessus , faire & accomplir les charges qui enfuivent, c'eft à fçavoir, que lefdits preneurs promettent bailler & apporter audit bailleur en fa maifon à Paris, par chacune defdites fept années au jour de S. Martin d'Hyver, fix chapons gras, &c. Plus, de labourer, fumer, & cultiver lefdites terres bien & deuëment par fols & façons convenables, fans les deffoler ny deffaifonner, convertir les feures & fourages en fumiers, & de fumer & amander lefdites terres, tenir les prez nets & en bonne nature de fauche, & en fin dudit temps le tout rendre & delaiffer en bon eftat & labour. Plus, confentent & promettent lefdits preneurs de rétablir & reparer efdits lieux ce qu'ils y feront démolir, & de garnir ladite maifon & lieux de biens meubles, exploitables & fuffifans à eux appartenans, pour fureté dudit loyer ; entretenir ladite maifon & lieux dépendans de ladite ferme de menuës reparations neceffaires à y faire durant ledit temps, jufques à la fomme de vingt livres par chacun an, fi tant fe montent. Plus, de payer les cens & droits Seigneuriaux aufquels ladite ferme & terres en dependantes comprifes dans le prefent bail, fong fujettes, aux jours accoûtumez aux Seigneurs à qui ils font dûs, & en acquiter ledit bailleur durant ledit temps, & à la fin d'iceluy en fournir les quittances, pareillement fans diminution defdits loyers. Ne pourront lefdits preneurs ceder ny tranfporter leur droit du prefent bail à d'autres, fans le confentement par écrit dudit bailleur, lequel fera tenu de mettre la maifon & les couvertures qui font en ladite ferme, en bon & fuffifant eftat, ayant que lefdits preneurs y entrent. Et lefdits preneurs feront encore tenus de bailler & délivrer audit bailleur le prefent bail en forme executoire, fans diminution dudit loyer. Et pour l'execution des prefentes, lefdits preneurs ont élû leur domicile, &c. Car ainfi, &c.

Formule de bail à ferme d'une Terre Seigneuriale.

Fut prefent Maiftre Jean, &c. au nom & comme Procureur de Meffire Jacques, &c. Seigneur de, &c. fondé de Procuration generale & fpeciale, paffée pardevant
Notaires au Chaftelet de Paris, le   jour
de laquelle eft apparuë aufdits Notaires fouffignez, tranfcrite à la fin des prefentes, & à l'inftant renduë audit M. Jean. Lequel audit nom, a reconnu & confeffé avoir baillé & delaiffé par ces prefentes, à titre de ferme & prix d'argent du jour de la Fefte de la Touffaints prochain venant, jufques à neuf années & neuf dépouïlles

pouïlles prochaines aprés enfuivantes, finies & accomplies, & promet faire joüir durant ledit temps, à Nicolas, &c. Laboureur demeurant, &c. eftant de prefent en cette Ville de Paris, logé, &c. à ce prefent & acceptant, tant pour luy que pour Geneviefve fa femme, & pour Guillaume leur fils, & chacun d'eux preneurs audit titre ledit temps, la Terre & Seigneurie de la Haye, appartenant audit Meffire Jacques, confiftant en Maifon Seigneuriale, colombier, granges, eftables, preffoüer & autres baftimens, jardins, accint & pourpris, la quantité de cent cinquante arpens de terres labourables,   arpens de prez,   arpens de vignes,   arpens de bois, tant de haute fuftaye, que taillis, moulins à eau, étangs, viviers à poiffon, les cens & droits Seigneuriaux, le Greffe & Tabellionage, les droits de Grurie, & autres appartenances & dépendances de ladite Seigneurie, fans aucune chofe en excepter ny retenir, finon ce qui fera cy-aprés declaré, dont & de plus ample declaration, confiftances, fituations, tenans & aboutiffans defdites chofes cy-deffus declarées, lefdits preneurs fe tiennent contens, difant le tout bien fçavoir & connoiftre, pour l'avoir veu & vifité, eftant demeurant audit lieu, & avoir tenu & labouré partie defdites terres. Pour de ladite Terre & Seigneurie, terres & heritages & de tout ce que deffus dit, joüir par ledit Nicolas, fa femme & leur fils audit titre de ferme durant ledit temps, comme un bon pere de famille doit & eft tenu faire, & tout ainfi que les precedens fermiers en ont bien & deuëment jouy. Ledit prefent bail fait aux charges, claufes & conditions cy-aprés declarées; & outre moyennant le prix & fomme de deux mille deux cent livres en argent, fix chapons gras, &c. le tout de ferme, pour & par chacune defdites neuf années, que ledit preneur efdits noms, a promis, fera tenu, promet & s'oblige en chacun defdits noms l'un pour l'autre, & chacun d'eux feul pour le tout, fans divifion, ny difcuffion, renonçans aux benefices, &c. bailler & payer, fournir & livrer audit Sieur bailleur en fa maifon à Paris, ou au porteur des prefentes pour luy, par chacune defdites neuf années, fçavoir lefdites deux mille deux cent livres en deux termes égaux, le premier à la faint Martin d'hyver, & l'autre à Pafques, dont le premier terme de payement écherra au jour faint Martin d'hyver prochain, & le fecond écherra au jour de Pafques enfuivant auffi prochain, & ainfi continuer de là en avant pendant ledit temps aufdits termes, & lefdits cha-

pons, &c. au jour de saint Martin d'Hyver de chaque année, dont la premiere livraison se fera au jour de saint Martin d'Hyver prochain, & continuer de là en avant. Plus, à la charge de payer & acquitter au Curé de la Parroisse de
par chacune desdites neuf années   muids de grain, sçavoir   septiers de froment mesure de, &c. à deux sols prés du meilleur qui se vend dans le marché de, &c. que ledit Curé a droit de prendre pour son gros sur ladite Terre & Seigneurie de, &c par chacun an audit jour de saint Martin, & en rapporter quittance audit Sieur bailleur par chacun an.

Plus, de faire dire & celebrer le service qui a accoûtumé d'estre dit & celebré dans la Chapelle, & y faire prescher les Festes de   & les Dimanches de Caresme.

Plus, faire catechiser les enfans de la Paroisse, &c.

Plus, de labourer, fumer & cultiver lesdites terres, & ensemencer bien & deuëment par solles & saisons deuës & convenables, sans les dessoler ny dessaisonner, convertir les feures qui en proviendront en fiens, les enfumer & amander prés & loin ; & à la fin du present bail, laisser en ladite ferme les feures & fiens, sans les pouvoir vendre ny transporter, ailleurs en quelque maniere que ce soit, tenir les prez nets & en bonne nature de fauché, faire la coupe des bois, & y garder & observer l'Ordonnance.

Entretenir les hayes qui font separation des heritages de ladite ferme d'avec ceux des voisins & particuliers. En planter de vives, où il en manquera ; les faire plisser en temps & saisons deuës, sans pouvoir arracher aucuns pieds d'arbres, curer, nettoyer & entretenir les fossez, les relever si besoin est.

Plus, entretenir par ledit preneur esdits noms, solidairement comme dessus, les maisons & édifices de ladite ferme & Seigneurie, de menuës reparations, jusques à dix livres par chacun an, qu'il employera à mesure qu'il en sera necessaire, & en rapporter quittance des Ouvriers de trois ans en trois ans.

Comme aussi entretenir le moulin & pressouer & leurs ustanciles de menuës reparations ; & à la fin dudit temps, rendre & delaisser tous lesdits heritages & choses susdites en bon & suffisant estat.

Entretenir aussi le colombier bien garni & peuplé de Pigeons, & ainsi le rendre & laisser en fin dudit bail.

Plus, que s'il estoit necessaire de faire quelques grosses repara-

rations aux bâtimens & édifices de ladite ferme & Seigneurie, ledit preneur sera tenu les souffrir & endurer. Et sera tenu de fournir les chaumes pour les couvertures. Toutes lesdites charges, clauses
& conditions sans aucune diminution du prix & redevances, re-
compenses, dommages & interests.

Ne pourra ledit preneur ceder ny transporter son droit du present bail, sans le consentement dudit Sieur bailleur, qui promet le
tenir clos & couvert dans les logemens & édifices de ladite ferme,
selon la Coûtume. Fournira ledit preneur le present bail en bonne forme audit Sieur bailleur dans quinzaine, &c.

Autres Clauses.

Plus, sera tenu ledit preneur faire faire les procez aux criminels
qui seront pris & apprehendez & mis dans les prisons de ladite Seigneurie, en cas d'appel les mener sous bonne & seure garde és
prisons du Juge superieur, & les ramener s'il est dit, & de faire executer les Sentences & Jugemens.

Plus, de payer les gages aux Officiers de la Justice de ladite Seigneurie,

Plus, de fournir dans   ans prochains un papier cueilleret
des cens, droits & redevances Seigneuriales dûs à ladite Seigneurie, & des heritages y sujets, & des noms des détempteurs d'iceux.

Plus, une declaration nouvelle desdites terres, prez & heritages, par nouveaux tenans & aboutissans, qui sera en bonne forme,
signée & certifiée par ledit preneur pardevant Notaires.

Autre Clause.

A esté convenu & accordé entre les parties, que faute de payement fait par ledit preneur du prix à chacun terme, & un mois
aprés pour tout delay, audit cas le present bail sera & demeurera
nul & resolu, si bon semble audit sieur bailleur, pour le temps
qui restera lors à en expirer, & pourra rebailler ledit present bail
& ferme à autre que bon luy semblera à la folle enchere dudit preneur, sans aucune sommation ny signification precedente, ny aucune formalité de Justice, mais en vertu de la presente clause.
Et sera ledit preneur contraint de payer ce qu'il devra lors, & restera à faire & accomplir du present bail, & les diminutions &
pertes que pourroit recevoir ledit sieur bailleur par un nouveau
bail.

Autre clause.

A esté aussi accordé expressément que ledit preneur ne pourra pretendre ny demander aucune diminution du prix & redevance de ladite Ferme, soit pour cause de guerre, prests, famine, gresle, sterilité, inondation d'eau, & autres cas fortuits & inopinez ; & en consequence ledit preneur renonce au droit qu'il pourroit avoir pour les causes susdites, & toutes autres qui pourroient survenir non preveuës, de demander aucune diminution du prix de ladite Ferme, quand ce seroit même la derniere année du present Bail.

Autre clause.

A la reserve faite par ledit sieur bailleur du corps de logis de   pour son logement & pour ses gens, écurie pour ses chevaux, &c. pour en joüir par luy pendant le temps qu'il voudra y demeurer. Et aussi a esté accordé que ledit preneur fournira audit sieur bailleur lors qu'il sera sur le lieu les volailles de sa court & du colombier, & autres vivres estans dans lesdits lieux à raison du prix du marché, dont il sera fait un memoire qui sera déduit sur le prix & Ferme du present Bail ; & que ledit preneur sera tenu recevoir ledit bailleur luy troisiéme & leurs chevaux dans ladite Ferme, & leur fournir de vivres honnestement pendant quatre jours par chacun an lors qu'il ira audit lieu, sans diminution du prix dudit Bail.

Autre clause.

Pourra ledit sieur bailleur faire contraindre même par corps ledit preneur au payement du prix de ladite Ferme, même pour un terme un mois aprés l'échéance d'iceluy pour tout delay.

Formule de Bail de Dixme.

Fut present Maistre Jacques   au nom & comme Procureur de noble Homme Jean   Prieur de   fondé de procuration, &c. lequel audit nom a reconnu & confessé avoir baillé & délaissé par ces presentes à titre de Ferme & loyer & moisson de grain du jour saint Martin prochain jusqu'à six ans aprés ensuivans, finis & accomplis, & promet faire joüir ledit temps durant à Claude

Laboureur, demeurant à   estant de present en
cette Ville de Paris, à ce present & acceptant, preneur audit titre
pendant ledit temps, les dixmes de grains, vins, novales & autres
que ledit sieur Jean   a droit de prendre &
percevoir par chacun an sur les heritages de ladite Paroisse de
                    à cause de sondit Prieuré de
sans en rien reserver ni excepter ; pour en joüir par ledit preneur
& en faire la recolte & perception à son profit pendant ledit temps,
ainsi qu'ont fait bien & deuëment les precedens Fermiers, declarant ledit preneur qu'il sçait & connoist la consistance desdites
dixmes, dont il se tient content & satisfait. Ce present Bail fait
moyennant la quantité de   muids de bled méteil,
provenant desdites dixmes, bon, loyal & marchand, mesure
de   à deux sols pour septier prés du meilleur qui
se vendra au marché audit lieu, que ledit preneur a promis, sera
tenu & s'oblige bailler, fournir & livrer, & rendre franchement
& quittement audit sieur bailleur en la maison, &c. & ce par châ-
cun an au jour de saint Martin d'hyver, dont le premier terme &
année de payement écherra le jour de saint Martin prochain venant, & continuer de là en avant par chacun an audit jour pendant ledit temps. Outre six chapons gras par chacun an, &c. qu'il
fournira audit sieur bailleur en sadite maison audit jour de saint
Martin d'hyver, &c. Ne pourra ledit preneur ceder ni transporter, &c. Et en outre a esté convenu & accordé entre les parties
que ledit preneur sera tenu & a promis fournir dans trois ans prochains une declaration des confins & limites des terres & heritages
sur lesquels se prennent & perçoivent lesdites dixmes de grains &
vins le plus specifiquement que faire se pourra, laquelle declaration
sera en bonne forme, signée & certifiée par les anciens du lieu
pardevant Notaires.

Promesse de caution.

Et pour plus grande seureté audit bailleur du contenu au present Bail, ledit preneur a promis & s'oblige par ces presentes de
luy bailler & fournir bonne & suffisante caution solvable, resseante   & audit bailleur agreable ; qui
s'obligera avec ledit preneur solidairement par corps & biens, aux
renonciations requises, au payement & livraison de
                    & à l'entretenement & satisfaction des charges,

F f iij

clauſes & conditions contenuës audit preſent Bail, dont ladite caution fera ſon propre fait & dette, ſolidairement comme dit eſt, & fournir l'acte de ladite caution & obligation audit ſieur bailleur en ſa maiſon à   dans trois mois prochains, &c.

Bail d'un Greffe & Tabellionnage.

Fut preſent Maiſtre Georges   demeurant à Paris, &c. lequel a reconnu & confeſſé avoir baillé & delaiſſé par ces preſentes à titre de Ferme & prix d'argent du premier jour de Janvier prochain juſqu'à ſix ans prochains aprés enſuivans & conſecutifs, finis & accomplis, & promet garantir & faire joüir durant ledit temps, excepté des faits du Roy, à Maiſtre Nicolas, &c. Procureur au Bailliage de   y demeurant, eſtant de preſent en cette Ville de Paris, logé ruë, &c. auquel lieu il a élû ſon domicile irrevocable & perpetuel pour l'execution des preſentes, à ce preſent & acceptant, preneur audit titre pendant ledit temps, le Greffe & Tabellionnage de la Prevoſté de

fruits, revenus & émolumens y appartenans, & aux honneurs, prerogatives & droits y attribuez, tels & ſemblables qu'en ont joüy & uſé bien & deuëment les precedens Greffiers & Tabellions, dépendans du Domaine de ladite Prevoſté de   appartenant au Roy noſtre Sire, & dont ledit Maiſtre Georges   eſt adjudicataire par Contract d'engagement à luy fait par ſa Majeſté. Pour dudit Greffe & Tabellionnage, droits, fruits, revenus & émolumens d'iceluy joüir par ledit preneur audit titre pendant ledit temps. Ce preſent Bail fait moyennant la ſomme de douze cent livres de Ferme, pour & par chacune deſdites ſix années, que ledit preneur a promis, ſera tenu, promet bailler & payer audit ſieur bailleur, ou au porteur des preſentes, en ſa maiſon à Paris à deux termes égaux, qui ſont au premier jour du mois de Juillet prochain, & au premier jour du mois de Janvier de l'année enſuivante, & ainſi continuer de là en avant juſqu'à la fin dudit Bail. Et outre à la charge de bien & deuëment exercer ledit Greffe & Tabellionnage ; & à cette fin de faire le ſerment és mains du ſieur Prevoſt dudit lieu ou de ſon Lieutenant, tenir bons & fideles Regiſtres des Sentences, nottes & minuttes, dont ledit preneur fera inventaire & repertoire, & à la fin dudit temps le tout bailler & délivrer és mains du Greffier & Tabellion qui luy ſuccedera, dont il retirera décharge ; donnant ledit sieur bailleur pouvoir audit preneur, en tant qu'à luy est, de retirer du Tabellion & Greffier qui y est à present, les Registres, Sentences, nottes & minuttes, inventaire & repertoire, & autres papiers qu'il a & peut avoir concernant ledit Greffe & Tabellionnage, dont ledit preneur se chargera, & en donnera quittance & décharge audit precedent Greffier & Tabellion, pour estre le tout remis és mains du successeur en ladite Charge. Ne pourra ledit preneur ceder ny transporter son droit du present Bail à autre sans le gré & consentement exprés & par écrit dudit sieur bailleur, auquel il fournira le present Bail en bonne forme. Car ainsi, &c.

Caution intervenante au Bail.

A ce faire est interuenu & fut present en sa personne Pierre &c. lequel volontairement s'est rendu & constitué par ces presentes pleige, caution, répondant & principal debiteur pour ledit Maistre Nicolas envers ledit Maistre Georges dudit prix de douze cent livres de Ferme par chacun an , charges, clauses & conditions contenuës au present Bail pendant lesdites six années y portées ; a promis payer ledit prix, & satisfaire ausdites charges selon & ainsi que ledit Maistre Nicolas y est obligé par ces presentes, dont de tout ledit Pierre fait son propre fait & dette luy seul pour le tout, sans division ny discussion, renonçant aux benefices de division, ordre de droit, discussion & fidejussion ; dont & duquel cautionnement cy-dessus ledit Maistre Nicolas promet acquitter ledit Pierre, & indemniser ensemble de toutes pertes, dépens, dommages & interests qu'il pourroit en encourir , &c.

Bail d'un Etail du Domaine du Roy.

Fut present Michel, &c. lequel a reconnu & confessé avoir baillé à titre de loyer du jour de Pâques prochain jusqu'à six ans aprés ensuivans, finis & accomplis, & promet faire joüir ledit temps durant à Charles   demeurant ruë, &c. à ce present preneur audit titre ledit temps durant un Etail dépendant du Domaine du Roy , & dont bail & adjudication a esté faite audit bailleur par Contract d'engagement de pour dudit Etail en joüir par ledit preneur audit titre pendant ledit temps. Ce present Bail fait à la charge de payer à la Recepte du Domaine du Roy   livres de redevance, & en rapporter

les quittances audit bailleur par chacun an. Et outre moyennan
fomme de trois cent livres de loyer pour & par chacune defdi
fix années, que ledit preneur a promis, fera tenu & promet bail
& payer audit bailleur, ou au porteur, &c. aux quatre termes
l'année accoûtumée à Paris, dont le premier terme de payeme
écherra le premier jour du mois de Juillet prochain venant,
continuer de là en avant pendant ledit temps aufdits quatre t
mes. Plus à la charge de garnir ledit Etail de marchandife expl
table pour feureté dudit loyer, fortiffant nature d'iceluy, l'ent
tenir de menuës reparations, & le rendre en bon état en fin du
temps, aprés que ledit preneur a reconnu qu'il eft à prefent
bon état, payer les charges de Ville & de Police s'il en convie
payer. Ne pourra ceder ny tranfporter, &c. Et ledit bailleur pr
met tenir ledit preneur clos & couvert aux Us & Coûtumes
Paris, & fournira ledit preneur autant des prefentes en bonne fc
me audit bailleur, &c,

Bail à loyer d'un Moulin.

Fut prefent Claude   lequel a reconnu avc
baillé & délaiffé à titre de loyer & prix d'argent du jour de Pâqu
prochain jufqu'à fix ans aprés enfuivans, finis & accomplis,
promet garantir & faire joüir pendant ledit temps à Jacques, &
à ce prefent & acceptant, preneur pour luy audit titre ledit tem
durant, un Moulin à eau, faifant de bled farine, fis fur la Rivie
de, &c. garni de fes meules, tournans & travaillans, & autr
uftancilles audit bailleur appartenant, pour en joüir par ledit pr
neur audit titre de loyer pendant ledit temps. Le prefent Bail fa
moyennant la fomme de   pour chacun
defdites fix années, que ledit preneur en a promis, fera tenu
s'oblige de bailler & payer audit bailleur, ou au porteur des pr
fentes, à deux termes égaux, fçavoir aux premiers jours des mo
de Janvier & Juillet, dont le premier terme de payement écheri
le premier jour du mois de Janvier prochain venant, & continue
de là en avant aufdits termes pendant ledit temps : Plus à la charg
de par ledit preneur entretenir ledit Moulin & les tournans & tra
vaillans d'iceluy bien & deuëment, & à la fin dudit temps rendr
le tout en bon & fuffifant état. Ne pourra ledit preneur ceder n
tranfporter, &c.

De plus fera tenu ledit preneur entretenir les vannes &
chauffée

chauſſéés bien & deuëment , de ſorté que l'eau ne ſe perde ny
déperiſſe.

Clauſe de Moulin à vent.

Entretenir les vollans & toilles d'iceux & de l'arbre du moulin,
tournans & travaillans d'iceluy , & le tout rendre , &c.

Eſt accordé qu'auparavant d'entrer par ledit preneur dans la
joüiſſance dudit moulin à vent, ſera fait priſée & eſtimation des
uſtanciles d'iceluy par gens experts, dont les parties conviendront,
pour le rendre par ledit preneur en pareil eſtat & valeur à la fin
dudit temps, dont ſera lors fait auſſi priſée & eſtimation ; & en
cas que ladite priſée ſe trouve à plus ou moins que la premiere, les
parties s'en payeront l'un à l'autre ledit plus ou moins.

Bail de Vaches.

Fut preſente Catherine   laquelle a
reconnu & confeſſé avoir baillé à titre de loyer du jour de Paſques
prochain juſques à trois ans aprés enſuivans finis & accomplis à
Marguerite   demeurant à
à ce preſente & acceptante, deux Vaches laitieres , âgées de trois
ans chacune , l'une ſous poil rouge , & l'autre ſous poil noir & blanc,
leſquelles Vaches ladite Marguerite reconnoiſt avoir en ſa poſſeſſion. Ce bail fait moyennant la ſomme de douze livres de loyer
pour leſdites deux vaches, que ladite Marguerite a promis, & ſera
tenuë bailler & payer à ladite Catherine, ou au porteur en ſon nom
à deux termes égaux, ſçavoir, &c. dont le premier, &c. Plus, à
la charge de par ladite Marguerite nourrir , loger , & heberger leſdites vaches, tant en Hyver , qu'en Eſté , bien & deuëment , & en
avoir ſoin pendant ledit temps, de ſorte qu'il n'en arrive perte ny
inconvenient; lequel cas arrivant, ou la mort deſdites vaches, ou
de l'une d'icelles par la faute & negligence de ladite Marguerite,
ou de ſes gens , ladite Marguerite s'oblige , ſera tenuë & promet
payer à ladite Catherine la ſomme de quarante-ſix livres , pour la
valeur d'icelles , à l'inſtant que le cas ſera avenu. Et ſi leſdites vaches , ou l'une d'icelles meurt de mort naturelle , elle en ſera
quitte & déchargée, en rapportant la peau d'icelles , avec certifi-
cation valable & ſuffiſante de ladite mort naturelle.

Bail d'un Troupeau.

Fut prefent Martin , &c. lequel a reconnu & confeffé avoir baillé & delaiffé par ce prefent bail à titre de loyer & moitié croift & profit, de ce jourd'huy datte du prefent Contract, jufques à cinq ans prochains venans, finis & accomplis, & promet & s'oblige de faire joüir pendant ledit temps à Claude , &c. à ce prefent & acceptant preneur pour luy audit titre , un Troupeau de beftes à laine, compofé de cent cinquante Brebis & cinq Beliers, le tout appartenant au bailleur, que ledit preneur reconnoift avoir en fa poffeffion , dont il fe tient content & fatisfait, pour en joüir audit titre pendant ledit temps : Et en confequence ledit preneur a promis , fera tenu & s'oblige nourrir , loger , heberger & faire venir aux champs en temps & faifon convenable , en prendre le foin neceffaire , de forte qu'il n'en arrive aucune perte ny dommages , & à la fin dudit temps rendre ledit troupeau en bon eftat audit bailleur. Que fi par la faute & negligence dudit preneur , ou de fes domeftiques, arrivoit la mort de la totalité , ou de partie dudit troupeau , ledit preneur promet & s'oblige d'en payer la valeur audit bailleur dés la premiere demande, à raifon de tant par chacune befte , qui eft le prix dont les parties font convenuës entr'elles. Mais au contraire fi la mort ou perte d'icelle arrivoit fans la faute ou le fait dudit preneur ou de fes gens , ledit preneur en fera & demeurera déchargé envers ledit bailleur, luy en rapportant les peaux, fans que ledit preneur puiffe rien pretendre ny demander pour la nourriture dudit troupeau , fournie pendant ledit temps audit bailleur. Et de plus , ledit bail fait à la charge & condition que tous les accroiffemens qui proviendront defdites beftes à laine par chacune année dudit temps , feront partagez également & par moitié entre ledit bailleur & ledit preneur ; & à la charge que ledit preneur fera obligé de faire faire la tonture dudit troupeau à fes frais & dépens, & faire tous autres frais requis & neceffaires pour ledit troupeau, fans en rien demander ny exiger dudit bailleur , & fans aucune diminution de ladite moitié des accroiffemens , dans lefquels fera auffi compris la moitié des laines d'icelles, que ledit preneur s'oblige de faire apporter audit bailleur en fa maifon, &c. Ne pourra ledit preneur ceder ny transporter , &c.

Il faut icy obferver , que le bailleur d'un troupeau ne peut pas faire obliger le preneur par corps , parce que l'Ordonnance nouvelle au Titre 34. Art. 7. ne permet de ſtipuler la contrainte par corps, que pour les terres & heritages ſituez à la campagne; ainſi elle l'exclud tacitement pour tous les baux des autres choſes.

Contre-lettre ſur un bail à loyer.

Furent preſens Claude &c. d'une part, & Nicolas, &c. d'autre, leſquels ont declaré & reconnu, qu'en paſſant le bail à loyer fait par ledit Claude audit Nicolas, cejourd'huy, pardevant les Notaires ſouſſignez, d'une maiſon ſiſe, &c.

appartenant audit Claude, il a eſté convenu & accordé entr'eux, combien que ledit bail ait eſté fait moyennant la ſomme de ſix cent livres de loyer par chacune des ſix années portées par ledit bail, neanmoins la verité eſt que telle a eſté leur convention, ſçavoir que ledit Nicolas ne payeroit que la ſomme de cinq cent livres de loyer par chacune deſdites ſix années, de ſorte que ledit Nicolas ne ſera tenu ny obligé d'en payer que leſdites cinq cent livres de loyer par an, qui eſt le veritable prix convenu entr'eux au lieu des ſix cent portées par ledit bail, qui a eſté ainſi fait à la priere & requiſition dudit Claude, & pour l'accommodation de ſes affaires, & au ſurplus le bail ſera executé ſelon ſa forme & teneur. Car ainſi, &c.

Tranſport d'un bail à loyer.

Fut preſent en ſa perſonne Claude, &c. lequel a reconnu & confeſſé avoir cedé & tranſporté par ces preſentes à Jacques, &c. à ce preſent & acceptant, le droit de bail, dont reſte à expirer trois ans & demy, du premier jour de Janvier prochain venant, fait audit Claude par Jean, &c. d'une maiſon ſiſe, &c. en laquelle ledit Claude eſt à preſent demeurant, laquelle maiſon ledit Jacques a dit bien ſçavoir & connoître, pour l'avoir veuë & viſitée, pour en joüir par luy audit titre durant leſdits trois ans & demy, à commencer audit premier jour de Janvier prochain venant. Ce preſent tranſport fait moyennant la ſomme de   qui eſt le prix porté par ledit bail, que ledit Jacques a promis, ſera tenu & s'oblige bailler & payer audit Claude, ou au porteur, &c. aux quatre termes de l'an à Paris, accoûtumez, dont le premier, &c. & continuer de là en avant pendant ledit temps. Et outre à la charge de par ledit Jacques entretenir, ſatisfaire & accomplir toutes les charges, clauſes & conditions eſquelles ledit Claude eſt tenu & obligé par ledit bail, qui luy a eſté fait par

ledit Jean, de ladite maifon, paffé, &c. duquel bail ledit Jacques a eu
ample communication , &c. & lecture luy en a efté d'abondant
faite par lefdits Notaires fouffignez, & copie d'iceluy collationnée
à l'original par lefdits Notaires, prefentement baillée audit Jacques.
Car ainfi , &c.

Tranfport d'un bail judiciaire.

Fut prefent Charles , &c. lequel a reconnu & confeffé avoir cedé
& tranfporté par ces prefentes à Michel , &c. à ce prefent & acceptant , le bail judiciaire qui luy a efté fait & ajugé au Chaftelet de
Paris , le   de la Terre
& Seigneurie de   fife en la Paroiffe
faifie fur Meffire   amplement
fpecifiée par ledit bail judiciaire , que ledit Michel , &c. dit bien
fçavoir & connoiftre pour eftre demeurant fur les lieux , pour en
joüir par luy , à commencer du jour de faint Martin d'hyver prochain , jufques à trois ans , fi tant dure la commiffion ; & à cet effet ledit Charles a prefentement baillé & mis és mains dudit Michel ledit bail judiciaire eftant en parchemin , figné
le mettant & fubrogeant en fon lieu & droits. Ce prefent tranfport fait moyennant le prix & fomme de quinze cent livres , que
ledit Michel a promis , fera tenu , promet & s'oblige par ces prefentes , bailler & payer audit Charles en cette Ville de Paris en fa
maifon , ou au porteur des prefentes à deux termes égaux , qui feront &c. dont le premier terme , &c. & continuer de là en avant
audit terme , tant & fi longuement que ladite commiffion durera.
Et outre à la charge de par ledit Michel fatisfaire & entretenir
toutes les charges , claufes & conditions contenuës audit bail judiciaire , en acquitter & indemnifer ledit Charles , à peine de tous
dépens , dommages & interefts , &c.

Caution intervenant.

A ce faire eft intervenu & fut prefent Jacques , &c. demeurant
à Paris , &c. lequel volontairement s'eft rendu & conftitué par
ces prefentes , pleige , caution & principal debiteur dudit prix
de   par chacun an , & des charges,
claufes & conditions contenuës audit bail judiciaire , qu'il a dit bien
fçavoir & duquel luy a efté prefentement fait lecture , a promis
& promet , fera tenu , & s'oblige bailler & payer ledit prix de

        par chacun an durant ledit bail, & satifaire à toutes ledites charges y contenuës, en l'acquit & décharge dudit Charles, dont du tout ledit Jacques se rend caution, & fait son propre fait & dette seul, pour le tout sans division ny discussion, renonçant au benefice de division, ordre de droit, discussion & fidejussion pour ledit Michel.

    Et moyennant ce ledit Charles a promis & s'oblige acquitter & indemniser ledit Michel envers Maistre   Forcadel, Commissaire & Receveur General des deniers provenans des saisies réelles, establi au regime & gouvernement de ladite Terre & Seigneurie de   du prix porté par ledit bail judiciaire, & des charges & conditions mentionnées. Ensemble de toutes pertes, dépens, dommages & interests qu'il en pourroit encourir. Car ainsi, &c. *élection de domicile*, &c.

Indemnité de la Caution.

    Fut present Michel, &c. lequel a declaré & reconnu qu'à sa priere & requisition, & pour luy faire plaisir, Jacques, &c. est intervenu & s'est rendu pleige & caution, pour luy solidairement envers Charles, du prix de

par chacun an, & des charges, clauses & conditions portées au bail judiciaire fait par ledit Charles, au Chastelet de Paris, le   de la Terre & Seigneurie de   sise en la paroisse

de   saisie sur

lequel bail ledit Charles a cedé & transporté audit Michel, pardevant les Notaires soussignez, ce jourd'huy, pour en jouïr tant que la commission durera, à commencer ainsi que le tout est plus au long declaré audit transport du bail. A cette cause ledit Michel a promis, sera tenu, & promet par ces presentes audit Jacques, à ce present & acceptant, de l'acquiter, garantir & indemniser dudit cautionnement & intervention qu'il a cedit jour faits pour ledit Michel, & de tout l'évenement, tant en principal, que dépens, dommages & interests qu'il en pourroit encourir, &c. *Election de domicile*, &c. Et de plus, ledit Michel a consenti estre tenu envers ledit Charles, par les mesmes voyes & contraintes que ledit Charles y pourroit estre tenu & contraint, mesme par corps, &c.

Declaration de l'adjudicataire d'un Bail judiciaire au profit d'un autre.

Fut present Charles, &c. lequel a declaré & reconnu qu'il n'a & ne pretend rien au Bail judiciaire qui luy a esté fait au Châtelet de Paris le　　　　　　　du loyer d'une maison size à Paris ruë, &c. saisie sur Jacques, &c. moyennant la somme de cinq cent livres par chacun an, & charges portées par l'enchere, & que l'adjudication qui luy en a esté faite est pour, au nom & au profit de Claude, &c. lequel luy en a donné charge & pouvoir d'encherir ledit loyer, & s'en rendre adjudicataire pour luy, & n'a fait que luy prester son nom à sa priere & requisition ; & partant ledit Charles consenti & accordé que ledit Jacques jouïsse & fasse & dispose dudit Bail judiciaire suivant iceluy comme bon luy semblera, le mettant & subrogeant en son lieu & droits, consentant qu'il leve ledit Bail du Greffe dudit Chastelet. Ce que dessus stipulé & accepté par ledit Jacques à ce present, qui a promis & promet acquitter, garantir & indemniser ledit Charles dudit prix de cinq cent livres de loyer par chacun an, charges & conditions dudit Bail judiciaire, de la caution qu'il est tenu fournir, & de l'effet & évenement dudit Bail, de la procuration qu'il a passée ce jourd'huy pardevant les Notaires soussignez, pour prendre possession de ladite maison, & en recevoir les loyers ; ensemble de toute perte, dépens, dommages & interests qu'il pourroit encourir pour raison de ce que dessus, & faire en sorte qu'il n'en soit jamais inquieté, dautant que tout ce que ledit Charles en a fait n'a esté que pour faire plaisir audit Jacques & à sa priere & requisition, &c.

Procuration à l'effet de ladite declaration.

Ledit Charles, &c. a fait & constitué son Procureur special Jacques, &c. auquel il a donné pouvoir de se mettre en possession d'une maison size, &c. à titre de loyer, de laquelle le Bail judiciaire luy a esté fait au Chastelet de Paris, pour en joüir pendant trois ans suivant ledit Bail, faire sous-bail de ladite maison pour ledit temps, pour tel prix, charges & conditions que sondit Procureur avisera, & à telle personne que bon luy semblera, en recevoir les loyers pendant ledit temps, en donner quittance, mettre hors ladite maison le locataire qui l'occupe à present, faire toutes sommations, poursuites & contraintes qui seront necessaires, plaider, oppofer, appeller, &c. élire domicile, & faire generale-ment toutes chofes, &c.

Du Bail dheritage à rente, & à cens.

LE Bail d'heritage à rente eft quand on donne un heritage à la charge d'une rente, laquelle eft appellée fonciere à la dif-ference de la rente laquelle eft conftituée à prix d'argent. Le Bail à rente transfere entierement la Seigneurie, tant directe, qu'utile en la perfonne du preneur.

Le Bail d'heritage fait la rente fonciere, foit qu'il foit pur & fim-ple, ou qu'il foit meflé du Contract de vente, comme quand l'heritage eft partie vendu, partie baillé à rente, & que l'acque-reur en paye certaine fomme de deniers comptans, & outre s'o-blige & promet payer fur iceluy certaine redevance par chacun an. Pareillement quand le Bail à rente eft meflé du Contract d'échan-ge, comme quand la rente eft ftipulée pour la plus valuë & au lieu de foulte de l'heritage contr'échangé : comme auffi fi la rente eft creée par un partage, comme quand au lieu de foulte de partage en deniers, l'un des copartageans qui a le plus fort lot, promet payer à l'autre certaine rente par chacun an fur l'heritage qui eft tombé dans fon lot, chargeant ledit heritage de cette rente, telle rente eft une rente fonciere. Quelquefois le Bail à rente eft meflé de tran-faction & de donation.

Les Baux d'heritages à rentes pourveu qu'elles foient rache-tables pour un certain prix, ont grand rapport avec les Con-tracts de vente, car ils emportent une alienation perpetuelle du fond, comme nous venons de dire ; c'eft pourquoy les heritages qui font ainfi baillez, tombent en retrait fuivant l'Article 137. de la Coûtume de Paris : Mais quoy que telles rentes foient ftipulées rachetables par les preneurs à ce titre, neanmoins aprés trente ans elles ne font plus rachetables, & la faculté du rachat eft prefcrite par ce temps fuivant l'Art. 120. de la Coûtume de Paris La raifon eft, que la rente de bail d'heritage eft non rachetable de fa na-ture, & que la faculté du rachat ftipulée dans un Contract ne pro-duit qu'une action perfonnelle, laquelle s'éteint par cét efpace de temps : en forte que l'action eftant éteinte, il n'y a plus lieu de fe fervir de la convention appofée au Contract, laquelle devient inutile pour n'en pouvoir demander l'execution.

Cét Article souffre une exception, laquelle est contenuë dans l'Article suivant, qui est que les rentes de Bail d'heritages sur maisons sizes en la Ville & Fauxbourgs de Paris sont à toûjours rachetables, si elles ne sont les premieres aprés le cens & fonds de terre. C'est à dire, que le cens ne se peut racheter, ce qui ne souffre point de difficulté, ny les rentes lesquelles sont imposées sur lesdites maisons de la Ville & Fauxbourgs de Paris aprés le cens; mais à l'égard des autres rentes foncieres qui sont aprés le cens & l'imposition des premieres rentes foncieres, elles sont rachetables, ainsi que nous avons dit dans nostre Commentaire sur la Coûtume de Paris.

Quand des rentes sont constituées à prix d'argent sur des heritages, payables soit en argent, grain, bled, ou autres especes, quoy qu'elles soient dites non rachetables, neanmoins elles sont rachetables, parce que toutes rentes constituées à prix d'argent sont à toûjours rachetables, & le rachat ne s'en peut point prescrire. C'est ce que dit l'Article 119. de la même Coutume, qui porte que *faculté de racheter une rente constituée à prix d'argent, ne se peut prescrire par quelque laps de temps que ce soit; mais sont telles rentes rachetables à toûjours, encore qu'il y ait cent ans.*

Et l'Ordonnance de Charles I X. à Tours le 29. Novembre 1565. ordonne la reduction des rentes constituées en bled, à prix d'argent, à raison du denier douze, qui estoit le denier des rentes dans ce temps-là, voulant que telles rentes fussent rachetables, quoy que payables en bled, grain, ou autres especes.

La rente de Bail d'heritage ne peut donc estre non rachetable que quand un heritage est donné à la charge d'une rente, avec stipulation pour le bailleur que le preneur ne pourra point racheter ladite rente : cette charge est plus réelle que personnelle, car c'est proprement une charge laquelle est imposée sur la chose, en sorte que la chose ne peut estre transferée qu'à la charge de cette rente ; & c'est pour cette raison que le preneur n'est tenu de payer cette rente que tant qu'il est detempteur de l'heritage qu'il a pris à cette charge, & qu'il peut déguerpir l'heritage, quoy qu'il en soit preneur, sans estre tenu des arrerages de la rente à l'avenir. C'est ce que dit la Coûtume de Paris en l'Article 109. qui porte que *si aucun a pris un heritage à cens ou à rente à certain prix par chacun an, il y peut renoncer en Jugement, partie presente ou appellée.*

pellée, en payant tous les arrerages du passé & le terme ensuivant ; quoy que par Lettres il eût promis payer ladite rente, & obligé tous ses biens. Il est donc sans difficulté en consequence de cét Article, que celuy qui a pris un heritage à cens ou à rente, le peut abandonner, déguerpir & délaisser à celuy duquel il l'a pris à cens ou à rente, quoy que par le Contract il ait promis de payer ladite rente, & que pour cét effet il ait obligé, affecté & hypothequé tous ses biens. La raison est en cét Article, sçavoir que telle promesse s'entend tant qu'il est proprietaire de l'heritage ; car cette hypotheque n'est censée constituée sur les biens du preneur que pour la seureté du payement des arrerages de la rente, pour lesquels il est personnellement obligé, ainsi qu'il est dit dans l'Article 99. de la même Coûtume.

Neanmoins le preneur déguerpissant est obligé de laisser l'heritage qu'il déguerpit en aussi bon état & valeur qu'il estoit au temps qu'il l'a pris, afin que la condition du bailleur ne soit pas renduë pire qu'elle estoit au temps de la prise. Il faut aussi que le preneur execute les clauses du Contract ausquelles il s'est obligé par le Contract pendant sa jouïssance, sinon le bailleur ne seroit pas obligé de le recevoir au déguerpissement.

Le déguerpissement seroit aussi recevable quoy que le preneur eût promis de payer le cens ou la rente à toûjours & perpetuellement ; & ces termes *à toûjours & perpetuellement*, n'excluroient pas le déguerpissement. La raison est, que la rente de sa nature est perpetuelle & non rachetable, & qu'ainsi cette clause seroit apposée inutilement, & ne produiroit aucun effet, non seulement de la part du tiers detempteur, mais aussi de la part du preneur, quoy qu'il eût obligé tous ses biens ; parce que le preneur n'est obligé que par une obligation personnelle hypothequaire, en sorte que la personnelle, n'est qu'accessoire de l'hypothequaire principale : & ainsi la personnelle n'est attachée à la personne du preneur que tant & si longuement qu'il est detempteur & possesseur de l'heritage obligé à la rente.

Cét Article propose deux exceptions aux cas ausquels le preneur d'un heritage à cens ou à rente, ou à autre charge réelle, n'est pas recevable au déguerpissement.

La premiere est, si par Lettres d'accensement ou de prise d'heritage à cens ou à rente, le preneur a promis mettre amandement, ou faire des ameliorations qu'il n'auroit point faites.

H h

La deuxiéme est, si le preneur a promis fournir & faire valoir la rente à laquelle il a pris l'heritage, dautant que cette clause renferme l'obligation portée par le Contract, par laquelle le preneur oblige tous ses biens, quelque changement ou peril qui advienne en l'heritage, & en ce cas il est tenu de payer le cens ou la rente, & faire que le bailleur en jouïsse. A faute dequoy il peut estre poursuivi par le bailleur, sans discussion de l'heritage baillé à cens ou à rente, sur ses autres heritages, en vertu de l'obligation personnelle jointe à l'hypothequaire. Toutefois le preneur a cens ou à rente n'est pas obligé de faire rebastir à ses dépens la maison qui auroit esté ruinée par des inondations, ou par autre cas fortuit, ou force majeure.

Il faut ajoûter un troisiéme cas, qui est si le preneur a renoncé expressément par le Contract au déguerpissement, ce qu'il peut faire, un chacun pouvant renoncer à ce qui est introduit pour son utilité particuliere. Ces clauses qui empeschent le déguerpissement ne doivent point estre mises dans les Contracts, sans que les parties les entendent & les demandent, & les Notaires doivent les faire entendre aux preneurs, & leur faire connoistre l'effet qu'elles peuvent produire. Voyez sur cette matiere la Coûtume de Paris au titre des Actions personnelles & d'hypotheque, & mon Commentaire, & mon Traité des droits Seigneuriaux quand il sera imprimé. Cependant il faut observer que les heritages ne se donnent à cens que par ceux qui sont proprietaires de Fiefs, & que tout proprietaire d'heritage censuel ne le peut pas donner à cens, mais à rente fonciere ; & qu'un Seigneur de fief peut donner à cens jusques aux deux tiers des terres feodales de son fief, suivant l'Article 51. de la Coûtume de Paris. J'ay traité amplement ces matieres dans mon Traité des Fiefs, & dans mon Traité des droits Seigneuriaux, où je renvoye le Lecteur, parce que je ne peux parler dans cét Ouvrage que tres-sommairement de toutes choses, autrement un volume *in folio* n'y suffiroit pas. Il faut encore observer que la rente fonciere peut estre rachetable, mais que le cens ne le peut estre, comme nous avons dit aux lieux citez cy-dessus.

Formule de Bail à rente d'une maison.

Fut present Charles, &c. lequel a volontairement reconnu & confessé, reconnoist & confesse avoir baillé, cedé, quitté, transf-

porté & delaissé à titre de rente du tout dés maintenant & à toûjours, & promet garantir de tous troubles, évictions, & autres
empeschemens generalement quelconques à Claude, &c. à ce present & acceptant, preneur audit titre pour luy, ses hoirs, une maison, court & lieux appartenant audit Charles de son propre, consistant en, &c. size ruë, &c. tenant d'une part, &c. estant en la
censive de.   & chargée du cens &
charges anciennes & accoûtumées de
pour en jouïr par ledit preneur, ses hoirs & ayans cause à toûjours.   Ce present Bail & prise à rente faits ausdites charges, &
outre moyennant la somme de cent livres de rente annuelle & perpetuelle de nouvelle charge & de Bail d'heritage, que ledit preneur
pour luy, ses hoirs & ayans cause, en a promis, sera tenu, promet bailler & payer audit bailleur, ou au porteur pour luy des
presentes, par chacun an & à toûjours aux quatre quartiers, tant
sur ladite maison cy-dessus baillée à rente, qui en est & demeure
chargée, affectée, obligée & hypothequée; & dautant que lesdits
lieux sont à present en ruine & peril éminent, & qu'il convient
rebastir de neuf ladite maison, & les remettre en bon état & valeur, ledit preneur a pris lesdits lieux à la charge & condition expresse, qu'il sera tenu de faire rebastir & réédifier ladite maison &
lieux, & les remettre en bon état & valeur d'huy en deux ans;
ce fait les entretenir en bon état & valeur, & de toutes reparations: de sorte que lesdites cent livres de rente y soient & puissent
estre aisément prises & perceuës par chacun an à toûjours ausdits
quatre quartiers, comme generalement sur tous & chacuns les
autres biens, heritages, meubles & immeubles, presens & à venir dudit preneur, ses hoirs & ayans cause sur les plus clairs, solvables & plus apparans, que ledit preneur en a chargé, affecté,
obligé & hypothequé, [à fournir & faire valoir ladite rente bonne
& bien payable par chacun an à toujours ausdits quartiers,] sans
que les obligations & hypotheques generale & speciale dérogent
l'une à l'autre en quelque façon que ce soit. De sorte que le bailleur,
ses hoirs & ayans cause pourront d'abord s'adresser sur telle partie &
portion desdits biens generalement ou specialement hypotequez
que bon luy semblera, soit meubles ou immeubles, sans faire discussion de l'autre partie, à laquelle discussion & autres choses servans à icelle ledit preneur a renoncé & renonce; à la charge de
laquelle rente ledit bailleur s'est démis, dessaisi & dévêtu de la-

dite maifon & lieux, pour & au profit dudit preneur, qui s'eft auffi démis & dévétu de tous fes biens & heritages jufqu'à la valeur & concurrence de ladite rente, voulans refpectivement qu'ils en foient faifis & veftus en bonne poffeffion & faifine par les Seigneurs qu'il appartiendra. Et pour ce faire & confentir eftre fait, lefdites parties ont conftitué leur Procureur irrevocable le porteur des prefentes, luy donnant pouvoir de ce faire, & tout ce qu'en ce cas fera neceffaire : laquelle rente de cent livres, quoy qu'elle foit dite perpetuelle, fera neanmoins & demeurera rachetable à toûjours en rendant & payant par le preneur à une feule fois & payement la fomme de deux mille livres, qui eft à raifon du denier vingt, & payant les arrerages qui fe trouveront lors dûs & échus, frais & loyaux coufts. Car ainfi, &c. *élection de domicile,* &c.

Bail à rente & vente.

Fut prefent Maiftre Pierre, &c. lequel volontairement a reconnu & confeffé avoir baillé, cedé, quitté, tranfporté & delaiffé par ces prefentes dés maintenant à toûjours, tant à titre de vente, que de rente, & promet garantir de tous troubles & empefchemens generalement quelconques à Nicolas, &c. demeurant à, &c. eftant de prefent en cette Ville de Paris logé, &c. à ce prefent & acceptant, acquereur tant pour luy, que pour fes hoirs & ayans caufe, une maifon, grange & étable, le tout tenant l'un à l'autre, contenant, &c. court, jardin à arbres fruitiers, contenant ledit jardin, &c. le tout s'entretenant enfemble, fituez audit Village de, &c. tenant d'une part à Claude, &c. d'autre part à, &c. aboutiffant par un bout à, &c. & pardevant fur la ruë à, &c. *Item,* trois arpens tant terre labourable, que vignes, fis au terroir dudit lieu, &c. eftans lefdites maifon & heritages en la cenfive de

chargez envers luy de

cens, pour toutes & fans autres charges, dettes, hypotheques, ny redevances quelconques, franches & quittes des arrerages dudit cens & droits Seigneuriaux de tout le paffé jufqu'à ce jourd'huy : Pour defdites maifon & heritages cy-deffus cedez & declarez jouïr, faire & difpofer par ledit preneur, fes hoirs & ayans caufe, à fa volonté, comme de chofe à luy appartenant à jufte titre au moyen des prefentes, à commencer ladite jouïffance du jour de

prochain venant & à toûjours. Lefdits prefent Bail &

délaissement faits à la charge desdits cens & droits Seigneuriaux
seulement, & outre moyennant la somme de douze cent livres,
tant en argent comptant, qu'à titre de rente; sur laquelle somme
ledit bailleur a reconnu & confessé avoir eu & receu dudit preneur, qui luy à baillé, compté & délivré la somme de huit cens
livres en presence desdits Notaires soussignez en Loüis d'or, &c.
dont ledit sieur bailleur se tient content & satisfait, & en a quitté
& quitte ledit preneur & tous autres. Et pour le surplus montant à
la somme de quatre cent livres, ledit preneur en a créé & constitué, assis & assigné par ces presentes, dés maintenant à toûjours,
& promet garantir de tous troubles & empeschemens generalement quelconques, [fournir & faire valoir audit bailleur,] ce
acceptant pour luy, ses hoirs & ayans cause, vingt livres de rente,
qui est à raison du denier vingt, que ledit preneur en a promis,
sera tenu, & promet bailler, payer & continuer audit bailleur en
sa maison à Paris, ou au porteur, par chacun an à deux termes
& payemens égaux, qui seront, &c. dont le premier écherra,
&c. & continuer de là en avant par chacun an ausdits termes
à toûjours, en & sur ladite maison, lieux & heritages cy-dessus
cedez & declarez, qui en sont & demeurent chargez, affectez &
hypothequez par privilege, preference & speciale hypotheque,
& generalement tous & chacuns les autres biens meubles & immeubles, presens & à venir dudit preneur, qu'il en a chargez,
affectez, obligez & hypothequez, [le tout pour fournir & faire
valoir ladite rente] sans que les obligations generale & speciale
dérogent l'une à l'autre. Et laquelle maison & heritages ledit preneur a promis & sera tenu maintenir, & entretenir en bon état
& valeur à toûjours, en sorte que ladite rente y soit aisément prise
& perceuë par chacun an ausdits deux termes à toûjours, pour de
ladite rente de vingt livres joüir, faire & disposer par ledit bailleur, ses hoirs & ayans cause, à sa volonté comme a luy appartenante.

Et en ce faisant ledit bailleur à cedé, transporté & transferé
audit preneur tous droits de proprieté, fonds, saisine, possession,
& autres droits quelconques qu'il a & peut avoir, pretendre &
demander en & sur lesdites maison & heritages cy-dessus cedez,
dont il s'est dessaisi, démis & dévestu du tout pour au nom & au
profit dudit preneur, ses hoirs & ayans cause : comme aussi ledit preneur s'est dessaisi, démis & dévestu de tous sesdits biens,

meubles & immeubles, prefens & à venir jufques à la valeur & concurrence de ladite rente de vingt livres, pour & au profit dudit bailleur, fes hoirs & ayans caufe, &c.

Ladite rente de vingt livres rachetable à toûjours, que ledit preneur, fes hoirs & ayans caufe, pourront racheter quand bon leur femblera, & à leur volonté, en rendant, baillant, payant à deux fois & deux payemens égaux, pareille fomme de quatre cent livres, avec les arrerages qui en feront lors dûs & échus, & tous frais & loyaux coufts. Car ainfi, &c. *élection de domicile*, &c.

Intervention de la femme du preneur, avec renonciation, &c.

A ce faire eft intervenuë Damoifelle Catherine., &c. femme dudit M. Pierre, qu'il a autorifée à l'effet des prefentes, à prefent majeure de vingt-cinq ans, comme fondit mary & elle l'ont dit & affirmé, laquelle de l'authorité de fondit mary, & volontairement a declaré qu'elle renonçoit, comme elle renonce par ces prefentes, à tout droit de doüaire, remplacement, reprifes, & autres conventions portées par fon Contract de mariage, & à toutes autres actions, demandes & pretentions qu'elle pourroit à l'avenir avoir, pretendre & demander fur ladite maifon & heritages cy-deffus cedez, en quelque maniere que ce foit, dont de tout elle a quitté & déchargé ladite maifon & heritages, promettant n'en jamais rechercher ny inquieter ledit preneur, fes hoirs ou ayans caufe, &c.

Promeffe de faire ratifier.

Pour plus grande fureté dudit bailleur, ledit preneur a promis & s'oblige de faire ratifier & avoir agreable le prefent Contract par Marguerite, &c. fa femme, ce faifant la faire obliger avec luy folidairement l'un pour l'autre & chacun d'eux feul pour le tout, fans divifion, &c. à la garantie, payement & continuation de ladite rente de vingt livres, & entretenement de tout le contenu dans lefdites prefentes, & en fournir lettres valables & en bonne forme audit bailleur, en fa maifon à Paris, dans deux mois, pourquoy faire il autorife dés à prefent fadite femme.

Claufe faute de payement.

A efté convenu & accordé entre lefdites parties, que fi ledit preneur eftoit défaillant de payer ladite rente de vingt livres par trois années confecutives, en ce cas il feroit permis audit bailleur de ren-

trer en la poffeffion & jouïffance defdits arpens d'heritages , qui feront en bon eftat & valeur , qui luy demeureront pour la fomme
de quatre cens livres de principal , & pour lefdites trois années
d'arrerages ; defquels heritages il jouïra & difpofera dés-lors comme de chofe à luy appartenant en vertu de la prefente claufe , fans
aucune fommation , ny fignification , ny forme de procez ; car autrement le prefent Contract n'auroit pas efté fait.

Claufe de laiſſer jouïr le locataire pendant le temps de fon bail.

De plus, que ledit preneur laiffera jouïr Claude , &c. de ladite
maifon & lieux d'icelle , & defdites heritages , pendant le temps
qui refte à expirer du bail qui luy a efté fait par ledit bailleur , lequel fera fini & accompli au jour de faint Remy de l'année
à la charge que ledit preneur recevra
à fon profit les loyers pendant ledit temps , finon en cas que ledit
preneur voulût dépofeder ledit Claude dudit bail à loyer , ledit
preneur acquittera & garantira ledit bailleur des dommages & interefts que ledit Claude voudroit pretendre contre luy à caufe de
ladite dépoffeffion.

Claufe portant ceſſion & tranſport d'une rente pour fureté.

Et pour plus grande fureté de ladite rente de vingt livres , ledit
preneur a cedé , tranfporté & delaiffé par contr'échange audit bailleur , ce acceptant , vingt livres de rente à luy appartenant , vendus
& conftituez à fon profit par Nicolas & Jacques folidairement , fur
tous & chacuns leurs biens , fpecialement & generalement declarez au Contract de conftitution , de ce fait & paffé pardevant , &c.
laquelle rente ledit preneur a promis garantir , fournir & faire valoir , mefme payer & continuer annuellement audit bailleur , à
faute de payement par lefdits debiteurs , aprés un feul & fimple
commandement fait à leurs perfonnes , ou à leurs domiciles , fans
que ledit fieur vendeur foit tenu , fi bon ne luy femble , faire aucune pourfuite ny diligence , ny faire aucune difcuffion des biens
defdits debiteurs , partie ny portion d'iceux , ny pareillement de
veiller à la confervation de l'hypotheque de ladite rente, ny auffi
s'oppofer pour icelle aux ventes , decrets & adjudications qui fe
pourroient faire des biens defdits debiteurs , dont ledit preneur
s'eft chargé & charge par ces prefentes , à fes rifques , perils & fortunes. Sera toutefois tenu ledit bailleur , fans déroger ny préju-

dicier à la presente convention, se faire passer titre nouvel & reconnoissance de ladite rente par lesdits Nicolas & Jacques, & à la sureté, garantie & entretenement du present Contract, demeureront les choses cy dessus cedées sujettes & obligées par privilege & hypotheque speciale, & generalement, &c.

Titre nouvel d'une rente de bail d'heritage.

Furent presens Jacques, &c. Laboureur demeurant, &c. & Marie, &c. sa femme, de luy autorisée pour l'effet des presentes, estant de present en cette Ville de Paris, logez, &c. lesquels ont declaré & reconnu que défunt M. Antoine, &c. Advocat au Parlement de Paris, leur a baillé, delaissé, cedé & transporté à titre de rente, & promis solidairement garantir une masure, court & jardin & quatre arpens de terres & vignes, le tout en friche & ruïne, situez au Village dudit, &c. appartenans audit M. Antoine, moyennant trente livres de rente de bail d'heritage rachetable de la somme de six cent livres, à deux fois & deux payemens égaux, & outre à la charge de rétablir ladite masure & bâtir une maison, remettre les heritages en bon & suffisant estat, les défricher, labourer & amander, ainsi qu'il est amplement porté au Contract qui en a esté fait & passé pardevant

Notaires   le   jour &c. laquelle charge, clause & condition a esté executée & acceptée par lesdits Jacques & Marie sa femme, lesquels ont fait lesdits rétablissemens, bâtimens, & defrichement, labouré & amandé, & le tout remis en bon estat, comme il appartient. Depuis ledit temps ledit Jacques est decedé laissant deux enfans de son mariage avec défunte, &c. sçavoir Claude & Nicolas, pour ses seuls & uniques heritiers; à cette cause lesdits Jacques & Marie ont promis, seront tenus, promettent & s'obligent par ces presentes l'un pour l'autre & chacun d'eux seul pour le tout, &c. ausdits Claude & Nicolas esdits noms, à ce presens & acceptans, leur bailler, payer & continuer lesdites trente livres de rente doresnavant par chacun an à toûjours en cette Ville de Paris, aux termes portez audit Contract de bail à rente, qui sont les jours de, &c. dont le premier terme de payement, &c. & continuer de là en avant par chacun an à toûjours ausdits deux termes, tant & si longuement que ladite rente aura cours, en & sur ladite maison, court, jardin & quatre arpens de terres & heritages, à present bâtis & réedifiez, défrichez,

& mis

& mis en bon état, qui en feront & demeureront par privilege, preference & hypotheque, fpeciale, chargez, affectez & hypothequez, & que lefdits reconnoiffans ont promis & s'obligent folidairement maintenir & entretenir en tel & fi bon état & valeur, que ladite rente y foit aifément prife & perceuë à toûjours aufdits termes par chacun an, tant & fi longuement qu'elle aura cours, & generalement fur tous & chacuns les autres biens, meubles & immeubles, prefens & à venir defdits Jacques & Marie fur les plus clairs & plus apparens, le tout qu'ils en ont auffi chargez, affectez, obligez & hypothequez, pour fournir & faire valoir, payer & continuer ladite rente ainfi que deffus eft dit, le tout fuivant & conformément audit Contract de bail à rente, & fans aucunement y déroger ny prejudicier, ny au privilege & hypotheque d'iceluy. Promettant & obligeant, &c. *Election de domicile*, &c.

Autre titre nouvel.

Fut prefente en perfonne Perrette Juillot, veuve de feu Pierre Doüard, vivant Laboureur demeurant à Boifleroy, laquelle tant en fon nom à caufe de la communauté, que comme tutrice des enfans mineurs dudit deffunt & d'elle, a déclaré & reconnu qu'elle & fefdits enfans mineurs comme heritiers de leur pere, font à prefent detenteurs, & proprietaires d'une maifon couverte de thuiles, eftable & mafure à cofté & jardin derriere, le tout contenant dix arpens ou environ, dans laquelle maifon ledit deffunt Doüard a fait bâtir & conftruire une foulerie, une bergerie, &c. affis au Village dudit Boifleroy ruë de   tenant d'une part, &c. Et que fur lefdits lieux, bâtimens & heritages cy-deffus, comme generalement fur tous & chacuns les autres biens & heritages de ladite veuve & enfans mineurs, prefens & à venir, Perrette Guillon, veuve de feu Eftienne Sertin, demeurant à   a droit de prendre & percevoir par chacun an le jour de   la fomme de pour l'intereft au denier vingt de la fomme de dûs à ladite Perrette Guillon par ladite veuve Doüard & fes enfans, à caufe du prix principal de la vente faite par ladite Guillon audit feu Doüard des lieux, bâtimens & heritages, par Contract paffé pardevant   Notaires au Chaftelet de Paris, en datte du   ainfi qu'il eft plus au long declaré par ledit Contract, portant la ftipulation dudit intereſt juſqu'à l'actuel payement dudit principal : laquelle ſomme de   pour ledit intereſt ladite veuve Doüard eſdits noms & en chacun d'iceux ſolidairement & ſous les renonciations requiſes, a promis, promet & s'oblige de payer doreſnavaît à ladite Guillon en la Ville de Paris au logis   où elle eſt demeurante, par chacun an le jour de   dont la premiere année de payement écherra au   jour   & ainſi continuer d'année en année ledit jour juſqu'à l'actuel payement dudit principal. Et outre de payer par ladite Juillot à la volonté de ladite Guillon la ſomme de ſoixante livres pour les arrerages échus reſtans, dûs & échus dudit intereſt juſqu'au quinziéme jour du preſent mois & an : & de plus pour plus grande ſureté ſera tenuë ladite veuve Doüard entretenir à toûjours en bon état & valeur leſdits lieux, bâtimens & heritages cy-deſſus, le tout ſans déroger ny innover aux hypotheques & privileges acquis par ladite Guillon du jour dudit Contract de vente & de creation de ladite rente, ny à l'obligation dudit principal, & de la caution portée audit Contract que la creanciere s'eſt reſervée. Fournira ladite veuve Doüard à ſes frais ces preſentes en bonne forme executoire és mains de ladite Guillon à volonté, &c.

Clauſe du titre nouvel quand les tenans & aboutiſſans ſont changez.

Et dautant que depuis le bail à rente fait par ledit Doüard & ſa femme de ladite maiſon, lieux & heritages cy-deſſus declarez les tenans & aboutiſſans ſont changez, & pour plus ample & facile connoiſſance deſdits heritages afin de perception de ladite rente de   ladite veuve Doüard eſdits noms a promis & ſera tenuë & ſeſdits enfans chacun à ſon égard, bailler & fournir à ladite Perrette Guillon dans ſix mois prochains une nouvelle declaration deſdites maiſon, lieux & heritages par nouveaux tenans & aboutiſſans de chacune piece, qui ſera par elle certifiée veritable par acte valable paſſé pardevant Notaires.

Bail à cens.

Fut preſent Maiſtre Jacques   Seigneur de   demeurant à Paris lequel volontairement a reconnu & confeſſé avoir bäillé, cedé,

quitté, transporté & délaissé par ces presentes à titre de cens,
profit de lots & ventes, saisines, défauts & amendes quand le cas
y écherra, dés maintenant & à toûjours, promis & promet garantir de tous troubles & empeschemens generalement quelconques, à Claude   demeurant à
à ce present & acceptant, preneur audit titre pour luy, ses hoirs
& ayans cause à l'avenir, deux arpens de terre, &c. audit lieu,
&c. tenant d'une part, &c. lesdits heritages tenus & mouvans en
la censive de ladite Seigneurie de   & chargez
envers elle par ces presentes de trois livres & un chapon pour chaque arpent, le tout de cens, payable par chacun an au jour saint
Martin, ledit cens portant droit de lots & ventes, saisines & amendes quand le cas y écherra, avec droit de retenuë & sujet au Moulin de ladite Seigneurie de, &c. pour desdits deux arpens de terre
jouïr & user pleinement & paisiblement audit titre par ledit preneur, sesdits hoirs & ayans cause, comme bon leur semblera au
moyen des presentes. Ce Bail ainsi fait à la charge dudit cens & droits
de bannalité; & aussi que ledit preneur sera tenu, promet & s'o-
blige faire bâtir & construire sur lesdits heritages dans un an & demy
prochain de ce jourd'huy une maison manable, & icelle entretenir & maintenir par chacun an & à toûjours en bon état & valeur,
tellement que sur icelle & sur le reste desdits heritages ledit cens
& droits s'y puissent aisément prendre & percevoir par chacun an,
audit jour comme dit est. A quoy ledit preneur, tant pour luy,
que pour ses hoirs & ayans cause, s'oblige, & promet faire &
payer ledit cens audit Seigneur de ·   ou à son
Receveur, ou au porteur, & audit lieu de
audit jour saint Martin par chacun an, dont la premiere année de
payement écherra au jour de saint Martin prochain venant, ou au
jour que ledit Seigneur bailleur fera sa Recepte en sadite Seigneurie de   & continuer de là en avant
ledit payement à pareil jour tant & si longuement qu'il sera detenteur & possesseur desdits heritages, ou de partie & portion d'i-
ceux: auquel payement ledit preneur a aussi obligé & hypothequé
tous & chacuns ses biens, meubles & immeubles, presens & à venir, sans que lesdites obligations speciale & generale dérogent
l'une à l'autre. Et si ledit preneur avoit manqué de faire bâtir &
construire ladite maison dans ledit temps d'un an & demy prochain,
ainsi que dit est, en ce cas pourra ledit sieur bailleur si bon luy

semble, rentrer dans ledit heritage, sans pour ce y observer ny garder aucune forme ny figure de procés, demeurant neanmoins ces presentes en leur forme & vertu pour les arrerages qui en seront dûs à raison dudit cens, lequel preneur sera tenu en outre de fournir à ses dépens autant des presentes en bonne & deuë forme audit bailleur dans huit jours : car ainsi, &c.

Du Bail emphyteotique.

LE Bail emphyteotique est un Contract par lequel on prend à longues années, comme à quatre-vingt dix-neuf ans, un heritage à la charge de le cultiver, ou un fonds à la charge d'en faire un bâtiment, ou par lequel on prend une maison à condition de la rebâtir, où l'on prend quelque droit, comme le droit de bannalité pour en tirer les profits, moyennant une certaine pension, laquelle est ordinairement modique, payable par chacun an par le preneur ; & quelquefois aussi à la charge de bailler au temps du Contract par le preneur une certaine somme pour une fois payer.

La pension annuelle est necessaire dans ce Contract, autrement ce ne seroit pas une emphyteose, ce seroit un veritable Contract de vente. Le temps du Contract estant fini, le fonds ou maison, ou droit donné à ce titre, retourne au bailleur en consequence de la directe Seigneurie, qui demeure pardevers luy pendant le temps du Bail.

Ce Contract se peut faire aussi pour la vie du preneur seulement, ou aussi pour celle de ses enfans & de ses petits enfans.

Quoy que par le Contract il soit porté que faute par le preneur de cultiver l'heritage, & le maintenir en bon état, ou faute d'avoir fait par luy les ameliorations portées par le Contract, le bailleur pourra rentrer dans ledit heritage, sans pour ce observer aucunes formalitez de procez : neanmoins il ne le peut faire sans l'autorité du Juge, & s'il ne l'a fait ordonner par Jugement ; autrement ce seroit donner lieu à se faire justice à soy-même, & permettre les voyes de fait & de violence.

Pareillement quoy que par le Contract il soit porté que le preneur défaillant de payer la rente emphyteotique par deux ou trois années consecutives, le bailleur pourra reprendre & rentrer dans la chose baillée à ce titre sans aucune formalité de Justice, & sans l'autorité du Juge, toutefois il faut le faire ordonner par le Juge.

Quoy que le preneur se soit obligé à entretenir les choses qu'il prend à emphyteose en bon état, neanmoins il n'est pas obligé de rebâtir les édifices compris dans son bail qui auroient esté renversez, brûlez ou ruinez par quelque cas fortuit ou force majeure sans sa faute ou son fait.

Pareillement quoy que le preneur à emphyteose se soit obligé d'entretenir en bon état les maisons & heritages qu'il prend à ce titre, & les rendre aussi en bon état à la fin du bail, en sorte que la pension convenuë y puisse estre prise & perceuë, neanmoins il n'est pas obligé de rendre aussi en bon état de menuës reparations les édifices qu'il auroit bâtis de nouveau, ausquels il ne s'étoit point obligé, lesquels il est censé avoir donnez au fonds baillé à emphyteose.

Celuy qui prend à emphyteose est déchargé de la pension qu'il s'est obligé de payer par la perte entiere de la chose pour laquelle il l'a constituée ; mais si elle ne perit qu'en partie, il n'est pas moins obligé au payement de toute la pension annuelle. Que s'il arrivoit une sterilité de plusieurs années, le preneur ne seroit pas moins obligé de payer toute la pension, en sorte qu'il ne seroit pas recevable d'en demander diminution. La raison est, que dans les Contracts emphyteotiques le preneur ne s'oblige ordinairement qu'à une pension mediocre, eu égard aux fruits des choses baillées à ce titre ; c'est pourquoy il seroit injuste d'accorder une remise ou diminution de la pension convenuë. Il en faut dire de même du cens à la charge duquel un heritage a esté baillé.

Bail à cens & à rente emphyteotique.

Fut present Maistre Jacques du Bois, &c. Seigneur de demeurant à Paris lequel a volontairement reconnu & confessé avoir baillé, cedé, quitté, transporté & delaissé par ces presentes à titre de cens, rente & pension emphyteotique, dés maintenant & pour le temps cy-aprés declaré, ledit cens portant lots & ventes, saisines, défauts & amendes quand le cas y écherra, & promet garantir de tous troubles & empeschemens generalement quelconques, à Nicolas, &c. à ce present & acceptant, preneur & retenant pour luy, ses hoirs & ayans cause, jusques à quatre-vingt-dix-neuf ans accomplis du jour des presen-

tes, aprés enſuivantes, conſecutives l'une aprés l'autre, finies &
accomplies : C'eſt à ſçavoir dix arpens de terre, &c. [*Il faut mettre*
les choſes compriſes dans le bail avec leurs tenans & aboutiſſans.] pour
en joüir, uſer & poſſeder par ledit preneur, ſes hoirs & ayans
cauſe, juſques à quatre-vingt-dix-neuf ans prochains & conſecutives, à compter comme dit eſt, du jour & datte des preſentes,
ainſi que bon leur ſemblera. Ce preſent bail & priſe fait moyennant cinq ſols de cens pour chaque arpent, ledit cens portant lots,
ventes, ſaiſines, défauts & amandes, quand le cas y écherra ; &
trois livres de rente emphyteotique pareillement pour chaque arpent, ladite rente amortie & non rachetable, le tout payable au
lieu de ladite Seigneurie, &c. Et outre moyennant la ſomme de
deux cent livres une fois payée, que ledit preneur s'eſt obligé de
payer contant, laquelledite ſomme de deux cent livres ledit preneur a payée, comptée & nombrée audit bailleur, en preſence
deſdits Notaires ſouſſignez, en Loüis d'or & d'argent, le tout bon
& ayant cours par tout le Royaume, de laquelle ſomme de deux
cent livres, ledit bailleur s'eſt tenu pour content & ſatisfait, & en
quitte & décharge ledit preneur. Leſquels cens & rente emphyteotique, ledit preneur tant pour luy, que pour ſeſdits hoirs & ayans
cauſe, à promis, promet, s'oblige & ſera tenu de porter & payer
par chacun an pendant ledit temps de quatre-vingt-dix-neuf ans audit bailleur & à ſes ſucceſſeurs en ladite Seigneurie de
à leur Procureur, Receveur, ou au porteur, audit jour & lieu de, &c.
la premiere année & terme de payement échéant audit jour de

de l'année prochaine 1682. & ainſi continuer de là en avant,
le payement deſdits cens & rente emphyteotique, par chacun an
audit jour de   juſqu'auſdites quatre-vingt-dix-
neuf années expirées, ſur leſdits lieux & heritages cy-deſſus baillez & declarez, leſquels en demeurent dés à preſent chargez, affectez, obligez & hypotequez ; leſquels ledit preneur pour luy,
ſeſdits hoirs & ayans cauſe, ainſi que dit eſt, ſera tenu, promet
& s'oblige entretenir & maintenir en bon eſtat & valeur, enſemble
de toutes reparations groſſes & menuës, de ſorte que ledit cens & ladite rente emphyteotique, y puiſſent eſtre aiſément pris & perçus
par chacun an audit jour, &c. Et auſſi à la charge que leſdits heritiers ou ayans cauſe ſeront tenus, ainſi que ledit preneur promet
& s'oblige pour luy & ſeſdits hoirs & ayans cauſe, rendre leſdits
lieux à la fin dudit temps en bonnes & ſuffiſantes reparations, tant

grosses que menuës, & de pareille valeur qu'ils sont à present,
selon la prisée & estimation qui en sera faite par Experts & gens
à ce connoissans, dont les parties conviendront ; lesquels lieux &
heritages ledit sieur bailleur & ses heritiers ou ayans cause, pourront
faire voir & visiter de dix ans en dix ans, pour sçavoir & connoistre
s'ils sont bien entretenus & deuëment reparez, & contraindre les
detenteurs à les entretenir en bon & suffisant estat : Et outre à la
charge que si ledit preneur, ses hoirs & ayans cause estoient defail-
lans de payer lesdits cens & rente emphyteotique, par trois ans consecutifs, en ce cas le present Contract sera & demeurera nul, si
bon semble audit sieur bailleur, ou à ses heritiers & ayans cause,
sans aucune sommation, ny pour ce observer aucune formalité de
procez ny de Justice. Sans neanmoins pour cela prejudicier au
droit que ledit bailleur ou ses heritiers & ayans cause, ont de pouvoir contraindre ledit preneur, ses hoirs ou ayans cause, à payer
les arrerages qui en seront lors dûs, & à satisfaire & accomplir toutes lesdites charges, &c.

Clause pour faire homologuer le Contract quand il est fait des biens d'Eglise.

Et pour plus grande sureté, validité, effet & execution des presentes, ledit sieur preneur Prieur de
sera tenu, promet & s'oblige de faire approuver & homologuer
ledit present Contract de bail à cens & rente emphyteotique, tant
par les Religieux & Convent de   capitulai-
rement assemblez au son de la cloche, que par leurs Superieurs,
selon & ainsi qu'il appartiendra, dans trois mois, aux dépens &
frais toutefois dudit preneur : & pour faire & consentir ladite homologation, lesdites parties ont respectivement fait & constitué
leur Procureur special & irrevocable, le porteur des presentes,
luy en donnant tout pouvoir ; car ainsi &c. promettant, &c.

Bail à emphyteose de la bannalité d'un Moulin.

Fut present Maistre Jean de la Lande, &c. Seigneur de
                         disant qu'à cause de sadite Seigneurie
de   lequel a volontairement reconnu
& confessé avoir baillé, cedé, quitté, transporté & delaissé par
ces presentes dés maintenant à titre de cens & rente emphyteotique, ledit cens portant lots, ventes, saisines, defauts & amandes,

quand le cas y écherra , & promet garantir de tous troubles & empefchemens generalement quelconques , à Jacques   &c.
à ce prefent & acceptant, qu'il a pris & retenu, prend & retient pour
luy , pour fa femme & fes enfans nais & à naiftre , & leurs hoirs &
ayans caufe, tenans & poffedans pendant & jufques à quatre-vingt-
dix-neuf années prochaines aprés enfuivantes & confecutives, finies
& accomplies , fans intervalle de temps , ledit droit de Moulin ban-
nal , tel qu'il eft & appartient audit fieur bailleur en ladite Seigneurie , à caufe d'icelle Seigneurie , pour en jouïr par ledit Jacques,
fefdits enfans , leurs hoirs & ayans caufe , pleinement , & paifiblement pendant ledit temps de quatre-vingt-dix-neuf ans , à pareils
& femblables droits que ledit fieur bailleur & fes heritiers ou ayans
caufe & fucceffeurs en ladite Seigneurie , pourroient jouïr & ufer
fur lefdits fujets & habitans dudit lieu. Ce prefent bail & prife
faits, moyennant cinq fols & deux chapons de cens , portans lots
& ventes , faifines & amandes, quand le cas y écherra , & trente
livres de rente annuelle de bail d'heritage & penfion emphyteotique amortie & non rachetable , le tout payable au
jour , &c. & lieu , &c. par ledit Jacques , fa femme , fes enfans
& leurs hoirs & ayans caufe , tenans & poffedans , comme dit
eft , pendant ledit temps de quatre-vingt-dix-neuf ans : & outre à
la charge que ledit Jacques fera tenu, a promis, promet & s'oblige conftruire & faire bâtir dans deux ans prochains venans, bien
& deuëment un moulin à eau fur ladite Terre & Seigneurie de
                        & fur le ruiffeau
à l'endroit le plus commode que faire fe pourra, pour la commodité & chaffe de tous les fujets & habitans de ladite Seigneurie,
& pour le logement du Meufnier, lequel Moulin fera & demeurera fpecialement affecté , obligé & hypothequé au payement &
continuation defdits cens & rente emphyteotique : que ledit Jacques a promis maintenir & entretenir en bon eftat & valeur , &
de toutes reparations groffes & menuës à toûjours , de forte que
lefdits cens & rente emphyteotique y foient aifément pris & perçus
par chacun an ; mefme a promis & fera tenu rendre , ou fes heritiers , leurs hoirs ou ayans caufe , ledit moulin & lieux en fin defdites quatre-vingt-dix-neuf années , en bon & fuffifant eftat , &
reparations , tant groffes que menuës, laquelle reftitution fe fera
en fin dudit temps , & entretenement pendant iceluy , ledit Jacques a dés à prefent obligé & hypothequé tous & chacuns fes biens
                                                            meubles

meubles & immeubles, prefens & à venir, &c. *ainſi que deſſus.*

Du Contract de Societé.

LA Societé eſt un Contract par lequel deux ou pluſieurs perſonnes entrent en communication de tous leurs biens, ou de
partie d'iceux, pour eſtre participans du gain & de la perte qui en
peuvent provenir.

La ſocieté eſt ou univerſelle, ou particuliere : celle-là eſt de tous
les biens que les aſſociez ont, ou qui leur peuvent écheoir tant par
ſucceſſion qu'autrement : celle-cy ne ſe fait que de quelque choſe
ou partie des biens, comme d'une negotiation, ou de quelque marchandiſe.

Il y a encore deux ſortes de compagnies ou ſocietez entre Marchands, l'une appellée compagnie libre, & l'autre **en commandite.**

La compagnie libre oblige non ſeulement ceux qui **en portent le**
nom, mais auſſi les aſſociez en icelle, tant pour le fonds ou capital qu'ils y ont mis, que pour le ſurplus qu'ils pourroient y avoir
de perte, de meſme que ſi tous eſtoient nommez & ſolidairement
obligez.

La compagnie en **commandite ou conditionnée,** oblige tous les
aſſociez pour le fonds & capital qui eſt en icelle, & non davantage ;
de ſorte que s'il arrive qu'ils perdent plus grande ſomme que leur
fonds, il n'y a que ceux qui portent le nom de la ſocieté qui ſoient
obligez pour le ſurplus.

C'eſt pourquoy il faut que les ſocietez ſoient redigées par écrit,
contenant le capital qu'il y a, le temps qu'elles doivent durer, la di-
ſtribution des profits, ou pertes, la défenſe de pouvoir negocier
hors d'icelle, la fin ou continuation en cas de mort, & autres particularitez.

La ſocieté en commandite eſt ainſi appellée, parce que ſouvent
celuy qui eſt le maiſtre de la ſocieté n'y apporte que ſon travail &
ſon induſtrie, & les autres y donnent leur argent pour le faire
valoir.

Quand une ſocieté eſt generale ou en commandite, elle doit eſtre
redigée par écrit, ou pardevant Notaires, ou ſous ſignatures privées, & on n'admettroit point la preuve par témoins pour la prouver, par l'Article 1. du Titre 4. du Code Marchand. La plus

K к

grande partie des focietez fe font fous fignatures privées entre les Marchands & Banquiers, à caufe des conventions ou claufes portant des interefts plus forts que ceux de l'Ordonnance, qu'ils y appofent.

Les focietez entre Marchands & Negocians, tant en gros qu'en détail, doivent eftre enregiftrées par extrait au Greffe de la Jurifdiction Confulaire, s'il y en a, finon en celuy de l'Hoftel commun de la Ville, & s'il n'y en a point, au Greffe des Juges Royaux des lieux, ou de ceux des Seigneurs : & l'extrait en doit eftre inferré dans un tableau expofé en lieu public, fur peine de nullité, par l'Article 2. du mefme Titre.

L'extrait en doit eftre figné par les affociez, ou ceux qui ont fouffert la focieté, il doit contenir les noms, furnoms, qualitez & demeures des affociez, & les claufes extraordinaires, s'il y en a, le temps auquel elles doivent commencer & finir ; & elles ne peuvent eftre recontinuées s'il n'y en a un acte par écrit, qui foit pareillement enregiftré & affiché, par l'Article 3. du mefme Titre

Tous affociez font obligez folidairement aux dettes de la focieté, quoy qu'il n'y en ait qu'un qui y ait figné, au cas qu'il ait figné pour la compagnie, & non autrement, par l'Article 7. C'eft pourquoy les affociez ne peuvent pas convenir par le Contract de focieté, qu'ils ne feront obligez pour les dettes de la focieté, que chacun pour la part qu'il eft dans la focieté, dautant qu'il eft de l'intereft public que les obligations foient folidaires, ainfi les contractans ne peuvent point contrevenir à cette Ordonnance, qui n'eft pas faite pour leur avantage.

Il faut neanmoins excepter les affociez en commandite, lefquels ne font obligez que jufques à la concurrence de la part pour laquelle ils font en la focieté, & pour la fomme qu'ils ont promis d'y apporter, fuivant l'Art. 8.

Dans les focietez ordinaires le gain & la perte fe communiquent également entre les affociez, eü égard à la proportion geometrique, c'eft à dire que chacun des affociez reçoit le gain ou la perte, à raifon de la part qu'il a dans la focieté ; mais fouvent il fe fait des conventions particulieres entre les affociez, lefquelles empêchent cette égalité.

La convention touchant le gain & la perte doit eftre gardée, foit que par icelle il foit arrefté qu'un des affociez remportera une plus grande portion de gain, & ne fouffrira pas une plus grande

grande partie de la perte que les autres.

On peut aussi convenir que l'un des contractans apportera dans la societé de l'argent ou des marchandises, & que l'autre y contribuera seulement de son travail ou industrie, & que neanmoins le gain se partagera également: parce qu'il arrive souvent que l'industrie de l'un des associez contribuë beaucoup plus au profit de la societé, que l'argent ou les marchandises, par lesquelles les autres y seroient entrez. Mais s'il estoit convenu que l'un emporteroit tout le gain, & l'autre supporteroit toute la perte, cette convention ne seroit pas valable, estant contraire à la nature de la societé & à l'équité.

Que si on estoit convenu du gain, & qu'on n'eust point parlé de la perte, la convention establie pour le gain, auroit lieu pour la perte, ou au contraire.

La societé se dissout par quatre manieres, à moins que les parties n'en soient convenuës autrement par le Contract.

I. Par la renonciation faite par un des associez, ou de leur commun consentement.

II. Par la mort d'un des associez ; car les heritiers succedent bien aux droits des associez dans la part qu'ils avoient dans la societé, & pour obliger les autres d'en faire le partage avec eux, mais ils ne succedent pas en leur place dans la societé, à moins qu'il ne soit convenu autrement entr'eux. La raison est qu'on ne sçait pas si les heritiers seront propres pour les affaires de la societé, comme ceux qui l'ont contractée.

Quant aux societez qui se contractent entre les gens d'affaires, souvent ils conviennent que les veuves & les heritiers n'auront aucun droit dans la societé, afin par ce moyen que les affaires de la societé soient secrettes, & ne soient point découvertes par des comptes & des partages qu'il faudroit faire du gain ou de la perte, lesquels ne se pourroient pas faire sans de tres-grandes difficultez avant que la societé fust finie. Ces societez ne finissent point par la mort d'un ou de quelques-uns des associez, mais elles se continuent entre les autres.

III. Par la fin de la societé, c'est à dire quand l'affaire pour laquelle la societé a esté contractée est achevée.

IV. Par la saisie, vente publique & confiscation des biens d'un des associez, parce que celuy qui n'a plus de biens ne peut plus demeurer en societé.

Cette clause qu'il ne sera jamais permis aux contractans de se départir de la societé, est nulle dans les societez ordinaires, estant contre les bonnes mœurs, en ce qu'elle peut causer des discordes & des contestations entre les associez, lesquels ne pourroient point finir. Neanmoins on peut convenir que la societé ne se pourra dissoudre que dans un certain temps, & qu'auparavant il ne sera pas loisible à aucun des associez de s'en départir.

Toute societé doit contenir la clause de se soumettre à des arbitres, pour les contestations qui pourront survenir entre les associez; mais quoy que cette clause fût omise, elle est suppleée par la disposition de l'Article 9. de la mesme Ordonnance, qui permet à un des associez d'en pouvoir nommer, ce que les autres seroient tenus de faire, autrement le Juge en nommeroit d'office pour ceux qui en feroient refus.

Formule de Societé.

Furent presens Jacques du Bois Marchand Mercier, Bourgeois de Paris, & Jeanne, &c. de luy authorisée à l'effet des presentes, demeurant, &c. d'une part: Et François & Claude du Bois freres, leurs enfans, aussi Marchands Merciers demeurant en ladite maison, & avec leursdits pere & mere, d'autre part: lesquelles parties comparans ont fait & accordé ensemble de bonne foy les traitez, conventions, association & promesses qui ensuivent: c'est à sçavoir lesdits Jacques du Bois & sa femme, desirans procurer l'avancement de leursdits enfans, pour leur bien, commodité & facilité la societé d'entr'eux-deux, avoir & ont volontairement accordé & accordent ausdits François & Claude, ce acceptans, le bail à loyer, de ladite maison & lieux où les parties sont demeurantes, pour le temps de six années entieres, commençant au premier jour de Janvier prochain, & qui finiront à pareil jour de l'année
pour en jouïr par eux audit titre, à la reserve faite par lesdits bailleurs, de ce qu'ils occupent à present en ladite maison, & ce moyennant la somme de   de loyer, payable, &c. & aux charges qui ensuivent: sçavoir de la garnir de biens meubles, &c. & quand il plaira ausdits bailleurs de sortir & de se retirer hors de ladite maison, & de laisser ce qu'ils y occupent ausdits François & Claude du Bois, en ce cas seront tenus d'augmenter ledit loyer de la somme de   & par
ces mesmes presentes lesdits bailleurs ont delaissé & delaissent au

profit defdits François & Claude leurs enfans , qui ont reconnu avoir eu en leur poffeffion toute la marchandife de mercerie eftant en la boutique & autres lieux de ladite maifon , contenuë par un Inventaire qui en a efté figné par les parties ce jourd'huy , & paraphé par les Notaires fouffignez *ne varietur* , annexé à la prefente minutte , montant & revenant au prix conftant & affuré a la fomme de vingt mille livres , dans laquelle font compris la valeur & eftimation des armoires , boëtes , comptoirs & autres uftancilles eftans dans ladite boutique & autres lieux de la maifon fervans à ladite marchandife de mercerie , de laquelle fomme lefdits bailleurs pere & mere , en ont accordé & accordent aufdits François & Claude leurs enfans , en avancement d'hoirie , la fomme de douze mille livres , qui feroit & eft pour chacun d'eux la fomme de fix mille livres , qu'ils feront tenus rapporter ou moins prendre en venant aux fucceffions futures de leurfdits pere & mere , & le furplus montant à la fomme de huit mille livres , lefdits François & Claude du Bois ont promis folidairement. , &c. les bailler & payer à leurfdits pere & mere , & fans aucun profit , dans quatre années & en quatre payemens , le prémier , &c. Et par ces mefmes prefentes , pour accommoder les affaires defdits François & Claude du Bois freres , & faire profiter lefdites marchandifes , ils fe font, par l'avis de leurfdits pere & mere , affociez & affocient enfemble, & l'un avec l'autre au fait , negoce & trafic de ladite marchandife, qu'ils exerceront en ladite maifon & lieux , à perte & à gain , pour le temps & efpace defdites fix années , commençant & finiffant à pareils jours que deffus , au fonds de laquelle focieté ils ont dés à prefent delaiffé & mis toute la fufdite marchandife contenuë audit inventaire , montant à ladite fomme de vingt mille livres , & fe partira le gain & profit par moitié , comme auffi également la perte , s'il en arrivoit , auquel fonds & focieté n'entreront ; mais leur demeurera chacun en particulier les meubles qu'ils ont & auront en leurs chambres refpectivement , dont fera fait inventaire , qu'ils figneront & bailleront l'un à l'autre , pour eftre repris avec leurs habits , joyaux & autres meubles à leur ufage & de leurs femmes & enfans , quand il plaira à Dieu leur en donner , & ce outre leurdit fonds cy-deffus declaré : & fi lefdits affociez , ou l'un d'eux apporte & met audit fonds quelques autres fommes de deniers , fera tiré profit de ladite augmentation , à raifon de
au profit de celuy qui aura mis lefdits deniers : Et n'entreront en

cette communauté les heritages, rentes, revenus & autres biens & droits que lesdits associez ont ou auront cy-aprés en mariage, ou par successions ou autrement, qui leur pourroient ou à leurs femmes futures, écheoir & avenir, dont ils jouïront chacun en leur particulier. Seront les loyers de ladite maison, ensemble la dépense de bouche, tant desdits associez que de leurs femmes, enfans, nourrices, serviteurs & servantes, pris sur leurs profits, s'ils y peuvent satisfaire & suffire, sinon ce qui s'en défaudra, sera pris sur ledit fonds. Mais pour ce qui leur conviendra debourser pour leurs affaires particulieres, soit pour habits, achats de meubles, gages de nourrices, frais & dépenses de maladies, & autres affaires & charges, n'estans de leur communauté, chacun d'eux sera tenu de les supporter, sans que ladite societé en soit tenuë. Promettant les parties, par eux garder & faire par leurs femmes garder toute foy & fidelité en ladite societé : & enfin de chacune année sera fait & arresté un bref inventaire de tout ce qui leur appartiendra en commun à cause de ladite societé, pour voir & reconnoistre l'estat d'icelle, partir ou porter respectivement le gain ou la perte, afin de les rendre égaux. Ne pourront lesdits associez pendant le temps de ladite societé faire aucun trafic à part & en son particulier, ny se separer & départir de ladite societé sans le consentement exprés & par écrit l'un de l'autre, à peine de   livres en pure perte contre le contrevenant, qui seront préalablement prises sur sa part & portion dudit fonds, sans aucun debat ny procez. Les dettes qui seront creées pour le fait de ladite marchandise, pendant la societé, seront payées & acquittées sur le profit d'icelle, & s'il ne suffit, sur le fonds, encore que les cedules ne soient faites que par l'un d'eux, dont ils seront tenus de faire mention sur le livre d'achat qu'ils feront, lequel livre en fin de chaque page ou chaque achat, iceux associez signeront de leur main, afin qu'il ne s'y commette aucune fraude. Est traité & convenu que si en fin de la dissolution de ladite societé survient quelque differend à cause d'icelle, seront tenus lesdits associez de s'en rapporter à quatre notables Marchands, ausquels ils se soumettront, & qui pourront prendre un cinquiéme, tel qu'ils aviseront, pour juger & terminer ensemble ledit differend, lequel jugement ils seront tenus garder, entretenir & y satisfaire, à peine de   livres, payables par le contrevenant à l'acquiesçant, avant que de pouvoir estre receu appellant, & qui tourneront en pure perte audit contrevenant, &c.

Dissolution de societé.

Furent presens en leurs personnes Pierre de la Croix & Jacques du Clos, Marchands Drappiers, Bourgeois de Paris, demeurans, &c. d'une part; & Nicolas Favier & Jean Caillot, aussi Marchands Drapiers & Bourgeois de Paris, demeurans en ladite maison, d'autre part: Disans lesdits comparans, que dés le   jour de Decembre 1675. ils auroient contracté societé & compagnie de negotiation de Marchandise de Drapperie pour le temps de six années finies au dernier jour du mois de Decembre dernier passé, aux clauses & conditions portées & contenuës audit Traité; au fonds de laquelle societé & compagnie auroient lesdits Pierre de la Croix & Jacques du Clos mis & fourni de leurs deniers la somme de vingt-quatre mille livres pour les égaler à pareille somme, à laquelle montoient les Marchandises, deniers & effets aussi mis en ladite societé par lesdits Nicolas Favier & Jean Caillot. Et outré auroient lesdits Pierre de la Croix & Jacques du Clos encore mis & fourni la somme de neuf mille livres, dont ils auroient fait prest à ladite compagnie, comme il appert par obligation du .   1677. toutes lesquelles sommes, deniers, Marchandises & effets de ladite societé & compagnie seroient demeurez, comme ils sont encore, entre les mains & puissance desdits Nicolas Favier & Jean Caillot, & estant ladite societé finie, comme dit est, le dernier jour du mois de Decembre dernier, & desirans les parties en faire la dissolution, compte & partage des effets, dettes actives & Marchandises d'icelle; & considerans lesdits Pierre de la Croix & Jacques du Clos, que lesdits Nicolas Favier & Jean Caillot avoient une plus ample & assurée connoissance qu'eux desdites dettes & effets par le negoce, maniement & disposition, soin & correspondance qu'ils en auroient euë & prise plus particulierement, & ainsi le recouvrement & éclaircissement leur en seroit d'autant plus facile qu'à eux, qui ne s'y estoient pas employez si exactement ny si soigneusement, & s'en estoient confiez & rapportez pendant ladite societé pour la pluspart à la bonne foy, soin & diligence desdits Nicolas Favier & Jean Caillot, en sorte que ledit partage leur seroit plus onereux que profitable. Ces raisons ont meu lesdits Pierre de la Croix & Jacques du Clos à délaisser & quitter ausdits Nicolas Favier & Jean Caillot le total fonds de ladite societé, & sur ce les parties ont fait le traité & accord qui ensuit.

C'eft à fçavoir, que aufdits Nicolas Favier & Jean Caillot feuls demeureront & appartiendront pour le total tous les effets, Marchandifes, dettes, creances, & autres droits & profits que lefdits Pierre de la Croix & Jacques du Clos pouvoient pretendre, & leur appartenoient en ladite focieté, intereft de ladite fomme de neuf mille livres, & autres chofes generalement quelconques d'icelle focieté & compagnie d'entr'eux, à quelque fomme que le tout puiffe monter, & en quelque part qu'ils puiffent eftre, tant dedans que hors du Royaume, fans en rien referver ny excepter par lefdits Pierre de la Croix & Jacques du Clos; & en tant que befoin eft ou feroit, pour les parts & portions que lefdits Pierre de la Croix & Jacques du Clos pourroient avoir & pretendre aufdits effets, Marchandifes, dettes & autres droits, profits & interefts, & chofes de ladite focieté, ils en ont fait ceffion & tranfport aufdits Nicolas Favier & Jean Caillot, fans toutefois aucune garantie, mais à leurs rifques, perils & fortunes, fe contentant lefdits Nicolas Favier & Jean Caillot defdits effets & facultez eftant en l'état qu'ils font, & de la folvabilité des debiteurs, pour avoir par eux adminiftré & exercé pour la plufpart ladite compagnie depuis le commencement d'icelle, jufqu'à prefent qu'elle demeure diffoluë & finie, pour de tout joüir & difpofer, &c. & en ce faifant, lefdits Pierre de la Croix & Jacques du Clos ont remis & quitté aufdits Nicolas Favier & Jean Caillot ladite fomme de vingt-quatre mille livres par eux mife & fournie au fonds de ladite focieté, même ladite fomme de neuf mille livres dont ils auroient fait preft à icelle focieté, & portée par ladite obligation du, &c. confentant que les minutes & groffes defdits Traité & Obligation foient nulles & déchargées, à la charge & referve toutefois de l'hypotheque. Cette remife ceffion & tranfport faits moyennant la fomme de quarante-cinq mille livres, qui eft pour lefdits profits & interefts la fomme de vingt-quatre mille livres, dont lefdits Pierre de la Croix & Jacques du Clos fe font contentez, encore que pour lefdits profits de ladite focieté il leur en pourroit appartenir davantage, ladite fomme totale payable folidairement fur tous les biens defdits Nicolas Favier & Jean Caillot en trois payemens, fçavoir quinze mille livres dans, &c. fans forme ny figure de procés, fommation ny interpellation, aux dépens, perils & fortunes defdits Nicolas Favier & Jean Caillot, franchement & quittement de toutes dettes de ladite focieté & compagnie, le tout à

peine

peine de tous dépens, dommages & interefts, fans préjudice aufdits Pierre de la Croix & Jacques du Clos de tout ce que lefdits
Nicolas Favier & Jean Caillot leur doivent & ont manié d'ailleurs des affaires particulieres defdits Pierre de la Croix & Jacques
du Clos, dont les comparans ont ce jourd'huy arrefté compte à
l'amiable, par un eftat figné d'eux, dont ils ont retenu chacun autant, & qui ont efté paraphez par les Notaires fouffignez *ne varietur*, par lequel compte lefdits Nicolas Favier & Jean Caillot fe font
trouvez reliquataires & redevables envers lefdits Pierre de la Croix
& Jacques du Clos de la fomme de
laquelle fomme de   ils ont auffi promis folidairement payer, &c. Promettant en outre lefdits Nicolas
Favier & Jean Caillot, garantir, fournir & faire valoir aufdits
Pierre de la Croix & Jacques du Clos, les parties couchées par ledit eftat de compte, & par eux baillées à recouvrer au profit defdits Pierre de la Croix & Jacques du Clos, fur les particuliers y
dénommez, au cas qu'ils n'en foient bien & deuëment fatisfaits,
& fans que pour ledit recouvrement ils foient tenus faire aucune
pourfuite ou diligence, finon une fimple fommation, & ayans lefdits Nicolas Favier & Jean Caillot payé entierement lefdites quarante-cinq mille livres d'une part, & lefdits vingt mille livres, d'autre, ils feront & demeureront quittes & déchargez à toûjours de
tout le maniement qu'ils ont eu, tant pour la fufdite focieté, que
pour les autres affaires particulieres defdits Pierre de la Croix &
Jacques du Clos, jufques à ce jour, & en confequence demeureront nuls tous papiers, miffives & refcriptions que les parties pourroient avoir les uns des autres, concernans ladite focieté & nego-
ciation fufdite, &c. Car ainfi, &c.

De la Procuration.

LA Procuration eft un Contract qui fe fait lorfque quelqu'un
entreprend de gerer & adminiftrer gratuitement les affaires
d'autruy, de fon confentement.

La Procuration eft generale ou fpeciale : la generale eft un pouvoir de faire generalement tout ce qui concerne les affaires de celuy qui la donne, ou au moins une certaine affaire. La fpeciale eft
un pouvoir fpecial de faire ce que le mandataire ne pourroit pas

faire par une Procuration generale : Par exemple , celuy qui a une Procuration generale d'adminiſtrer une terre appartenante à celuy qui luy a donné cette Procuration , & de la pouvoir donner à ferme ; & enfin de pouvoir faire tout ce qu'il trouvera à propos pour cette Terre , n'a pas la faculté de l'aliener , de l'hypoteqüer, de tranſiger pour quelques droits prétendus ſur icelle , ny enfin de faire d'autres actes qui pourroient diminuer les droits du proprietaire , & pour cet effet il a beſoin d'une Procuration ſpeciale. Et nous ne recevons point en France les Procurations qui donnent tout pouvoir , qu'on appelle Procuration *cum libera* ; parce qu'elles pourroient cauſer de grandes pertes à ceux qui les donneroient, ſans en connoiſtre les effets.

La Procuration ſe fait ou *ad lites* , ou pour d'autres affaires.

La Procuration finit par trois manieres : la premiere eſt la revocation de la Procuration , ce qui a lieu auſſi pour la Procuration *ad lites.* La deuxiéme eſt, la mort d'une des parties : Et la troiſiéme eſt la renonciation à la Procuration faite par le mandataire , pourveu qu'elle ſe faſſe en temps & lieu , & ſans qu'elle puiſſe cauſer préjudice à celuy qui l'a donnée.

On peut faire & donner des Procurations pour toutes ſortes d'affaires , pour faire & paſſer des Contracts , pour l'execution d'iceux, & enfin on en peut faire preſque d'autant de ſortes qu'on peut faire d'affaires differentes ; car ce qu'on peut faire ſoy meſme , on le peut faire par un autre en vertu d'une Procuration. Nous rapporterons icy pluſieurs exemples de Procurations , ſoit *ad lites* , ou d'autres.

Procuration ad lites.

Aujourd'huy eſt comparu pardevant les Notaires, &c. Maiſtre Claude Favre , &c. demeurant , &c. lequel a fait & conſtitué ſon Procureur Maiſtre , &c. Procureur au Parlement , pour occuper en toutes les cauſes dudit conſtituant meuës & à mouvoir , tant en demandant qu'en deffendant , ſoit pardevant Noſſeigneurs de Parlement , Requeſtes du Palais , ou autres Juriſdictions de l'enclos dudit Palais , contre toutes perſonnes & pour quelques cauſes que ce ſoit , fournir exceptions , défenſes , écrire , produire & contredire , & generalement , &c. Fait & paſſé , &c.

Autre.

Fut prefent en fa perfonne Claude , &c. demeurant , &c. lequel a fait & conftitué fon Procureur Maiftre , &c. Procureur au Parlement , pour plaider , fournir défenfes , exceptions , écrire , produire , contredire en la caufe , &c. appeller , élire domicile , &c.

Peocuration *fur une inftance de feparation de biens.*

Fut prefent Jacques Michel , &c. lequel a fait & conftitué Maiftre , &c. Procureur au Chaftelet , pour plaider , &c. oppofer , &c. appeller , élire domicile , fubftituer , &c. & par pouvoir fpecial comparoir pardevant Monfieur le Prevoft de Paris , ou fon Lieutenant Civil au Chaftelet , à l'affignation qui luy a efté donnée en feparation de biens à la requefte de Damoifelle Marie , &c. fa femme , & pardevant tous autres Juges & Commiffaires qu'il appartiendra , & là dénier les faits expofez par ladite Damoifelle Marie, par fa Requefte du   jour   contefter , défendre contre lefdits faits , demander que ladite Damoifelle foit deboutée de fes conclufions , avec dépens, dommages & interefts, & generalement , &c. Promettant.

Procuration *póur s'oppofer aux Criées* & *adjudication par decret.*

Fut prefent Maiftre Jacques , &c. lequel a fait & conftitué fon Procureur Maiftre   Procureur au Chaftelet de Paris , auquel il a donné pouvoir & puiffance de s'oppofer au nom du conftituant , aux criées , vente & adjudication par decret , qui fe pourfuivent audit Chaftelet de la Terre , &c. fife , &c. à la requefte de Maiftre Jean , &c. pour les caufes & raifons qu'il deduira en temps & lieu , & eftre confervé en fes droits de priorité d'hypotheque , & autres droits qu'il a fur ladite , &c.

Pour fureté , confervation & payement de la fomme de   deuë audit Maiftre Jacques, &c. pour argent prefté , contenu en la promeffe dudit , &c. interefts de ladite fomme , frais & dépens , de tout en quoy ledit , &c. a efté condamné envers ledit Maiftre Jacques , par Sentence , &c. & outre pour eftre confervé en fes droits d'hypotheques & autres raifons & actions.

Procuration pour intervenir en une instance.

Fut present Maistre Pierre, &c. lequel a fait & constitué son Procureur general & special Maistre, &c. Procureur en la Cour de Parlement, auquel il a donné pouvoir de pour luy & en son nom intervenir en l'instance pendante en ladite Cour en la premiere Chambre des Enquestes, entre M. Jacques, &c. d'une part : & Claude & Jean, &c. d'autre, pour raison de, &c. & là déduire & fournir ses moyens d'intervention, suivant les pieces & memoires que ledit sieur constituant en a baillez à sondit Procureur, demander communication de ladite instance, écrire, produire, contredire, plaider, &c. opposer, &c. élire domicile, &c. substituer, &c. & generalement, &c.

Promesse d'indemnité de ladite Procuration, comme ce n'est
que pour faire plaisir.

Fut present Maistre Claude le Bel, &c. où il a élû son domicile irrevocable pour l'execution des presentes, lequel a reconnu & confessé qu'à sa priere & requeste & pour luy faire plaisir, Maistre Pierre, &c. a ce jourd'huy passé Procuration pardevant les Notaires soussignez, le nom du Procureur en blanc, pour intervenir en certaine instance pendante en la Cour de Parlement en la premiere Chambre des Enquestes, entre M. Jacques, &c. d'une part : & Claude & Jean, &c. d'autre, pour raison, &c. & pour demander communication de ladite instance, y déduire & fournir ses moyens d'intervention, ainsi qu'il est plus au long porté par ladite Procuration : A cette cause ledit Claude, &c. a promis, sera tenu & obligé, promet & s'oblige par ces presentes audit M. Pierre, &c. à ce present & acceptant, de l'acquiter, garantir & indemniser de l'effet & évenement de ladite Procuration, & de toutes pertes, dépens, dommages & interests qu'il en pourroit encourir, mesme de luy rendre & payer tout ce qu'il en auroit payé & déboursé, incontinent le cas avenant, &c.

Procuration pour s'inscrire en faux.

Fut present, &c. lequel a fait & constitué son Procureur Maistre, &c. Procureur au Parlement, auquel il a donné pouvoir & puissance de pour luy & en son nom s'inscrire en faux au Greffe de ladite Cour, & par tout où il appartiendra, contre certaine pretenduë quittance qu'on prétend avoir esté passée par défunt Jean de Laval, &c. pere dudit constituant, au profit de Jacques, &c. de la somme de   pardevant les Notaires de la Ville de   le   jour   de laquelle prétenduë quittance produite par Claude au procez d'entre luy & ledit constituant, en son inventaire de production sous la cotte F. troisiéme piece de ladite cotte, fournir moyens de faux, les faire recevoir & admettre, reproches, témoins & Experts, écrire, produire & contredire, plaider, &c. opposer &c. élire domicile, &c. substituer, &c. & generalement faire en ladite instance & poursuite tout ce qui sera requis & necessaire jusques au jugement de ladite instance, & tout ainsi que ledit sieur constituant feroit s'il estoit present en personne, &c. Promettant, &c. avoir agreable, &c. & de tout indemnifer ledit Procureur & ses substituez sous l'obligation de ses biens, &c.

Procuration pour transiger d'un procez.

Fut present Claude, Jean, Marie & Nicole, &c. tous freres & sœurs, enfans & heritiers de défunt Maistre Jacques, &c. lesquels ont fait & constitué, &c. auquel ils ont donné pouvoir de pour eux & en leurs noms, comme heritiers susdits, transiger, traiter & accorder du procez pendant entr'eux, esdits noms, en la Cour de Parlement, au rapport de Monsieur   Conseiller en icelle en ladite Grand' Chambre, & Claude & Marie, &c. pour raison des heritages contentieux entr'eux, charges & servitudes qu'ils prétendent l'un sur l'autre, convenir d'Esperts pour la visitation des lieux, & rapport de l'estat d'iceux, convenir & nommer Arbitres pour juger & terminer à l'amiable ledit procez, écrire, produire & contredire, le tout selon & ainsi que ledit Procureur avisera bon estre, recevoir, payer ou promettre payer s'il y échet, les sommes de deniers ausquelles aura esté convenu & accordé, passer tous contracts, transactions, promesses, quittances, remises, & autres actes que besoin sera, & à l'entretenement d'iceux, & de tout ce qui sera fait, y obliger lesdits constituans solidairement ou separément, faire toutes sommations, protestations, offres, poursuites, & autres actes de Justice qui seront requis, promettre faire ratifier lesdits constituans tout ce qui sera fait, élire domicile, &c. & generalement faire en ce que dessus & ce qui en dépend tout ce qui sera necessaire, & comme eux constituans feroient s'ils y eſtoient preſens en perſonnes , &c.

Procuration pour vendre.

Furent preſens Jean , &c. & Marie , &c. ſa femme , de luy authoriſée pour faire & paſſer ce qui enſuit ; demeurans à Paris , &c.
leſquels ont fait & conſtitué leur Procureur general & ſpecial Nicolas , &c. auquel ils ont donné pouvoir & puiſſance de , pour eux ,
& en leurs noms & avec ledit Nicolas , enſemblement & ſolidairement ou ſeparément , vendre , ceder & tranſporter , & promettre pour leſdits conſtituans à leur égard l'un pour l'autre , chacun
d'eux ſeul pour le tout , ſans diviſion ny diſcuſſion , renoncer aux
benefices & exceptions deſdits droits , garantir de tous troubles
& autres empeſchemens generalement quelconques , à telles perſonnes , pour tel prix , charges , clauſes & conditions que ledit Nicolas trouvera bon eſtre , une maiſon , court , jardin , & lieux joi-
gnans & entretenans enſemble , avec vingt arpens de terres labourables en pluſieurs pieces , le tout ſitué au Village & terroüer de
qui ſeront deſignez plus particu-
lierement , & par tenans & aboutiſſans , & ſuivant les anciens &
nouveaux titres , partages & baux , auſdits conſtituans du propre
de ladite Marie , & audit Nicolas appartenans , chacun par moitié,
comme ſeuls enfans & heritiers de défunt tel leur pere ; recevoir
le prix de ladite vente , en faire & paſſer contract & bailler quittances pardevant Notaires , & à la garantie & entretenement , y
obliger leſdits conſtituans ſolidairement comme deſſus , meſme
avec ledit Nicolas leur frere & Procureur , auſſi ſolidairement ou
ſeparément , ainſi qu'il aviſera , avec tous & chacuns leurs biens
meubles & immeubles , preſens & à venir , élire domicile , &c,
& generalement faire en ce que deſſus & qui en dépend tout ce
qui ſera requis & neceſſaire , & comme leſdits conſtituans feroient , &c.

Autres clauſes.

Vendre , &c. moyennant la ſomme de
de prix principal , francs deniers aux vendeurs , plus à la charge
de dix livres de rente & fondation deuës à l'Egliſe & Fabrique
dudit lieu , & des droits de cens , & autres droits Seigneuriaux
que leſdites maiſon & heritages peuvent devoir au Seigneur dudit lieu ; & encore à la charge du bail à loyer fait deſdits lieux à
Jacques , &c. dont reſte , &c.

Procuration pour vendre droits successifs.

Fut present , &c. lequel a fait & constitué son Procureur general & special , &c. auquel il a donné pouvoir & puissance de, pour luy & en son nom vendre, ceder, & delaisser à un tel son pere ou autre personne , pour telle somme , charges , clauses & conditions que ledit Procureur avisera ; tous & tels droits successifs , mobiliaires & immobiliaires , frais & loyers dûs & échûs du passé jusques au jour du contract , consistant en portions de maisons & heritages assis au Village & terroüer de , &c. & en tous autres biens quelconques , de quelque valeur, estimation & situation qu'ils puissent estre , sans aucune chose en retenir ny reserver par ledit constituant , à luy appartenant, du propre de , &c. & à luy avenu & écheu par le decez de   pere dudit constituant , à la charge de par l'acquereur , outre le prix, acquitter , garantir & indemniser ledit constituant de toutes dettes & hypotheques qui pourroient estre deuës & pretenduës contre la succession dudit défunt , & sur lesdits droits successifs , frais funeraires d'iceluy défunt , & de toutes autres charges quelconques , le tout tant en principaux , qu'arrerages & interests dont on pourroit faire demande & action audit constituant, en quelque sorte & maniere que ce soit.

Procuration pour faire échange.

Fut present Jacques , &c. & Marie , &c. sa femme , de luy autorisée , demeurant, &c. lesquels ont fait & constitué leur Procureur general & special , Claude , &c. auquel lieu ils ont donné pouvoir & puissance de pour eux & en leurs noms acquerir de Jean , &c. & de Nicole , &c. sa femme , demeurant &c. qui luy bailleront , cederont & delaisseront en titre d'échange ; & luy promettront solidairement , & sans division , &c. garantir de tous troubles , dettes, hypotheques , évictions , & autres empeschemens generalement quelconques , une maison sise , &c. ruë , &c. Paroisse , &c. tenans & aboutissans , &c. appartenant audit Jean & sa femme , du propre de ladite femme & à elle avenuë par le decez de , &c. & par partage , &c. à la charge des cens & droits Seigneuriaux , & de telles rentes & arrerages , &c. & en contre-échange de ladite maison , lesdits constituans donnent pouvoir à leurdit Procureur , de bailler , ceder & delaisser audit Claude & sa femme, avec pareille promesse de garantir , solidaire & reciproque , une maison sise , &c. *comme dessus.* Plus cent livres de rente deuës & constituées audit Jacques par Pierre & Magdelaine sa femme, &c. pour la somme de deux mille livres de principal sur leurs heritages & biens, par contract passé pardevant, &c. Notaires, &c. le jour , &c. Plus, deux cens livres de rente , & le tout appartenant ausdits constituans, sçavoir ladite maison , & ladite rente de cent livres, du propre de ladite femme , & ladite rente de deux cens livres, &c. de leur acquisition. Et sera ledit échange fait pour jouïr des choses échangées du jour du Contract , & des arrerages des rentes , &c. sans aucune soulte ny retour faits par l'une des parties , à la charge des cens & droits Seigneuriaux par chacune desdites parties par qui dûs seront.

Quand c'est à la charge de soulte ou retrait , il faut dire :
Moyennant telle somme de soulte & retour que lesdits constituans payeront comptant par les mains de leurdit Procureur ausdits Jacques & Marie sa femme , élire domicile , &c. & au surplus à telles charges , clauses & conditions que ledit Procureur avisera avec iceux Jacques & sa femme, passer tous contracts , & stipuler toutes quittances & autres actes , & generalement de faire , &c.

Procuration pour emprunter deniers à rente , ou par obligation.

Furent presens Charles, &c. & Marie sa femme , de luy autorisée , demeurant, &c. lesquels ont fait & constitué leur Procureur general & special Jean , &c. auquel ils ont donné pouvoir & puissance de prendre & emprunter pour eux jusques à la somme de dix mille livres , d'une ou de plusieurs personnes , soit par Contract de constitution de rente à raison de l'Ordonnance , par Obligations ou autrement , pour employer ladite somme aux frais du procez, vacations & épices d'iceluy , qu'ils ont en la Cour de Parlement contre Pierre , &c. & consorts , & pour autres affaires qu'ils ont en ladite Ville de Paris , recevoir ladite somme , ou autre qui sera empruntée , promettre solidairement la rendre & payer , ou de payer & continuer la rente qui en sera créee , le tout dans tel temps , à tels termes & lieux , selon & ainsi que ledit Procureur avisera , passer contracts de constitutions & obligations , & autres actes & conditions qui seront accordées , & à la garantie , payement , reddition de la somme , & condition de la rente , y obliger lesdits constituans l'un pour l'autre , & chacun d'eux seul pour le
tout,

tout, fans divifion ny difcuffion, renoncer aux benefices & exceptions defdits droits, avec tous & chacuns leurs biens meubles & immeubles, prefens & à venir, fpecialement leur maifon où ils font demeurans, fife, &c. & la terre de, &c. à eux appartenans, élire domicile, & generalement faire, &c. promettant avoir agreable & ratifier tout ce qui fera fait par ledit Procureur toutes & quantes fois qu'ils en feront requis; obligeant, &c.

Procuration pour recevoir une fomme, & pourfuivre.

Fut prefent Pierre, &c. lequel a fait & conftitué fon Procureur, &c. auquel il donne pouvoir de recevoir de Jean la fomme de deux mille livres, deuë audit conftituant par ledit Jean, contenuë en fa promeffe du   jour de
pour les caufes y mentionnées, du receu fe tenir content, & en bailler telle quittance qu'il appartiendra, & au refus de payement, le faire affigner pardevant, &c. obtenir Sentence diffinitive, bailler caution, fi befoin eft, & faire executer les Sentences par execution, faifie & vente de biens meubles & immeubles dudit Jean, bailler main-levée, plaider, appeller, élire domicile, fubftituer, &c.

Procuration pour recevoir le rachat d'une rente.

Fut prefent Claude, &c. lequel, &c. auquel il a donné pouvoir & puiffance de recevoir de Jacques, &c. & de tous autres qu'il appartiendra, le rachat & fort principal de cent livres de rente, enfemble les arrerages qui en feront dùs au jour dudit rachat, frais, dépens, & loyaux coufts audit conftituant appartenans: Et luy a efté ladite rente cedée & tranfportée par Nicolas, &c. & fa femme, par Contract, &c. auquel Nicolas ladite rente a efté venduë & conftituée par ledit Jacques & fa femme, par contract paffé pardevant   Notaires au Chaftelet
de Paris, le   jour &c. du receu fe tenir content, & en faire, bailler, confentir toutes quittances & décharges qu'il appartiendra, rendre lefdits contracts de conftitution, tranfport, titre nouvel, & autres pieces que ledit conftituant a & dont ledit Procureur fera porteur, confentir les minutes, & toutes autres pieces, faifant mention de ladite rente, eftre déchargées: & en cas que lefdits debiteurs ne veulent faire ledit rachat, les pourfuivre afin de paffer titre nouvel de ladite rente audit conftituant, les contraindre auffi au payement des arrerages par faifie & vente de tous biens,

bailler main-levée, &c. *comme en la precedente.*

Procuration pour bailler à ferme, & recevoir les loyers échûs.

Fut present Jean, &c. lequel a fait & constitué, &c. auquel il a
donné pouvoir & puissance de pour luy & en son nom bailler à
ferme & loyer, prix d'argent & moisson de grain pour neuf années, qui commenceront au jour de saint Martin d'hyver prochain, à Pierre, &c. ou à telle autre personne, la Terre & Seigneurie de, &c. & heritages qui en dépendent, qui seront designez
par pieces, situations, tenans & aboutissans, assis en la Paroisse
de, &c. audit sieur constituant aappartenant : & ce moyennant
la somme de mille livres, dix septiers de bled méteil provenant
desdites Terres, & six chapons, le tout de ferme & loyer par chacun an, payable à tels termes & lieux qu'il sera avisé, & au surplus à telles charges, clauses & conditions que ledit Procureur ac-
cordera avec les preneurs, en passer bail pardevant les Notaires :
Plus, recevoir les loyers & fermes desdites Terres & heritages dûs
de reste par ledit Pierre, & échûs de tout le passé jusques au jour saint
Martin d'hyver prochain, en bailler quittance, faire satisfaire &
accomplir par ledit Pierre & sa femme toutes les charges, clauses
& conditions ausquelles il est obligé par son bail dés à present, &
audit jour saint Martin d'hyver, lors qu'il sortira de ladite ferme,
faire toutes contraintes & poursuites, saisies & arrests, & autres
voyes de Justice deuës & raisonnables contre ledit Pierre & sa
femme, donner main-levée, élire domicile, &c.

Procuration pour recevoir une Lettre de Change.

Fut present Claude, &c. lequel a fait & constitué son Procureur
general & special François, &c. auquel il a donné pouvoir de recevoir la somme de   du sieur Pierre
Marchand, &c. suivant la Lettre de Change tirée sur luy par le
sieur Jacques, payable audit constituant, ou à son ordre, en datte
à Lyon du premier Aoust 1679. du receu se tenir content, & en
bailler quittance & décharge valable, & rendre ladite Lettre, &
au refus de payement faire sommer & contraindre ledit sieur Pierre, & protester contre luy de tous dépens, dommages & interests,
de renvoyer ladite Lettre audit sieur Jacques, de prendre ladite somme à change & rechange, pour tels lieux, places, temps, & aux risques & dépens de qui il appartiendra,

Des Conventions entre particuliers.

ON peut mettre au rang des Contracts les conventions entre particuliers, qui ont du rapport avec les Contracts de vente & de loüage, comme les marchez qui se font avec des Ouvriers, ou des conventions pour Apprentissages d'Artisans, dont il est à propos de mettre les formules en ce lieu.

Brevet d'Apprentissage.

Fut present Jacques ; &c. demeurant, &c. lequel pour le profit & l'avancement de Jacques, &c. son fils âgé de quinze ans ou environ, a reconnu & confessé l'avoir baillé & mis en service & apprentissage de ce present jour jusques à trois ans aprés ensuivans finis & accomplis avec Guillaume

Maistre Cordonnier Bourgois de Paris, y demeurant, &c. à ce present & acceptant, qui l'a pris & retenu pour son serviteur & apprenty pendant ledit temps, auquel durant iceluy il a promis & promet montrer & enseigner sondit métier de Cordonnier, autant qu'il luy sera possible, & outre luy fournir & livrer son boire, manger, feu, lit, giste & luminaire, & le traiter doucement & humainement, comme il appartient, pendant ledit temps ; à la charge que ledit bailleur son pere l'entretiendra d'habits, linges & chaussures aussi pendant ledit temps : En faveur & consideration duquel apprentissage les parties ont convenu & accordé ensemble à la somme de trois cent livres ; sur laquelle somme ledit preneur a confessé avoir eu & receu la somme de cent livres presentement baillée, comptée & délivrée en la presence des Notaires soussignez, en Loüis d'or, &c. dont ledit preneur se tient content & en a quitté & quitte ledit bailleur & tous autres, & le surplus montant à la somme de deux cent livres, ledit bailleur a promis, sera tenu & s'oblige les bailler & payer audit preneur ou au porteur des presentes en sa maison à Paris en deux payemens égaux, le premier de la somme de cent livres d'huy en un an au premier jour du mois de May 1682. & l'autre de pareille somme de cent livres restante à payer de ladite somme de trois cens livres, dans l'année suivante 1683. au premier jour du mois de Mars. A ce faire estoit present ledit Jacques apprenty, qui a agreé le present apprentissage, a promis servir ledit preneur son maistre, dans l'art & métier

de Cordonnier , & faire toutes autres choses licites & honnestes
qu'il luy commandera , bien & fidelement luy obeïr , faire son
profit , éviter son dommage , l'en avertir s'il vient à sa connoissance , sans s'absenter ny aller ailleurs servir pendant ledit temps : &
en cas de fuite & absence , ledit bailleur son pere promet le chercher
& faire chercher par la Ville & Banlieuë de Paris , & le ramener , s'il
le peut trouver , pour parachever le temps qui pourra rester de
sondit present apprentissage : & de plus , son pere l'a certifié de
toute loyauté & fidelité. Car ainsi a esté accordé & convenu entre
les parties. Promettans , &c. obligeans , &c. chacun endroit soy,
& ledit Apprenty son corps , &c. renonçant , &c.

Apprentissage d'un Garçon qui s'oblige luy-mesme.

Fut present Jacques , &c. âgé de , &c. natif de , &c. fils de , &c.
vivant , &c. demeurant , &c. lequel pour son profit faire & appren-
dre à gagner sa vie , a reconnu & confessé s'estre mis en service &
apprentissage du premier jour du present mois de Février , auquel
jour il est entré au service de son maistre cy après nommé , jusques
à trois ans aprés ensuivans finis & accomplis , avec Pierre , &c.
Maistre Cordonnier à Paris , y demeurant ruë , &c. à ce present &
acceptant , qui l'a pris & retenu pour son serviteur & apprenty , auquel pendant ledit temps il promet montrer & enseigner autant
qu'il sera en son pouvoir ledit métier de Cordonnier , la marchandise d'iceluy , & tout dont il se méle & entremet , luy fournir , &c.
comme auparavant.

Remise d'une année d'apprentissage.

Fut present Charles &c. Maistre Cordonnier à Paris , demeurant , &c. lequel en consideration de ce que Jacques , &c. ce jour-
d'huy obligé avec luy par brevet d'apprentissage , passé pardevant
Notaires au Chastelet
de Paris , le   sçait travailler audit métier , &
du service qu'il espere recevoir de luy , a remis & remet par ces
presentes audit Jacques son apprenty , la derniere année des trois
portées audit brevet , commençant le   & finis-
sant à pareil jour , &c. sans neanmoins qu'il puisse aller servir chez
d'autres Maistres qu'après ladite derniere année passée & expirée :
pour laquelle derniere année remise , ledit Charles promet bailler &
payer audit Jacques son apprenty la somme de cent livres , pour
s'entretenir honnestement , au fur & à mesure qu'il en aura affaire
pendant ledit an , outre ses nourritures , qui luy seront fournies

par fond.t maiftre , qui le traitera doucement & humainemer t
comme il appartient, ainfi qu'il eft obligé par ledit brevet , & fans
au furplus déroger à iceluy.

Autres Claufes.

Pendant laquelle derniere année cy-deffus remife , ledit Charles fon Maiftre promet de le payer de fon ouvrage & travail qu'il
luy baillera à faire , au prix & ainfi que les Compagnons dudit
métier ont accoûtumé d'eftre payez , moyennant quoy ledit Jacques apprenty fe nourrira & entretiendra à fes dépens de ce qu'il
gagnera , & fondit Maiftre luy fournira de lit feulement en fa maifon. Promettant , &c.

Quittance de la fomme portée par le Brevet d'apprentiffage.

Ledit Charles nommé au Brevet d'apprentiffage écrit en l'autre
part , a declaré & reconnu que ledit Jacques fon apprenty , auffi
y nommé , l'a bien , utilement & fidelement fervi pendant les trois
années portées audit brevet , dont il fe contente & en quitte & décharge fondit apprenty , confentant & accordant qu'il aille fervir
où bon luy femblera , comme Compagnon dudit métier , dont &
ce que deffus ledit apprenty a requis acte aux Notaires fouffignez,
à luy octroyé , pour luy fervir & valoir en temps & lieu , ainfi que
de raifon. Fait , &c.

Defiftement d'un Contract d'Apprentiffage.

Furent prefens Jean , &c. Maiftre Cordonnier à Paris , d'une
part : & Jacques , &c. & fon fils , apprenty dudit Jean , d'autre part,
lefquelles parties volontairement fe font par ces prefentes defiftées
& defiftent refpectivement du Brevet d'apprentiffage dudit Jacques , fait avec ledit Jean pardevant
Notaires , le   jour , &c. veulent , confentent & accordent
reciproquement que ledit Brevet foit & demeure nul comme non
fait , & fans dépens , dommages & interefts pretendus de part ny
d'autre , fe quittans lefdites parties l'une l'autre de toutes chofes
generalement quelconques pour ce regard du paffé jufques à huy,
aprés toutefois que ledit apprenty a declaré avoir renoncé & renonce par cefdites prefentes audit métier de Cordonnier , &c.

Tranfport du Brevet de l'Apprenty à un autre Maiftre du mefme métier.

Fut prefent Charles , &c. Maiftre Cordonnier , &c. lequel a re
M m iij

connu & confeßé avoir cedé & tranfporté par ces prefentes à Michel, &c. aufli Maiftre Cordonnier, demeurant, &c. à ce prefent
& acceptant, le Brevet d'apprentiflage de Claude, &c. apprenty
& obligé avec ledit Charles, paflé pardevant Notaires, le
jour, &c. duquel refte à expirer deux années, à compter de ce
jourd'huy, à la charge de fatisfaire par ledit Michel à toutes les
charges, claufes & conditions portées audit Brevet, ce qu'il a promis faire, aprés qu'il a dit le bien fçavoir pour en avoir eu la le-
&ture & communication, & lequel Brevet eftant en parchemin,
ledit Charles a prefentement baillé & mis és mains dudit Michel,
lequel il a fubrogé en fon lieu & place. Ce fait en la prefence &
du confentement du pere dudit apprenty à ce prefent : Lequel apprenty a promis fervir ledit Michel à prefent fon Maiftre, bien
& fidellement obeïr à fes commandemens honneftes & licites, &
s'eft foumis à toutes les charges & conditions portées audit Brevet,
& ainfi qu'il eft porté vers ledit Charles. Comme aufli ledit pere
a promis & certifié ledit apprenty fon fils de toute loyauté & fidelité : & outre en cas de fuite & abfence, &c.

*Autre tranfport par les Jurez du métier, fuivant l'avis du Subftitut
de Monfieur le Procureur du Roy.*

Furent prefens Claude & Jean, &c. Maiftres Cordonniers à Paris, à prefent Jurez dudit métier, demeurans fçavoir ledit Claude, &c. lefquels fuivant le jugement & avis de noble homme, &c.
Subftitut de Monfieur le Procureur du Roy au Chaftelet de Paris,
ce jourd'huy donné fur les differends meus entre Pierre, &c. aufli
Maiftre de ladite vacation, & Charles &c. fon apprenty, & en la
prefence & du confentement defdits Pierre & Charles à ce prefens, ont reconnu & confeflé avoir & ont cedé & tranfporté par
ces prefentes, à Paul, &c. pareillement Maiftre, &c. y demeurant, &c. à ce prefent & acceptant, le Brevet d'apprentiflage dudit Pierre, paflé pardevant
Notaires, &c. pour quatre années, dont refte à expirer deux années, à compter de ce jourd'huy, à la charge de fatisfaire par ledit
Paul à tout le contenu audit Brevet, ainfi que ledit Pierre eft obligé par iceluy, duquel le&ure luy a efté prefentement faite par l'un
des Notaires fouffignez, l'autre prefent, & ledit Brevet eftant en
parchemin prefentement baillé & mis és mains dudit Paul, qui a
dit le bien fçavoir & entendre, &c. Au moyen de quoy ledit Pierre

a prefentement rendu & payé audit Paul, qui a receu de luy la
fomme de   faifant partie de la fomme
de   portée par ledit Brevet: laquelle
fomme de   lefdits Jurez ont eftimé devoir
eftre ainfi renduë, eu égard au temps que ledit apprenty a fervi
ledit Pierre, dont ledit Paul s'eft tenu content, &c.

Touchant les Brevets d'apprentiffage, il faut obferver que les
Tailleurs ne prennent point d'apprentis s'ils ne font de main neuve, c'eft à dire, qui n'ont encore rien appris dudit métier, c'eft
pourquoy on met, *l'avoir baillé & mis en apprentiffage & fervice*
comme apprenty de main neuve. Et les Brevets defdits apprentiffages audit métier fe font en la prefence d'un des Jurez, à la fin
defquels on met, *car ainfi a efté accordé entre les parties, en la pre-*
fence de Nicolas, &c. auffi Maiftre, & à prefent Juré dudit métier
à Paris, pour ce comparant, demeurant, &c. lequel audit nom de Juré
a eu le prefent Brevet agreable, aprés que le bailleur & Apprenty luy
ont prefentement & en la prefence defdits Notaires, certifié & approu-
vé en leurs ames, que ledit Apprenty eft de main neuve, & qu'il ne
luy a efté encore rien enfeigné dudit métier. Promettant, &c.
Il y a auffi d'autres métiers dont les ftatuts veulent que les Brevets d'apprentiffage fe faffent en la prefence d'un des Jurez.

Répondant d'un Domeftique.

Claude, &c. maiftre Menuifier à Paris, &c. a répondu à Maiftre
Jacques, &c. Avocat au Parlement, &c. de la fidelité de Jean, &c.
âgé de, &c. natif de   fils de
ce jourd'huy entré au fervice dudit Maiftre Jacques, pour le fervir en qualité de domeftique & Laquais, promettant ledit Claude
en cas que ledit Jean faffe aucun tort audit Maiftre Jacques pendant le temps qu'il fera à fon fervice, de luy rendre & reftituer
ledit tort incontinent ledit cas avenu, mefme le reprefenter. Et a
élû fon domicile irrevocable en cette Ville de Paris, en la maifon
où il eft demeurant fus declarée, auquel lieu, &c.

Marché de Maçonnerie pour le bâtiment d'une Maifon.

Devis des ouvrages de Maçonnerie, qu'il convient faire pour la
conftruction d'une maifon appartenant, &c. fife à Paris ruë, &c.
Premierement convient abatre & démolir le vieil mur, &c. En
fecond lieu, &c.

Fut prefent Jean Maiftre Maçon à Paris, y demeurant, &c. lequel a reconnu & confeffé avoir fait marché, promis & promet à Jacques, &c. à ce prefent & acceptant, de faire & parfaire bien & deuëment au dire d'Ouvriers & gens à ce connoiffans, tous & chacuns les ouvrages de maçonnerie contenus & mentionnez au devis d'iceux cy-devant écrit, pour la conftruction de la maifon y mentionnée, fife ruë, &c. où pend pour enfeigne, &c. appartenant, &c. & pour ce faire fournir par ledit Jean de pierre de taille, moilon, plâtras, chaux, fable, plâtre, pierres, d'ouvriers, échaffaudages, & autres chofes requifes & neceffaires, & faire mener les gravois & terres aux champs, & rendre place nette : Pourra ledit Jean fe fervir des vieilles démolitions, & les appliquer aux endroits convenables, pourveu qu'elles foient bonnes & fuffifantes aufdits endroits : Lefquels ouvrages feront faits fuivant & conformément au plan & deffein qui a efté prefentement figné & paraphé par les parties & les Notaires fouffignez, & à l'inftant baillé & mis és mains dudit Jean, & qui fera par luy reprefenté pour verifier lefdis ouvrages toutesfois & quantes que ledit Jacques l'en requerrera, à commencer à travailler aufdits ouvrages dés Lundy prochain   du prefent mois, & continuer à y travailler, avec bon nombre d'ouvriers fuffifans, fans difcontinuation, & rendre le tout fait & parfait, bien & deuëment, comme dit eft, dans le jour de, &c. Cette promeffe & marché fait moyennant la fomme de fix mille livres pour tous lefdits ouvrages, fur laquelle fomme ledit Jacques a payé & avancé prefentement audit Jean, qui a receu de luy en la prefence des Notaires fouffignez, la fomme de deux mille livres en Loüis d'or, &c. & dont ledit Jean s'eft tenu & tient content, & en a quitté & quitte ledit Jacques & tous autres, & le furplus montant à la fomme de quatre mille livres, ledit Jacques promet & s'oblige la bailler & payer audit Jean, ou au porteur, &c. au fur & à mefure qu'il fera & travaillera aufdits ouvrages, & le parfait payement, lors que lefdits ouvrages feront faits & parfaits, bien & deuëment au dire d'ouvriers & gens à ce connoiffans, comme dit eft.

Marché à la toife.

Cette promeffe & marché faits moyennant & à raifon de
pour chacune toife defdits ouvrages, qui feront toifez & mefurez felon la Coûtume de Paris, par gens experts, dont les parties
conviendront;

conviendront ; le prix à quoy monteront lesdits ouvrages, ledit Jacques a promis & s'oblige de bailler & payer audit Jean ou au porteur, sçavoir mille livres lorsque le premier étage sera élevé, autres mille livres lorsque, &c. & le reste & parfait payement lorsque tous lesdits ouvrages seront faits & parfaits, bien & deuëment au dire d'Ouvriers & gens à ce connoissans, comme dit est ; Car ainsi a esté convenu, &c.

Marché de Charpenterie.

Devis des ouvrages de Charpenterie qu'il convient faire de neuf pour la construction d'une maison, &c.

Premierement, sera faite la charpenterie d'un pan. Item, &c.

Fut present Nicolas, &c. Maistre Charpentier à Paris, y demeurant, &c. lequel a reconnu & confessé avoir fait marché, promis & promet par ces presentes à Jacques, &c. à ce present & acceptant, de faire & parfaire bien & deuëment au dire d'ouvriers & gens à ce connoissans, tous les ouvrages de charpenterie mentionnez & declarez au Devis cy-dessus & devant écrit, en fueillets de papier celuy-cy compris, qui ont esté paraphez sur chacun d'iceux par les parties & Notaires soussignez, pour la construction de la maison & lieux mentionnez, sis, &c. appartenant audit, &c. suivant le dessein qui en a esté fait & dressé par ledit Nicolas, qui a esté aussi presentement paraphé *ne varietur*, par lesdites parties & Notaires soussignez, & à l'instant mis és mains dudit Nicolas, à commencer à travailler ausdits ouvrages si-tost que les murs seront élevez à hauteur, & continuer à y travailler avec nombre d'ouvriers suffisans sans discontinuer, jusqu'à ce que lesdits ouvrages soient faits & parfaits, bien & deuëment, comme dit est, & pour ce faire fournir par ledit Nicolas de bon bois, sain, sec, net, loyal & marchand, des grosseurs & longueurs portées audit Devis, peine d'ouvriers, & autres choses necessaires. Ce marché & promesse faits moyennant & à raison de la somme de pour chacun cent dudit bois, qui sera compté suivant la Coûtume & usage de Paris ; le prix à quoy montera ledit bois, ledit Jacques a promis, sera tenu & s'oblige bailler & payer audit Nicolas, ou au porteur au fur & à mesure qu'il travaillera ausdits ouvrages, & le parfait payement lorsque lesdits ouvrages seront faits & parfaits, bien & deuëment, comme dit est : Car ainsi, &c.

N n

Marché du bâtiment d'une Maison, la clef à la main.

Devis des ouvrages de Maçonnerie, Charpenterie, Couverture, Menuiserie, Serrurerie, Vitrerie, & autres ouvrages qu'il convient faire pour la construction entiere d'une Maison, &c.

Premierement faut faire, &c.

Fut present Paul, &c. Maistre Maçon à Paris, &c. lequel a reconnu & confessé avoir fait marché, promis & promet par ces presentes à Claude Bourgeois de Paris, à ce present & acceptant, de faire & parfaire bien & deuëment au dire d'Experts & gens à ce connoissans, tous & chacuns les ouvrages de Maçonnerie, Charpenterie, couverture, menuiserie, serrurerie, vitrerie, pavé, & autres qu'il convient faire pour le bâtiment & construction entiere & parfaite d'une maison sise, &c. où pend pour enseigne, &c. appartenant audit Claude, suivant le dessein qui en a esté dressé par ledit Paul, qui a esté presentement paraphé *ne varietur*, par les parties & les Notaires soussignez, & à l'instant mis és mains dudit Paul, & qui sera par luy representé pour visiter les ouvrages toutesfois & quantes qu'il plaira audit Claude, à commencer à travailler ausdits ouvrages dés le   &c. & continuer incessamment à y travailler avec bon nombre d'ouvriers suffisans, sans discontinuation, & rendre le tout fait & parfait dans le, &c. & livrer les clefs à la main dudit Claude, de sorte que ladite maison & lieux soient prests & preparez à occuper & y demeurer & faire residence dans ledit jour, &c. à peine de tous dépens, dommages & interests.   Ce marché & promesse faits moyennant la somme de   pour tous lesdits ouvrages de maçonnerie, &c. sans aucune division d'iceux ouvrages & l'un portant l'autre ; sur laquelle somme de
ledit Paul a reconnu & confessé avoir eu & receu dudit Claude celle de   presentement comptée, baillée & délivrée en la presence des Notaires soussignez, en Loüis d'or & d'argent, &c. dont ledit Paul s'est tenu & tient content, & en a quitté & quitte ledit Claude & tous autres, & promet l'en acquitter, ensemble des autres sommes qu'il recevra de luy, envers les autres ouvriers qui travailleront & fourniront de leur vacation en ladite maison, & le surplus montant à la somme de
ledit Claude a promis & promet les bailler & payer audit Paul, ou au porteur, au fur & mesure de la façon &

travail de ladite maison , & le parfait payement lorſque leſdits ouvrages ſeront faits bien & deuëment au dire d'ouvriers & gens à
ce connoiſſans, & les clefs à la main, comme dit eſt : Car ainſi, &c.

Marché particulier du Maçon avec le Charpentier.

Fut preſent Jacques , &c. Maiſtre Charpentier à Paris , &c, lequel a promis & promet par ces preſentes à Paul , &c. à ce preſent
& acceptant, de faire & parfaire bien & deuëment , comme il appartient, au dire d'ouvriers & gens à ce connoiſſans, tous & chacuns les ouvrages de charpenterie contenus & mentionnez ſepa-
rement par le Devis cy-devant écrit , en une maiſon, &c. appartenant à Claude , &c. ſuivant le deſſein , &c. & pour ce faire fournir par ledit Jacques, de bon bois, ſain, ſec, net, loyal & marchand, des groſſeurs & longueurs portées audit Devis, peine d'ouvriers & choſes neceſſaires concernant la charpenterie ; preparera
& tiendra preſt ſon bois pour mettre & poſer en œuvre , & le
délivrer audit Paul auſſi-toſt qu'il luy demandera. Ce marché &
promeſſe faits moyennant la ſomme de
ſurquoy ledit Jacques a confeſſé , &c. le ſurplus montant à la ſomme de   ledit Paul a promis & promet , &c.

Marché pour la vuidange d'une foſſe à privé.

Fut preſent François , &c. maiſtre des baſſes œuvres à Paris, &c.
lequel a fait marché & promis à Jean Bourgeois de Paris , &c. à
ce preſent & acceptant, de vuider & nettoyer juſques à vif fond
la foſſe à privé de la maiſon dudit Jean, cy-deſſus déclarée , à commencer à y travailler la nuit d'entre le Lundy & Mardy prochain,
avec nombre d'ouvriers ſuffiſans , & continuer de nuit en nuit ſuivans l'une l'autre conſecutivement, & ſans intermiſſion ny diſcon-
tinuation, juſqu'à ce que ladite vuidange ſoit entierement faite bien
& deuëment , comme il appartient ; & pour ce faire fournir par
ledit François de toutes choſes neceſſaires, peine d'ouvriers , &
faire mener la matiere fecale aux champs à ſes frais & dépens.
Ce marché fait moyennant & à raiſon de   pour
chacune toiſe de ladite vuidange , qui ſera toiſée ſuivant la Coûtume & uſage de la Ville de Paris : Sur quoy ledit François a reconnu avoir receu dudit Jean la ſomme de , &c. & le reſte ledit
Jean a promis & s'oblige le bailler & payer audit François à l'in-

ſtant que ladite foſſe ſera vuide, curée & nette, bien & deuëment, comme dit eſt: Car ainſi, &c.

Marché pour façons & entretien de vignes.

Fut preſent Jacques, &c. Vigneron demeurant à eſtant de preſent en cette Ville de Paris, lequel a fait marché, promis & promet au ſieur Claude Bourgeois de Paris, &c. à ce preſent & acceptant, de labourer, fumer, cultiver, provigner, échallaſſér & faite toutes ſortes de façons neceſſaires en temps & ſaiſons propres & convenables pendant deux années, commençant ce jourd'huy jour de ſaint Martin d'hyver, quatre arpens & un quartier de vignes ſiſes au terroüer de, &c. que ledit Jacques a dit bien ſçavoir & connoiſtre pour les avoir cy-devant tenuës & labourées, & promet icelles vignes entretenir bien & deuëment, comme ſi c'eſtoient ſes propres vignes. Et à cet effet promet ledit Claude luy fournir ſur les lieux le fumier & les échalas en telle quantité qu'il ſera neceſſaire, & ledit Jacques fournira tout le reſte qu'il conviendra, & de ſes peines & de ſa famille. Ce marché & promeſſe faits moyennant & à raiſon de la ſomme de, &c. & par chacun arpent de vignes, que ledit ſieur Claude a promis & promet bailler & payer audit Nicolas par chacun an, & au fur & à meſure qu'il fera & façonnera ſes vignes: Car ainſi, &c.

Marché d'un Rotiſſeur pour la fourniture d'une maiſon.

Fut preſent Charles, &c. Maiſtre Rotiſſeur à Paris, &c. lequel a reconnu & confeſſé avoir fait marché, promis, promet à, &c. à ce preſent & acceptant, de luy fournir & livrer durant trois ans prochains, à commencer uu premier jour du mois d'Avril prochain, pour ſa bouche & pour ſa maiſon, toutes & chacunes les viandes, gibier, volailles, & autres ſortes de poulailles neceſſaires, & poiſſon, telles qu'elles ſont contenuës & mentionnées au memoire cy-devant écrit en   fueillets de papier, le preſent compris, pour & moyennent les prix portez par ledit memoire, que ledit ſieur   a promis bailler & payer ou faire payer audit Charles, ou au porteur, &c. de mois en mois ſur les extraits de ladite fourniture, &c. ſans que durant ledit temps les parties puiſſent demander ny prétendre plus haut ny moindre prix que celuy arreſté par ledit memoire, &c.

Des Donations.

LA Donation est un Contract qui se fait entre le donateur & le donataire, par laquelle le donateur exerce sa liberalité en la personne du donataire qui l'accepte.

La donation se divise en donation entre-vifs & donation à cause de mort.

La donation entre-vifs se divise en donation simple & donation qui se fait pour quelque cause, comme celle qui se fait en faveur de mariage.

La donation simple est une liberalité que le donateur exerce en la personne de celuy qui la reçoit, provenante de son propre mouvement & sans aucune cause ou contrainte.

Cette donation se fait lorsque quelqu'un sans avoir aucune pensée de la mort, donne quelque chose à un autre, à dessein que dés le mesme moment elle luy soit propre, se dessaisissant de sa proprieté & de tous les droits qu'il peut y avoir, en sa faveur, par un motif de bienveillance & de liberalité.

Cette donation prend sa forme & sa perfection du consentement du donateur & du donataire, en sorte que dés que le donateur a declaré sa volonté par écrit ou sans écrit, & par une simple convention, & que le donataire a accepté, la donation est parfaite. Ce qui fait que quoy que le donateur ne fasse pas dans l'instant la délivrance de la chose donnée, toutefois il n'est pas moins obligé de la livrer que s'il l'avoit venduë; & il n'est pas seulement tenu de la livrer, mais il est obligé d'en transferer la proprieté en la personne du donataire.

Le consentement des parties doit estre exprés, de sorte que le tacite ne suffiroit pas, le donataire estant obligé d'accepter la donation qui luy est faite, suivant les Ordonnances; & la donation faite à un absent, ne commence à avoir son effet que du jour qu'elle a esté acceptée par le donataire, quoy que les Notaires ayent stipulé & accepté pour luy la donation.

Il ne suffit pas pour la validité d'une donation qu'elle soit faite du consentement des parties, il faut encore qu'elle soit insinuée, en sorte que la donation ne commence à avoir son effet que du jour de son insinuation, suivant l'Ordonnance de François I. l'an

1539. Article 132. & cette infinuation eft tellement neceffaire, que les parties n'y peuvent pas déroger par leurs conventions.

Par cette Ordonnance toutes donations entre-vifs font fujettes à infinuation ; il y en a quelques-unes qui en font exemptes, fçavoir les donations faites par le Roy aux particuliers, les donations de meubles, & autres remarquées dans le Digefte.

L'infinuation fe doit faire aux Greffes des Sieges Royaux ordinaires de l'affiette des chofes données & de la demeure des parties, dans quatre mois, à compter du jour & datte des donations, pour le regard des perfonnes qui font demeurantes dans le Royaume, & dans fix mois pour ceux qui feroient hors le Royaume, autrement elles feroient nulles, fuivant l'Ordonnance de Moulins Article 58. neanmoins l'infinuation peut eftre faite aprés ce temps, pourveu que ce foit du vivant du donateur, de forte qu'il ne la pourroit pas empécher.

Tous ceux qui ont l'âge & qui ne font point prohibez par les Loix ou par les Coûtumes, peuvent donner. Quant à l'âge, cela dépend de la difpofition des Coûtumes. Celle de Paris en l'Article 272. permet à celuy qui eft parvenu à fa majorité, de donner entre-vifs tous fes biens, fans diftinction ; & à celuy qui eft marié ou émancipé, de faire donation de fes meubles.

Les femmes mariées ne peuvent faire aucunes donations, fi elles ne font authorifées par leurs maris.

Touchant ceux qui peuvent donner ou recevoir, voyez la Jurifprudence du Digefte.

Les donations entre-vifs fe font ou par retention d'ufufruit, ou à quelques charges impofées au donataire.

La donation entre-vifs eft ou de quelque chofe particuliere, ou de tous les biens du donateur.

Quant à la donation de tous biens prefens & à venir, la Cour a jugé la queftion diverfement ; par les derniers Arrefts elle a efté confirmée ; fçavoir par Arreft de l'Audiance de la Grand-Chambre du 31. May 1652. du 27. Juin 1656. du 15. May 1658. & du 2. Juillet 1659. Par le dernier il a efté jugé, qu'une rente de laquelle le donateur s'eftoit refervé la faculté de difpofer, & qu'en cas qu'il n'en euft pas difpofé, elle feroit comprife dans la donation, appartenoit au donataire, parce que le donateur n'en avoit pas difpofé.

Par la difpofition du droit écrit, & par l'ufage des Provinces où il eſt obſervé comme Loy, le donateur doit ſe reſerver quelque choſe pour teſter, dont la valeur ſoit pour le moins de la vingtiéme partie de ſes biens, comme il a eſté jugé par les Arreſts du Parlement de Tholoze.

La donation de tous biens comprend les propres ainſi que les autres biens, ſuivant l'art. 272. de la Coûtume, neanmoins les enfans ſeroient bien fondez de pretendre leur legitime ſur les biens ainſi donnez.

Donation entre-vifs, avec reſerve d'uſufruit.

Fut preſent Jacques, &c. lequel de ſa bonne volonté a reconnu & confeſſé avoir donné, cedé, tranſporté & delaiſſé par ces preſentes, dés maintenant & à toûjours par donation pure, ſimple, & irrevocable, faite entre-vifs & en la meilleure forme & maniere que faire ſe peut, & que donation peut valoir & avoir lieu, ſans eſperance de la pouvoir ny vouloir jamais revoquer ny annuller en quelque ſorte & maniere que ce ſoit. Et pour plus grande ſeureté & validité de ladite donation promet garantir de tous troubles, dettes, hypotheques, évictions, alienations & autres empêchemens generalement quelconques à Claude, demeurant, &c. à ce preſent & acceptant, pour luy, ſes hoirs & ayans cauſe, à l'avenir, une maiſon où eſt l'enſeigne de la Croix, conſiſtant en un corps de logis, une court, & les lieux ainſi qu'ils ſe pourſuivent & competent, & étendent de toutes parts, & de fonds en comble, ſcize à Paris ruë, &c. tenant d'un coſté à tel, &c. & par devant ſur ladite ruë, audit ſieur donateur appartenant, de ſon acquiſition qu'il en a faite de tel, par Contract paſſé pardevant   Notaires le   jour &c. eſtant en la cenſive de, &c. & envers luy chargée de de cens & droits Seigneuriaux, pour toutes & ſans autres charges, dettes ny hypotheques quelconques, franche & quitte neanmoins des arrerages deſdits cens & droits Seigneuriaux de tout le paſſé juſques à huy, pour de ladite maiſon, court & lieux ainſi preſentement donnez, joüir & diſpoſer par ledit donataire, ſes hoirs & ayant cauſe, comme bon luy ſemblera, au moyen des preſentes, à commencer ladite joüiſſance du jour du decez dudit ſieur donateur ſeulement & à toûjours : & cependant ledit donateur s'eſt reſervé l'uſufruit de ladite maiſon & lieux ſa vie durant ſeulement, pour en joüir à titre de precaire : voulant ledit ſieur donateur que du jour de ſondit decez ledit uſufruit ſoit & demeure réüni & conſolidé

au fonds & proprieté de ladite maison, court & lieux , au profit dudit
donataire & de ses hoirs & ayans cause ; transportant en outre par
ledit sieur donateur les droits de proprieté , fonds , tréfonds , noms,
raisons, actions, saisine & possession & autres droits generalement
quelconques , qu'il a & pourroit avoir , pretendre & demander en
& sur ladite maison , court & lieux cy-dessus presentement donnez, dont il s'est par cesdites presentes desaisi, démis & devestu au
profit dudit donataire , de ses hoirs & ayans cause aux conditions
susdites, voulant, consentant & accordant qu'il en soit & demeure
saisi, vestu , mis & receu en bonne & suffisante possession & saisine,
par qui & ainsi qu'il appartiendra en vertu des presentes, constituant pour cét effet son Procureur special & general le porteur d'i-
celles, auquel il en a donné & donne tout pouvoir. Et pour faire insinuer cesdites presentes au Greffe des insinuations du Châtelet de Paris & par tout ailleurs où besoin sera dans les quatre
mois de l'Ordonnance, lesdites parties ont aussi fait & constitué leur
Procureur special & general ledit porteur des presentes , auquel
elles ont donné & donnent tout pouvoir , promettant , &c.

Donation pour en joüir dés à present , *& sans charge d'usufruit.*

Fut present Jacques, &c. lequel en consideration des bons &
longs services qui luy ont esté rendus depuis   années par
Claude   son serviteur domestique , sa fidelité, affection ,
assiduité, assistance & autres bons services qu'il a receus de luy en
beaucoup d'occasions, qu'il a passé à son service tant d'années : desirant ledit sieur Jacques le récompenser & luy pourvoir , afin qu'il
se puisse honnestement maintenir & entretenir pendant le reste de
sa vie, & aprés son decez subvenir à ses défauts. Pour ces causes &
autres bonnes considerations ledit sieur Jacques a volontairement
& de son bon gré , reconnu & confessé avoir donné , cedé , quitté,
transporté & delaissé , & par ces presentes donne , cede , quitte,
transporte & delaisse dés maintenant & à toûjours , par donation
pure , simple & irrevocable, faite entre-vifs , & en la meilleure
forme & maniere que faire se peut , & promet de garantir de
tous troubles, évictions , dettes , hypotheques , & autres empeschemens generalement quelconques audit Claude , à ce present
& acceptant , pour luy, ses enfans & ayans cause, une maison, &c.
audit Jacques appartenant de son propre patrimoine, à luy échûë
de la succession, &c. dont il a presentement baillé & mis és mains
dudit

dudit Claude les Titres & Contracts au nombre de &c.
comme deſſus.

Donation à la charge de nourrir le donateur.

Fut preſent Nicolas, &c. lequel conſiderant ſes indiſpoſitions
& les maladies auſquelles il eſt ſujet, qu'il n'a ny femme ny enfans, ny aucun parent qui veüille s'aſſujettir à ſa perſonne, qu'il y
a quelques années qu'il eſt aſſiſté & ſervi par un valet & une ſer-
vante, qui n'ont pas le ſoin, l'affection, ny la fidelité qu'il ſou-
haitteroit ; & reconnoiſſant d'ailleurs la bienveillance & l'amitié qui
luy a eſté témoignée depuis quelques années par le ſieur Jean, &c.
& Marie ſa femme, &c. ledit ſieur Nicolas leur auroit propoſé de
ſe retirer avec eux & un valet pour le ſervir, pour y eſtre traité
& nourri comme eux & ſelon leur ordinaire, & de luy fournir une
chambre pour luy & ſon valet, laquelle ledit ſieur Nicolas meublera ; & pour ce donnera & payera auſdits Jean & Marie ſa femme, la ſomme de huit cent livres par chacun an de penſion en argent, qu'il leur payera par chacun quartier. Sur laquelle propoſition, & aprés avoir conferé enſemble, & adviſé aux moyens de
rendre & tenir leur accord & convention ferme & ſolide, leſdites
parties ont fait, traité & accordé ce qui enſuit : C'eſt à ſçavoir que
ledit Nicolas a offert de paſſer le reſte de ſa vie paiſiblement avec
leſdits Jean & ſa femme & en leur maiſon, & en conſideration de
l'amitié & affection qu'il leur porte, a par ces preſentes donné,
cedé, quitté, tranſporté & delaiſſé dés maintenant & à toûjours,
& promet garantir de tous troubles, dettes, hypotheques, évictions,
alienations & autres empeſchemens generalement quelconques,
auſdits Jean & ſa femme à ce preſens & acceptans, pour eux, leurs
hoirs & ayans cauſe, une maiſon, &c. *comme deſſus ;* Cette preſente donation faite moyennant & à la charge que leſdits Jean &
ſa femme de luy autoriſée à l'effet des preſentes, ont promis & ſeront tenus & s'obligent par leſdites preſentes ſolidairement l'un
pour l'autre, &c. renonçant aux benefices, &c. audit ſieur Nicolas de luy fournir & livrer ſes vivres & alimens & ceux de ſon
valet ſuffiſamment & honneſtement, linge, feu & lumiere, & la
chambre que ledit Nicolas meublera au deuxiéme appartement ſur
le devant de la maiſon deſdits Jean & Marie ſa femme, où ils ſont
demeurans & à eux appartenant, le tout pendant la vie dudit Nicolas, & tant en ſanté qu'en maladie, eſperant ledit Nicolas que

lors qu'il fera malade , lefdits Jean & fa femme & leurs domeftiques auront un foin particulier de luy , &c.

La donation à caufe de mort eft une liberalité qui fe fait fans
contrainte par une penfée de la mort , en forte qu'elle ne peut eftre
confirmée que par le decez du donateur : On ne doute point que
ces donations ne foient valables dans les païs de Droit écrit , elles
y font en ufage fuivant le Droit écrit , & mefme dans plufieurs
Coûtumes de France : mais on doute fi elles font receuës dans la
Coûtume de Paris ; neanmoins il y a lieu de les y admettre , pourveu qu'elles foient faites par perfonnes eftant en parfaite fanté ,
pardevant deux Notaires avec l'acceptation du donataire , ainfi que
nous avons dit fur l'art. 277. de ladite Coûtume.

Telles donations font revocables à la volonté du donateur à l'e-
xemple des dernieres volontez , lefquelles peuvent eftre revoquées
à la volonté de celuy qui les a faites ; & ces donations font redu-
ctibles au quint des propres.

Ces donations ne font point fujettes à infinuation.

Donation à caufe de mort.

Fut prefent Guillaume , &c. lequel eftant preft de faire un long
voyage , &c. & en cas de mort voulant difpofer de fes biens & affaires, il a par ces prefentes donné, cedé, & delaiffé à caufe de mort
à Damoifelle Marie , &c. une maifon , &c. & ce pour l'amitié &
affection qu'il a toûjours portée à ladite Damoifelle Marie ; ladite
donation faite comme dit eft par ledit fieur donateur à caufe de
mort, pour en joüir, faire & difpofer par ladite Damoifelle Marie
fes hoirs & ayans caufe , comme de chofe à eux appartenant, aprés
le decez dudit fieur donateur. Et pour l'effet & execution de ladite
donation ledit fieur Guillaume a revoqué & revoque tous teftamens
& codicilles qu'il pourroit avoir cy-devant faits , voulant & entendant que ladite donation tienne & forte fon plein & entier effet ,
comme eftant fon intention & derniere volonté , & pour l'amitié &
affection qu'il a toûjours portée à ladite Damoifelle , &c.

Revocation de ladite donation.

Aujourd'huy eft comparu , &c. lequel a declaré qu'il a revoqué
& revoque par ces prefentes la donation par luy faite à caufe de
mort à Damoifelle Marie , &c. d'une maifon , &c. felon qu'il appert par ladite donation paffée pardevant , &c. le   jour, &c. par-

ce que ledit sieur Guillaume ne veut & n'entend que ladite donation ait aucun effet ; mais qu'elle soit & demeure nulle , & que tel
est son vouloir & intention , pour certaines causes & raisons à ce le
mouvans , dont il a requis Acte ausdits Notaires soussignez , qui
luy ont octroyé le present , pour servir & valoir en temps & lieu ,
ce que de raison. Ce fut ainsi fait , &c.

Don ou Titre Clerical , pour parvenir à l'Ordre de Prêtrise.

Fut present Jacques , &c. oncle paternel de Claude , &c. Clerc
du Diocese de Paris ; fils de Jacques , &c. & de Marie , &c. lequel
à l'effet de pouvoir par ledit Claude parvenir à l'Ordre de Prêtrise,
& pour satisfaire aux regles de l'Eglise Catholique, Apostolique &
Romaine ; de son bon gré & volontairement a reconnu & confessé avoir, & a par ces presentes creé & constitué, assis & assigné dés maintenant , & pendant la vie dudit Claude , & promet
garantir de tous troubles & empeschemens generalement quelconques, fournir & faire valoir audit Claude son neveu , à ce present
& acceptant, pour titre Clerical & Sacerdotal , cent cinquante livres de rente viagere , que ledit Jacques a promis , sera tenu &
s'oblige bailler , payer & continuer audit Claude pendant sa vie
par chacun an aux quatre quartiers , & à ce a obligé & hypothequé
une maison size à Paris, ruë, &c. & à luy appartenant   &c,
& generalement tous ses autres biens , meubles & immeubles presens & à venir : Et après le decez dudit Claude ladite rente sera &
demeurera éteinte & amortie : Et mesme ledit Jacques veut & entend qu'au cas que ledit Claude son neveu soit pourveu & joüissant paisiblement d'un Benefice de valeur de deux cent livres de
revenu par chacun an , audit cas il soit & demeure quitte & déchargé de ladite rente viagere de cent cinquante livres par chacun an.
Election de domicile , &c.

Promesse d'indemnité par les pere & mere audit Iacques.

Furent presens en leurs personnes Jacques , &c. & Marie sa femme de luy authorisée à l'effet des presentes, demeurans , &c. lesquels ont declaré & reconnu de bonne foy, qu'à leur priere & requeste ledit Iacques a creé & constitué sur luy & ses biens, au profit dudit Claude, Clerc du Diocese de Paris, fils desdits, &c. cent
cinquante livres de rente annuelle pendant la vie dudit Claude pour
son titre Clerical & Sacerdotal , afin de parvenir à l'Ordre de Pré-

trife, ainfi qu'il eft porté au Contract de ladite conftitution, de ce fait & paffé ce jourd'huy pardevant les Notaires fouffignez, laquelle rente viagere devoit eftre affignée & conftituée fur un certain fond d'heritages ; & dautant que lefdits Jacques & Marie fa femme pere & mere dudit Claude n'ont aucuns immeubles, & que tous leurs biens font en marchandifes, effets & chofes mobiliaires, ils auroient requis ledit Jacques d'affurer & conftituer ladite rente viagere fur fa maifon & heritages. A cette caufe lefdits Iacques & Marie fa femme ont promis, feront tenus & s'obligent par ces prefentes l'un pour l'autre, & chacun d'eux feul pour le tout, fans divifion ny difcuffion, renonçant aux benefices de divifion, ordre, difcuffion & fidejuffion audit Iacques, à ce prefent & acceptant, de l'acquiter, garantir & indemnifer de ladite conftitution & promeffe par luy faite ledit jour, de payer & continuer audit Iacques lefdites cent cinquante livres de rente pendant fa vie, & de le garantir d'icelle, & de tout ce en quoy il eft obligé par ledit Contract, enfemble de toutes pertes, dépens, dommages & interefts qu'il en pourroit encourir : Promettant lefdits Iacques & Marie folidairement comme deffus, payer & continuer de leurs deniers audit Claude leur fils lefdites cent cinquante de rente viagere aux quatre quartiers de l'année, en forte que ledit Iacques leur frere n'en foit jamais inquieté. Et outre ce advenant que ledit Claude foit pourveu & joüiffant d'un Benefice, lefdits Iacques & Marie ont promis & promettent audit Iacques leur frere de le faire décharger à l'inftant de ladite rente viagere, & de luy en fournir Acte valable & en bonne forme, &c.

Des Conventions ou Contracts fans nom.

Nous avons dit cy-devant ce que le droit appelle Contracts fans nom, comme de promettre faire quelque chofe pour un autre, à la charge qu'il s'obligera pareillement à faire ou à donner quelque chofe reciproquement, comme les marchez qui fe font pour fournir des marchandifes, & pour contribuer de fon travail & de fon induftrie, lefquels participent de la vente & du loüage, tels que font auffi les conventions pour apprentiffages, que nous avons mis cy-deffus. Ces conventions font differentes fuivant les chofes dont les parties conviennent, & les claufes qu'ils y appofent, comme la convention que fait un Officier pour l'exercice de fa Charge, ce qui ne se peut faire que pour certaines Charges qui ne se peuvent exercer par autres que par ceux qui en sont pourveus, comme sont les Charges d'Archers.

La convention par laquelle le creancier d'un particulier de quelque somme difficile à recouvrer, donne à un autre une partie de la dette au cas de recouvrement d'icelle, à la charge de faire toutes poursuites deuës, raisonnables & necessaires, sans repetition des frais & dépens faits pour parvenir audit recouvrement au cas qu'il ne se puisse faire, & telle convention est permise. Autre convention pour nourriture & logement. La convention de desservir une Cure *in divinis*. La convention pour exercer la Charge de Principal d'un College, & autres semblables dont nous mettrons icy des Actes.

Convention pour l'exercice d'une Charge d'Archer.

Fut présent Jacques, &c. Archer, Sergent sous Monsieur le Lieutenant Criminel de Robe-courte, demeurant, &c. lequel sous le bon plaisir dudit sieur Lieutenant a consenti & permis, consent & permet par ces presentes à Claude, demeurant, &c. à ce present & acceptant, de faire pour luy, en son lieu & place le service auquel il est obligé pour sadite Charge d'Archer. A quoy faire ledit Claude s'oblige & promet par ces presentes tant qu'il plaira audit Jacques, à commencer au premier jour du mois d'Avril prochain, & en consequence obeïr & executer les ordres & commandemens dudit sieur Lieutenant Criminel de Robe-courte, de telle sorte que ledit Jacques n'en reçoive aucunes plaintes ny reproches. Cette convention, promesse & accord faits moyennant la somme de deux cent livres, que ledit Jacques a promis & promet, s'est obligé & s'oblige par ces presentes, bailler & payer audit Claude par chaque année, ou au porteur pour luy aux quatre termes de l'année, dont le premier quartier & jour de payement écherra au dernier jour du mois de Juillet prochain, & continuer de là en avant ledit payement de quartier en quartier aprés ensuivant, tant & si longuement que ledit Claude fera l'exercice de ladite Charge pour & au nom dudit Jacques : Au moyen dequoy ledit Jacques recevra à son profit tous les gages & profits attribuez audit Office. Car ainsi, &c.

Convention pour le recouvrement d'une dette.

Furent presens Jacques, &c. d'une part, & Claude, &c. d'autre

part, lesquels ont fait l'accord & la convention qui enfuivent;
fçavoir, que Jacques eftant creancier de Meffire Nicolas, &c.
de la fomme de dix mille livres pour marchandifes à luy fournies
& pour fa maifon & par fon ordre, dont ledit Meffire Nicolas luy
a fait une Obligation paffée pardevant, &c. le   jour, &c.
de laquelle dite fomme ledit Jacques n'a pû jufqu'à prefent avoir
le payement, ledit Claude fe feroit offert pour faire le recouvrement de ladite fomme de dix mille livres, & pour cét effet faire
toutes pourfuites en Juftice, frais & dépens jufqu'en diffinitive &
entiere execution contre ledit Meffire Nicolas. A quoy auroit
volontairement confenty & accordé ledit Jacques, & pour ce
fujet luy auroit accordé & remis par ces prefentes la moitié de
ce qu'il recouvrera de ladite fomme de dix mille livres, luy en fait
don, ceffion & tranfport fans aucune garantie, reftitution de deniers ny recours quelconque, en quelque forte & maniere que
ce foit; pour eftre ladite dette partagée par moitié à mefure que
le recouvrement s'en fera : Et ont lefdites parties convenu & arrefté que s'il arrivoit qu'on ne pût rien toucher ny recouvrer de
ladite dette, ledit Claude ne pourra pretendre aucune repetition
des frais qu'il auroit faits pour ladite pourfuite contre ledit Meffire
Nicolas; & de fait par cefdites prefentes ledit Claude en quitte
& décharge dés à prefent purement & fimplement, & promet de
l'en acquiter envers tous les Procureurs qui auront occupé aux
pourfuites faites pour ledit recouvrement, fans laquelle charge &
condition le prefent accord n'auroit efté fait. Car ainfi a efté
convenu & accordé entre lefdites parties. Et de plus, que ledit
Jacques ne pourra en quelque maniere que ce foit traiter de ladite
dette, foit avec ledit Meffire Nicolas ou autre, fans le confentement
dudit Claude. Promettant, &c.

Convention pour nourriture & logement.

Fut prefent Jacques, &c. demeurant, &c. lequel a promis &
promet par ces prefentes à Claude, &c. demeurant, &c. à ce
prefent & acceptant, de le nourrir honneftement, & luy fournir
chaque jour pour fes alimens de bouche pain & viande fuffifamment, demi-feptier de vin le matin à déjeûner, chopine à dîner,
& autant à fouper, feu, chambre garnie & chandelle, à commencer dés le premier jour du mois de Janvier prochain : & auffi de
luy fournir le linge de table neceffaire, & draps pour le lit, &

tout moyennant la somme de cinq cent livres par chaque année, que ledit Claude a promis & promet, & s'oblige bailler & payer par avance audit Jacques en quatre payemens égaux de trois mois en trois mois, le premier commençant au premier jour de Janvier prochain, auquel ledit Claude doit entrer en la maison dudit Jacques ; reconnoissant ledit Jacques avoir receu comptant dudit Claude la somme de cent vingt-cinq livres pour le premier quartier de payement de ladite pension & logement, lequel écherra au dernier jour du mois de Mars aussi prochain ; s'obligeant & promettant ledit Claude de continuer ainsi le payement de ladite pension par avance de trois mois en trois mois aprés ensuivans, tant & si longuement qu'il sera nourri & logé par ledit Jacques, à la charge que ledit Claude se rendra en la maison dudit Jacques aux heures ordinaires pour prendre ses repas, & se retirera aussi à heure deuë & raisonnable, sans que ledit Claude soit obligé de payer aucune chose aux serviteurs & servantes dudit Jacques, ny qu'il puisse estre obligé d'en prendre pour se servir d'autres que ceux dudit Jacques. La presente convention neanmoins ne durera que tant qu'il plaira ausdites parties, en sorte qu'il leur sera permis respectivement de s'en désister quand bon leur semblera, en s'avertissant l'un l'autre quinze jours auparavant, sans que l'un puisse au moien dudit désistement pretendre aucuns dépens, dommages ny interests ; & même pourront lesdites parties se départir de ladite convention l'une sans le consentement de l'autre aprés le premier quartier écheu, soit au commencement d'un autre quartier, au milieu, ou en quelque autre temps que ce soit dudit quartier, en avertissant, comme dit est, quinze jours auparavant, & payant ce qui se trouvera dû pour raison de ladite pension & logement, sans que ledit Claude en ce cas soit obligé de payer tout le quartier entier, quoy que ce soit luy qui se déporte de ladite presente convention. Car ainsi, &c.

Convention pour deservir une Cure in divinis.

Fut present en sa personne M. Claude, &c. Prêtre & Curé de, &c. lequel reconnoist avoir volontairement institué & établi durant le temps & espace de ans consecutifs, qui commenceront au premier jour de Janvier prochain, M. Jacques, &c. Prêtre, &c. à ce present & acceptant, pour deservir pour luy & en son nom comme Vicaire ladite Cure *in divinis*, administrer les Sacremens aux Paroissiens, tant en santé, que maladie, toutes fois &

quantes qu'il en sera requis, assister à tout le Service de l'Eglise,
Obits & autres fonctions necessaires & accoûtumées, ausquelles
ledit sieur constituant est obligé à cause de sadite Cure, bien &
deuëment comme il appartient, de sorte qu'il n'en reçoive aucune plainte. Moyennant quoy ledit sieur Jacques prendra les profits, &c. & tout ce qui luy sera donné & payé pour ses assistances en
qualité de Vicaire, aux Convois, Enterremens & autres ceremonies qui ont de coûtume d'estre faites en ladite Eglise, &c. à la
charge que ledit sieur Vicaire ne pourra rien pretendre aux droits
Curiaux, tant pour Mariages, Baptêmes, Mortuaires, publications de Bancs, Monitoires, qu'autres, qui ont de coûtume d'é-
tre faits, baillez & donnez au Curé de ladite Eglise; lesquels droits
ledit sieur Vicaire promet & s'oblige d'en rendre bon & fidele
compte audit sieur constituant toutes fois & quantes qu'il en
sera requis. Et pour l'execution des presentes & dépendances, les
parties ont élû leurs domiciles irrevocables, &c.

Convention pour exercer la Charge de Principal d'un College.

Fut present M. Iacques, &c. Grand Maistre & Principal du
College de, &c. fondé en l'Université de Paris, lequel volontairement a accordé & octroyé, accorde & octroye par ces presentes à M. Nicolas, &c. à ce present & acceptant, la Charge de
Principal audit College, pour icelle exercer pendant trois ans, à
compter du jour de saint Remy prochain, jusqu'à trois ans aprés
ensuivans, finis & accomplis, instruire & enseigner les enfans és
Classes dudit College par Regens & Professeurs habiles, & gens
d'exemple & de bonnes mœurs, ainsi qu'il a toûjours esté fait &
observé jusqu'à present ; à la charge neanmoins que ledit M. Nicolas ne pourra choisir ny instituer des Regens pour professer dans
ledit College sans en avoir auparavant l'avis & l'agrément dudit
M. Iacques, & permettant au surplus audit M. Nicolas de faire
pour ledit exercice toutes les charges & fonctions necessaires, faire
assister les écoliers aux services qui se disent & celebrent ordinairement en la Chapelle dudit College, faire faire les declamations,
disputes & autres exercices ordinaires pour leur instruction, & en
acquitter & décharger ledit sieur Iacques, nourrir & entretenir la
paix & concorde entre les Regens & les Boursiers dudit College.
Et pour faire ledit exercice, ledit M. Iacques a par ces presentes
baillé & délaissé pour ledit temps de trois ans audit M. Nicolas acceptant,

ceptant, les chambres & lieux qui enfuivent ; fçavoir, &c. fe refervant ledit M. Iacques dans ledit College premierement une chambre, &c. Le délaiffement defdits lieux fait par ledit M. Iacques audit M. Nicolas à la charge de par ledit M. Nicolas d'en joüir pendant ledit tems comme un bon pere de famille, & d'entretenir par ledit M. Nicolas lefdits lieux à luy baillez de menuës reparations locatives & neceffaires pendant ledit temps, & les rendre en bon état defdites menuës reparations en fin dudit temps, felon & fuivant les Us & Coûtumes de la Ville de Paris, parce que ledit fieur Iacques les cedera & donnera en bon état ; & ne pourra ledit fieur Nicolas ceder ny transferer la prefente conceffion, droit & délaiffement defdits lieux à autres perfonnes quelconques fans le confentement exprés & par écrit dudit fieur Iacques, & fans qu'il puiffe changer, innover ny démolir aucune chofe efdits lieux fans le confentement dudit fieur Iacques. Pourra ledit fieur Nicolas fe démettre dudit exercice & le quitter toutes fois & quantes qu'il voudra, en avertiffant par luy ledit fieur Iacques fix mois auparavant, afin qu'il puiffe pourvoir audit exercice ; & au cas que ledit fieur Iacques refigne fadite charge & quitte fa dignité avant l'expiration defdites trois années, il fera tenu faire approuver & confirmer ces prefentes par celuy en faveur duquel il fera ladite refignation pour le temps qui reftera dudit temps. Pourra ledit M. Nicolas mettre un Portier pour la garde de la porte, pour icelle ouvrir & garder aux heures ordinaires & accoûtumées, & iceluy entretenir & gager, &c. Car ainfi a efté convenu & arrefté entre les parties, fans pour ce payer ny débourfer par l'une d'icelles aucuns deniers, ny pretendre recompenfe, payemens, falaires & loyers pour l'execution & en confequence des prefentes. Promettant, &c.

Promeffe avec caution de racheter à caufe du ftellionat.

Furent prefens Maiftre Charles, &c. d'une part, & Jacques & Jean & leurs femmes, d'autre part. Difans les parties que par Contract paffé pardevant lefdits Notaires, le   jour, &c. lefdits Jacques & Jean & leurs femmes auroient conftitué audit Maiftre Charles deux cent livres de rente, moyennant la fomme de quatre mille livres qu'il leur auroit preftée, au payement & continuation de laquelle rente ils auroient obligé fpecialement plufieurs maifons & heritages qu'ils auroient declarez n'être char-

gez ny hypothequez à aucunes dettes, sinon des cens & charge
foncieres & anciennes ; ce neanmoins ledit Maistre Charles auroi
découvert depuis peu de temps que lesdites maisons & heritage
avoient esté par eux & par leurs pere & mere obligez & hypothequez à plusieurs rentes precedentes, à sçavoir de cent livres
de rente envers Maistre Claude, &c. par Contract du , &c. Item
&c. au moyen dequoy ledit Maistre Charles auroit presenté Requeste à Monsieur le Prevost de Paris, & en vertu d'icelle fai
assigner lesdits Jacques & Jean & leurs femmes, pour voir ordonner qu'ils seroient contraints par saisies de leurs biens & emprisonnement de leurs personnes, comme stellionataires, à racheter
promptement lesdites deux cent livres de rente, payer les arrerages, frais & loyaux cousts. Ce que voyant lesdits Jacques & Jean
& leurs femmes, & qu'ils ne pouvoient éviter ladite condamnation, se seroient retirez vers ledit Maistre Charles, & iceluy requis de leur donner terme pour faire ledit rachat, & que cependant pour sa plus grande sureté ils luy bailleroient caution. A
quoy ledit Maistre Charles, à leur priere & requeste, & pour
éviter à procés & à frais, auroit consenti, & sur ce les parties ont
fait & accordé ce qui ensuit ; sçavoir, que lesdits Jacques & Jean
& leurs femmes d'eux autorisées , &c. ont promis & se sont obligez & obligent par ces presentes, l'un pour l'autre, & chacun
d'eux seul pour le tout, sans division ny discussion , renonçant
audit benefice, &c. audit M. Charles de luy racheter lesdites deux
cent livres de rente, ce faisant luy rendre, bailler & payer ladite
somme de quatre mille livres dans trois mois prochains pour tout
délay, avec les arrerages qui en seront lors dûs & échus, frais &
loyaux cousts, tels que de raison ; à quoy faire ils seront contraints
solidairement, tant par emprisonnement de leurs personnes, que
par saisie & vente de leurs biens, meubles & immeubles presens &
à venir, nonobstant oppositions ou appellations quelconques, de
leur consentement ; & cependant pour plus grande assurance audit
Maistre Charles, ont baillé pour caution de ce que dessus le sieur
Guillaume, &c. à ce present, qui est intervenu au present Contract, lequel volontairement s'est obligé & oblige avec lesdits Jacques & Jean & leurs femmes, l'un pour l'autre, luy seul & pour le
tout, &c. renonçant audit benefice, &c. envers ledit Maistre Charles,
ce acceptant, au payement de ladite somme de quatre mille livres
pour ledit rachat ; ensemble des arrerages, frais & loyaux cousts dans

ledit jour de, &c. prochain venant pour tout délay, dont de tout ledit
Guillaume fait son propre fait & dette luy seul & pour le tout, sans
division, &c. renonçant comme dessus, &c. le tout sans au surplus
innover ny préjudicier par ledit Maistre Charles à ses autres droits,
actions & hypotheques, en vertu dudit Contract de constitution,
qui demeure toûjours en sa force & vertu. Et moyennant ce ledit
Maistre Charles s'est desisté & départi du procés qu'il avoit encommencé, sans dépens, dommages ny interests de part ny d'autre. Car ainsi, &c.

Des Transports.

Ransport est une cession de droits ou actions, dettes ou
d'autres choses semblables. Celuy qui le fait est appellé cedant, & celuy au profit duquel il est fait est appellé cessionnaire.

Celuy auquel un Transport est fait de quelques droits, n'en est
pas presumé le maistre que le transport n'ait esté signifié au debiteur, en sorte que les creanciers du cedant peuvent jusqu'à la signification & copie baillée du transport faire saisir la dette ou les
droits cedez entre les mains du debiteur, auquel cas ils seroient
preferez au cessionnaire, mais la signification du transport avec
copie laissée au debiteur rend le cessionnaire maistre, & fait qu'il
est preferé à tous creanciers du cedant posterieurement saisissans.
D'où il s'ensuit que le cedant conserve toûjours l'action directe envers son debiteur jusqu'à la signification du transport, laquelle il
peut exercer contre son debiteur. C'est ce que dit la Coûtume de
Paris en l'Article 108. *qu'un simple transport ne saisit point, & faut
signifier le transport à la partie, & en bailler copie auparavant que
d'executer.*

Il y a cette difference entre le transport & la delegation, que le
transport ne saisit point, mais que la delegation saisit sans qu'il soit
besoin de signification.

La delegation se fait lorsque je donne mon debiteur à mon
creancier pour estre par luy payé de ce que je luy dois : par exemple, je dois cent écus à Titius, & Caïus me doit pareille somme :
pour estre quitte de cette dette je delegue Caïus à Titius, & ainsi
je me décharge de l'obligation que Titius avoit contre moy ; &
dautant que cette delegation qui est une espece de transport, se

fait du conſentement de mon debiteur, elle ſaiſit mon creancier, ſans qu'il ſoit beſoin de la ſignifier à Caïus, en ſorte que dés lors mes creanciers ne peuvent plus ſaiſir ce qui m'eſtoit deu par Caïus.

L'Ordonnance de Charles V. de l'an 1356. Art. 4. défend de faire ceſſions ou tranſports de dettes à perſonne plus puiſſante par donation, vendition ou autrement, ny à aucuns des Officiers du Roy. Celle de François I. de l'an 1535. Chap. 12. défend les donations, ventes, & autres traitez eſtre faits aux Juges Officiers en quelque lieu que ce ſoit des biens eſtans en procés pardevant eux, & en leur Cour & Juriſdiction, où ils auront quelque pouvoir, puiſſance & autorité par Office, ſoit par eux mediatement ou immediatement par perſonnes interpoſées, directement ou indirectement, les declarant nulles & de nulle valeur & effet, & ordonnant que ceux qui feront telles ceſſions & tranſports ſeront privez de leurs droits & actions, & auſſi ceux qui les recevront.

Celle de Charles IX. aux Etats d'Orleans Art. 54. défend à tous Juges & aux Avocats & Procureurs du Roy, d'accepter directement ou indirectement aucun tranſport ou ceſſion des procés & droits litigieux és Cours, Sieges & Reſſorts où ils ſont Officiers. Portant ſemblables deffenſes aux Avocats, Procureurs & Solliciteurs de procés des parties pour le regard des cauſes & procés, dont ils ont charge. C'eſt auſſi la diſpoſition de l'Ordonnance du Roy Loüis XIII. de l'an 1629. Art. 4.

Entre les perſonnes privilegiées & plus puiſſantes ſont compriſes ceux qui ont leurs cauſes commiſes pardevant certains Juges, comme les Ecoliers pardevant les Conſervateurs des privileges Royaux, & ceux qui ont leur *Committimus* aux Requeſtes, auſquels la ceſſion & tranſport eſt inutile à l'effet de ſe ſervir de leur privilege, ſi ce n'eſt au deſir de la nouvelle Ordonnance au titre des *Committimus*. Par l'Article 21. il eſt porté que les privilegiez ne peuvent uſer du droit de *Committimus* és cauſes & procés où ils ſeront parties principales, ou intervenantes en vertu de tranſports à eux faits, ſi ce n'eſt pour dettes veritables, & par Actes paſſez pardevant Notaires, & ſignifiez trois ans avant l'action intentée : deſquels tranſports les privilegiez ſont tenus de donner copie avec l'aſſignation, & même en affirmer la verité en jugement en cas de declinatoire, & s'ils en ſont requis, à peine de cinq cent livres d'amende contre ceux qui abuſent de leurs privileges.

L'article suivant est une exception dudit article 21. qui permet en ce qui concerne la datte des cessions & transports, ceux qui sont faits par Contract de mariage, par partage, ou à titre de donation bien & deuëment insinuée, à l'égard desquels les privilegiez peuvent user de leurs privileges quand bon leur semble.

Les Ecoliers ne peuvent aussi user de leur privilege en vertu des cessions & transports qui leur sont faits, ou des saisies & arrests faits à leur requeste, si ce n'est en la forme & maniere ordonnée en l'article 21. du mesme titre pour les *Committimus.*

On peut ceder & transporter à un autre les droits d'une succession écheuë, mais non pas d'une succession à échoir; de sorte que telle cession de succession non écheuë seroit inutile & sans effet, pour l'une & l'autre des parties, parce que telle convention est contre les bonnes mœurs, & par consequent elle n'est point obligatoire.

Celuy qui cede une succession écheuë, ne cede que les droits successifs, & il ne transferee pas en la personne du cessionnaire la proprieté de chaque chose hereditaire, parce qu'il n'a pas cedé & vendu chaque partie de la succession comme maistre & proprietaire d'icelle, mais comme heritier, & representant la personne du deffunt.

On cede & transporte les dettes des debiteurs sans leur consentement; soit que les dettes soient deuës purement, à temps, ou sans condition; auquel cas le cedant n'est pas obligé de garantir le debiteur solvable, mais il suffit qu'il prouve & qu'il justifie qu'il est son debiteur, & qu'il luy doit la dette cedée & transportée, & qu'elle n'a point esté acquittée, & qu'on ne peut point opposer compensation.

On cede aussi & on transporte des rentes constituées, ainsi qu'il a esté remarqué cy-dessus page 191. où il est parlé de la clause *fournir & faire valoir*, & autres touchant la cession & vente des droits, dettes & actions.

Transport & cession de droits successifs.

Voyez-cy-dessus page 128.

Transport d'interest civil.

Fut present en sa personne Marie, &c. veuve de feu Claude, &c. tant en son nom que comme tutrice des enfans mineurs dudit desfunt & d'elle :ᵈdemeurant à Paris, &c. laquelle fuivant l'avis des parens defdits mineurs, omologué par Sentence du Chaftelet de Paris du　　jour, &c. tranfcrit en fin des prefentes, a reconnu & confeffé avoir cedé & tranfporté, & par ces prefentes cede & tranf-porte à François, &c. à ce prefent & acceptant, tout le droit & in-tereft civil, reparations, provifions, dommages & interefts, frais, dépens & toutes autres pretentions & demandes generalement quel-conques, que ladite cedante efdits noms peut avoir & pretendre contre Jacques, &c. à cauſe des bleffures, excez & voyes de fait commis par ledit Jacques en la perfonne dudit deffunt Claude fon mary, qui luy ont cauſé la mort, pour raifon dequoy y a informa-tion & decret de prife de corps contre ledit Jacques, decerné par Monfieur le Lieutenant Criminel, lequel decret ladite cedante a prefentement baillé & mis és mains dudit François, dont elle le fait porteur, le mettant & fubrogeant du tout en fon lieu & de fefdits enfans, noms, raifons & actions, pour par ledit François en pour-fuivre l'execution, & autrement faire & difpofer du prefent tranfport comme bon luy fembleta, & ce moyennant la fomme de huit cent livres que ladite cedante a confeffé avoir eu & receu dudit François, qui luy a ladite fomme prefentement baillée, comptée & delivrée en la prefence des Notaires fouffignez, en Loüis d'or, &c. dont ladite cedante éfdits noms fe tient contente : Et outre à la charge de payer par ledit François le Chirurgien qui a penfé & medicamenté ledit deffunt fon mary, & en acquitter ladite ceden-te efdits noms, dont ledit François aura fa repetition contre ledit Jacques, le fubrogeant en fon lieu, &c.

Tranfport d'obligation.

Fut prefent Charles, &c. Marchand demeurant à, &c. eftant de prefent en cette ville de Paris, logé, &c. lequel a reconnu & con-feffé avoir cedé & tranfporté par ces prefentes, & promet garantir, fournir & faire valoir à Pierre, &c. Marchand Bourgeois de Paris, y demeurant, &c. à ce prefent & acceptant, la fomme de trois cent cinquante livres, que ledit cedant a dit & affirmé luy eftre legiti-mement & juftement deuë ; fçavoir deux cent livres par Michel auffi Marchand à Paris, & en quoy il eft obligé envers luy, par obligation paffée pardevant　　　　　Notaires　　　le jour, &c. cauſée pour vente de marchandife à luy venduë & deli-vrée par ledit cedant : Et cent cinquante livres deuës par Gervais,

&c. auffi Marchand à Paris, qui doit ladite fomme audit cedant, comme ayant droit par tranfport de Jean, &c. paffé pardevant Notaires, &c. auquel Jean ladite fomme eftoit deuë par ledit Gervais, auffi pour vente & delivrance de marchandife de, &c. par obligation paffée pardevant, &c. comme auffi ledit cedant cede & tranfporte, & promet garantir comme deffus, les profits & interefts defdites fommes de, &c. frais & dépens, le tout deu & adjugé audit cedant par deux Sentences du Chaftelet de Paris, l'une contre ledit Michel dattée du, &c. & l'autre contre ledit Gervais en datte du, &c. Et aux fins du prefent tranfport ledit cedant a prefentement baillé & mis és mains dudit acceptant lefdites deux obligations & deux Sentences, le tout eftant en parchemin, avec les pieces & procedures & exploits faits pour avoir le payement defdites fommes, profits & interefts d'icelles, dont il le fait porteur, l'a mis & fubrogé du tout en fon lieu & droits, noms, raifons & actions, pour de tout faire & difpofer par ledit acceptant à fa volonté. Ce prefent tranfport fait moyennant & pour demeurer quitte par ledit cedant envers ledit acceptant de pareille fomme de trois cent cinquante livres, qu'il luy doit auffi pour marchandife à luy venduë & livrée par ledit acceptant portée par fes promeffes prefentement renduës comme nulles, moyennant les prefentes, & bon payement pour les profits, interefts & dépens, que ledit cedant a confeffé avoir eu & receu dudit acceptant ce jourd'huy, dont il fe tient content, quittant, &c.

Tranfport fans garantie.

Fut prefent Charles, &c. lequel a confeffé avoir cedé & tranfporté par ces prefentes, fans toutefois aucune garantie, reftitution de deniers, ny recours quelconque en quelque maniere que ce foit, finon de fes faits & promeffes feulement, qui font que la fomme cy-aprés declarée luy eft bien & legitimement deuë, à Claude, &c. à ce prefent & acceptant, la fomme de cinq cent livres, que ledit cedant a dit & affirmé luy eftre juftement & legitimement deuë par Jacques, &c. par fa promeffe écrite & fignée de fa main, en datte du   jour, &c. & en laquelle fomme ledit Jacques a efté condamné vers ledit Charles, enfemble aux profits, interefts & dépens, par Sentence de Meffieurs les Juge & Confuls de Paris du   jour, &c. comme auffi cede & tranfporte fans garantie comme deffus, lefdits profits, interefts & dépens portez & adjugez par ladite Sentence, laquelle Sentence & promesse ledit cedant a presentement baillé & mis és mains dudit acceptant, dont il le fait porteur & de ladite somme , interests & dépens , l'a mis & subrogé du tout en son lieu & droits, noms, raisons & actions, pour de tout faire & disposer comme bon luy semblera , sans aucun recours comme dit est , mais aux risques, perils & fortunes dudit acceptant. Ce present transport fait moyennant pareille somme de cinq cent livres de principal , & bon payement & satisfaction pour lesdits interests , frais & dépens , le tout que ledit cedant a reconnu & confessé avoir eu & receu dudit acceptant , dont, &c.

Contre-promesse sur ledit transport.

Fut present Claude , &c. lequel a declaré & reconnu , que bien que par le transport qui luy a esté ce jourd'huy fait par Charles, &c. de la somme de cinq cent livres, interests & dépens, deuës & à prendre sur , &c. suivant la promesse & Sentence mentionnée par ledit transport, passé pardevant les Notaires soussignez, il soit porté ledit transport avoir esté fait moyennant pareille somme de cinq cent livres de principal , & bon payement pour lesdits interests & dépens , que ledit Charles avoit confessé avoir receu de &c. neanmoins la verité est telle que ledit Charles n'a receu de luy que la somme de trois cent livres , à laquelle somme ils ont convenu & accordé , & s'est ledit Charles à ce present contenté & contente pour ledit transport de ladite somme de cinq cent livres de principal, interests & dépens, attendu que ladite dette est fort douteuse , & quasi insolvable , & que ledit Claude l'a prise & acceptée à ses risques, perils & fortunes, &qu'il s'est soûmis & obligé de ne jamais rien repeter ny inquieter ledit Charles pour raison de ladite somme de trois cent livres. Car ainsi, &c.

Autre contre-promesse quand par le transport il est porté
pour demeurer quitte.

Ledit Claude a declaré, quencore que par le transport il soit porté iceluy avoir esté fait moyennant & pour demeurer quitte par ledit Charles envers ledit Claude de pareille somme de cinq cent livres, qu'il luy doit par promesse & bon payement pour les interests, frais & dépens que ledit Charles en auroit confessé avoir receu de luy ,

neanmoins

neanmoins la verité eſt telle , que pour ledit tranſport tant du principal qu'intereſts & dépens , il a eſté convenu entr'eux à la ſomme de trois cent livres , attendu que ladite dette eſt fort douteuſe & quaſi inſolvable , & que ledit Claude l'a priſe à ſes riſques, perils & fortunes , laquelle ſomme de trois cent livres eſt ſur & tant moins & en deduction de ladite ſomme de cinq cent livres, que ledit Charles doit audit Claude pour marchandiſe portée par promeſſe & Sentence , dont partant ne reſtera plus que deux cent livres , pour laquelle ſomme de cinq cent livres leſdites promeſſe & Sentence demeureront en leur force & vertu , & ſont demeurées és mains dudit Claude. Promettant, &c.

Obligation portant tranſport.

Fut preſent en ſa perſonne Charles, &c. marchand demeurant à, &c. eſtant de preſent en cette ville de Paris , logé, &c. lequel a confeſſé & reconnu devoir bien & legitimement à Jacques, &c. marchand Bourgeois de Paris , y demeurant ruë , &c. à ce preſent & acceptant, la ſomme de cinq cent livres , pour vente & delivrance de marchandiſe bonne & loyale , fournie & livrée par ledit Jacques audit Charles à juſte prix , dont il luy avoit fait deux promeſſes , preſentement renduës comme nulles , moyennant ces preſentes , laquelle ſomme il promet luy bailler & payer d'huy en deux mois pour tous delais. Et pour faciliter & accelerer le payement de ladite ſomme de cinq cent livres ledit Charles a cedé & tranſporté par ces preſentes audit Jacques à ce preſent & acceptant, pareille ſomme de cinq cent livres , qu'il a dit & affirmé luy eſtre bien & legitimement deuë , ſçavoir trois cent livres par Gervais , &c. par promeſſe du   jour , &c. & autre ſomme de deux cent livres à luy auſſi deuë par Jean , &c. par autre promeſſe du jour, &c. pour les cauſes contenuës & mentionnées eſdites deux promeſſes , leſquelles ledit Charles a preſentement baillées & miſes és mains dudit Jacques acceptant, dont il le fait porteur ; le mettant & ſubrogeant du tout en ſon lieu & droits, noms, raiſons & actions, pour en faire & diſpoſer à ſa volonté , & recevoir le payement deſdites deux ſommes deuës par les debiteurs d'icelles , ſans neanmoins que ledit tranſport & conſentement cy-deſſus puiſſe empêcher ny retarder l'execution de la preſente obligation , contre & ſur les autres biens meubles dudit Charles , aprés le terme cy-deſſus expiré , ny que ledit Jacques ſoit tenu de veiller à la ſureté

defdites deux fommes, l'une de trois cent livres & l'autre de deux
cent livres, ny faire aucune pourfuite, finon la fignification dudit
tranfport, fi bon ne luy femble. Et à cét effet ledit Charles a retenu copies collationnées par les Notaires fouffignez, defdites deux
promeffes, promettant ledit Jacques luy aider des originaux, s'il
eft befoin. Car ainfi a efté accordé, &c. Et pour l'execution des
prefentes, ledit Charles a éleu fon domicile, &c.

Autre tranfport avec garantie.

Fut prefent Charles, &c. demeurant à, &c. lequel a confeffé avoir
cedé & tranfporté par ces prefentes, & promet garantir, fournir
& faire valoir à Jacques, &c. abfent, les Notaires fouffignez ftipulans pour luy, la fomme de trois cent livres que ledit cedant a
dit & affirmé luy eftre legitimement deuë par Claude, &c. par fa
promeffe du   jour, &c. lequel il a dit avoir baillée & mife és
mains dudit Jacques, dont il le fait porteur, le fubrogeant en fon
lieu & droits, noms, raifons & actions, pour en faire, &c. le tranfport fait moyennant pareille fomme de trois cent livres, qu'il a
confeffé avoir euë & receuë dudit Jacques, dont, &c.

Declaration de l'acceptant qu'il ne pretend rien au tranfport.

Fut prefent Jacques, &c. demeurant à, &c. lequel a declaré &
reconnu de bonne foy qu'il n'a & ne pretend aucune chofe au
tranfport qui luy a efté fait le jour d'hier pardevant les Notaires
fouffignez, par Charles, &c. de la fomme de trois cent livres,
deuë & à prendre fur Claude, &c. portée par obligation dattée &
mentionnée par ledit tranfport, & que l'acceptation qu'il a faite dudit
tranfport, n'a efté & n'eft qu'à la priere & requifition dudit Charles,
auquel il n'a que prefté fon nom, pour fous iceluy faire la pourfuite du
payement & recouvrement de ladite fomme. A cette caufe ledit
Jacques en a fait & fait par ces prefentes retroceffion audit Charles,
l'a remis & refubrogé en fon premier lieu & droits, & promet luy
en faire telle autre retroceffion ou quittance que bon luy femblera,
fans toutefois aucune garantie, reftitution de deniers, ny recours
quelconque, finon de fes faits : Ce qui a efté ftipulé & accepté par
ledit Charles à ce prefent, lequel a promis audit Jacques de l'acquitter & indemnifer de l'effet & évenement dudit tranfport, &
des pourfuites qui pourroient eftre faites en confequence d'iceluy;
même de la procuration qu'il a paffée à cette fin, le nom du Procu-

reur en blanc, laquelle & ladite obligation ont esté laissées és mains dudit Charles; ensemble de toutes pertes, dépens, dommages & interests qu'il en pourroit encourir & succomber. Car ainsi, &c.

Autre declaration au profit d'un autre.

Fut present Jacques, &c. lequel a declaré & reconnu, combien que Charles, &c. ait ce jourd'huy fait transport en son nom de la somme de trois cent livres deuë & à prendre sur Claude, &c. suivant l'obligation & promesse dattée & mentionnée par ledit transport, qui a esté fait pour pareille somme que ledit Jacques en auroit receu de luy, ainsi qu'il est porté par ledit transport passé cedit jour pardevant les Notaires soussignez, neanmoins la verité est telle, qu'il n'a & ne pretend rien audit transport, & qu'iceluy & la somme y contenuë, interests & dépens, sont & appartiennent à Nicolas, &c. qui luy a baillé en ses mains les deniers pour lesquels ledit transport a esté fait, pour iceux bailler audit Charles, & que ce qu'il a accepté ledit transport, n'a esté qu'à la priere & requisition dudit Nicolas, auquel il n'a que presté son nom pour luy faire plaisir. A cette cause ledit Jacques a consenti & accordé par ces presentes, que ledit Nicolas fasse & dispose dudit transport, & du contenu en iceluy à sa volonté & comme à luy appartenant, luy en faisant toutes retrocessions & subrogations requises, sans toutefois aucune garantie ny recours quelconque. Ce qui a esté stipulé & accepté par ledit Nicolas, à ce present & acceptant, lequel a promis audit Charles de l'acquitter, garantir & indemniser de l'effet & évenement dudi ttransport; ensemble de la procuration qu'il a cedit jour passée, le nom du Procureur en blanc, pour poursuivre le payement du contenu audit transport, & de tous dépens, dommages & interests qu'il en pourroit encourir & succomber : Reconnoissant ledit Nicolas avoir en ses mains ledit transport, obligation & pieces y mentionnées, & ladite procuration; Car ainsi, &c. Fait & passé double.

Retrocession pure & simple d'un transport.

Fut present Charles, &c. lequel a reconnu & confessé avoir retrocedé par ces presentes sans aucune garantie, restitution de deniers, ny recours quelconque, sinon de ses faits, à Jacques, &c. à ce present & acceptant, la somme de cinq cent livres, que ledit Jacques luy avoit cedée & transportée par transport passé pardevant, &c. à prendre fur Claude, &c. fuivant fa promeſſe mentionnée audit tranſport : & outre cede & tranſporte fans aucune garantie comme deſſus audit Jacques ce acceptant, tous les intereſts de ladite ſomme de   frais & dépens, le tout adjugé audit Charles par Sentence de Monſieur le Lieutenant Civil de l'ancien Chaſtelet de Paris, contre ledit Claude, en datte du, &c. enſemble les frais & miſes d'execution, & à ces fins ledit Charles a preſentement rendu & baillé audit Jacques ladite promeſſe dudit Claude : tranſport dudit Jacques, au bas duquel eſt la ſignification d'iceluy faite audit Claude, & ladite Sentence, le tout cy-deſſus datté & mentionné, avec les exploits, Arreſt & procedures faites contre ledit Claude, dont de tout il fait ledit Jacques porteur, l'a mis & ſubrogé en ſon premier lieu & droits, noms, raiſons & actions, & aux droits dudit Charles, pour en faire & diſpoſer par ledit Jacques à ſa volonté. Cette retroceſſion & tranſport faits tant moyennant pareille ſomme de   de principal, que bon payement & ſatisfaction deſdits intereſts, frais & dépens, le tout que ledit Charles reconnoiſt luy avoir eſté rendu & payé par ledit Jacques ce jourd'huy, dont il s'eſt tenu & tient content, & en quitté ledit Jacques & tous autres à qui quittance en appartient. Promettant, &c.

Autre retroceſſion au dos du tranſport.

Ledit Charles nommé cy-deſſus & de l'autre part, a par ces preſentes retrocedé purement & ſimplement ſans aucune garantie ny recours quelconque, ſinon de ſes faits & promeſſes audit Jacques, auſſi ſus-nommé, à ce preſent & acceptant, la ſomme de cinq cent livres, que ledit Jacques avoit cedée & tranſportée audit Charles, & promis garantir, fournir & faire valoir, meſme icelle ſomme rendre & payer aprés un ſimple commandement, à prendre ſur Claude, &c. ainſi qu'il eſt porté au tranſport de l'autre part écrit, & pour les cauſes y contenuës. Ce faiſant ledit Charles a remis & reſubrogé ledit Jacques en ſon premier lieu & droits, noms, raiſons & actions, & luy a remis és mains l'obligation dudit Claude, dattée, &c. mentionnée par ledit tranſport, pour en faire & diſpoſer par ledit Jacques à ſa volonté & comme de choſe à luy appartenant. Cette retroceſſion faite moyennant pareille ſomme de   que ledit Charles a reconnu & confeſſé avoir euë & receuë dudit Jacques ce jourd'huy, dont, &c. au moyen dequoy les parties sont en tel & semblable état qu'elles estoient avant ledit transport, jurant & affirmant ledit Charles n'avoir receu aucune chose sur iceluy. Promettant, &c.

Autre retrocession à cause de l'insolvabilité du debiteur.

Fut present Charles, &c. lequel a dit & declaré que Jacques, &c. luy ayant cy-devant fait transport, avec promesse de garantir, fournir & faire valoir, de la somme de cinq cent livres deuë par Claude, &c. & sa femme, portée par obligation par eux faite & passée au profit dudit Jacques, pardevant Notaires au Chastelet de Paris, le   jour, &c. moyennant & pour demeurer quitte envers ledit Charles de pareille somme qu'il luy devoit par promesse & serment, ainsi qu'il est plus au long porté par ledit transport, passé pardevant, &c. ledit Charles auroit obtenu Sentence de condamnation des interests de ladite somme, & en suite fait executer les meubles dudit Claude & sa femme, à laquelle execution & transport d'iceux seroient intervenus plusieurs opposans & creanciers, sur quoy seroit intervenuë Sentence de Monsieur le Prevost de Paris ou son Lieutenant Civil au nouveau Chastelet, le   jour, &c. par laquelle auroit esté ordonné que lesdits meubles seroient vendus, à la representation le gardien contraint comme depositaire de biens de Justice, & les deniers provenans de ladite vente baillez & delivrez à Pierre &c. premier saisissant en baillant caution de les rapporter en cas que contribution eût lieu, les frais prealablement pris. Aprés avoir ledit Charles fait saisir réellement une maison size à Paris ruë, &c. appartenant audit Claude de son propre, & sur les criées & decret seroient intervenus plusieurs creanciers, opposans pour plusieurs sommes de deniers qui absorboient la valeur de ladite maison, & ledit Claude auroit interjetté appel desdites saisies & criées, & enfin ladite maison auroit esté decretée & adjugée à Jean, &c. pour la somme de, &c. laquelle somme n'auroit pas esté suffisante à beaucoup prés pour payer lesdits creanciers, le doüaire de ladite femme dudit Claude, & les frais de Justice, & n'avoient lesdits Claude & sa femme autres biens; de sorte que lesdits creanciers auroient esté obligez, sur l'esperance que lesdits Claude & sa femme se remettroient en leur trafic, de leur remettre la moitié de leurs dettes, & de leur donner delay de cinq ans pour payer l'autre moitié : Toutes ces poursuites & discussions

Q q iij

faites des biens defdits Claude & fa femme , & qu'il n'y avoit efperance d'eftre par eux ledit Charles payé du tranfport à luy fait par ledit Jacques , iceluy Charles auroit efté obligé de recourir contre ledit Jacques, lequel il auroit fommé de luy rendre & payer ladite fomme de cinq cent livres , interefts d'icelle , frais & dépens par luy faits à la pourfuite de ladite difcuffion, dommages & interefts. Et voyant ledit Jacques qu'il n'avoit aucuns moyens d'empêcher les conclufions dudit Charles, & d'ailleurs qu'il n'avoit à prefent moyen de le fatisfaire & dédommager , il fe feroit retiré vers ledit Charles, & l'auroit requis de pacifier & moderer fes demandes , eu égard à la bonne amitié & intelligence qu'ils auroient toûjours euë, fur quoy les parties ont fait & accordé ce qui enfuit ; fçavoir, que ledit Charles a retrocedé, quitté & tranfporté par ces prefentes audit Jacques, ce acceptant, fans aucune garantie, reftitution de deniers, ny recours quelconque, en quelque forte & maniere que ce foit, ladite fomme de cinq cent livres de principal, interefts d'icelle, frais & dépens , dommages & interefts à recouvrer contre lefdits Claude & fa femme ; a remis & refubrogé ledit Jacques en fon premier lieu & droits qu'il avoit avant ledit tranfport, même au lieu & droits dudit Charles, aufdits interefts, frais & dépens, dommages & interefts à luy dûs & adjugez par lefdites Sentences fus-dattées & mentionnées : Et à ces fins a rendu & mis és mains dudit Jacques prefentement ladite Obligation defdits Claude & fa femme, tranfport d'icelle par luy fait audit Charles, Sentences obtenuës contre lefdits Claude & fa femme, le tout fus-datté & mentionné, avec toutes les pieces & procedures qu'il avoit concernans ce que deffus, pour en rechercher & recouvrer le payement s'il peut, à fes rifques, perils & fortunes, frais & dépens, contre lefdits Claude & fa femme , & autres qu'il appartiendra, fors & excepté contre ledit Charles, & autrement en faire & difpofer par ledit Jacques comme il avifera ; le tout pour & moyennant la fomme de
fur laquelle ledit Charles a reconnu & confeffé avoir eu & receu dudit Jacques celle de   baillée , comptée & délivrée en la prefence des Notaires fouffignez, en Loüis d'or, &c. dont, &c. & le furplus montant à la fomme de deux cent livres, ledit Jacques a promis & fera tenu, & promet bailler & payer audit Charles, ou au porteur en fa maifon à Paris d'huy en trois mois ; Car ainfi , &c. Et pour l'execution des prefentes & dépen-

dances d'icelles, *élection de domicile*, &c.

Transport de rente sur particulier sans garantie.

Fût present Charles, &c. lequel a volontairement reconnu & confessé avoir vendu, cedé, quitté, transporté & délaissé par ces presentes dés maintenant à toûjours, sans aucune garantie, restitution de deniers, ny recours quelconque en quelque sorte & maniere que ce soit, sinon de ses faits & promesses seulement, à Jacques, &c. demeurant à, &c. à ce present & acceptant pour luy, ses hoirs & ayans cause à l'avenir, quatre cent livres de rente annuelle & perpetuelle, rachetable de la somme de huit mille livres, avec les arrerages qui en sont dûs depuis jour   jusques à huy, le tout appartenant audit Charles, & luy a esté ladite rente constituée par Claude, &c. par Contract passé pardevant   Notaires audit Chastelet, le   jour, &c. à prendre sur tous ses biens, & specialement & generalement obligez audit Contract de constitution, la grosse duquel en forme executoire signée desdits Notaires & scellée, ledit Charles a presentement baillé & délivré audit Jacques, de laquelle il le fait porteur de ladite rente, tant en principal, qu'arrerages, le met & subroge sans autre garantie que dessus, en son lieu & place, droits, hypotheques, noms, raisons & actions ; pour d'icelle rente, tant en principal, qu'arrerages, joüir, faire & disposer par ledit Jacques, &c. sesdits hoirs & ayans cause, ainsi que bon luy semblera en vertu des presentes. Cette vente, cession, transport & délaissement ainsi faits, sçavoir pour ledit principal moyennant pareille somme de huit mille livres, pour laquelle ladite rente est rachetable, & pour lesdits arrerages, moyennant bon payement & satisfaction d'iceux ; le tout que ledit Charles a confessé avoir eu & reçû comptant dudit Jacques, en presence desdits Notaires soussignez, en Loüis d'or, &c. dont, &c.

Transport de rente sur le Roy.

Fut present Charles, &c. demeurant à, &c. lequel a reconnu & confessé avoir vendu, cedé, transporté & délaissé par ces presentes dés maintenant à toûjours, & a promis & promet garantir de tous troubles & empêchemens generalement quelconques, fors du fait du Roy seulement, à Iacques, &c. à ce present & acceptant, acquereur pour luy, ſes hoirs & ayans cauſe à l'avenir, cent livres de rente ſur le Sel appartenant audit Charles, & à luy échuë par le premier lot de partage fait entre luy & Pierre ſon frere des biens de défunts Iean & Damoiſelle Marie ſa femme leurs pere & mere, deſquels ils ſont heritiers chacun pour moitié, par-devant　　　　　　　　　Notaires, le　　　　　　jour, &c. à laquelle Damoiſelle Marie leſdites cent livres de rente apparte-noient, tant comme heritiere ſeule & unique de défunt Georges ſon pere, que comme heritiere pour moitié de Damoiſelle Mag-delaine ſa mere, au jour de ſon decez veuve dudit ſieur Iean, ſuivant qu'il eſt porté en la Tranſaction paſſée entr'elle & Nicolas ſon frere, &c. leſdites cent livres de rente faiſant partie de deux cent livres de rente, cedées audit Georges par Guillaume, &c. auquel Guillaume leſdites deux cent livres de rente avoient eſté conſtituées par Meſſieurs les Prevoſt des Marchands & Echevins de la Ville de Paris le 28. Aouſt 1629. Et a ledit Charles preſen-tement délivré audit Iacques la groſſe originale dudit Contract de conſtitution dudit jour 28. Aouſt 1629. expedition en parchemin dudit Tranſport, &c. & extrait deſdites Tranſaction & Contract deſdits jours, &c. pour par ledit Iacques, ſeſdits hoirs & ayans cauſe, joüir, faire & diſpoſer deſdites cent livres de rente à ſa vo-lonté, & commencer la joüiſſance du premier du preſent mois, Cette vente faite moyennant la ſomme de huit cent livres, qui eſt à raiſon du denier huit, que ledit Iacques promet & s'oblige bail-ler & payer audit Charles auſſi-toſt l'obtention des Lettres de ratification cy-aprés mentionnées, auquel payement ladite rente demeure ſpecialement obligée & hypothequée, outre les autres biens preſens & à venir dudit Jacques, les generale & ſpeciale obligations ne dérogeant l'une à l'autre; conſentant ledit Charles que ſur le preſent Contract il ſoit obtenu inceſſamment & au plus tard dans　　　　　　　　par ledit Jacques Lettres de ratification de confirmation de ſa Majeſté, & où il y auroit oppoſitions proce-dans du fait dudit Charles & de ſes auteurs, ledit Charles promet & s'oblige de les faire lever à ſes frais & dépens, & en fournir les main-levées auſſi-toſt la dénonciation qui en aura faite à ſa perſonne ou domicile cy-aprés élû, à peine de tous dépens, dommages & intereſts, tranſportant, deſſaiſiſſant, &c. Et pour l'execution des preſentes, *élection de domicile, &c.*

Autre

Autre Transport de rente sur le Roy fait en vertu
d'une Procuration.

Fut present Guillaume, Bourgeois de Paris, demeurant, &c.
au nom & comme Procureur de Charles, &c. de luy fondé de procuration speciale à l'effet qui ensuit, passée pardevant
       Notaires, le   jour, &c.
demeurée annexée à la presente minutte : lequel a reconnu
& confessé avoir vendu, quitté, transporté & délaissé à toûjours,
& promet audit nom garantir de tous troubles & empêchemens generalement quelconques, fors du fait du Prince seulement, à Jacques, &c. à ce present & acceptant, acquereur, &c. *comme dessus.*
Et a ledit Guillaume audit nom délivré audit Jacques la grosse originale, &c. Cette vente faite, &c. Et où il y auroit oppositions
procedant du fait dudit Charles & de ses auteurs, ledit Guillaume
audit nom promet & s'oblige de les faire lever aux frais & dépens
dudit Charles, & luy en fournir les main-levées aussi-tost la dénonciation qui luy en aura esté faite à sa personne ou domicile cy-
aprés élû, à peine de tous dépens, dommages & interests, transportant, &c.

Il faut observer icy qu'avant l'Edit pour la conservation des hypotheques des rentes sur l'Hostel de Ville, verifié le 23. Mars 1673.
lesdites rentes estoient saisies & mises en criées suivant l'Art. 347.
de la Coûtume de Paris. C'est pourquoy on ajoûtoit à la fin des
Transports desdites rentes cette clause, en ces termes : *Et pour pur-*
ger les hypotheques qui pourroient estre sur ladite rente, a esté accordé
entre les parties, qu'il sera loisible audit acquereur de la faire decreter
sur luy à ses frais & diligences d'huy en six mois, en telle Jurisdiction
de cette Ville de Paris que bon luy semblera, & icelle encherir, &c.
Mais par cét Edit, & par la Declaration du Roy registrée en Parlement le 10. Juillet de la même année, il est porté que les rentes
constituées sur les Domaines, Tailles, Aydes, Gabelles, Entrées,
cinq grosses Fermes, Decimes, Clergé, dons gratuits, & autres
biens & revenus de la Couronne, peuvent estre saisies réellement,
venduës & adjugées sur les Proprietaires à la requeste de leurs
creanciers, en la maniere accoûtumée, pour estre le prix qui en
provient distribué entre les creanciers suivant l'ordre de leurs hypotheques. Que ceux qui forment leurs oppositions, ou leurs Pro-

cureurs, ou Huiſſiers, ſont tenus d'en ſigner les actes ſur le Regiſtre du Greffier. Et par le moyen des Lettres de ratification obtenuës ſuivant ledit Edit, leſdites rentes ſont & demeurent purgées de tous droits & hypotheques, de quelque nature & qualité qu'elles puiſſent eſtre, ſinon de celle des oppoſans ; ſans neanmoins que les Proprietaires deſdites rentes, qu'ils poſſedent à titre d'heritiers purs & ſimples, ſoient tenus de prendre des Lettres de confirmation de proprieté deſdites rentes, pour eſtre payez du courant & des arrerages d'icelles par les Receveurs & Payeurs.

Par autre Declaration du 4. Novembre 1680. regiſtrée en la Chambre des Comptes le 21. Novembre enſuivant, il eſt porté que les Lettres de ratification ne purgent point les hypotheques du Roy ſur les Rentes des Comptables, quoy qu'il n'y ait point d'oppoſition formée de la part de ſa Majeſté ; voulant que ceux qui acquierent des Rentes d'un Comptable ſoient tenus d'en faire ſignifier le Contract d'acquiſition aux Procureurs Generaux des Chambres des Comptes dans le Reſſort deſquelles les Rentes ſont ſituées, & de retirer leur conſentement par écrit ſur l'original du Contract, ſur lequel les Lettres de ratification ſeront expediées en la Grande Chancellerie, & enregiſtrées dans les Chambres des Comptes aprés avoir eſté communiquées aux Procureurs Generaux, auſquels il eſt deffendu par ladite Declaration de donner leur conſentement, ſinon au cas que les Comptables alors ou leurs auteurs ne ſoient point redevables, & ayent rendu, apuré & fait paſſer leurs comptes à la correction, à peine d'en répondre en leur propre & privé nom : declarant les Rentes acquiſes des Comptables, ratifiées & enregiſtrées en la maniere que deſſus, n'eſtre plus ſujettes aux privileges & hypotheques pretendües par le Roy, quelque maniement qu'il ſoit fait depuis des deniers du Roy par les Comptables qui ont diſpoſé de leurs Rentes.

Ceſſion de profits de Fiefs, & du retrait feodal.

Fut preſent Maiſtre Claude, &c. Seigneur du Fief & Seigneurie de la Grange, &c. lequel a volontairement cedé & tranſporté à Maiſtre Jean, &c. à ce preſent & acceptant, les droits de quints, requints & autres profits feodaux qui ſeront dûs audit Maiſtre Claude, à cauſe de la vente & adjudication par decret qui ſe pourſuit au Bailliage de Chartres de la Terre & Seigneurie du Fief du Grand Pré & ſes appartenances, ſize audit Bailliage, ſaiſie & miſe

en criées sur les heritiers de deffunt Jacques, &c. à la requeste
de Jean, &c. moyennant ladite Terre & dépendances d'icelle, dudit
Maistre Claude, à cause de sadite Terre & Seigneurie de la Grange, excepté un petit Fief sis dans le Village de, &c. qui est mouvant
du Sieur de, &c. les droits & profits duquel Fief ne sont compris
en la presente cession : Ensemble cede & transporte ledit Maistre
Claude audit Maistre Jean, ce acceptant, le droit de retenuë de
ladite Terre & Seigneurie du Grand-Pré, par puissance de Fief pour
cette fois seulement, consentant qu'il fasse ledit retrait sous le nom
dudit Maistre Claude ; & à cette fin luy baillera sa procuration,
si-tost ladite vente faite, soit par decret, ou volontairement, pour
desdits droits cy-dessus cedez, qui seront dûs & acquis audit Maître
Claude, joüir & les percevoir par ledit M. Jean, à quelque somme
qu'ils puissent monter, ainsi que pourroit faire ledit Maistre Claude,
qui dés à present, comme pour lors, y a subrogé & subroge
du tout & en son lieu ledit Maistre Jean ; même au cas qu'il s'en
rende adjudicataire ou acquereur, il en sera & demeurera quitte
& déchargé envers ledit Maistre Claude. Cette cession faite
moyennant la somme de, &c.

Contre-Lettre sur la cession precedente.

Fut present ledit Maistre Claude, lequel a declaré & reconnu
qu'en traitant & cedant par luy audit Maistre Jean les droits de
quints, requints & autres profits feodaux qui seront dûs audit
Maistre Claude ; ensemble le droit de retenuë, comme Seigneur
feodal, pour raison & à cause de la Terre & Seigneurie de la
Grange & dépendances, ainsi que plus au long le contient le
Contract de cession ce jourd'huy passé pardevant les Notaires soussignez, il auroit, & a en outre accordé, comme il accorde par la
presente audit Maistre Jean, acceptant, qu'au cas que ledit Maître Jean ne soit adjudicataire de ladite Terre du Grand Pré,
mais que l'adjudication d'icelle s'en fasse au nom & pour le profit
d'un autre que de luy, soit lignager ou étranger, & que ledit adjudicataire en traite & accorde de la vente par aprés audit Maistre
Jean, à quelque prix & condition que ce soit, même en cas de
retrait par un parent lignager, soit sur ledit adjudicataire, ou sur
ledit Maistre Jean, & qu'iceluy Maistre Jean traite par aprés avec
ledit lignager par vente ou accord ; neanmoins pour toutes ces
mutations, ventes & reventes, ledit Maistre Claude, ses hoirs ou

ayans caufe ne pourront pretendre aucuns nouveaux profits de Fief, foit quints, requints ou autres droits feodaux ou Seigneuriaux, lefquels dés à prefent, comme pour lors, ledit Maiftre Claude a quittez, remis & cedez librement & volontairement du tout audit Maiftre Jean, ce acceptant, auquel ils appartiendront entierement à quelques fommes qu'ils puiffent monter, pour en jouïr par luy, & tourner en fon acquit & décharge, ou bien les percevoir fur les autres acquereurs & adjudicataires, ainfi que pourroit faire ledit Maiftre Claude, qui dés à prefent, comme pour lors, y a fubrogé ledit Maiftre Jean en fon lieu & place. Car ainfi a efté accordé en faveur & confideration de ladite ceffion, pour laquelle autrement ledit Maiftre Jean n'eût baillé ladite fomme de cinq mille livres portée par ladite ceffion, &c.

Ceffion d'un droit de desherence.

Fut prefent Meffire Charles, &c. Seigneur de la Terre & Seigneurie des Landes, &c. lequel a volontairement reconnu & confeffé avoir vendu, cedé, quitté & délaiffé dés maintenant à toûjours fans toutefois aucune garantie, reftitution de deniers, ny recours quelconque, finon de fes faits & promeffes feulement, qui font qu'il n'a cedé les droits cy-aprés déclarez à qui que ce foit, à Maître Thomas, &c. à ce prefent & acceptant, acquereur pour luy, fes hoirs & ayans caufe, tout & tel droit qu'audit Seigneur vendeur peut competer & appartenir en la Terre de Longchamp, & autres biens eftans de la fucceffion de Claude, &c. Seigneur dudit Longchamp, pretendus par ledit Seigneur des Landes luy appartenir par droit de desherence, à faute d'hoirs délaiffez par deffunt Jacques, &c. Seigneur de ladite Terre de Longchamp : Pour raifon dequoy il y a procés pendant en la Cour de Parlement entre ledit Seigneur cedant d'une part, & ledit fieur acquereur, comme ayant don de fa Majefté du droit qu'il pretendoit en ladite Terre & fucceffion, d'autre part ; & encore entre les fieur Pierre & Jean pretendans eftre heritiers dudit fieur Jacques, d'autre part : defquels droits vendus & cedez cy-deffus, ledit fieur acquereur a dit fçavoir la confiftance, & s'en tient content, & aufquels droits ledit Seigneur Charles l'a fubrogé en fon lieu & place, fans aucune garantie, comme dit eft ; confentant en outre ledit Seigneur Charles que ladite Terre de Longchamp, les Fiefs de, &c. tenus & mouvans de fadite Terre & Seigneurie des Landes, foient & de-

meûrent à l'avenir reünis au corps du grand Fief & Seigneurie de
Longchamp, qui eſt tenu & mouvant du Roy, & à cette fin ſe
départ de la foy & hommage à luy deuë, à raiſon deſdits fiefs de,
&c. à la charge neanmoins par ledit Seigneur reſervée, que les
vaſſaux & ſujets deſdits fiefs juſticiables de ſa haute Iuſtice des Landes demeureront ſujets à ladite Iuriſdiction des Landes, ainſi qu'ils
eſtoient tenus auparavant ces preſentes. Et pour obtenir ladite
reünion du Roy ledit ſieur acquereur ſera tenu en faire la pourſuite à ſes frais & diligences, & à cét effet ledit Seigneur ſera tenu
bailler tous autres conſentemens requis & neceſſaires. Cette vente
& ceſſion faite moyennant la ſomme de, &c.

Ceſſion de don d'un droit d'Aubaine.

Furent préſent Charles, &c. donataire de ſa Majeſté de la ſucceſſion de deffunt Veroni originaire de Milan, acquiſe à ſadite
Majeſté par droit d'aubaine, d'une part; & Claude, comme Procureur de Damoiſelle Marie veuve dudit Veroni, d'autre part.
Diſant les parties qu'elles eſtoient en procez pardevant Noſſeigneurs de Parlement, ſur l'appel du Sénéchal de Lyon, pour raiſon de ladite ſucceſſion dudit Veroni, que ledit Charles ſoûtenoit
eſtre tombée en droit d'Aubaine, & comme telle avoit eſté adjugée à ſa Majeſté par Sentence de Meſſieurs du Threſor, eſtant ledit Veroni decedé ſans hoirs, de laquelle ſucceſſion ledit Charles a
eu le don de ſadite Majeſté, verifié en la Chambre des Comptes;
au prejudice de quoy ſoûtenoit que le Sénéchal de Lyon n'avoit
pû adjuger ladite ſucceſſion à ladite Damoiſelle Marie veuve dudit
deffunt; que c'eſtoit une entrepriſe contre les droits du Roy, à l'a-
vantage des Etrangers non naturaliſez, que le droit d'Aubaine
eſtoit un droit de Souveraineté appartenant au Roy ſeul, & pour
concluſion que ledit deffunt ayant même bien preveu que venant
à deceder ſans hoirs, ſa ſucceſſion tomberoit audit droit d'Aubaine, il s'eſtoit fait naturaliſer; mais que par ſes Lettres de naturalité le Roy s'eſtoit retenu le droit de reverſion, en cas qu'il n'eût
des heritiers Regnicoles, par leſquels moyens & autres qui ſe peuvent plus amplement deduire, entendoit ledit Charles faire corri-
ger ladite Sentence: Et de la part de ladite Damoiſelle Marie
eſtoit dit, que ladite Sentence dont eſtoit appel, eſtoit juridique,
parce qu'encore que ledit Veroni fuſt Milanois, ſi eſt-ce qu'il eſtoit
venu s'habituer à Lyon, ſous la foy publique des privileges des foi-

res, & autres accordez aux Etrangers, qui refident & demeurent audit Lyon, par lefquels les Loix de France ont voulu qu'en cas qu'ils decedaffent fans hoirs procreez de leurs corps & Regnicoles, ce neanmoins que leurs fucceffions fuffent recueillies par leurs heritiers, quoy qu'Etrangers, &c. Quant à ladite Damoifelle Marie, elle eftoit née & originaire de Lyon, & que par la difpofition du Droit elle eft heritiere de fon mary à l'exclufion du fifc; & ne fert d'alleguer la Sentence du Threfor, qui n'a pû alterer ny innover lefdits privileges; auffi qu'elle a efté donnée fans legitime contradicteur : D'ailleurs, que lefdites Lettres de naturalité obtenuës par ledit Veroni ne peuvent nuire, parce que fans icelles fa fucceffion n'euft laiffé d'eftre deferée à fes plus proches, & que c'eft une chofe certaine que ce qui abonde ne vicie pas, foûtenant par ces moyens & autres que ladite Sentence dudit Sénéchal de Lyon, de laquelle eft appel, devoit eftre confirmée; furquoy les parties eftoient en terme d'entrer plus avant en procez, dont l'évenement eft douteux & incertain; à quoy defirans obvier & à frais, nourrir la paix, aprés avoir fur ce pris avis & confeil, qui a efté bien inftruit de leurs droits & differends, ont fait & accordé enfemble à l'amiable ce qui enfuit : C'eft à fçavoir que ledit Charles a cedé & tranfporté, quitté & delaiffé fans autre garantie ny recours quelconque, finon de fes faits & promeffes feulement, à ladite Damoifelle Marie, ce acceptant ledit Claude, &c. & les Notaires fouffignez ftipulez pour elle, tous & chacuns les droits, noms, raifons & actions qui peuvent competer & appartenir audit Charles en ladite fucceffion dudit Veroni, tant mobiliaire qu'immobiliaire, à quelque fomme, valeur & eftimation qu'ils puiffent monter, & en quelques lieux & endroits qu'ils foient trouvez & fituez, fans aucune chofe en referver ny excepter; & ce en vertu dudit don à luy fait par le ROY, comme appartenant à fa Majefté par droit d'Aubaine, lequel don ledit Charles promet maintenir bon & valable envers & contre tous, & il y a fubrogé & fubroge ladite Damoifelle Marie & les fiens du tout en fon lieu, droits, noms, raifons & actions, pour en joüir & difpofer pleinement, & à fa volonté, comme à elle appartenant : & outre en tant que fervir pourra à ladite Damoifelle, & fans deroger à ladite ceffion, ledit Charles s'eft defifté & départi dudit procez intenté pardevant ledit Sénéchal de Lyon, devolu par appel en ladite Cour de Parlement, confentant qu'il foit paffé Arreft d'acquiefcement à ladite Sentence, au

profit de ladite Damoiſelle, & à cette fin ledit Charles a preſentement paſſé procuration ſeparée pour conſentir ledit Arreſt d'acquieſcement, & ſera loiſible à ladite Damoiſelle Marie de ſe ſervir
& prevaloir de ladite ceſſion ou dudit deſiſtement & acquieſcement, ainſi que bon luy ſemblera, accordant auſſi que ladite Damoiſelle Marie retire ledit procez, ſacs & procedures où ſe trouveront les Lettres dudit don, & les Arreſts de verification d'iceluy,
par luy obtenuës de ladite ſucceſſion, & autres pieces quelconques,
concernans ledit don, eſtant en la production dudit Charles.
Cette ceſſion & deſiſtement faits moyennant la ſomme de, &c.
payable un mois aprés ledit Arreſt d'acquieſcement pour tout delay, à peine de tous dépens, dommages & intereſts ; & en ce
faiſant eſt & demeure ledit Charles quitte & déchargé par ces
preſentes de tous les dépens de l'inſtance principale ; enſemble de
la cauſe d'appel qui ſeront adjugez par ledit Arreſt d'acquieſcement, & de toutes autres choſes mentionnées audit procez, &
partant ſe ſont leſdites parties reſpectivement deſiſtées de tous leſdits procez & differends, dépens, dommages & intereſts de part ny
d'autre. Car ainſi, &c.

Des Quittances.

ON ne fait point de minute des quittances, & les Notaires qui
les font les delivrent aux parties, excepté celles qui portent
Contract & obligation. Elles ſe dreſſent ſuivant les formules ſuivantes.

Quittance pour loyer de maiſon.

Jacques, &c. demeurant, &c. a confeſſé avoir receu comptant
de, &c. la ſomme de cent cinquante livres pour un terme échû au
jour de Noël dernier, à cauſe d'une maiſon & lieux en dépendans, ſiſe à Paris, ruë, &c. que ledit, &c. tient à loyer de luy, à
raiſon de ſix cens livres par chacun an, dont, &c. quittant, &c.
fait & paſſé, &c.

Quand c'eſt une mere tutrice qui donne la quittance, il faut dire *telle*, &c. *tant en ſon nom que comme tutrice des enfans mineurs du-*
dit deffunt & d'elle, &c.

Quittances pour salaires.

Jacques serviteur & domestique de maistre Claude, &c. sorty ce jourd'huy de sa maison & de son service, confesse avoir eu & receu dudit Maistre Claude son maistre la somme de trente-cinq livres, restant à payer de tous & chacuns ses gages, salaires & services, que ledit Maistre Claude son maistre pourroit luy devoir, pour l'avoir servi domestiquement pendant l'espace de trois années, à raison de soixante livres par an, quitte & décharge ledit sieur, tant de ladite somme de trente-cinq livres, que de toute autre chose generalement quelconque, dont quittant, &c.

Autre.

Marie, &c. servante, &c. confesse que ledit Jean son maistre l'a entierement payée & satisfaite de tous & chacuns ses gages, salaires & services qu'elle a gagnez au logis dudit Jean, en le servant domestiquement, pendant le temps qu'elle y a demeuré, jusques à ce jourd'huy, dont, &c. quittant, &c. & reconnoist aussi ladite Marie avoir transporté son coffre & ses hardes de la maison dudit Jean son maistre.

Quittance pour arrerages de rente.

Maistre Nicolas, &c. confesse avoir eu & receu de Pierre, &c. la somme de cinquante livres pour demie année d'arrerages, écheuë le dernier jour de Decembre passé, à cause de cent livres de rente qu'il luy doit par chacun an, & qui luy ont esté constituées par ledit Pierre & Marie sa femme, par Contract passé pardevant, &c. le   jour, &c. de laquelle somme de cinquante livres ledit Maistre Nicolas se tient content, & en quitte lesdits Pierre & sa femme, & tous autres. Promettant, &c.

Quittance d'une nourrice.

Jacqueline, &c. femme de Gervais, &c. laboureur demeurant à Yvoy, confesse voir eu & receu de Jean, &c. la somme de trente livres pour trois mois échûs ce jourd'huy de la nourriture de mammelle qu'elle a fournie à Marie, &c. enfant dudit Jean, à raison de dix livres par mois, dont, &c.

Quittance

Quittance d'un Masson.

Jacques, &c. maiftre Maffon à Paris, y demeurant, &c. a confeffé avoir eu & receu de Jean, &c. la fomme de trois cent livres, reftant à payer de celle de huit cent livres, & achevant le parfait payement d'icelle fomme de huit cent livres pour les ouvrages de maçonnerie que ledit Jacques a faits en la maifon où ledit fieur Jean eft demeurant, à luy appartenant, fuivant le marché fait entr'eux. Dont, &c.

Autre.

Jacques, &c. maiftre Maffon à Paris, &c. confeffe avoir eu & receu de Jean, &c. la fomme de cinq cent foixante & deux livres trois fols reftant à payer, & faifant le parfait payement de tous & chacuns les ouvrages de maçonnerie, par luy faits pour la conftruction d'une maifon & lieux appartenans audit Jean, fize à Paris, &c. & de la fourniture de tous les materiaux qu'il a employez, peine d'ouvriers, & autres chofes, & rendu place nette, fuivant le marché & thoifé fait entr'eux. De laquelle fomme de, &c. ledit Jacques fe tient content, &c. quittant, &c. & ne ferviront toutes autres quittances, memoires & écrits que les parties peuvent avoir l'une de l'autre avec ces prefentes, que d'un feul & mefme effet, & acquit. Promettant, &c.

Autre quittance avec fubrogation.

Jacques, &c. maiftre Maçon à Paris, &c. a confeffé avoir reçû comptant de Monfieur Nicolas Bourgeois de Paris, &c. à ce prefent & acceptant, qui luy a baillé, payé, compté & nombré, & réellement delivré en la prefence defdits Notaires fouffignez, en loüis d'or, &c. la fomme de fix mille livres reftant à payer, & achevant le parfait payement de la fomme de douze mille livres, à laquelle fe font trouvez monter tous & chacuns les ouvrages de maçonnerie, charpenterie, menuiferie, &c. autres que ledit Jacques a faits, fournis, & fait faire pour ledit fieur Nicolas, en une maifon qu'il a fait faire & conftruire de neuf en cette ville de Paris, ruë &c. fuivant & conformement au plan, devis & marché qui en a efté fait entr'eux pardevant, &c. ainfi qu'il eft porté par le toifé qui en a efté fait par, &c. maiftres Maçons à Paris, dont les parties font convenuës pour cét effet, fuivant le toifé receu par Maiftre

Greffier de

S f

l'Ecritoire, le   jour, &c. que ledit Jacques a mis prefentement és mains dudit fieur Nicolas , &c. de laquelle fomme de fix mille livres ledit Iacques fe tient content & fatisfait , & a quitté & quitte ledit Iacques & tous autres ; & même promet de le faire tenir quitte & déchargé de tous lefdits ouvrages, envers les ouvriers qui ont travaillé audit bâtiment , & tous autres qu'il appartiendra. Comme auffi ledit fieur Nicolas, &c. reconnoift que lefdits ouvrages de maçonnerie, charpenterie, couverture & autres, font bien & deuëment faits, au defir & conformément audit devis & marché , dont il en quitte & décharge pareillement ledit Iacques & tous autres. Ce faifant lefdites parties fe font quittées, quittent & déchargent reciproquement l'une l'autre de toutes chofes generalement quelconques jufques à ce jour, à la referve que ledit Iacques demeurera garand defdits bâtimens devers ledit fieur Nicolas, aux Us & Coûtumes de la ville de Paris. Et fous ladite referve lefdites parties confentent que du contenu en ces prefentes , & en vertu d'icelles, foit fait par tous Notaires fur ce requis, fommaire mention fur lefdits marché & toifé , qui ne leur fervira avec ces prefentes, & les quittances particulieres du payement du furplus dudit prix defdits ouvrages , que d'une feule & mefme chofe.

Declarant ledit fieur Nicolas, &c. que ladite fomme de fix mille livres par luy cy-deffus payée , a efté par luy & Marie , &c. fa femme, empruntée de François, &c. Bourgeois de Paris, aufquels ils en ont folidairement conftitué rente par Contract paffé , &c. au defir duquel il a fait la prefente declaration. Et en confequence, & fur fon requifitoire , ledit Iacques a par ces prefentes mis & fubrogé ledit fieur François, &c. en fon lieu , place , droits, hypotheques , preferences , privileges, noms , raifons & actions qu'il avoit en vertu du fufdit marché & toifé defdits ouvrages fur ladite maifon dudit fieur Nicolas & fes autres biens , jufques à la concurrence defdites fix mille livres , fans toutefois luy eftre tenu d'aucune garantie , reftitution de deniers , ny recours quelconque en quelque façon & maniere que ce foit , finon de fes faits & promeffes feulement : promettant, &c.

Quittance pour un legs.

Fut prefent en fa perfonne Iean , &c. demeurant, &c. eftant de prefent en cette ville de Paris , au nom & comme Procureur de Marie , femme autorifée par Pierre , &c. demeurant audit lieu ,

fondé de procuration fpeciale pour l'effet qui enfuit, paffé pardevant, &c. Notaires audit   le   jour de, &c. de laquelle eft apparu aux Notaires fouffignez, mife és mains du
fieur executeur teftamentaire, cy-aprés nommé : Lequel Iean audit nom, a reconnu & confeffé avoir eu & receu de Maiftre Paul,
&c. au nom & comme executeur du teftament & ordonnance de
derniére volonté de deffunt Charles, &c. la fomme de quatre cent
livres, que ledit deffunt Charles a donnée & leguée à ladite Marie
fa niéce, par fon teftament olographe du, &c. de laquelle fomme
de quatre cent livres ledit Iean audit nom fe tient content, quittant, &c.

L'executeur pour fa décharge peut mettre cette claufe :

Ledit Iean au nom & comme ayant charge, & fe faifant & portant fort de ladite Marie, par laquelle il promet en fon privé nom
faire ratifier & agréer la prefente quittance dans un mois prochain,
& en fournir l'acte valable audit Maiftre Paul.

Quittance d'arrerages de rentes fur l'Hoftel de Ville.

Claude, &c. demeurant, &c. confeffe avoir eu & receu de noble homme Maiftre, &c. Confeiller du Roy, Receveur & Payeur
des rentes affignées fur le Clergé, la fomme de, &c. pour un
quartier échû le jour de, &c. à caufe de deux cent livres de rente,
faifant partie de deux cent cinquante livres de rente, conftituée
le, &c. par Meffieurs les Prevoft des Marchands & Efchevins de la
ville de Paris, à Iacques, &c. fur ledit Clergé de France. Dont &c.

Autre fur les Aydes.

Iacques, &c. *comme deffus*, la fomme de cinquante livres pour
le premier quartier de la prefente année, à caufe de deux cent livres de rente audit, &c. appartenant, conftituée par Meffieurs
les Prevoft, &c. le   jour, &c. à tel, à prendre fur les Aydes;
dont, &c.

Il faut obferver que par la Declaration du Roy du mois de Decembre 1664. les arrerages des rentes conftituées fur les Aydes font re-
tranchées, & on n'en paye plus que deux quartiers par an; en forte
qu'un quartier eft pour la demie année.

Autre sur les Tailles.

Iacques, &c. la somme de cent livres pour les premiers six mois de l'année, à cause de   livres de rente audit Iacques appartenant, constituées par la ville de Paris à tel, le   jour, &c. à prendre sur les Tailles, & à present sur les Fermes generales des Aydes & entrées, dont, &c.

Quittance d'Officiers.

En la presence des Notaires, &c. Claude, &c. demeurant, &c. a reconnu & confessé avoir eu & receu comptant de noble homme Pierre, &c. Conseiller du Roy, Thresorier, &c. la somme de &c. à cause de la pension & appointemens qu'il plaist à sa Majesté luy donner par chacun an, en consideration des services qu'il a rendus en la maison & suite de sa Majesté, &c. de laquelle somme de, &c. ledit Claude s'est tenu content & satisfait, & en remercie sa Majesté, & en quitte ledit Thresorier & tous autres : Promettant, &c. Fait, &c.

Autre.

En la presence des Notaires, &c. Jacque, Chantre de la Chapelle de Musique du Roy, demeurant, &c. a reconnu & confessé avoir eu & receu de noble homme Jean, &c. Conseiller du Roy, Thresorier des menus plaisirs de sa Majesté, la somme de, &c. pour un quartier de ses gages, à cause de sadite place de Chantre ordinaire de la Chapelle de Musique du Roy pendant, à raison de, &c. par chacun an, à luy ordonnée pour ladite place, de laquelle somme, &c.

Autre d'Archer.

En la presence des Notaires, &c. Jacques, Archer de la Connétablie & Maréchaussée de France, demeurant, &c. a reconnu & confessé avoir eu & receu de noble homme Jean, &c. Receveur & Payeur des Gages & droits des Officiers de ladite Connétablie, la somme de, &c. à luy ordonnée pour ses gages, à cause de sadite Charge d'Archer, pour le quartier, &c. de laquelle somme, &c.

Quittance du droit d'indemnité d'heritages acquis par gens de main-morte.

Fut present Messire Michel, &c. Seigneur de, &c. lequel desirant gratifier en ce qui luy est possible les Religieux, Prieur & Convent de, &c. pour le zele & l'affection qu'il a toûjours portée à l'Ordre & Maison desdits Religieux, & afin d'estre participant aux Prieres & Oraisons qui se font tous les jours en leur Eglise, a volontairement permis & consenti que lesdits Religieux, Prieur & Convent & leurs successeurs, ce acceptant par Frere Claude, &c. joüissent, tiennent & possedent dés à present & à toûjours, comme en main-morte, les heritages qui ensuivent, suivant les Lettres d'amortissement par eux obtenuës du Roy; sçavoir, une Maison, &c. Item, le Fief de, &c. Plus, la quantité de vingt arpens de terres, le tout assis & situé dans ladite Seigneurie, & relevant d'icelle, acquis par lesdits Religieux, Prieur & Convent par decret sur Iacques, &c. datté du, &c. sans que desdits Fief, Maison & heritages lesdits Religieux, Prieur & Convent, ny leurs successeurs, soient & puissent estre tenus d'en vuider leurs mains à l'avenir en quelque maniere que ce soit, dont ils demeureront affranchis, liberez & déchargez à toûjours; à la charge neanmoins de par lesdits Religieux, Prieur & Convent bailler homme vivant & mourant audit Messire Michel dans quarante jours, pour faire la foy & hommage audit Seigneur pour ledit Fief, & choses mouvantes en plein fief de sadite Seigneurie, comprises dans ledit decret, & ensuite luy bailler un aveu & dénombrement desdites choses dans le temps de la Coûtume; & avenant la mort dudit homme vivant & mourant estre lesdits Religieux, Prieur & Convent & leurs successeurs, obligez luy bailler, ou à ses successeurs dans ledit Fief & Seigneurie de, &c. autre homme vivant & mourant, luy payer le relief, & bailler un aveu & dénombrement; le tout au desir & conformément à la Coûtume du lieu où ledit Fief & choses feodales sont situez, sur les peines portées & établies par ladite Coûtume. En outre de payer par chacun an les cens & charges anciennes deuës & accoûtumées pour les rotures. De plus, ledit Seigneur leur a donné, remis & quitté irrevocablement le droit d'indemnité qui luy peut appartenir, à cause que ledit Seigneur leur permet la joüissance desdits heritages cy-dessus déclarez, tant en fief, que roture, promettant qu'il ne leur en sera

jamais fait demande ny action par luy ny les siens, successeurs &
ayans cause. Promettant, &c.

Quittance du Maistre à son Apprentif.

Claude, &c. demeurant, &c. reconnoist & confesse que Jacques, cy-devant son apprentif, l'a bien & fidelement servi durant
les trois années portées par son Brevet d'apprentissage passé pardevant, &c. le   jour, &c. dont ledit Claude se
tient content & satisfait, & en quitte & décharge ledit Jacques &
tous autres. Promettant, &c.

Quittance portant compte & obligation.

Voyez cy-dessus touchant les Obligations.

Quittance du payement d'une dot.

Furent presens Claude, &c. & Marie, &c. son accordée qu'il
autorise, demeurant à, &c. lesquels ont reconnu & confessé avoir
receu comptant de Jacques, &c. & Anne sa femme, à ce presens
& acceptans, la somme de vingt-deux mille livres, sçavoir vingt
mille livres en deniers comptans en Loüis d'or, &c. en presence
desdits Notaires, & en un trousseau de deux mille livres, revenant le tout ensemble à la somme de vingt-deux mille livres, que
lesdits Jacques & Anne ont promis payer audit Claude pour la
dot de ladite Marie leur fille, suivant le contenu au Contract de
leur mariage passé pardevant, &c. de laquelle somme de, &c.
lesdits futurs Epoux se tiennent contens & satisfaits, en quittent
& déchargent lesdits Jacques & Anne sa femme & tous autres. Et
consentent que dudit payement soit fait mention sommaire par tous
Notaires sur ce requis sur ledit Contract de mariage ; ce qui ne
servira avec ces presentes que d'un même acquit & d'une même
chose. Promettant, &c,

Quittance de rachat pour mettre sur la minutte
d'un Contract de constitution.

Voyez cy-dessus touchant les Contracts de constitution.

Quittance reciproque d'excez & injures.

Fut present Claude, &c. d'une part, & Jacques, &c. d'autre ;
lesquels pour assoupir le procés criminel encommencé entr'eux, &

l'un contre l'autre, se font par ces presentes quittez & quittent de part
& d'autre de tous interests civils, reparations, provisions, dommages
& interests, frais & dépens, & autres choses quelconques, qu'ils
pourroient pretendre & demander l'un à l'autre pour raison des excez, voyes de fait, & paroles scandaleuses commis par chacun d'eux,
& l'un contre l'autre, dont ils avoient de part & d'autre fait plainte & information pardevant tels Commissaires au Chastelet de
Paris, &c. & obtenu decrets d'adjournement personnel l'un contre
l'autre ; consentant & accordant que lesdites informations & decrets soient & demeurent nuls & de nul effet, comme non faits
ny avenus, ensemble tout ce qui s'en est ensuivi, sans qu'aucun
d'eux s'en puisse aider ny prévaloir, le tout aprés que lesdites parties se sont reconnuës pour gens de bien & d'honneur, & promis
de ne se méfaire ny médire à l'avenir, & que chacun d'eux payera
son Chirurgien, & son Procureur & conseil, sans dépens, dommages ny interests de part & d'autre : Car ainsi a esté accordé
entre les parties. Promettant, &c.

Autre quittance d'un qui a offensé un autre.

Furent presens Claude & Marie sa femme, &c. de luy autorisée
pour l'effet des presentes, demeurant, &c. lesquels ont volontairement reconnu & confessé avoir remis & quitté par ces presentes
à Jean, &c. à present prisonnier au Chastelet de Paris, stipulant
& acceptant par François, &c. à ce present & se faisant fort dudit Iean, tout l'interest civil, reparations, provisions, frais,
dépens, dommages & interests, & autres choses quelconques que
lesdits Claude & sa femme pourroient pretendre & demander,
& qui pourroient leur estre adjugez à l'encontre dudit Iean, à cause
des excez & voyes de fait, injures, paroles atroces & scandaleuses
commis par ledit Iean contre lesdits Claude & sa femme. Pour
raison dequoy lesdits Claude & sa femme auroient fait informer
pardevant tel Commissaire, &c. & obtenu decret de prise de corps
contre ledit Iean, en vertu duquel ledit Iean a esté emprisonné
esdites prisons, interrogé, & les témoins confrontez, & ensuite
les conclusions du Procureur du Roy ; consentent & accordent
lesdits Claude & sa femme que lesdites informations, decret de
prise de corps, poursuites & procedures soient & demeurent nulles
& de nul effet pour ledit Iean, & qu'iceluy soit mis hors desdites
prisons. Cette remise & quittance faites moyennant une déclara-

tion que ledit Iean a faite ce jourd'huy pardevant tels Notaires, &
qui a esté presentement baillée & mise és mains desdits Claude &
sa femme, par laquelle en la presence de quatre personnes y nom-
meés & signées, ledit Iean a déclaré que temerairement & comme
mal-avisé il auroit battu & excedé lesdits Claude & sa femme, &c.
les prie de luy pardonner cette injure, & de ne s'en souvenir plus,
les reconnoissant pour gens d'honneur : & outre moyennant la
somme de cent cinquante livres pour le remboursement de tous
les frais & dépens faits par lesdits Claude & sa femme à la poursuite dudit procés criminel, laquelle somme lesdits Claude & sa
femme ont reconnu & confessé avoir euë & receuë par les mains
dudit François. Dont, &c.

CHAPITRE II.

Des Testamens & Codicilles.

LE Testament est une déclaration que nous faisons solemnelle-
ment de ce que nous voulons estre executé aprés nostre mort.
Pour la validité d'un Testament il faut que celuy qui l'a fait, ait
eu la faculté de tester, car il y en a plusieurs qui ne l'ont pas,
comme ceux qui sont morts civilement, & qui n'ont pas l'âge requis par la Coûtume de leur domicile. Celle de Paris permet à
celuy qui a vingt ans accomplis de pouvoir tester, soit qu'il soit
émancipé ou non, pourveu qu'il ait des biens dont il puisse faire
Testament : Au contraire, par la disposition du Droit écrit ceux
qui sont parvenus à leur puberté peuvent tester, pourveu qu'ils
soient hors la puissance paternelle ; en sorte qu'un fils de famille
ne pourroit pas tester s'il avoit son domicile au païs de Droit
écrit, quoy qu'il vint faire son Testament dans cette Ville ou dans
une autre.

Nous avons en France deux sortes de Testamens, qui sont le
Testament solemnel & le Testament olographe.

Le Testament solemnel est celuy qui est fait pardevant Notaires
ou pardevant le Curé ou le Vicaire de la Paroisse du testateur,
selon la forme requise par la Coûtume où le Testament est
fait.

Le Testament olographe est celuy qui est entierement écrit de
la

la main du testateur ; il ne requiert aucunes solennitez, il suffit qu'il soit écrit & signé de la main du testateur.

Les solennitez du Testament solennel regardent ou ceux qui les reçoivent, ou qui y servent de témoins, ou les solennitez qui sont requises pour l'acte du Testament.

Par la disposition de la Coûtume de Paris Article 289. pour reputer un Testament solennel, il est necessaire qu'il soit écrit & signé du testateur, ou qu'il soit passé pardevant le Curé de la Paroisse du testateur, ou son Vicaire general & un Notaire, ou dudit Curé ou Vicaire & trois témoins, ou d'un Notaire & deux témoins idoines, suffisans, mâles, & âgez de vingt ans accomplis & non legataires ; & qu'il ait esté dicté & nommé par le testateur ausdits Notaires, Curé ou Vicaire general, & depuis à luy relû en la presence d'iceux Notaires, Curé ou Vicaire general & témoins : Et qu'il soit fait mention audit Testament qu'il a esté ainsi dicté, nommé & relû, & qu'il soit signé par ledit testateur & par les témoins, ou que mention soit faite de la cause pour laquelle ils n'ont pû signer.

Les Testamens doivent estre écrits par lettres ordinaires & entieres, & non par chiffres, ou autres caracteres ; de sorte que si les legs & les sommes dont le testateur auroit disposé dans son testament estoient marquez par chiffres, le testament seroit nul.

La signature des Notaires & des témoins doit estre faite du vivant du testateur, autrement le testament seroit nul.

Outre les solennitez susdites, il faut encore que le testament soit datté, sur peine de nullité, suivant l'Ordonnance de Blois Art. 167.

Par l'usage des Païs de Droit écrit les testamens se font en presence de sept témoins, mâles & puberes, conformément au Droit Romain. Ils doivent contenir l'institution d'heritier ; mais elle n'est pas necessaire dans les Païs coûtumiers, & suivant l'Article 299. de la Coûtume de Paris, l'institution d'heritier n'a lieu, c'est à dire qu'elle n'est point requise & necessaire pour la validité d'un testament, mais ne laisse de valoir la disposition jusqu'à la quantité des biens dont le testateur peut valablement disposer par la Coûtume.

Le Droit Romain requiert une autre solennité pour les testamens, qui est que le testateur & les témoins y apposent leurs cachets pour les fermer, de sorte qu'on ne les puisse point ouvrir sans les rompre, & sans qu'il y paroisse. Cette formalité s'observe

Tt

dans les païs de Droit écrit ; neanmoins l'omission d'icelle ne cause pas la nullité du testament.

Il y a une autre espece de testament dans les païs de Droit écrit, sçavoir le testament noncupatif, qui se fait lorsque le testateur declare sa volonté, & nomme tout haut son heritier en presence de sept témoins, & fait ensuite rediger par écrit son testament, telle disposition vaut comme un testament, quoy que le testateur & les témoins n'ayent point signé, & qu'ils n'ayent point apposé leurs cachets.

Les testamens se reglent par la Coûtume du lieu où ils sont passés, pour ce qui regarde les solemnitez requises ; mais quant à la disposition, il faut suivre les Coûtumes des lieux où les biens sont situez.

Que si la Coûtume dans laquelle un testament seroit fait, ne prescrivoit point la forme & les solemnitez du testament, il faudroit suivre la disposition Canonique au Chapitre *cùm esses ext de Testament.* par laquelle le testament est valable, quand il est fait pardevant le Curé du testateur & deux témoins.

Les testamens en païs de Droit écrit, contiennent les institutions d'heritier, les substitutions tant directes que fideicommissaires, les legs & les fideicommis.

Dans les païs coûtumiers ils contiennent les legs & les fideicommis, c'est pourquoy il est à propos d'expliquer briévement ce qui regarde ces matieres.

L'institution d'heritier est le principal fondement du testament en païs de Droit écrit ; de sorte qu'il n'y a point de testament sans institution d'heritier : L'institution d'heritier est un moyen universel d'acquerir, qui se fait dans un testament, quand un testateur declare quelqu'un son heritier.

L'institution d'heritier se fait au premier ou au second degré : celle qui se fait au premier degré, est proprement appellée institution ; & celle qui se fait au second ou dans un autre degré, est appellée substitution.

Un testateur peut instituer un ou plusieurs heritiers, & quoy qu'il en ait institué plusieurs, neanmoins s'il n'y en a qu'un qui apprehende la succession, elle luy appartiendra toute entiere par droit d'accroissement, parce que l'heritier est subrogé à tous les droits que le testateur avoit au temps de sa mort ; de sorte que si le testateur n'avoit institué qu'un heritier d'une partie de ses biens, toutes les autres parties luy appartiendroient par droit d'accroissement, &

elles ne passeroient pas à l'heritier legitime.

L'institution se peut faire purement ou sous condition; mais elle ne se peut pas faire pour un certain temps, ny à commencer dans un certain temps, parce que le testateur decederoit testat pour un temps, & intestat pour un autre temps, ce qui repugne à la qualité d'heritier.

Il faut que l'heritier institué soit capable de l'estre, dans trois temps; sçavoir au temps que le testament est fait, au temps de la mort du testateur, & au temps qu'il apprehende la succession. Voyez dans la Jurisprudence du Digeste ceux qui ne peuvent pas estre instituez heritiers.

L'institution se fait souvent sous cette condition, que l'heritier institué sera tenu de porter le nom & les armes du testateur.

La substitution est une institution d'heritier, faite au second ou autre degré; & c'est proprement une subrogation d'une personne à une autre.

La substitution est directe ou fideicommissaire, celle-là se fait en termes directs, qui regardent directement celuy en faveur duquel la substitution est faite, & par laquelle le substitué prend directement de la main du testateur la disposition qui est faite à son profit, quoy qu'il soit subrogé à un autre qui luy estoit preferé par le testateur. Comme si le testateur dit, *j'instituë Titius mon heritier, & si Titius n'est pas mon heritier, Mevius soit mon heritier*; en ce cas, si Titius n'est pas heritier du testateur, ou parce qu'il auroit renoncé à sa succession, ou parce qu'il ne le voudroit ou ne pourroit pas l'estre, cette succession appartiendroit directement & immediatement à Mevius, comme si le testateur n'avoit institué que luy.

La substitution fideicommissaire est exprimée en termes indirects & obliques, & qui ne regardent pas immediatement celuy qui est substitué, & elle ne se fait que par le ministere d'un autre que du testateur, comme quand on instituë quelqu'un son heritier, & qu'on le prie ou charge de restituer sa succession à un autre, ce qui est appellé fideicommis universel.

La substitution directe se divise en vulgaire & pupillaire; & ces deux especes renferment l'exemplaire, la reciproque & la compendieuse.

La substitution vulgaire est celle par laquelle on substituë à l'heritier institué, de quelque âge & de quelque qualité qu'il soit, au cas qu'il ne soit pas heritier : par exemple, *Titius soit mon heritier,*

& si Titius n'est pas mon heritier, *Mevius soit mon heritier* ; en ce cas si Titius n'est pas heritier du testateur , la substitution a lieu , & Mevius luy succede à l'exclusion des heritiers du deffunt venant *ab intestat.*

La substitution pupillaire est celle qui se fait à un pupille, par celuy en la puissance duquel il est , au cas qu'il meure avant que d'être parvenu à sa puberté. Elle est appellée pupillaire , parce qu'elle ne se fait qu'à un pupille.

Plusieurs conditions sont requises afin que cette substitution ait lieu.

La premiere est qu'elle soit faite à celuy qui n'est pas encore en puberté , de sorte qu'elle s'éteint par la puberté de celuy à qui elle est faite.

La deuxiéme, que celuy à qui elle est faite , soit en la puissance du testateur ; en telle sorte que par sa mort le pupille ne rentre pas dans la puissance de son pere. Ainsi l'ayeul paternel ne peut pas substituer à son petit-fils, quoy qu'il l'ait en sa puissance, au cas que par sa mort il retombe dans la puissance de son pere ; parce que celuy en la puissance duquel il retomberoit , auroit droit de luy substituer , sans avoir égard à la substitution qui auroit déja esté faite.

Et dautant que la mere & les ascendans par elle n'ont pas leurs descendans dans leur puissance , il s'ensuit qu'ils ne leur peuvent substituer pupillairement.

La troisiéme, que le testateur fasse un testament pour luy & avec les solemnitez requises ; desorte qu'il puisse subsister, & qu'il institué un heritier, car la substitution pupillaire qui est le testament du fils , n'est qu'une suite & une dépendance de celuy qui est fait par le testateur , pour luy & pour les siens.

La quatriéme, que le fils soit institué par le testateur ; car autrement le testament du pere seroit cassé par sa preterition , & par consequent le testament du fils ne pourroit avoir lieu.

La cinquiéme, qu'il y ait un heritier institué dans le testament du pere , qui se porte heritier, autrement le testament seroit infirmé par destitution.

La substitution pupillaire se fait au cas que le pupille decede avant sa puberté, en ces termes : *Titius mon fils soit mon heritier, & s'il decede avant sa puberté*, *Seïus soit mon heritier.* C'est pourquoy , bien que le pupille ait apprehendé la succession de son pere , ou mesme qu'il ne l'ait pas apprehendée , le substitué succede au pupille en vertu de cette substitution.

La substitution pupillaire se divise en expresse & tacite ; l'expresse est celle qui est exprimée dans le testament , la tacite est celle qui est contenuë dans la vulgaire. La substitution pupillaire expresse exclud entierement la mere du pupille de sa succession ; de sorte qu'elle n'a pas même droit de se plaindre de demander sa legitime sur les biens de son fils. La raison est que la substitution pupillaire est faite par le pere.

La substitution exempláire se fait par les parens à leurs enfans , sans aucune distinction de degré , de sexe & d'âge , lors que la foiblesse & l'imbecillité de leur esprit les empeschent de pouvoir tester.

Cette substitution ne peut estre faite qu'à celuy qui est en la puissance du testateur ; de sorte que par sa mort il ne puisse pas retomber dans la puissance de son pere.

La substitution reciproque est celle par laquelle plusieurs instituez sont substituez les uns aux autres : par exemple , *Titius , Mevius & Caius soient mes heritiers , & je les substitue les uns aux autres.*

La substitution compendieuse est celle qui par la briéveté du discours comprend les substitutions pupillaire , vulgaire & exemplaire; & elle se fait en ces termes ou autres semblables : *Titius soit heritier de mon fils en quelque temps qu'il decede.* Voyez sur ces matieres la Jurisprudence du Digeste touchant les substitutions.

La substitution fideicommissaire est ce que nous appellons fideicommis universel , à la difference du fideicommis particulier , lequel ne differe point du legs , si ce n'est quant aux termes dont on se sert pour le laisser.

Par la disposition du droit les fideicommis peuvent estre laissez par testament ou par codicilles , ou par donation à cause de mort , ou mesme *solo nutu* ; mais il faut que ce soit en presence de cinq témoins.

Un heritier soit testamentaire ou legitime , peut être chargé ou de rendre toute la succession , ou une certaine partie d'icelle , comme la moitié , le tiers , ou autre telle qu'il plaît à celuy qui fait le fideicommis. Mais au cas que le testateur ait chargé son heritier de restituer toute sa succession à un autre , l'heritier peut retenir la quarte Trebellianique ; c'est à dire la quatriéme partie de la succession , & si le testateur l'a chargé de restituer plus des trois quarts , il a droit de retenir ce qui manque à la quatriéme partie

Tt iij

des biens du deffunt : neanmoins par le Droit nouveau le teftateur peut deffendre à fon heritier la diftraction de cette quarte , de forte que fi l'heritier eft refufant d'apprehender la fucceffion , il peut eftre contraint de le faire par le fideicommiffaire , aux rifques & fortunes d'iceluy.

Il faut icy obferver que les inftitutions d'heritier fe peuvent faire fous des conditions , lefquelles , quoy qu'impoffibles , ne rendent pas nulles l'inftitution.

Les conditions fe divifent en cafuelles , poteftatives & mixtes.

La condition cafuelle eft celle dont l'évenement dépend du hazard.

La condition poteftative eft celle qui eft en la puiffance de l'heritier inftitué , comme fi le teftateur inftituë Titius au cas qu'il monte au Capitole.

La condition mixte eft celle qui dépend en partie du hazard , & en partie de la volonté de l'heritier inftitué , comme fi Titius eft inftitué au cas qu'il monte au Capitole pendant le Confulat de Caius.

Les enfans qui font heritiers *ab inteftat* du teftateur , ne peuvent point eftre inftituez que fous une condition poteftative ; de forte que s'ils étoient inftituez fous une condition dont l'évenement ne dépendroit que de leur volonté , le teftament feroit nul dés fon commencement.

Aprés vous avoir parlé des inftitutions & des fubftitutions , il faut parler des legs & des fideicommis particuliers.

Le legs eft une efpece de donation de quelque chofe faite dans un teftament , dont la delivrance doit eftre faite par l'heritier : comme fi le teftateur dit , *Je donne & legue à Titius le fond Cornelian.*

Le fideicommis particulier eft la mefme chofe ; mais il fe fait par le miniftere de quelqu'un , comme fi le teftateur dit , *Je prie mon heritier de donner aprés ma mort le fond Cornelian à Titius :* Quant à l'effet c'eft la mefme chofe avec le legs ; le legataire peut auffi eftre chargé d'un fideicommis particulier ; comme fi le teftateur dit , *Je donne & legue à Titius le fond Cornelian , & je le prie de donner cent piftolles aprés ma mort à Caius.*

Touchant les legs , il faut prendre garde à ceux à qui ils font faits , & aux chofes qui font leguées.

Quant à ceux à qui des legs font faits , il faut obferver qu'ils peuvent eftre laiffez à des perfonnes incertaines , pourveu qu'on puifse connoître la volonté du testateur, comme si un legs est fait à des Communautez approuvées, ou aux pauvres d'une Ville ou d'une Parroisse, autrement ils seroient nuls.

Un testateur peut leguer à son Avocat ou à son Procureur, suivant les Arrests rendus dans ce Parlement ; mais le Parlement de Tholoze en juge autrement.

Le testateur peut aussi leguer à l'executeur testamentaire, pourveu qu'il ne soit pas legataire ; car on ne peut pas leguer à un legataire, suivant la Coûtume de Paris en l'article 289. mais par la disposition du Droit écrit, un legs fait à un legataire est valable.

On peut leguer à un Curé ou à une personne de probité, quoy que Laïque, une somme d'argent, pour estre employée selon l'ordre & la priere qui luy auroit esté faite par le testateur, & tel legs est valable, sans que le depositaire d'une telle volonté puisse être obligé de declarer à quoy se doit faire l'employ de ladite somme.

Il y a plusieurs personnes qui ne peuvent point recevoir de legs.

1. Les Etrangers.

2. Les témoins testamentaires, ainsi qu'il a été dit cy-dessus.

3. Ceux qui reçoivent les testamens, comme les Notaires, ou les Curez & les Vicaires ; neanmoins un legs fait à l'Eglise, dont celuy qui reçoit un testament est Curé, est valable.

4. Les tuteurs ou curateurs ne peuvent aussi rien recevoir des testamens faits par les mineurs, en cas que lesdits tuteurs ou curateurs n'ayent point encore rendu leurs comptes, suivant les Ordonnances de François I. l'an 1539. art. 131. & de Henry II. l'an 1549. art. 2.

Les enfans desdits tuteurs ou curateurs ne peuvent pareillement rien recevoir desdits mineurs, comme il est porté expressement par l'art. 276. de la Coûtume de Paris, qui est un droit general pour toute la France en ce cas. Toutefois ceux qui ont les susdites qualitez peuvent recevoir des mineurs en deux cas.

Le premier est lorsque le tuteur de celuy qui fait son testament à son profit, est un de ses ascendans, suivant ledit article 276.

Le deuxiéme est lorsque le tuteur ou le curateur est capable de succeder *ab intestat* à celuy qui fait son testament en sa faveur.

5. Les Medecins, Chirurgiens & Apothiquaires ne peuvent point recevoir de legs qui leur sont faits par les malades, à moins qu'ils ne soient parens de celuy qui a testé à leur profit.

6. L'article 131. de l'Ordonnance de l'an 1539. qui deffend de

donner à ses tuteurs, curateurs, pedagogues ou administrateurs, a esté étendu aux Convents & Monasteres, dont un des Religieux a esté le Confesseur ou le Directeur du testateur, parce qu'on ne peut pas douter qu'un Confesseur ou Directeur ne puisse facilement preoccuper l'esprit de son penitent. C'est par cette raison que la Cour a jugé que les donations testamentaires faites à tels Convents sont nuls & de nul effet. L'Ordonnance de Blois article 28, deffend aussi aux Religieux & Religieuses pendant leur Noviciat, de faire aucunes dispositions au profit des Monasteres où ils sont Novices.

7. Les femmes adulteres ne peuvent rien recevoir de leurs corrupteurs.

8. Les bâtards issus d'une conjonction incestueuse ou adulterine, sont incapables de donations entre-vifs ou testamentaires, faites par leurs pere & mere; de sorte même que les enfans legitimes de ces bâtards ne peuvent rien recevoir de leur ayeul ou ayeule. Mais quant aux bâtards non adulterins ny incestueux, ils peuvent recevoir des donations, soit entre-vifs ou testamentaires, pourveu qu'elles ne soient pas universelles.

A l'égard des bâtards adulterins ou incestueux, & des enfans de ceux qui sont dans les Ordres Sacrez, la Cour les a declarez incapables de recevoir de leurs pere & mere, ayeul ou ayeule, & d'autres ascendans; elle a aussi declaré leurs enfans legitimes, incapables de donations entre-vifs ou testamentaires, si ce n'est par forme d'alimens, parce que les alimens sont dûs à ces bâtards *ex æquitate Canonica*; de sorte que la propriété des choses qui leur sont données, est reservée aux heritiers du testateur, à moins que le legs qui seroit fait en proprieté, ne fût modique, & de peu de valeur.

9. Les Confrairies illicites & Communautez qui n'ont point esté autorisées par le Roy, par Lettres patentes verifiées en Parlement ne sont point capables des dispositions entre-vifs ou testamentaires seroient faites à leur profit.

Les Capucins ne sont point capables de legs ou d'autres dispositions faites en leur faveur, consistant en argent, parce qu'ils n'en possedent point, si ce n'est pour être employé à rebâtir ou à augmenter leur Monastere.

10. Celuy qui est mort civilement est incapable de legs, comme ceux qui sont condamnez aux Galeres perpetuelles, ou au bannissement perpetuel hors le Royaume : ils peuvent neanmoins re-

cevoir

cevoir par forme d'alimens : Ainsi on peut leguer une pension viagere modique aux Religieux Mandians.

On ne peut pas leguer aux Jesuites aprés leurs vœux simples,
comme il est porté par l'Edit de leur établissement en l'année 1603.
de sorte que les legs qui leur seroient faits, seroient nuls, quoyque
par aprés ils fussent congediez de leur Compagnie.

11. Les conjoints par mariage ne peuvent disposer en faveur l'un
de l'autre par testament ou derniere volonté, suivant l'article 282.
de la Coûtume de Paris ; de sorte mesme que tel legs fait à l'un
des conjoints devient nul par le mariage, & ne peut être rendu
valable par le consentement de l'heritier du testateur.

Par le Droit écrit les donations testamentaires entre conjoints
par mariage sont valables, dautant qu'elles n'ont effet qu'aprés la
dissolution du mariage, & qu'elles sont revocables à la volonté du
donateur jusques à sa mort : Nous avons plusieurs Coûtumes qui
permettent de semblables donations.

Nôtre Coûtume ne deffend pas seulement aux conjoints par mariage de s'avantager l'un l'autre directement, par testament ou derniere volonté ; c'est à dire, en laissant nommément à l'autre des
conjoints ; mais aussi indirectement, par personnes interposées,
sous le nom d'autruy, ou par un fideicommis tacite, à la charge de restitution, par des contre-lettres ou autrement. Ce qui se
doit entendre, soit qu'il y ait des enfans issus du mariage ou non.
Mais céluy des conjoints qui n'a point d'enfans peut donner aux
enfans de l'autre d'un premier lit.

En Coûtume qui deffend l'avantage entre conjoints par mariage,
un legs fait par le mary au frere de sa femme a été jugé valable :
il a même été jugé dans nôtre Coûtume par l'Arrest du 18. Mars
1652. qu'une femme n'ayant point d'enfans, avoit pû leguer au frere de son mary tous ses meubles, acquêts & conquêts immeubles
& le quint de ses propres, & que tel legs n'étoit pas un avantage
fait au mary. Il a été jugé par autre Arrest du 27. Fevrier 1647.
qu'un mary avoit pû leguer à la mere de sa femme, quoyque sa
mere fût decedée peu aprés la mort du testateur, & que sa fille
femme dudit testateur eût recüeilly sa succession.

12. Les heritiers d'un deffunt en cette qualité ne peuvent recevoir
les legs qui leur sont faits par son testament, parce que par la
Coûtume de Paris art. 300. aucun ne peut être heritier & legataire d'un deffunt ensemble : Ce qui s'entend tant de l'heritier en

ligne directe, que de l'heritier en ligne collaterale ; ce qui eſt conforme à la plus grande partie des Coûtumes ; mais contraire à la diſpoſition du Droit Romain ; Voyez ſur cette matiere la Juriſprudence du Digeſte au titre des legs & des fideicommis.

Pour ce qui eſt des choſes dont on peut diſpoſer par legs, il faut obſerver que par la Coûtume de Paris celuy qui a l'âge requis pour teſter, peut leguer tous ſes biens, meubles & conquêts & acquêts immeubles à perſonnes capables, & la cinquiéme partie de ſes propres, au cas qu'il n'ait point d'enfans, parce que la Coûtume veut que le teſtateur leur laiſſe à chacun leur legitime, qui eſt la moitié de telle part & portion en laquelle chacun d'eux auroit ſuccedé *ab inteſtat* au teſtateur ; de ſorte qu'on ne peut pas diſpoſer de plus du quint des propres au prejudice des collateraux, quoy que ce ſoit pour cauſes pieuſes : Nous avons des Coûtumes qui ont des diſpoſitions particulieres ſur ce ſujet. Et au cas que le teſtateur ait legué plus du quint de ſes propres, les heritiers des propres peuvent retenir les quatre quints deſdits propres, & abandonner tous les autres biens aux legataires.

Le mary, quoy que maître des biens de la communauté, meubles ou immeubles, n'en peut pas diſpoſer par delà la moitié, au prejudice de celle qui appartient à ſa femme, au cas qu'aprés le trépas dudit mari la femme accepte la communauté, mais ſi le mari par ſon teſtament avoit diſpoſé de tous les biens de la communauté, & que la femme aprés ſon trépas renonçât à la communauté, telle diſpoſition ſeroit valable, & l'heritier du mary ne pourroit pas la faire reſtraindre à la moitié deſdits biens, comme il a été jugé par Arreſt du 19. Avril 1609.

Par la diſpoſition du Droit écrit un teſtateur ne peut pas leguer plus des trois quarts de ſes biens, & au cas que les legs excedent cette portion, l'heritier teſtamentaire a droit de retenir la quatriéme partie des biens du teſtateur, ce qu'on appelle la quarte falcidie, dont neanmoins le teſtateur peut deffendre la diſtraction : Voyez touchant la falcidie la Juriſprudence du Digeſte.

On peut faire des legs pour chaque année ou pour chaque mois, on peut leguer l'uſage, l'uſufruit & l'habitation : on peut auſſi leguer des ſervitudes : un mari peut leguer la dot à ſa femme dans les païs de Droit écrit : on peut leguer toutes ſortes de choſes, ſoit meubles & immeubles, conſiſtantes en genre ou en eſpece : on peut leguer des alimens ou penſions viageres : on peut auſſi leguer à son debiteur la décharge du payement de ce qu'il doit: on peut leguer *pœnæ nomine* : comme si un testateur dit, si mon heritier ne donne pas sa fille en mariage à Titius dans un an aprés ma mort, il donnera mille écus à Titius. Toutes ces especes de legs ont des particularitez qu'il seroit trop long d'expliquer en ce lieu, elles sont traitées dans la Jurisprudence du Digeste où le Lecteur aura recours.

Il faut encore observer, que souvent les testateurs dans les païs Coûtumiers ont des legataires universels, ausquels ils laissent tout ce qui leur est permis de disposer par la Coûtume des lieux, de leurs domiciles, & où leurs immeubles sont situez, tant acquêts que propres ; de sorte qu'un legs universel dans la Coûtume de Paris, comprend tous les meubles, acquêts & conquêts, & le quint des propres.

Les codicilles sont les suites & comme les clauses des testamens, neanmoins ceux qui se font dans les païs de Droit écrit, ne requierent point les solemnitez requises pour les testamens.

Dans les païs de Droit écrit les Codicilles se font avant ou aprés les testamens, ou ils se font *ab intestat* : quand ils sont faits avant le testament, ils ne laissent pas de valoir, pourveu qu'il n'y soit point dérogé par le testament qui seroit fait aprés : Que s'ils sont faits aprés, ils en sont les suites & comme la clause.

Les Codicilles ne requierent aucunes solemnitez, il suffit qu'ils soient faits d'une mesme suite & dans un mesme temps, & en presence de cinq témoins idoines & suffisans, sans qu'il soit necessaire de les prier specialement & expressement pour estre témoins.

Il n'est pas aussi necessaire que les témoins signent les Codicilles & qu'ils y apposent leurs cachets.

On peut faire des legs & des fideicommis particuliers ou universels dans les codicilles ; mais on n'y peut pas donner sa succession directement ; & on ne peut aussi l'oster, soit directement ou indirectement à ceux qui sont instituez dans le temps, comme en apposant une condition à l'heritier institué dans le testament, laquelle rendroit nulle l'institution au cas qu'elle n'arrivât pas.

Un testateur peut toutefois nommer un heritier dans son codicille, au cas qu'il eût declaré dans son testament qu'il instituoit pour son heritier celuy qu'il nommeroit dans un codicille qu'il feroit dans quelque temps.

V u ij

Un teftament imparfait peut valoir comme codicille, au cas que le teftateur ait appofé la claufe codiciilaire, en ces termes ou autres équivalans : *Voulant & entendant ledit teftateur que fi fon prefent teftament ne peut valoir comme teftament, pour quelque défaut de folemnité ou autrement, que fa prefente difpofition vaille comme codicille.* Cette claufe ne fe fupplée point ; de forte qu'un teftament defectueux eft nul, quoy qu'il foit fait avec affez de folemnitez pour valoir comme codicille.

On peut laiffer plufieurs codicilles, lefquels obtiennent leur effet, s'ils ne font revoquez les uns par les autres, mais on ne peut laiffer plufieurs teftamens.

Quoy que les teftamens qui fe font fuivant le Droit coûtumier ne foient proprement que des codicilles, eu égard au Droit écrit, parce qu'ils ne contiennent point l'inftitution d'heriter, toutefois nous diftinguons les teftamens d'avec les codicilles, par la maniere dont le teftateur a eu deffein de difpofer de fes biens : car s'il a voulu changer de volonté en faifant un fecond teftament pour revoquer le premier ; ou s'il a eu feulement intention de faire des codicilles, pour interpreter, augmenter ou diminuer fes difpofitions faites dans fon teftament ; au premier cas le premier teftament eft revoqué ; au fecond le premier teftament eft confirmé par une difpofition que nous appellons codicilles.

Par la difpofition du Droit écrit un teftament ne fe peut revoquer que par un autre teftament folemnel , & tout autre Acte n'eft point fuffifant pour operer la revocation du teftament.

Quand un teftateur craint qu'il ne foit obligé par quelques confiderations de faire dans la fuite un autre teftament que celuy qu'il veut faire, il peut y appofer la claufe dérogatoire, declarant qu'il ne veut & n'entend que l'on ait aucun égard à un fecond teftament qu'il feroit, s'il n'y étoit fait mention de la claufe dérogatoire telle qu'il luy plaît appofer, comme celle-cy. *Domine ne in furore tuo arguas me , nec in ira tua corripias me.* Cette claufe. n'eft pas de Droit écrit, neanmoins elle y eft receuë, au cas qu'il apparoiffe par les circonftances que le teftateur auroit fait un fecond teftament, dans lequel il n'en auroit point fait mention , dans le deffein de laiffer fon premier teftament dans fa force & vertu ; ainfi que nous avons expliqué ailleurs plus amplement.

Formule de Testament.

Pardevant les Notaires, &c. fut present Jacques, demeurant à Paris ruë, &c. gisant presentement au lit malade dans ladite maison en une chambre au premier étage sur la ruë, mais sain d'esprit & d'entendement, comme il est apparu aux Notaires soussignez ; lequel considerant l'incertitude de toutes choses, & principalement de l'heure de la mort, & craignant d'en être prévenu, & ne voulant pas mourir sans laisser un testament, & sans avoir reglé & disposé de ses biens, aprés avoir pensé au salut de son ame : Pour ces causes il a fait, dicté & nommé ausdits Notaires soussignez son testament & ordonnance de derniere volonté, au nom du Pere, du Fils & du saint Esprit, ainsi qu'il s'ensuit.

Premierement, comme vray Chrêtien & Catholique a recommandé & recommande son ame quand elle partira de son corps à Dieu le Createur, Pere, Fils & saint Esprit, suppliant sa divine Bonté par le merite de la Passion de Nôtre-Seigneur Jesus-Christ, & par l'intercession de la glorieuse Vierge Marie, de saint Jacques son Patron, & de tous les Saints & Saintes de Paradis, le mettre & placer au Royaume des Cieux au nombre des Bienheureux.

Veut & entend ledit testateur, que ses dettes soient payées, & torts par luy faits, si aucuns se trouvent, reparez par l'Executeur du present Testament cy-aprés nommé.

Item, fait son Testament de cinq sols, pour être aumônez en la maniere accoûtumée.

Item, desire & ordonne que son corps soit inhumé & enterré en l'Eglise de   sa Paroisse, à l'endroit où ses pere & mere ont été enterrez.

Item, desire qu'il soit aumôné le jour de l'enterrement de son corps aux pauvres de ladite Paroisse la somme de, &c.

Item, donne & legue, &c.

Et à l'égard de tous ses autres biens, tant meubles, qu'immeubles qui se trouveront appartenir audit testateur au jour de son decez tant de ses acquests, que conquests & du quint de ses propres, en quelques lieux qu'ils soient situez, sans en rien reserver ny retenir ou excepter, ledit testateur les donne, legue & laisse par son present testament à Jean, &c. son bon amy pour l'affection & la bonne amitié qu'il luy porte, afin qu'il se souvienne dudit testateur en ses prieres ; pour de tous lesdits biens joüir & disposer en toute proprieté par ledit Jean, ses hoirs & ayans cause, ainsi que bon leur semblera au moyen du present legs universel.

Et pour executer & accomplir ledit present testament, iceluy augmenter plûtôt que diminuer, ledit testateur a nommé Claude, &c. son bon amy, le prie d'en prendre la peine, iceluy augmenter plûtôt que diminuer, és mains duquel il s'est dessaisi de tous ses biens, jusqu'à la valeur & accomplissement du present testament: voulant qu'il en soit saisi suivant la Coûtume, revoquant tous autres testamens & codicilles qu'il pourroit avoir faits avant celuy-cy, auquel seul il s'arrête, comme étant sa derniere volonté.

Ce fut ainsi fait, dicté & nommé par le sieur testateur ausdits Notaires, l'un desquels en la presence de l'autre luy a relû iceluy present testament, qu'il a dit bien entendre, & veut qu'il soit executé selon sa forme & teneur, en ladite chambre au premier étage, ayant veuë sur ladite ruë, où il est malade au lit, l'an, &c. & a signé la minutte avec lesdits Notaires.

Clause de substitution.

Item, pour conserver les biens de sa famille, attendu le mauvais ménage & la mauvaise conduite de Pierre son fils, & la dissipation qu'il a faite de tous ses biens, & voulant pourvoir à l'avantage des enfans dudit Pierre son fils, a voulu & ordonné que ledit Pierre ne puisse disposer, vendre, aliener ny engager en quelque sorte que ce soit aucune chose de ses biens, tant meubles, qu'immeubles qu'il délaissera au jour de son decez, & qui devroient appartenir audit Pierre pour sa part hereditaire en la succession, & qu'il se contente de joüir du revenu de sadite part & portion hereditaire: Et à cette fin veut & entend que ses meubles soient vendus, & les deniers employez en heritages ou rentes pour ladite portion, pour joüir desdits revenus pendant sa vie, & luy survenir à ses nourritures & entretenemens. Et quant au fond & proprieté desdits biens, tant meubles, qu'immeubles pour icelle portion, de quelque nature, qualité & condition qu'ils soient, ledit sieur testateur les donne & legue ausdits enfans & petits-enfans dudit Pierre, néz & à naître, pour en joüir, faire & disposer par eux, leurs hoirs, & ayans cause en pleine proprieté, & comme de chose à eux appartenant, aprés le decez toutefois dudit Pierre leur pere,

auquel en ladite proprieté il a substitué & substituë par le present
testament lesdits enfans legitimes ; & en cas que ledit Pierre vint
à deceder sans aucuns enfans nez & procréez en loyal mariage,
veut & entend ledit testateur que la proprieté de ladite part &
portion de ses biens propres, meubles & immeubles, demeure &
appartienne à François & Guillaume ses autres enfans, leurs
hoirs ou ayans cause, chacun pour moitié, pour joüir lesdits François & Guillaume ou les enfans & décendans, chacun de la moitié
de ladite portion, en pleine proprieté & comme de chose à eux
appartenant, & ausquels & chacun d'eux ledit testateur fait lesdits
dons & legs, les substituant par ces presentes audit Pierre, audit cas
qu'il n'eut aucuns enfans legitimes lors de sondit decez. Et pour
plus grande sureté & validité de la presente substitution, ledit
testateur veut & consent icelle étre publiée, insinuée & enregistrée
en tous Greffes, Audiences & Jurisdictions qu'il appartiendra,
pour quoy faire il a fait & constitué son Procureur le porteur d'i-
celle.

Autre clause de substitution.

Ledit Seigneur testateur donne & legue tous ses biens generalement quelconques à Charles   son fils aîné,
à la reserve neanmoins de la Terre & Seigneurie de
                              voulant ledit Seigneur testateur que ledit Charles
                    son fils se contente de l'usufruit & joüissance
d'icelle Terre sa vie durant seulement, sans qu'il puisse vendre,
engager ny aliener aucune chose du fonds & proprieté de ladite
Terre en quelque maniere que ce soit. Et quant au fonds & proprieté
d'icelle, ledit Seigneur testateur les donne & legue à l'aîné des enfans mâles nez en loyal mariage dudit Charles son fils, & à défaut de l'aîné & de ses décendans mâles aussi en loyal mariage,
au puisné dudit Charles & de ses décendans en loyal mariage, &
à leur défaut aux autres enfans mâles dudit Charles, & ainsi de
mâle en mâle & leurs décendans suivant l'ordre de primogeniture,
qui à ce sujet sera & demeurera gardé & observé, sans y déroger
en aucune maniere. Et à défaut de mâles, aux femelles qui seront
issuës dudit Charles en loyal mariage, à partager entr'elles également sans aucun droit d'aînesse ny prerogatives entr'elles. Et à
cette fin ledit Seigneur testateur a substitué & substituë les uns aux
autres, l'ordre de primogeniture toûjours gardé & observé aux

mâles comme dit est, & tous ensemble audit Charles son fils. Et si ledit Charles venoit à deceder sans enfans legitimes, ledit Seigneur testateur veut & entend que ladite Terre substituée soit & appartienne entierement & de plein droit à Alexandre son cousin germain paternel, &c. auquel ledit Seigneur testateur le substituë en toute proprieté, & à son défaut à ses enfans qui se trouveront lors issus de luy en loyal mariage ; les mâles selon l'ordre de primogeniture toûjours gardé & observé, & preferé aux femelles, ainsi que dit est, pour en joüir & disposer par lesdits substituez, & chacun d'eux, en toute proprieté ausdites conditions comme bon leur semblera au moyen de la presente substitution. Et à cette fin pour plus grande sureté & validité desdites substitutions, ledit Seigneur testateur veut & entend qu'elles soient leuës, publiées, insinuées & registrées, &c.

Autre substitution faite par défunt Monseigneur le Cardinal de Richelieu.

Je substituë à Armand de Vignerod mon petit neveu, fils de François de Vignerod, Sieur du Pont de Courlay, mon neveu, en tous les biens, tant meubles, qu'immeubles, que je luy ay cy-dessus leguez, son fils aîné, & audit fils aîné je substituë l'aîné des mâles de ladite famille, & d'aîné en aîné gardant toûjours l'ordre & prerogative d'aînesse.

Et en cas que ledit Armand de Vignerod decede sans enfans mâles, ou que la ligne masculine vienne à manquer à ses enfans, je luy substituë celuy de ses freres qui sera l'aîné en la famille, ou à son défaut l'aîné des enfans mâles dudit frere selon l'ordre de primogeniture, & gardant toûjours la prerogative d'aînesse. Et en cas que ledit frere ou ses enfans mâles decedent sans enfans mâles, & que la ligne masculine vienne à manquer, je luy substituë celuy de ses freres ou de ses neveux qui sera l'aîné des mâles en la famille, & d'aîné en aîné gardant toûjours l'ordre de primogeniture d'aînesse, tant que la ligne masculine de François de Vignerod, Sieur du Pont de Courlay, durera.

Je declare que je veux & entens que celuy des enfans mâles de mon neveu du Pont de Courlay, ou de ses décendans qui sera Ecclesiastique, s'il est *in sacris*, ne soit compris en l'institution & substitution cy-dessus faite pour joüir d'icelle, encore qu'il fût plus âgé ; mais je veux & ordonne qu'en tous les degrez d'institution

tion & substitution celuy qui se trouvera le plus âgé, & aîné de la famille, aprés celuy qui sera Ecclesiastique, & *in sacris*, lors de l'ouverture de la substitution, joüisse en son lieu des droits d'institution & substitution selon l'ordre de primogeniture.

Et en cas qu'il n'y eût plus aucun décendant masle de mondit neveu du Pont de Courlay, & que la ligne masculine venant de luy vint à manquer en la famille, j'appelle à ladite substitution Armand de Maillé mon neveu, ou celuy de ses décendans masles par les masles, qui sera Duc de Fronsac par augmentation des biens instituez & substituez, & pour sortir même nature, & aux mêmes conditions, institutions & substitutions que les autres biens que je luy ay leguez ; le tout à la charge que mondit neveu Armand de Maillé, & ses décendans qui viendront à ladite substitution, prendront le seul nom de Du Plessis de Richelieu, avec les Armes pleines de ladite Maison du Plessis de Richelieu, sans adjonction d'autres.

Item, je substituë audit Armand de Maillé en tous les biens que je luy ay cy-dessus leguez, le fils aisné qui viendra de luy en loyal mariage, & audit fils aisné je substituë l'aisné des masles issus de luy, & d'aisné en aisné, à l'exclusion de ceux qui seront Ecclesiastiques *in sacris*, ainsi que j'ay dit cy-dessus.

Et en cas que mondit neveu Armand de Maillé vint à deceder sans enfans masles, ou qu'il n'y eût aucuns décendans masles de luy, & que la ligne masculine venant de luy vint à manquer en sa famille, j'appelle à ladite substitution Armand de Vignerod mon petit neveu, ou celuy de ses décendans masles qui sera lors Duc de Richelieu ; & à faute d'hoirs masles décendus par les masles dudit Armand de Vignerod, j'appelle à ladite substitution l'aisné des masles de la famille de mondit neveu du Pont de Courlay décendant de luy par les masles, selon l'ordre de primogeniture par l'augmentation de biens instituez & substituez, & pour sortir mesme nature, & aux mesmes conditions, institutions & substitutions que les autres biens que je leur ay leguez.

Et en cas que la ligne masculine de mondit neveu du Pont de Courlay & d'Armand de Maillé mon neveu vienne à manquer, en sorte qu'en toutes les deux familles il n'y ait plus aucuns enfans masles décendans des masles en legitime mariage pour venir à ma succession selon l'ordre cy-dessus prescrit, j'appelle à la substitution des biens ausquels j'ay institué Armand de Vignerod mon petit neveu , le fils aifné de la fille aifnée venant de l'aifné , ou celuy qui le reprefentera , & puis l'aifnée des filles venant des puifnez felon l'ordre de primogeniture des mafles , à l'exclufion de ceux qui feront *in facris.*

Et en cas , ainfi qu'il eft dit cy-deffus , que la ligne mafculine vienne à manquer tant en la famille d'Armand de Maillé mon neveu, qu'en celle de mondit neveu du Pont de Courlay, j'appelle à la fubftitution des biens aufquels j'ay inftitué ledit Armand de Maillé mon neveu , le fils aifné de fa fille aifnée , puis des puifnez , ou celuy des mafles qui le reprefentera , & de mafle en mafle , à l'exclufion de ceux qui feront conftituez *in facris* , gardant toûjours de degré en degré la primogeniture des mafles , & aux mêmes charges , conditions , inftitutions & fubftitutions , ainfi qu'il eft dit cy-deffus.

Et s'il arrivoit que tous les mafles décendans des filles de mondit neveu du Pont de Courlay decedaffent fans enfans mafles , je leur fubftituë celuy de mes fucceffeurs qui fera Duc de Fronfac en vertu de mon teftament par augmentation d'inftitutions & fubftitutions : Et en cas que tous les mafles décendans des filles venant d'Armand de Maillé mon neveu , decedaffent fans enfans mafles, je leur fubftituë celuy de mes fucceffeurs qui poffedera lors en vertu de mon teftament le Duché de Richelieu , par augmentation d'inftitution , ou fubftitution.

Je prie ceux des familles de Vignerod & de Maillé aufquels les biens que je fubftituë écherront , de vouloir renouveller , en tant que befoin feroit , lefdites inftitutions & fubftitutions , felon mon intention cy-deffus ; ce que je croy qu'ils feront volontairement, tant en confideration des grands biens qu'ils auront receus de moy, que pour l'honneur de leur famille.

Et comme mon intention eft que les Terres des Duchez & Pairies de Richelieu , & de Fronfac & Camont , leurs appartenances & dépendances, foient confervées entieres en ma famille, fans eftre divifées ; pour cette confideration je prohibe , autant que je puis , à mondit petit neveu Armand de Vignerod , & Armand de Maillé mon neveu , & leurs décendans , & à tous autres qui viendront à la fucceffion defdites Terres, tant par inftitution , que fubftitution , en vertu du prefent teftament , toute detraction de quarte , legitime , doüaire , ou autrement , en quelque maniere que ce foit , fur lefdites Terres des Duchez & Pairies , voulant que lefdites

Terres & Seigneuries demeurent entieres à celuy qui se trouvera substitué en son ordre, sans qu'elles puissent estre démembrées ny divisées pour quelque cause que ce soit.

Je veux & entens que mon neveu du Pont de Courlay se contente pour tous droits qu'il pourroit pretendre en ma succession, de la somme de deux cent mille livres que je luy ay cy-dessus leguée, & de trente mille livres que je luy ay aussi leguez, à prendre par chacun an sur tous les biens que j'ay leguez par ce mien testament à Armand de Vignerod mon petit neveu, son fils : ensemble de la jouïssance des sommes de deniers qu'il me doit, ainsi que j'en ay disposé cy-dessus.

Item, je declare qu'en cas que mondit neveu François de Vignerod, Sieur du Pont de Courlay, conteste cette mienne disposition, & que le Duché de Richelieu luy fût adjugé par la part & portion dont je n'avois pû disposer, en ce cas je revoque ladite donation de deux cent mille livres faite en sa faveur ; & en outre je revoque toutes les institutions que j'ay faites dudit Duché de Richelieu en faveur d'Armand de Vignerod son fils, & de ceux de la famille de Vignerod, & veux & entens qu'Armand de Maillé mon neveu soit appellé à substitution dudit Duché aprés le decez dudit François de Vignerod, Sieur du Pont de Courlay, mon neveu, à l'exclusion de tous les décendans de mondit neveu de Courlay, & qu'il jouïsse lors des parts & portions dudit Duché dont je ne puis disposer, & en tant que besoin est. Au cas que ledit François de Vignerod mon neveu conteste ce mien testament, je donne à Armand de Maillé les parts & portions dont je ne puis disposer, avec l'Hôtel de Richelieu, que j'ay ordonné estre bâti joignant le Palais Cardinal ; ensemble tous les meubles qui se trouveront lors de mon decez, tant en la maison de mon Duché, qu'au Palais Cardinal & audit Hôtel de Richelieu, & ce par augmentation d'institution ou substitution, & pour sortir même nature, & aux mêmes conditions, institutions & substitutions que les autres biens à luy cy-dessus donnez ; & à la charge qu'il prendra le seul nom & les seules Armes de la Maison du Plessis de Richelieu ; ainsi qu'il est dit cy-dessus.

Codicille.

Et le   jour du mois
ledit Jacques a mandé lesdits Notaires, lesquels se sont transportez

en la chambre dudit sieur sus declarée, où estant ledit sieur Jacques par forme de Codicille leur a dicté & nommé ce qui ensuit, sçavoir, qu'il a declaré qu'il revoquoit & revoque le legs de qu'il a fait à Claude, &c. voulant que ledit legs soit & demeure nul, & comme non fait.

Item, donne & legue à la somme de, &c.

Et quant au surplus du conteuu en sondit testament, ledit testateur veut & entend, qu'il soit entretenu & executé & le present Codicille selon leur forme & teneur. Ce fut ainsi fait, dicté & nommé, &c. *de même qu'à la fin du testament, autrement le Codicille seroit nul.*

Testament en païs de Droit écrit.

Pardevant, &c. tel, &c. A ces causes & pour n'estre prevenu de mort avant que d'avoir pensé au salut de son ame, & disposé des biens qu'il a plû à Dieu luy départir en ce monde, a fait le present testament & ordonnance de derniere volonté, ainsi qu'il s'ensuit.

Premierement, aprés avoir invoqué le saint Nom de Dieu, de la glorieuse & sacrée Vierge Marie, & de tous les Saints, & avoir fait le venerable signe de la Croix sur sa personne, disant au nom du Pere, du Fils & du saint Esprit, suppliant tres-humblement Dieu son Createur, que par le merite de son Fils unique JESUS-CHRIST nostre Sauveur & Redempteur, il luy plaise recevoir son ame quand elle partira de son corps, & la mettre au Royaume des Cieux avec les Esleus & Bienheureux jusqu'au jour de la Resurrection generale, sous l'esperance de laquelle il a élû & élit la sepulture de son corps en l'Eglise, &c. dans la Chapelle & Tombeau de ses predecesseurs. Et quant à la pompe de ses funerailles, aumônes, luminaire & enterrement, & bout de l'an, ledit testateur la laisse à la volonté & discretion de son heritier cy-aprés nommé, lequel il prie d'en faire son devoir, & aux jours de son enterrement & de l'inhumation de son corps, & bout de l'an, de faire celebrer à chacun desdits jours Messes, &c.

Item, donne, legue ledit testateur, & par droit d'institution & legat delaisse à Marie sa fille, épouse outre sa constitution dotale, la somme de payable par sondit heritier universel cy-aprés nommé en trois an-

nées consecutives, le premier payement qui sera de
commençant au premier jour du mois   aprés
le decez dudit testateur, & ainsi à continuer à payer à semblable
jour pareille somme de   laquelle
somme de   ledit testateur a donnée &
delaissée à ladite Damoiselle sa fille pour tous les droits, noms,
raisons & actions, parts, portions, succession, legitime, & autres quelconques, que ladite Damoiselle pourroit & auroit droit de
pretendre en sa succession, la faisant & instituant son heritiere
particuliere en ladite somme de

Item, donne & legue ledit testateur, & par droit d'institution
& legat delaisse à Claude son second fils naturel & legitime, tous
& chacuns les biens, fonds & heritages, vignes, moulins, garennes, bois, & autres droits quelconques qu'il a en la Terre &
Seigneurie de   aussi pour tous droits
qu'il pourroit pretendre en sa succession, le faisant en ce son heritier particulier.

Item, donne & legue ledit testateur, & par droit d'institution
& legat delaisse à Catherine   sa fille, &c. la
somme de   laquelle veut & entend
ledit testateur luy estre payée en deux termes, le premier, &c.

Et quant au residu de tous & chacuns ses autres biens, tant
meubles, qu'immeubles, droits, noms, raisons, actions, presens
& à venir, que ledit testateur n'a donné ny legué, ne donnera
ny leguera cy-aprés, ledit testateur a fait, nommé, créé & institué,
fait, nomme, crée & institue, veut & ordonne de sa propre bouche son heritier universel Jean   son fils aisné,
& les siens, à la charge de payer ses dettes & les legs qu'il a faits,
accomplir & executer son present testament, le tout sans figure de
procés. Et au cas qu'iceluy sondit heritier vienne à deceder sans
enfans procreez de luy en loyal & legitime mariage, audit cas luy
a ledit testateur substitué & substitue ledit Claude son second fils:
& où ledit Claude decederoit aussi sans enfans legitimes, ledit
sieur testateur a substitué en tous sesdits biens ladite Damoiselle
sa fille & les siens, sans que les sus-nommez puissent faire distraction d'aucune quarte, disant ledit testateur estre sa plus expresse
& derniere volonté, cassant, revoquant & annullant iceluy testateur, tous autres testamens, codicilles, donations à cause de mort,
& toutes autres dispositions de derniere volonté qu'il pourroit

avoir faites cy - devant, voulant le prefent fon teftament valoir par teftament nuncupatif, & ordonnance de derniere volonté ; & s'il ne peut valoir par cette maniere, qu'il vaille par forme de codicille, donation à caufe de mort, & par toute autre meilleure forme que teftament peut & doit valoir & fubfifter de droit; priant & requerant ledit teftateur les témoins cy-aprés nommez, vouloir porter bon & loyal témoignage de la verité de fondit prefent teftament nuncupatif & ordonnance de derniere volonté, & moy Notaire Royal fufdit & fouffigné d'en faire un ou plufieurs inftrumens au profit de qui il appartiendra. Fait & paffé, &c. le   jour   avant midy, &c. prefens Maiftre Jacques   Avocat, &c. tous Bourgeois de ladite Ville, témoins qui ont tous figné avec ledit teftateur la minutte des prefentes, fuivant l'Ordonnance.

Fondation en confequence d'un Teftament.

Fut prefent Maiftre Nicolas, Avocat au Parlement, &c. au nom & comme Executeur du teftament & ordonnance de derniere volonté de deffunt, &c. lequel s'eft addreffé à venerable perfonne Maiftre Jean, &c. Docteur en Theologie, Curé de l'Eglife, & aux honorables hommes, &c. à prefent Marguilliers de l'Oeuvre & Fabrique de ladite Eglife, aufquels il a propofé que ledit deffunt par fon teftament receu & paffé pardevant, &c. Notaires, le jour, &c. a ordonné qu'il foit fondé en ladite Eglife à perpetuité par chacune année le 29. jour de Juin fefte de faint Pierre Patron dudit deffunt, une Meffe haute à Diacre & Soûdiacre, avec les prieres & oraifons accoûtumées pour les trépaffez, fuivant l'article dudit teftament, dont la teneur enfuit.

Lequel teftament ledit fieur Nicolas a montré & communiqué aufdits fieur Curé & Marguilliers, & leur en auroit baillé copie : Sur quoy ils auroient fait affembler les anciens Marguilliers & Paroiffiens de ladite Eglife, & aprés en avoir conferé plufieurs fois, ils ont refolu & deliberé d'accepter ladite fondation, felon l'article dudit teftament, ainfi qu'il enfuit. C'eft à fçavoir, que lefdits fieurs Curé & Marguilliers fe font chargez & fe chargent par ces prefentes, ont promis & promettent, tant pour eux, que pour leurs fucceffeurs, de faire dire, chanter & celebrer en ladite Eglife à perpetuité & à chaque année ledit jour de S. Pierre à huit heures du matin, à commencer le jour de S. Pierre prochain, & con-

fecutivement, une Meffe haute à Diacre & Soûdiacre, avec les
prieres accoûtumées pour les trépaffez ; & pour ce fournir par lefdits Marguilliers pain, vin, offrande, luminaire, ornemens, & autres chofes neceffaires, & de faire fonner & tinter ladite Meffe. Pour
laquelle fondation & pour l'entretenement d'icelle ledit fieur teftateur a conftitué, affis & affigné aufdits fieurs Curé & Marguilliers de
ladite Eglife   livres de rente annuelle & perpetuelle, à
prendre fpecialement fur une maifon fize à Paris, &c. loüée, &c.
par les mains des locataires d'icelle, qui en feront chargez par
leurs baux, par chacun an ledit jour de faint Pierre, à commencer le payement de la premiere année audit jour de faint Pierre
prochain, & continuer ainfi à perpetuité le payement de ladite
fomme audit jour par chacune année, le tout fuivant & conformément audit teftament. Et à laquelle rente de
ledit Maiftre Nicolas fuivant la charge & le pouvoir qu'il en a
des heritiers dudit deffunt, y a obligé, affecté & hypothequé tous
les biens du teftateur, & fpecialement ladite maifon, &c. appartenante à la fucceffion dudit deffunt fondateur. Sera ladite fondation écrite au Martyrologe de ladite Egllife, & feront lefdits
fieurs heritiers, fi bon leur femble, mettre une Epitaphe qui contiendra par extrait ladite fondation en tel endroit de ladite Eglife
qu'ils aviferont. Car ainfi a efté convenu, &c.

CHAPITRE III.

Des Inventaires & Partages.

APrés la mort de quelqu'un l'executeur teftamentaire, les
prefomptifs heritiers, ou le mary ou la femme furvivant,
font faire inventaire des biens meubles qui fe trouvent delaiffez
aprés le decez, & des papiers & titres concernant la fucceffion. Il eft
de confequence pour les heritiers, pour le furvivant des conjoints
de faire inventaire aprés le decez du deffunt, des biens delaiffez
aprés fon trépas : Quand le deffunt a laiffé un teftament, &
qu'il en a nommé un executeur teftamentaire, c'eft à fa requête
que l'inventaire doit eftre fait ; s'il étoit marié, il doit être fait à
la requête du furvivant, & s'il ne l'étoit pas, il doit être fait à la requête des heritiers prefomptifs.

L'executeur teſtamentaire doit faire faire l'inventaire, & enſuite proceder à la vente des biens meubles, pour dans l'an, ſuivant la Coûtume, executer le teſtament du deffunt.

Les preſomptifs heritiers doivent faire inventaire avant que d'accepter ou de renoncer à la ſucceſſion du deffunt, ne prenant autre qualité que d'heritiers preſomptifs ou d'habiles à ſe dire & porter heritiers du deffunt, pour aprés l'inventaire fait prendre la qualité qu'ils trouveront à propos, ou renoncer à la ſucceſſion, car autrement s'ils ne faiſoient point inventaire, & qu'ils s'immiſçaſſent dans la ſucceſſion, ou qu'ils apprehendaſſent quelques biens d'icelle, ils ſeroient reputez heritiers purs & ſimples, & par ce moyen ils ſeroient obligez de ſatisfaire à toutes les dettes de la ſucceſſion, à quelque quantité qu'elles puſſent monter. Neanmoins ſi la ſucceſſion étoit avantageuſe, & qu'il n'y eût aucun ſujet d'en craindre de mauvaiſes ſuites, tous les heritiers eſtans majeurs, ils pourroient entr'eux faire & diſpoſer des biens ſans un inventaire préalable, ou en le faiſant tel qu'ils voudroient.

Quand la femme ſurvit ſon mary, elle doit faire faire l'inventaire dans le temps de l'Ordonnance, & ſi elle ne l'a pas fait, & qu'elle ait manié les biens de la communauté, elle eſt reputée commune, & avoir tacitement accepté la communauté, ainſi que l'heritier qui ne fait point d'inventaire, & qui diſpoſe des biens de la ſucceſſion, comme & en qualité de maître, fait acte d'heritier, & s'oblige perſonnellement aux dettes de la ſucceſſion. Auſſi la femme en ne faiſant pas inventaire, & ne renonçant pas par un acte paſſé en la Juſtice du lieu de ſon domicile, ou pardevant Notaires, ou maniant les biens de la communauté, eſt commune, & par ce moyen ſujette aux dettes de la communauté pour la moitié.

Que ſi le mary n'avoit laiſſé aucuns biens, la femme pour ſe décharger des dettes, doit prendre Acte pardevant Notaires, que ſon mary n'a delaiſſé aucuns biens, & les Notaires doivent ſe tranſporter dans la maiſon du deffunt, & donner Acte à la veuve de ce que les domeſtiques & voiſins ont declaré qu'ils n'ont aucune connoiſſance que le deffunt ait delaiſſé aucuns biens, meubles ou immeubles.

Le tuteur des mineurs, quand leur pere n'a laiſſé aucuns biens meubles, doit auſſi declarer & affirmer par ſerment qu'il ne ſçait aucuns biens delaiſſez par leur pere, tous les voiſins ſçachant qu'il

n'en

n'en a point laissé ; & partant qu'il renonce pour eux à sa succession. Ce qui doit étre affirmé par ceux qui assistent à la nomination du tuteur, & cette renonciation doit étre homologuée en Justice.

La femme survivant en faisant faire loyal inventaire des biens delaissez aprés le decez de son mary, & renonçant à la communauté, n'est pas tenuë des dettes de la communauté ; mais elles se doivent payer par les heritiers dudit mary, s'il en a qui ayent apprehendé sa succession, ou sur les biens delaissez aprés son trépas, tant de la communauté, qu'à luy appartenant par transport. Et en ce faisant elle poursuit contre lesdits biens de son mary comme creanciere, ses conventions matrimoniales & reprises.

La nouvelle Ordonnance titre 7. donne à l'heritier trois mois depuis l'ouverture de la succession pour faire l'inventaire, & quarante jours pour deliberer; & si l'inventaire a été fait avant les trois mois, le delay de quarante jours ne commence que du jour qu'il a été parachevé.

La veuve a pareillement trois mois pour faire l'inventaire, & quarante jours aprés qu'il est achevé pour deliberer : L'Ordonnance ne parle point s'il est necessaire de faire clorre l'inventaire, la Coûtume de Paris n'en fait point aussi de mention ; c'est pourquoy la femme seroit déchargée des dettes mobiliaires, quoy qu'elle ne l'eût fait clorre qu'aprés ledit temps. Il en faut dire de mesme de l'heritier, neanmoins il est mieux de le faire clorre.

Quand il y a des enfans mineurs issus du mariage lors du decez de l'un des conjoints, le survivant a interest de faire faire inventaire, pour empescher la continuation de communauté entre luy & ses enfans mineurs, & pour cét effet il doit le faire clorre dans trois mois aprés qu'il a esté fait, autrement la communauté seroit continuée, si bon sembloit aux enfans. Et pour le faire dans les formes requises par la Coûtume, il faut que le survivant se fasse nommer à la tutelle, & fasse nommer un tuteur subrogé, avec lequel l'inventaire puisse estre fait legitimement : Voyez ce qui a esté dit cy-devant touchant la continuation de la communauté, & la Coûtume de Paris art. 240. & suivans.

Quand les creanciers apprehendent la soustraction des biens de la succession, ils peuvent faire apposer le scellé sur les meubles de la succession de leur debiteur dés qu'il est mort, pour leur sureté,

Y y

& pour cét effet il faut presenter requête à Monsieur le Lieutenant Civil, qu'il permette de saisir & d'appofer le scellé, ou au Juge des lieux.

Quelquefois la veuve & les heritiers font auffi appofer le scellé crainte de fouftraction.

Le Juge fur la requefte permet de faisir, & à cette fin commet un des Commiffaires du Châtelet ; dans les autres Jurifdictions où cette fonction appartient aux Lieutenans Generaux, Prevôts & Baillifs, ils fe tranfportent eux-mefmes dans la maifon, pour appofer le scellé, à la requifition d'une partie intereffée.

On ne peut faire lever le scellé que les intereffez & oppofans ne foient appellez, & pour cét effet il faut presenter au Juge, de l'Ordonnance duquel le scellé a efté appofé, une requefte tendante à la levée du scellé, & en cas d'abfence la levée du scellé & l'inventaire doivent eftre faits en la prefence de Monfieur le Procureur du Roy, ou de l'un de fes Subftituts.

Quand il furvient des conteftations entre les parties en procedant à l'inventaire, le Commiffaire en doit faire mention dans fon procez verbal, & fi elles fe trouvent de confequence telles que le Commiffaire ne les puiffe pas juger, il les renvoye pardevers Monfieur le Lieutenant Civil. Mais les Notaires n'écrivent rien de ces conteftations dans les inventaires ; mais en finiffant la vacation ils declarent que fur les conteftations par les parties en procedant à l'inventaire, le Commiffaire les a renvoyées pardevant Monfieur le Lieutenant Civil.

Inventaire fait à la requefte de la veuve.

L'an　　　　le　　　　jour　　　　& autres jours fuivans, à la requefte de Marie, &c. veuve de feu Paul, vivant, &c. demeurant ruë, &c. tant en fon nom, à caufe de la communauté de biens qui a efté entre ledit deffunt fon mary & elle, que comme tutrice de Paul, âgé d'onze ans ou environ, enfant mineur dudit deffunt & d'elle, & en la prefence de Jacques, &c. oncle paternel & fubrogé tuteur dudit mineur, par l'acte de tutelle fait au Châtelet de Paris, receu par　　　　Greffier audit Châtelet, le　　　　jour　　　　ledit mineur habile à fe dire & porter feul heritier dudit deffunt fon pere, à la confervation des biens & droits defdites parties efdits noms, & de tous autres qu'il appartiendra ; par les Notaires, &c. fouffignez, a efté fait bon &

loyal inventaire & defcription de tous & chacuns les biens , meubles , uftancilles d'hôtel , habits, linges, hardes, or & argent monnoyé & non monnoyé , lettres , titres, papiers, enfeignemens & autres chofes demeurées aprés le decez dudit deffunt Paul , &c. & qui eftoient communs entre luy & fadite veuve au jour de fon decez, trouvez en la maifon où ladite veuve eft demeurante, en laquelle ledit deffunt eft decedé le   jour , &c. montrez & enfeignez aufdits Notaires par ladite Marie, veuve dudit deffunt, & par Catherine fervante dudit deffunt : & aprés ferment par elles fait & prefté aufdits Notaires , de montrer & enfeigner tous & chacuns lefdits biens , fans en cacher ny détourner aucune chofe, fe foûmettant où il fe trouveroit le contraire aux peines en tel cas introduites, qui leur ont efté exprimées & données à entendre par lefdits Notaires : iceux biens prifez & eftimez par Jacques , &c. Huiffier à Verge audit Châtelet, & Juré Prifeur, Vendeur de biens meubles en cette Ville , Prevôté & Vicomté de Paris, qui les a prifez & eftimez en fa confcience , eu égard au temps prefent, aux fommes de deniers , felon & ainfi qu'il enfuit, aux proteftations que ladite veuve fait de prendre la communauté des biens ftipulez dans fon Contract de mariage , ou de renoncer à icelle , fe tenir à fes dot , doüaire, preciput & autres conventions matrimoniales que ledit deffunt fon mary luy a accordées par fondit Contract de mariage, ainfi qu'elle avifera par confeil, & ont figné.

Premierement dans la cave s'eft trouvé trois demi muids de vin pleins, du crû , &c. prifé à raifon de foixante livres le muid, revenant enfemble à la fomme de   90. l.

Item environ deux voyes de bois , prifées

Dans la cuifine une paire de chenets, &c.

Et aprés avoir vacqué jufques à midy, a efté ceffé, & la continuation remife à ce jourd'huy deux heures de relevée.

Dudit jour aprés midy en continuant par lefdits Notaires la confection du prefent inventaire à la requefte & prefence que deffus, a efté fait & inventorié ce qui enfuit.

Dans une falle en bas a efté trouvé une paire de chenets à pommes de cuivre jaune, garnie de leur feu , prifée   5. l. Item , &c.

Dans une chambre au premier étage ayant veuë fur la ruë, a efté trouvé ce qui enfuit, &c.

Y y ij

Enfuivent les habits.

Enfuit le linge.

Enfuit la vaiſſelle d'argent.

Enfuit l'or & l'argent monnoyé.

Enfuivent les marchandiſes trouvées dans la boutique du deffunt.

Enfuivent les titres, papiers & enſeignemens.

Premierement le Contraĉt de mariage d'entre ledit deffunt, &c. & Marie ſa veuve, paſſé pardevant, &c. aux clauſes & conditions y contenuës, enſuite duquel eſt une quittance du   jour ſigné   inventorié au deſſous de ladite quittance. Inventorié *un*.

Item, le don mutuel paſſé entre ledit deffunt, & ladite Marie à preſent ſa veuve, pardevant, &c. le   jour, &c. au dos duquel eſt l'aĉte d'inſinuation faite d'iceluy au Greffe des Inſinuations dudit Châtelet, le   jour, &c. Inventorié *deux*.

Item, un Contraĉt de conſtitution de deux cent cinquante livres de rente rachetable, &c. paſſé, &c. au profit dudit deffunt par tel, &c. Inventorié *trois*.

En inventoriant lequel Contraĉt de conſtitution ladite veuve a declaré que les arrerages de ladite rente ſont deus depuis   juſques à preſent, & a ſigné.

Il faut enſuite inventorier tous les autres titres & papiers de la meſme maniere.

Il faut enſuite que la veuve declare toutes les dettes aĉtives, & aprés les dettes paſſives.

Les choſes inventoriées ſont laiſſées à la garde du ſurvivant qui fait faire l'inventaire, en ces termes.

Ce fait tout le contenu cy-deſſus inventorié a eſté laiſſé en ladite maiſon, en la garde, & en la poſſeſſion de ladite veuve, du conſentement dudit tuteur ſubrogé, laquelle s'en eſt volontairement chargée, & a promis le tout repreſenter, quand, à qui & ainſi qu'il appartiendra, & ont ſigné.

Quand il y a des meubles & effets dans une autre maiſon, la veuve le doit declarer, afin que les Notaires s'y tranſportent pour les inventorier, & la declaration ſe fait ainſi.

Ce fait, tout le contenu cy-deſſus inventorié a eſté laiſſé en ladite maiſon, en la garde de ladite veuve, & l'aſſignation remiſe à demain huit heures du matin, pour inventorier au preſent inventaire les meubles, marchandiſes & effets eſtans en la maiſon de la ruë, &c. & ont ſigné.

Dudit jour , &c. huit heures du matin lefdits Notaires fouffignez, s'étant tranfportez avec lefdites parties, à la requefte & prefence que deffus en ladite maifon ruë, &c. a efté procedé par lefdits Notaires à l'inventaire defdites marchandifes, meubles & effets de ladite communauté trouvées en icelle maifon, reprefentées par ladite veuve : & lefdites marchandifes, meubles & effets prifez à leur jufte valeur par ledit, &c. comme il s'enfuit. *Il faut faire comme deffus.*

Quand il y a fcellé , & un Subftitut de Monfieur le Procureur du Roy, il faut commencer ainfi.

L'an , &c. à la requefte de Marie, &c. en la prefence de fubrogé tuteur de, &c. & auffi en la prefence de
Avocat au Parlement, & Subftitut de Monfieur le Procureur du Roy au Chaftelet de Paris, ftipulant pour l'abfence des creanciers oppofans à la levée du fcellé cy-aprés mentionné , & des autres intereffez , fi aucuns y a en la fucceffion dudit deffunt abfens, à la confervation des biens & droits defdites parties efdits noms, & de tous autres qu'il appartiendra, a efté par les Notaires, &c. fait bon & loyal inventaire & defcription de tous & chacuns les biens meubles, &c. demeurez aprés le decez dudit deffunt, & qui eftoient communs entre luy & fadite veuve, trouvez & eftans en la maifon, &c. le tout aprés que le fcellé qui avoit efté mis & appofé fur lefdits biens par   Commiffaire Examinateur, &c. a efté par luy reconnu , levé & ofté en vertu de l'Ordonnance de Monfieur le Lieutenant Civil, mife fur la Requefte à luy prefentée à cet effet par ladite Marie , &c. le
       jour , &c. demeurée en la poffeffion dudit fieur Commiffaire ; lefdits biens meubles prifez & eftimez par, &c.

Aprés que l'inventaire eft fait, & que les meubles font vendus à la maniere accoûtumée, que la veuve a accepté la communauté fi elle l'a trouvée avantageufe, & que les enfans nez du deffunt & d'elle fe font portez heritiers, il faut proceder au partage des biens de la communauté : Pour cet effet, il faut que la veuve rapporte au partage toutes les fommes aufquelles fe montent la vente defdits meubles , & celles portées dans l'inventaire, celles provenantes des arrerages des rentes & loyers des maifons qu'elle auroit receuës depuis le jour du decez de fon mary , jufqu'au jour du partage.

Enfuite il faut que la veuve reprenne les fommes qu'elle auroit payeés pour la nourriture d'elle & de ses enfans, depuis le decez de son mary, jusqu'au jour de la closture de l'inventaire, & celles dont elle auroit acquitté la communauté, & les frais payez pour la confection de l'inventaire & procés verbal de la vente des meubles.

De plus, elle doit reprendre le prix de ses propres alienez & son préciput, le tout sur les biens de la communauté, parce que ce sont des dettes de la communauté.

Ce fait, les reprises estant supputées, & déduites sur les sommes que la veuve a entre ses mains, ce qui reste doit estre partagé entr'elle & ses enfans, en sorte qu'elle en ait la moitié, & ses enfans l'autre. Mais sur la moitié appartenant aux enfans la veuve doit prendre les frais funeraires, lesquels ne sont pas dettes de la communauté, mais se payent par les heritiers du deffunt, avec son doüaire, quand il est prefix & consistant en une somme une fois payée, laquelle se doit prendre sur la part desdits enfans ; mais quand il ne consiste que dans une pension viagere, chacun des enfans y est obligé pour sa part & portion, & tous les biens immeubles de la succession du deffunt sont affectez, obligez & hypothequez pour la sureté d'iceluy.

La déduction estant faite sur la part des enfans des frais funeraires, & du doüaire au cas susdit, ce qui reste doit estre donné aux enfans, & partagé entr'eux ; en sorte que s'is sont trois, & qu'il leur appartienne trois mille livres, toute déduction faite, il leur doit estre payé par leur mere à chacun la somme de mille livres.

Quand il y a des dettes & des obligations qui sont difficiles à recouvrer, quelquefois on en fait le partage ; mais ordinairement pour celles qui sont douteuses, on en fait mention dans le partage, & on convient qu'elles se poursuivront à frais communs. Quand on les partage quelquefois, c'est avec garantie, & quelquefois sans garantie, aux perils & fortunes de ceux ausquels elles échéent.

Quand la femme a ameubli une partie d'un heritage pour une certaine somme, & que l'heritage se trouve en substance, elle doit rapporter ladite somme.

Quant aux immeubles de la communauté pour en faire le partage au cas que les parties en veuïllent joüir chacun separément & par divis, il faut qu'elles conviennent d'Experts pour faire la prisée & l'estimation d'iceux, & aprés la prisée faite approuvée par les parties, il faut faire deux lots, dans chacun desquels soit com-

priſe la moitié deſdits immeubles de ladite communauté ; & parce
qu'il n'eſt pas facile de faire des lots ſi juſtes & égaux, que l'un ne
valle plus que les autres, celuy qui ſe trouve le plus fort doit eſtre
chargé d'une ſoulte, à proportion de la ſomme dont il excede les
autres.

Les lots eſtant faits & eſtant trouvez égaux par les parties, &
en eſtant contentes, elles font tirer au ſort, & pour cet effet elles appellent un petit garçon paſſant dans la ruë, dans le chapeau
duquel on met deux billets de papier d'égale grandeur, & roulez
l'un comme l'autre, dans l'un eſt écrit *premier lot*, & dans l'autre
ſecond lot ; & ce petit garçon les ayant brouillez & remuez, donne
un d'iceux à la veuve, & l'autre aux enfans.

Que s'il n'y avoit qu'une terre ou une maiſon dont le partage
ne ſe pût pas commodément faire, en ce cas il n'y auroit point de
partage, mais il faudroit venir à licitation, & faire vendre ladite
terre ou maiſon au plus offrant & dernier encheriſſeur, pour eſtre
le prix provenant de la vente partagé en deux parties égales entre
la veuve & les enfans.

Par le partage les parties ſont obligées à la garantie des lots les
uns des autres, & ordinairement on en fait mention, & elles s'y
obligent ; mais quoy que cette clauſe fût omiſe, neanmoins elle
ſeroit ſuppleée, parce qu'elle eſt de la nature du partage, pour
empêcher l'inégalité qui ſe rencontreroit autrement, à moins que
les parties ne fuſſent convenuës au contraire, pourveu que ce fut
ſans le dol & la fraude de l'une d'icelles.

Et comme il eſt de la nature du partage que l'égalité ſoit gardée
entre les parties, & que l'une ne ſouffre du dommage, parce que
ſon lot ſeroit de moindre valeur que celuy des autres, c'eſt pour
cette raiſon, que quoy que les parties ſoient en majorité, & qu'elles
ayent conſenti au partage, & approuvé leurs lots, neanmoins s'il ſe
trouvoit de la lezion dans un lot, celuy auquel il ſeroit écheu pourroit pourſuivre ſon dédommagement contre les autres, au cas que
cette lezion fût du tiers au quart, c'eſt à dire que la lezion doit eſtre
du douziéme de la valeur du lot : Par exemple, je ſuis heritier d'un
deffunt, & j'ay deux coheritiers, chacun pour un tiers, le partage
eſtant fait je crois que je ſuis lezé, & que les choſes qui ſont tombées dans mon lot, ne valent pas le tiers de la ſucceſſion ; en ce
cas je peux pourſuivre mes coheritiers pour proceder à un nouveau
partage, & faire ordonner en conſequence, que nouvelle priſée

& eſtimation ſera faite des biens immeubles de la ſucceſſion. Il eſt au choix des autres coheritiers, ou de proceder à un nouveau partage, ou de donner à celuy qui ſe plaint de la lezion le ſupplément de la valeur de ſa portion : neanmoins ſi la lezion eſtoit ſi conſiderable qu'elle ne ſe pût pas facilement reparer que par un nouveau partage, le Juge devroit l'ordonner. Que ſi les parties avoient tranſigé ſur la lezion, il n'y auroit plus lieu de ſe pourvoir contre la tranſaction, quoy que la lezion ſe trouvât encore tres-conſiderable, à moins que la tranſaction n'eût eſté paſſée par le dol d'une des parties, ſans lequel elle n'auroit pas eſté paſſée ; parce que le dol ou la fraude d'une des parties donne lieu à la réciſion de la tranſaction, comme nous avons dit plus amplement dans le Digeſte ſur le titre des Tranſactions.

Le tiers au quart eſt un douziéme, en ce que le tiers du quart eſt le douziéme : car ſi la valeur de ma portion eſt de douze mille livres, le quart de cette ſomme eſt de trois mille livres, & le tiers de trois eſt un, de ſorte que c'eſt le douziéme ; & ſi la lezion eſtoit jugée moindre que le douziéme, ſuivant le rapport de la nouvelle priſée des Experts nommez par les parties, ou par le Juge d'Office, il n'y auroit pas lieu au dédommagement, & le demandeur ſeroit condamné aux dépens.

Que ſi un des coheritiers eſtoit abſent hors du Royaume depuis pluſieurs années, cette abſence n'empêcheroit pas que le partage ne ſe fît ; mais eſtant de retour, il obligeroit ſes coheritiers de proceder à un nouveau partage.

Quand il ſurvient des differends dans les partages, ils ſe doivent terminer par l'avis de parens & par arbitrages, ſuivant l'Ordonnance du Roy François II. de l'an 1560. art. 3. qui porte qu'en matiere de partages & diviſions, les parties nommeront des parens, amis ou voiſins, pour par leurs avis terminer leurs differends.

Quand les enfans ſont mineurs, ordinairement les meres aprés avoir fait inventaire, & l'avoir fait clorre dans le temps de la Coûtume pour empêcher la continuation de la communauté, poſſedent tous les biens de la communauté ſans proceder au partage, pour leur rendre compte des biens de la communauté & de l'adminiſtration de leur tutelle, avenant leur majorité ou leur émancipation. Il ſera cy-apres parlé du compte de tutelle.

Le partage eſtant fait entre la mere & les enfans des biens

communs

communs delaiffez aprés le decez de leur pere, ils doivent faire
entr'eux une autre fous-divifion ou partage des biens qui font
tombez dans leur lot, à moins qu'ils n'aiment mieux les poffeder
communément & par indivis.

Touchant le partage, il faut obferver que les heritiers en ligne
directe font obligez à y rapporter tous les avantages qu'ils ont reçûs de celuy de la fucceffion duquel il s'agit, dautant que nos Coûtumes ne permettent point aux peres & meres d'avantager leurs
enfans venans à leurs fucceffions l'un plus que l'autre, afin qu'en
confervant l'égalité entre les enfans, il n'y ait aucune occafion de
differend entr'eux : *Pere & mere ne peuvent par donation entre-vifs,
par teftament & ordonnance de derniere volonté, ou autrement, en
quelque maniere que ce foit, avantager leurs enfans venans à leurs fucceffions l'un plus que l'autre,* fuivant l'art. 305. de la Coûtume de
Paris ; de forte que ceux qui ont efté avantagez, s'ils veulent apprehender la fucceffion du deffunt, leur pere ou mere, ils doivent
faire le rapport de l'avantage qu'ils ont reçû, comme il eft dit
dans l'art. 302. de la même Coûtume, lequel fait une exception
de l'avantage que la Coûtume fait aux aînez dans les biens poffedez noblement, lequel ne procede pas de la difpofition des pe es
& meres, & lequel par confequent n'eft point fujet à rapport.
L'article 304. porte que les enfans venans à la fucceffion de pere
ou mere, doivent rapporter ce qui leur a efté donné, pour avec
les autres biens de ladite fucceffion eftre mis en partage entr'eux,
ou moins prendre.

Ainfi noftre Coûtume ne fouffre point qu'entre les enfans qui
viennent à la fucceffion de leur pere ou mere, un foit plus avantagé que les autres : ce qui fe doit entendre de tous les avantages de quelque maniere que ce foit ; c'eft à dire, par donation entre-
vifs, par acte de derniere volonté, par acquifition faite par le
pere de fes deniers au nom d'un de fes enfans, pour l'acquit de fes
dettes, ou autrement.

Toutes les Coûtumes font prefque en cela conformes à la noftre,
excepté quelques-unes. Celle de Rheims permet les prélegats, les
préciputs ou avantages. Celle de Saint Quentin excepte les donations entre-vifs, hors & fans rapport. Celle d'Amiens ne veut
point de rapport entre les enfans qui font tous mariez, de forte
que chacun d'eux retient les avantages qu'il a reçûs entre-vifs de
celuy de la fucceffion duquel il s'agit, & il n'eft pas obligé d'en
faire le rapport.   Z z

Par la Coûtume de la Marche article 112. les pere & mere peuvent difpofer du tiers de leurs biens au profit d'un de leurs enfans, ledit tiers chargé de toutes les dettes, obfeques, funerailles & legs teftamentaires ; de forte que ledit donataire en joüit par préciput & avantage pardeffus fes freres & fœurs, fans eftre obligé à rapport, quoy qu'il vienne à la fucceffion du donateur.

La Coûtume de Bourbonnois article 308. permet aux afcendans d'avantager leurs defcendans par donations faites en faveur de mariage, fans eftre tenus de les rapporter avec les donataires, ou autres leurs coheritiers.

Par la Coûtume de Chaulny article 19. les enfans ne font obligez à rapporter les meubles qui leur ont efté donnez par Contract de mariage, s'il n'a efté convenu au contraire par iceluy. Du Molin fur cet article en parlant de cette Coûtume : *Stulta & iniqua confuetudo refpectu lineæ directæ, & certè indiget recognitione & correctione.*

La Coûtume de Nivernois Chap. 27. Art. 10. & 11. permet aux peres faifant donations à leurs enfans, d'en deffendre le rapport : ce qui s'entend, pourveu que telle difpofition ne porte prejudice aux autres en leur legitime.

Dans les Coûtumes qui admettent les prélegats ou préciputs, ce qui eft legué à un des enfans par pere & mere, eft fujet à rapport s'il vient à leurs fucceffions, au cas que celuy qui a fait les legs n'ait point declaré qu'il le déchargeoit du rapport de l'avantage qu'il luy faifoit. La raifon eft, que *in odiofis* on ne fait point d'extenfion aux cas non exprimez.

On demande à la fucceffion de qui fe fait le rapport des avantages qui ont efté faits aux enfans par leurs pere & mere ? Il faut diftinguer, ou les avantages que les enfans ont reçûs de leurs pere & mere ont efté pris fur les biens communs, ou des propres du pere ou de la mere ; s'ils ont efté pris fur la communauté, le donataire eft tenu d'en faire le rapport, moitié fur la fucceffion de fon pere, & moitié à celle de fa mere. Maiftre René Chopin fur la Coûtume d'Anjou Liv. 3. Tit. 3. touchant le rapport de la dot nomb. 2. dit que dans les Coûtumes de France la dot promife, baillée & payée par les pere & mere, fe doit rapporter fur les fucceffions defdits pere & mere par moitié, parce que c'eft une charge commune aux peres & meres de doter leurs filles, comme il a efté jugé par plufieurs Arrefts.

Cette regle fouffre une exception, qui eft que quand un pere ou une mere marie fa fille, & luy donne quelque fomme
de deniers en dot, tant pour la fucceffion du premier decedé
déja échûë, que fur les biens de celuy qui dote, en ce cas la
claufe portant la conftitution de dot fur la fucceffion échûë, &
fur celle qui eft à échoir, la fomme promife eft imputée entierement fur celle qui eft déja échûë, fi elle eft fuffifante, finon le
furplus eft imputé fur la fucceffion à échoir, comme il a efté
jugé par Arreft du 23. Fevrier 1646. rapporté par Monfieur le
Preftre.

Mais fi le fils a efté avantagé par fes pere & mere d'un propre
paternel ou maternel, en ce cas il eft obligé de le rapporter tout
entier en la fucceffion de celuy auquel il eftoit propre, à condition que renonçant à la fucceffion de l'autre fon pere ou fa mere,
fes coheritiers luy bailleront pour fa legitime en ladite fucceffion,
jufqu'à la moitié de la valeur dudit propre. La raifon eft qu'on
peut doter *de re aliena*, & qu'ainfi les coheritiers font tenus de
l'éviction de la chofe donnée en dot; c'eft l'opinion de Maiftre
Charles du Molin fur la Coûtume du Nivernois Chapitre 27.
art. 10. c'eft la difpofition de la Coûtume de Melun en l'art. 274.
qui veut qu'un enfant eftant avantagé d'un heritage propre de fon
pere ou de fa mere, le rapporte entierement en la fucceffion de
celuy auquel il eftoit propre.

On demande en fecond lieu fi le pere a marié fa fille aprés la
mort de fa mere eftant fon tuteur, fans declarer de quels biens
cette fille avoit accepté la fucceffion de fa mere, & renonçant à
celle de fon pere, fi elle eft obligée de rapporter en la fucceffion
maternelle ce que fon pere luy a donné en mariage? On répond
pour la negative: La raifon eft que cette fille n'a pas efté dotée
par fa mere, mais par fon pere, lequel n'ayant pas declaré qu'il
dotoit fa fille des biens de la fucceffion de fa mere, eft prefumé
l'avoir dotée *ex propria fubftantia*, & avoir voulu s'acquiter de fon
devoir, & luy avoir fait une donation en avancement ou par anticipation de fa future fucceffion, ou au moins de ce qu'il luy pourroit devoir des fruits & interefts des biens de fa mere.

On demande en troifiéme lieu, fi la femme eft obligée de rapporter à la fucceffion de fes pere & mere ce qui a efté prefté à fon
mary? Il faut diftinguer: Ou la femme a accepté la communauté, ou elle y a renoncé: Au premier cas la femme n'eft pas obli-

gée au rapport, comme il a esté jugé par Arrest du 7. Juillet 1587. remarqué dans les Arrestés de la cinquiéme des Enquestes, parce qu'autrement le mary pourroit aliener non seulement le propre de sa femme, mais aussi la priver de sa legitime en la succession de ses pere & mere; car en tel cas le mary est reputé pour un étranger, & ce qui luy est presté le rend seul obligé à la dette, & sa femme n'en est pas tenuë ny obligée. Ce qu'il faut entendre, soit que la femme soit majeure ou mineure : Toutefois si la femme s'estoit obligée à la somme prestée à son mary, pour lors elle seroit tenuë de la rapporter à la succession de ses pere & mere, quoy qu'elle renonçât à la communauté, comme il a esté jugé par Arrest du 23. Decembre 1574. remarqué par Monsieur Loüet au lieu cité cy-dessus.

Au deuxiéme cas la femme est obligée au rapport de la somme prestée à son mary jusques à la concurrence de ce qu'elle en amande, pourvû qu'elle ne soit point obligée aux dettes contractées par son mary; & partant si le pere de la femme a presté mille livres à son mary, & qu'elle n'amende de la communauté que cinq cent livres, elle n'est obligée à rapporter que ladite somme de cinq cent livres, comme il a esté jugé par Arrest du 28. Mars 1599. remarqué par Monsieur Loüet au mesme lieu.

On demande en quatriéme lieu, si la fille mariée par ses pere & mere en minorité, est tenuë de rapporter sa dot en leurs successions, quoy qu'elle ait esté consommée par le mary. On répond pour l'affirmative, de sorte qu'elle n'est pas recevable à rapporter l'action qu'elle a pour la repetition de sa dot contre son mary, comme il a esté jugé par les Arrests. La raison est que la fille, quoy que mineure, sort de la puissance paternelle par le mariage, & devient capable d'intenter toutes actions sans le consentement de ses pere & mere, pour la repetition de ses deniers dotaux, en se faisant autoriser par Justice, & partant elle doit faire rapport de sa dot, quoy que dissipée par la mauvaise conduite de son mary; & elle n'est pas recevable à rapporter une action qui seroit inutile à la succession, veu que la perte de ses deniers dotaux peut estre attribuée à sa faute : toutefois si on ne la pouvoit imputer qu'à la trop grande imprudence de son pere, comme s'il avoit marié sa fille à un homme qui auroit esté connu de tout le monde pour un débauché & un prodigue, & qu'il luy eût donné sans aucune seureté d'employ la dot de sa fille en argent comptant, en ce cas il y auroit ſujet de pretendre que la fille ne ſeroit pas obligée de la rapporter en la ſucceſſion de ſon pere.

On demande en cinquiéme lieu, ſi une fille mariée par ſes pere & mere des deniers de la communauté en païs coûtumier, ayant renoncé à la ſucceſſion de ſon pere qui auroit ſurvêcu ſa femme, & par ce moyen renoncé à la communauté, eſt tenuë de rapporter à la ſucceſſion maternelle la moitié de ſes deniers dotaux, comme ayant eſté autrefois des biens maternels ; ou ſi tous leſdits deniers ſont reputez des biens paternels en vertu de la renonciation à la communauté ? L'Arreſt du dernier Avril 1605. rapporté par Monſieur Loüet lettre R. nomb. 54. a jugé que nonobſtant la renonciation à la communauté, la fille devoit rapporter à la ſucceſſion de ſa mere la moitié de ce qui luy avoit eſté donné en dot par ſes pere & mere. La raiſon eſt, que c'eſt une charge commune en païs coûtumier aux pere & mere de doter leurs filles, & qu'ainſi la dot par eux donnée à leur fille ſe doit rapporter à la ſucceſſion de l'un & de l'autre par moitié. Brodeau ſur Monſieur Loüet au même lieu, remarque un Arreſt donné en la troiſiéme Chambre des Enqueſtes le 9. Aouſt 1613.

Par cette raiſon, il s'enſuit que quand les pere & mere mariant leur fille, luy conſtituë ſolidairement une rente pour dot, la femme renonçant à la communauté aprés le decez de ſon mary, ne peut en vertu de telle renonciation pourſuivre les heritiers de ſon mary que pour la moitié de cette rente, & non pour le tout, quoy que par ſon Contract de mariage elle eût ſtipulé, que reçonçant à la communauté, elle reprendroit franchement & quittement de toutes dettes ce qu'elle auroit apporté, &c. comme il a eſté jugé par pluſieurs Arreſts. La raiſon eſt, que c'eſt une dette commune deuë naturellement par les pere & mere à leurs enfans, & lors qu'ils s'en acquitent, ils n'ont point de recours l'un contre l'autre.

Non ſeulement le fils venant à la ſucceſſion de ſon pere ou de ſa mere eſt obligé de rapporter les avantages qu'il a reçûs d'eux, mais auſſi ceux qui ont eſté faits à ſes enfans, ſuivant l'art. 306. de la Coûtume, en ces termes : *Pareillement ce qui a eſté donné aux enfans de ceux qui ſont heritiers, & viennent à la ſucceſſion de leurs pere & mere, ou autres aſcendans, eſt ſujet à rapport, ou à moins prendre, comme deſſus.* La Coûtume de Blois conformément à la noſtre en l'art. 168. titre des Donations, dit que le don fait à l'un des enfans de l'heritier preſomptif du donateur, eſt reputé eſtre fait aux enfans heritiers mediats : tellement que ce qui a esté donné par l'ayeul ou l'ayeule aux enfans de ceux qui sont heritiers, sans distinction, doit estre rapporté en commun par le pere ou la mere à leurs coheritiers, si ce n'est que le donataire s'abstint de la succession. En sorte que celuy qui n'a reçû aucun avantage de la part de son pere, est obligé de rapporter ce qui a esté donné à ses enfans, quoy qu'ils ne viennent point à la succession de leur ayeul, parce qu'ils sont censez & reputez une même personne avec luy, & que le don est presumé luy avoir esté fait, ayant veritablement esté fait en sa consideration. Il faut excepter les donations remuneratoires faites par l'ayeul à ses petits-enfans, au rapport desquelles le fils venant à sa succession n'est pas obligé, comme il a esté jugé par les Arrests.

Le mot *enfans* dont l'article 304. de nostre Coûtume se sert, s'entend des fils & petits-fils : ainsi les petits-fils ne sont pas moins obligez de rapporter à la succession de leurs ayeuls ce qu'ils en ont receu, soit devant ou aprés la mort de leurs pere & mere, parce que ce qui leur a esté donné, est presumé leur avoir esté donné en contemplation desdits pere & mere ; ils sont même obligez au rapport de ce qui a esté donné à leurs pere & mere, suivant l'article 308. en ces termes : *L'enfant ayant survêcu ses pere & mere, & venant à la succession de ses ayeul ou ayeule survivans lesdits pere & mere, encore qu'il renonce à la succession de sesdits pere & mere, est neanmoins tenu de rapporter à la succession de sesdits ayeul ou ayeule, ou moins prendre.*

Bien davantage, la Cour par plusieurs Arrests a condamné les petits-fils à rapporter en la succession de leur ayeul ce qui avoit esté prêté à leur pere, quoy qu'ils eussent renoncé à sa succession. La raison est, que tout ce que le pere prête à son fils, est presumé luy estre donné en diminution & en avancement de ses droits successifs.

Cette question souffroit quelque difficulté, en ce qu'il semble que ce qui est prêté ne soit pas reputé estre donné en avancement d'hoirie, puisque le pere le prête à son fils comme à un étranger, esperant qu'il luy rendra : ainsi il semble que pour le recouvrement de cette dette il faille s'adresser à la succession du pere, & non pas l'imputer sur la portion du petit-fils en la succession de l'ayeul. Neanmoins la Cour l'a jugé au contraire, parce que ce feroit un moyen de détruire l'égalité que nos Coûtumes veulent estre observée inviolablement entre les heritiers en ligne directe.

Les petits-fils par la même raison sont obligez de rapporter à la succession de leur ayeul, ce que l'ayeul a payé pour l'acquittement des dettes de leur pere, comme il a esté jugé par les Arrests.

Par cet article le petit-fils venant à la succession de son ayeul, n'est pas déchargé du rapport de ce qui a esté donné à son pere par son ayeul, quoy qu'il renonce à la succession de son pere. La raison est, que le petit-fils vient par representation de son pere à ladite succession : ainsi il est obligé au même rapport auquel le pere auroit esté obligé. Il en faut dire de même si le petit-fils est desherité par son pere, car en ce cas il n'est pas moins obligé au rapport en la succession de l'ayeul, que s'il avoit esté heritier de son pere, comme il a esté jugé par les Arrests.

On demande si de plusieurs petits-fils les uns venans à la succession de leur ayeul, les autres y renonçans, ceux qui apprehendent la succession, sont obligez de rapporter les avantages que les autres ont reçûs de leurdit ayeul en cas qu'ils renoncent à sa succession ? On répond, qu'ils sont obligez au rapport. La raison est, que ces avantages ont esté faits en contemplation de leur pere commun qu'ils representent, sauf leur recours contre le donataire pour leur legitime seulement, comme il a esté jugé par les Arrests.

Le petit-fils peut bien estre donataire de son ayeul & heritier de son pere qui auroit survêcu l'ayeul, sans estre obligé à rapport quand le pere n'est point heritier : car autrement le petit-fils seroit obligé de rapporter le don de l'ayeul en la succession de son pere, comme il a esté jugé par les Arrests. La raison est, que les rapports des choses données ne se font qu'aux successions de ceux qui ont fait les donations, & non point des autres personnes ; & partant le petit-fils ne venant point à la succession de son ayeul, mais à celle de son pere, dont il n'a rien reçû, n'est pas obligé à rapporter l'avantage qu'il auroit reçû de son ayeul, n'estant pas heritier & donataire en la même succession.

Ce qui a esté dit du rapport en ligne directe, se doit entendre, tant des heritiers simples, que des beneficiaires, lesquels sont obligez au rapport des avantages qu'ils ont reçûs de celuy à la succession duquel ils viennent, soit qu'ils se rencontrent avec d'autres heritiers beneficiaires, ou avec des heritiers purs & simples. La raiſon eſt, que ſe porter heritier par benefice d'inventaire, c'eſt veritablement venir a la ſucceſſion. Or noſtre Coûtume dit expreſſément, que ceux qui veulent venir à la ſucceſſion d'un deffunt en ligne directe, ſont obligez à rapporter les avantages qu'ils en ont reçûs, comme il a eſté jugé par les Arreſts.

Des articles cy-deſſus de noſtre Coûtume, il s'enſuit que les enfans qui ne ſont que legataires de leur pere, ne ſont point obligez à rapporter les avantages que chacun d'eux en a reçûs ; parce qu'en effet ils ne viennent pas à la ſucceſſion de leur père.

Des mêmes articles il s'enſuit encore que les pere & mere, ayeul & ayeule, & autres aſcendans, eſtans heritiers ne ſont tenus à rapporter non plus que les heritiers collateraux en la ſucceſſion de leurs décendans ; ce qu'ils en auroient pû recevoir en leur vivant, dautant que ces articles ne parlent ſimplement que des enfans ; ce qui eſt une tacite excluſion des autres heritiers.

Il s'enſuit en troiſiéme lieu, que les enfans qui renoncent ne ſont pas obligez à rapporter les avantages qu'ils ont reçûs de celuy à la ſucceſſion duquel ils renoncent ; les articles 303. & 304. & ſuivans, n'obligeant à rapport que ceux qui viennent à la ſucceſſion. C'eſt ce qui eſt porté expreſſément par l'article 307. en ces termes: *Neanmoins où celuy auquel on auroit donné, ſe voudroit tenir à ſon don, faire le peut en s'abſtenant de l'heredité, la legitime reſervée aux autres.* De ſorte qu'en ce cas l'heritier preſomptif renonçant, il n'eſt tenu d'aucunes dettes, & même il peut demander à ceux qui ont accepté la ſucceſſion, celles qui luy ſont deuës en ſon nom, comme il a eſté jugé.

Par cet article les avantages receus par les enfans de leurs pere & mere, ne peuvent prejudicier à la legitime des autres, nonobſtant la diſpoſition contraire deſdits pere & mere, ſoit entre-vifs, ou par derniere volonté. Ainſi par l'Arreſt du 3. Decembre 1622. rapporté par Du Freſne, il a eſté jugé, que la fille qui avoit renoncé à la ſucceſſion de ſes pere & mere à cauſe de leurs creanciers qui avoient fait vendre par decret tous leurs biens, pouvoit obliger ſes freres & ſœurs mariez du vivant même de ſes pere & mere qui ſe tenoient aux avantages qu'ils en avoient reçûs, de rapporter les ſommes à eux données par les Contracts de mariage juſqu'à la concurrence de ſa legitime, conformément aux articles 298. & 307. de noſtre Coûtume.

Les heritiers en ligne collaterale ne ſont point obligez à rapporter

porter ce qui leur a esté donné par celuy auquel ils succedent, excepté la Coûtume de Bretagne article 596. en laquelle tous heritiers venans à la succession d'un deffunt, tant en ligne directe, que collaterale, sont obligez à rapport. Par l'article 301. il est porté qu'on peut estre donataire entre-vifs , & heritier en ligne collaterale : Neanmoins en cette ligne on ne peut pas estre heritier & legataire , parce que ces deux qualitez ne sont pas compatibles en une même personne , suivant l'article 300. ainsi on peut leguer en cette ligne au fils de son heritier,& tel legs n'est point sujet à rapport.

Partage entre la veuve & les enfans d'un deffunt.

Furent presens & comparurent personnellement Damoiselle Marie , &c. veuve de feu Guillaume , &c. vivant Marchand, Bourgeois de Paris, tant en son nom à cause de la communauté qu'elle a euë avec ledit deffunt , que comme tutrice de Claude fils mineur dudit deffunt & d'elle , d'une part ; Jacques Marchand, Bourgeois de Paris , Marguerite sa femme , de luy autorisée, en leurs noms , & encore ledit Jacques subrogé tuteur dudit mineur, Nicolas majeur , usant & joüissant de ses droits ; lesquels Marguerite , Nicolas & Claude , enfans dudit deffunt Guillaume & de ladite Marie , leurs pere & mere , & heritiers chacun pour un tiers d'iceluy deffunt, d'autre part : Disant les parties, que ledit deffunt Guillaume par son decez a delaissé entre-autres biens ceux de la communauté d'entre luy & ladite Marie , dont moitié appartient à ladite Marie , & l'autre à tous lesdits enfans sus-nommez , consistans en meubles, marchandises, or & argent, contenus en l'inventaire fait apres le decez dudit Guillaume à la requeste desdites parties , comparans le , &c. & en la somme de six mille livres , ameublie audit deffunt des biens propres de ladite Marie par leur Contract de mariage, inventorié *un* audit inventaire. Plus, en maisons , terres , heritages , rentes & dettes actives , dont les titres & papiers sont inventoriez audit inventaire ; lesquels meubles & marchandises auroient esté vendus au plus offrant, n'ayant eu ladite Marie le dessein de continuer le trafic & negoce dudit deffunt son mary, montant ladite vente à la somme de trente-trois mille six cent livres, suivant le procés verbal de ladite vente faite par Jacques Sergent , &c. datté au commencement du
jour , &c. y compris le contenu en tels articles dudit procés verbal que ladite veuve auroit pris & retenu sur & tant moins de son

préciput. Et pour proceder avec ordre & fans confufion audit partage qui luy a efté demandé par fes enfans des biens de ladite communauté d'entr'elle & ledit deffunt leur pere , ftipulée par leur
Contract de mariage paffé pardevant   Notaires,
&c. le   jour, &c. ladite veuve y rapporte :

Premierement , ladite fomme de fix mille livres ameublie,
cy   6000. liv.

Item , toute la fomme de trente-trois mille fix cent livres,
cy   33600. liv.

Plus, la fomme de onze mille deux cent livres, que ladite veuve
a declaré avoir reçûë depuis le decez dudit deffunt, jufqu'au
                    jour, &c. des locataires des maifons appartenant à
ladite communauté , dont elle leur a baillé un memoire des noms
& des furnoms, & des fommes payées par chacun defdits locataires
en particulier , cy   11200. liv.

De plus , rapporte ladite veuve en ladite communauté la fomme de quatre mille livres qui fe font trouvées en argent comptant
dans le cabinet dudit deffunt, qu'elle auroit prife en la prefence &
du confentement defdits enfans apres le decez dudit deffunt leur
pere, appartenant à ladite communauté , cy   .   4000. liv.

Revenant toutes lefdites fommes enfemble à celle de 54800. liv.

Sur ladite fomme de 54800. livres lefdits enfans doivent préalablement tenir compte à ladite veuve leur mere des fommes
qu'elle a dépenfées & payées pour & à la décharge de la communauté , en procedant à la confection dudit inventaire , & depuis
la clofture d'iceluy ; fçavoir ,

Premierement la fomme de treize cent livres pour la nourriture d'elle & de fefdits enfans, depuis le jour du decez , &c.
cy   1300. liv.

Item , payé à tel la fomme de cinq cent livres, cy   500. liv.

Item , à tel la fomme de quatre cent livres, cy   400. liv.

Item , pour les frais dudit inventaire & procés verbal de la vente , la fomme de feize cent livres, cy   1600. liv.

Item , la fomme de quinze mille livres que ladite veuve dit reprendre pour une maifon à elle appartenant, &c. alienée pendant
le mariage , par Contract, &c. cy   15000. liv.

Plus , la fomme de douze cent livres pour fon préciput,
cy   1200. liv.

Quand il y a quelque fomme de deniers ftipulez propres par le

Contract de mariage à la veuve, il faut en faire mention en ce lieu pour la déduire avec le préciput sur la somme dont elle est chargée, & dont elle fait le rapport à la communauté.

Tous lesquels payemens & reprises se montent ensemble à la somme de vingt mille livres, cy   20000. liv.

De laquelle somme de vingt mille livres employée ausdits payemens & reprises, lesdits, &c. sont demeurez d'accord, apres qu'ils ont dit le tout bien sçavoir, & l'avoir communiqué à leur conseil ; ce faisant ont consenti que ladite somme de vingt mille livres seroit déduite sur celle de cinquante-quatre mille huit cent livres, à laquelle se sont trouvez monter les effets mobiliaires de ladite communauté. Au moyen de laquelle déduction ne reste plus entre les mains de ladite veuve que celle de trente-quatre mille huit cent livres, à partager entr'elle & sesdits enfans, de laquelle il luy en appartient pour sa part en ladite communauté la moitié, qui est la somme de dix-sept mille quatre cent livres, & l'autre moitié ausdits enfans se montant à pareille somme de dix-sept mille quatre cent livres.

Sur ladite somme de dix-sept mille quatre cent livres afferante & appartenante ausdits enfans, ladite veuve leur mere a droit de prendre la somme de deux mille deux cent livres, pour les frais funeraires & enterrement dudit deffunt leur pere, qu'elle a payée, cy   2200. liv.

Item, pour son douaire prefix à une fois payer la somme de quatre mille livres, cy   4000. liv.

Et partant déduction faite desdites deux sommes, de deux mille deux cent livres d'une part, & de quatre mille livres d'autre, ne reste plus à payer ausdits enfans de la part & portion à eux afferante en ladite somme de cinquante-quatre mille huit cent livres cy-dessus mentionnée, que la somme de onze mille deux cent livres, en laquelle dite somme de onze mille deux cent livres ladite veuve a pris & retenu le tiers appartenant audit Claude son fils mineur, duquel elle est tutrice, se montant à la somme de trois mille sept cent trente-trois livres six sols huit deniers, laquelle dite somme ladite veuve la couchera en recepte au compte qu'elle rendra audit Claude. Et quant aux deux autres tiers se montant chacun à pareille somme de, &c. ils ont esté pris & retenus par lesdits, &c. laquelle dite somme de, &c. lesdits, &c. ont confessé avoir receuë comptant de ladite veuve leur mere, qui leur a icelle baillée, payée, comptée, nombrée & réellement délivrée en presence des Notaires souffignez, en Loüis d'or, &c. dont ils fe font contentez, & en ont quitté & quittent ladite veuve leur mere & tous autres : Comme auffi ladite veuve au moyen defdites déductions, a pareillement quitté & déchargé fefdits enfans defdits frais funeraires & enterrement, enfemble du préciput, & de fon doüaire prefix, & de toutes les fommes de deniers qu'elle a payées, comme dit eft, à la décharge de ladite communauté.

Quant aux immeubles de ladite communauté lefdites parties defirant en joüir feparément & par divis, & pour parvenir au partage d'iceux, ils ont fait prifer & eftimer par gens experts & à ce connoiffans, les maifons terres & heritages eftans de la communauté, par tels maçons, &c. qu'ils auroient nommez & convenus à cet effet, lefquels auroient dreffé & redigé par écrit leurs rapports, prifées & eftimations, qu'ils auroient communiquées aufdites parties, & ayant efté trouvées juftes & raifonnables, elles auroient fait faire deux lots defdites maifons, terres & heritages, lefquels elles auroient trouvez juftes & égaux, defquels la teneur enfuit.

Premier lot.

Le premier lot aura, luy competera & appartiendra dés à prefent, & à toûjours une maifon fize à Paris, &c. eftimée & prifée par lefdits experts par leur rapport fus datté, la fomme de, &c. aux charges des cens & droits Seigneuriaux accoûtumez envers Seigneur cenfier de ladite maifon, dont les titres font inventoriez audit inventaire fous la cotte *trois*.

Item, la ferme & heritage de, &c. fituée, &c. prifée & eftimée, &c.

Item, huit cent livres de rente racheptable de, &c. à prendre fur tel & fa femme, par Contract de conftitution paffé, &c. inventorié fous la cotte *neuf*.

Item, &c.

Somme totale de ce premier lot fe montant à 15000. livres, & partant plus fort que le fecond lot, en confequence de quoy il fera foulte au fecond de la fomme de 500. livres.

Second lot.

Le fecond lot aura, luy competera & appartiendra auffi dés à prefent & à toûjours une maifon, &c. pour la fomme de , &c. à laquelle elle a efté prifée & eftimée, &c.

Item, &c.

Item, la fomme de 500. livres dont le premier lot fait foulte au prefent lot, cy   500. liv.

Somme totale de ce fecond lot 14000. livres.

Defquels lots ainfi faits lefdites parties s'eftant trouvées conten-tes, comme eftans juftement & également faits , elles auroient confenti à ce qu'ils fuffent jettez au fort , & pour cét effet elles auroient appellé Pierre , &c. jeune garçon à elles inconnu , paf-fant dans la ruë , &c. dans le chapeau duquel lefdites parties ayant mis deux billets de papier d'égale grandeur & roulez l'un comme l'autre , dans l'un defquels eftoit écrit *premier lot*, & en l'autre *fecond lot*, ledit Pierre aprés les avoir long-temps broüillez & re-muez dans fon chapeau du confentement des parties & en leur prefence , auroit tiré l'un d'iceux, qu'il auroit baillé à ladite veuve, & l'autre aufdits , &c. Et par l'ouverture defdits deux billets s'eft trouvé que le premier d'iceux eft avenu & échû aufdits enfans , & le fecond à ladite veuve leur mere.

Defquels lots lefdites parties comparans fe font tenuës & tiennent contentes & fatisfaites, comme bien juftement & également faits, pour d'iceux lots joüir refpectivement par eux , leurs hoirs & ayans caufe à toûjours paifiblement, à commencer ladite joüiffan-ce du   jour, &c. en avant, aux charges des cens & charges foncieres, que lefdits heritages peuvent devoir aux Seigneurs à qui deus font, ainfi qu'ils font declarez dans les-titres & Contracts d'acquifition inventoriez audit inventaire; & en ce faifant ladite veuve a confeffé avoir receu la fomme de Marguerite & Nicolas chacun leur tiers en ladite fomme de 500. livres de foulte , en laquelle le premier lot appartenant aufdits enfans, eft chargé en-vers ledit fecond lot, échû à ladite veuve leur mere , dont elle fe contente ; & quant à l'autre tiers ladite veuve le couchera en dé-penfe au compte qu'elle rendra audit mineur. Cedant & tranfpor-tant par l'une defdites parties à l'autre, tous droits de proprieté, noms, raifons & actions qu'elles pourroient avoir & pretendre fur lefdites chofes partagées & déchargées, dont elles fe font reciproquement défaifies, demifes & deveftuës l'une au profit de l'autre : & confen-tent à ce que les chofes ainfi partagées & changées foient & de-meurent garantes les unes des autres entre tous les partageans,

A a a iij

ſuivant la Coûtume; reconnoiſſans leſdites parties chacune endroit ſoy, avoir en leurs mains les titres & pieces juſtificatives de la proprieté des choſes qui leur ſont avenuës par le preſent partage, dont elles ſe quittent reſpectivément, & promettent s'en aider les unes aux autres en cas de recours de ladite garantie.

Il faut adjoûter cette clauſe pour le doüaire conſiſtant en une rente ou penſion viagere.

Sans prejudice à ladite veuve de ſix cent livres de rente & penſion viagere que ledit deffunt ſon mary luy a accordée pour ſon doüaire prefix par ſondit Contract de mariage, à prendre ſur les tous ſes biens, lequel doüaire leſdits enfans ont promis & s'obligent par ces preſentes ſolidairement ſans diviſion, diſcuſſion ny fidejuſſion, renonçant auſdits benefices, de bailler & payer par chacun an à ladite veuve leur mere, en ſa maiſon à Paris ou au porteur ſa vie durant, aux quatre quartiers accoûtumez égalemment, dont le premier écherra au   jour, &c. & continuer de là en avant auſdits quatre quartiers par chacun an, durant la vie de ladite veuve leur mere, à prendre ſpecialement ſur ladite maiſon & ſur ladite rente à eux échûës par ledit premier lot du preſent partage, & generalement ſur tous & chacuns les autres biens meubles & immeubles, preſens & à venir deſdits, &c. qui en ſont & demeurent auſſi dés à preſent chargez, affectez, obligez & hypotequez à cét effet, ſans que leſdites obligations ſpeciale & generale dérogent l'une à l'autre, & ſans par ladite veuve pour ce regard déroger, innover ny prejudicier à ſon hypotheque & privilege du jour & datte de ſondit Contract de mariage.

Sousdiviſion du lot écheu aux enfans.

En conſequence du preſent partage leſdits Jacques, &c. Marchand, Bourgeois de Paris, & Marguerite ſa femme de luy autoriſée, en leurs noms, Nicolas & ladite veuve Marie audit nom de tutrice dudit Claude, deſirans partager & ſubdiviſer entr'eux ledit premier lot à eux advenu & échû par le preſent partage, pour joüir chacun de ſa portion, & avant que de proceder audit partage & ſousdiviſion, s'égaler l'un à l'autre, comme il eſt requis és biens delaiſſez par ledit deffunt leur pere, ont volontairement & à l'amiable fait les rapports & partages qui enſuivent: C'eſt à ſçavoir que leſdits Jacques & Marguerite ſa femme ont reconnu avoir receu dudit deffunt Guillaume & de ladite Marie, en faveur de mariage & avancement d'hoirie la somme de 20000. livres, comme appert par le Contract de mariage desdits Jacques & Marguerite, & quittance en datte, &c. de laquelle somme de 20000. livres ils doivent rapporter moitié à la masse de ladite succession dudit deffunt Guillaume, ou moins prendre en icelle suivant la Coûtume, avec l'interest de la moitié, montant à la somme de mille livres par chacun an, à raison du denier vingt, depuis le decez d'un deffunt, arrivé le   jour, &c. jusques au   jour, &c. qui font quatre années, montant pour ledit temps à la somme de 4000. livres, lesquelles deux sommes ensemble montent à 24000. livres, dont ils font rapport à ladite succession. Comme aussi ledit Nicolas a reconnu avoir receu desdits deffunt Guillaume son pere, & de ladite veuve sa femme en avancement d'hoirie, & pour faire trafic & se mettre en boutique la somme de huit mille livres, par acte passé, &c. de laquelle somme il doit rapporter à la masse de ladite succession la moitié montant à 4000. livres. Et quant audit Claude mineur, il n'a encore rien touché ny receu en avancement de ladite succession dudit deffunt son pere, de sorte que pour estre & demeurer lesdites parties égalez l'un à l'autre en la succession dudit deffunt leur pere, lesdits Nicolas, & Claude doivent prendre sur icelle avant que lesdits Jacques & Marguerite sa femme y puissent rien prendre, sçavoir ledit Nicolas la somme de 16000. livres, & ledit Claude la somme de 20000. livres : Ce fait a esté procedé au partage & subdivision dudit second lot, ainsi qu'il ensuit ; sçavoir qu'ausdits Jacques & Marguerite sera, demeurera, appartiendra à toûjours la maison size ruë, &c. prisée & estimée par lesdits Experts par leur rapport susdatté à la somme de dix mille livres, faisant avec ladite somme de 20000. livres qu'ils doivent rapporter, la somme de 30000. livres. Audit Nicolas sera, demeurera & appartiendra à toûjours la maison size, &c. prisée & estimée la somme de 25000. livres, faisant avec la somme de 4000. livres, au rapport de laquelle il est obligé, celle de 29000. livres : Et audit Claude la maison size, &c. estimée 22000. livres, avec cinq cent livres de rente rachetable au denier vingt de la somme de dix mille livres, à prendre sur, &c. le tout revenant à la somme de 32000. livres. Toutes lesdites sommes cy-dessus, tant des prisées desdites maisons & heritages, que desdites rentes & rapports, montent ensemble à la somme de 91000. livres, qui est pour chacun des copartageans la somme de 30333. livres six sols huit deniers , & par consequent le lot dudit Claude estant plus fort que les deux autres , de la somme de 1666. livres douze sols quatre deniers , il doit soulte audit Jacques & Marguerite sa femme de la somme de 333. livres six sols huit deniers , & audit Nicolas de la somme de 1333. livres cinq sols huit deniers , lesquelles sommes seront payables dans , &c. Et cependant il en payera le profit & interest au denier vingt du jour , &c. Par ce moyen les parties sont égalées & contentes , & ont trouvé agreable le present partage & sous-division , comme bien , justement & également faite : comme aussi lesdits Jacques & Marguerite sa femme , & ledit Nicolas sont quittes & déchargez desdits rapports & interests d'iceux. Pour desdites maisons, heritages & rentes cy-dessus, à chacun d'eux delaissez, joüir & disposer par eux & chacun d'eux , leurs hoirs & ayans cause , respective-ment à toûjours, pleinement & paisiblement , comme de leur propre chose , à commencer ladite joüissance dudit jour , &c. en avant, aux charges des cens & charges foncieres, & seront & demeureront lesdits lots cy-dessus obligez & hypothequez à la garantie les uns des autres , transportans tous droits, &c. reconnoissans lesdits Jacques & Marguerite sa femme , Nicolas, & ladite Marie leur mere comme & en qualité de tutrice dudit Claude, avoir chacun en leurs mains & possession les titres & papiers concernans les heritages & choses à eux cy-dessus delaissées , dont, &c.

Quand les enfans sont chargez envers leur mere d'une rente viagere pour son doüaire , ils s'en doivent charger chacun pour telle part & portion dont ils sont heritiers, & il en doit estre fait mention dans leur partage ou sous-division en ces termes :

Pour desdites choses ainsi subdivisées & partagées, joüir par divis & separément , &c. leurs hoirs & ayans cause, ainsi que bon leur semblera , au moyen des presentes de ce jourd'huy en avant & à toûjours, à la charge de la susdite garantie, & même de payer à ladite veuve leur mere le susdit doüaire, ainsi que dit est, chacun pour un tiers, qui est par chacun an , &c.

Quand il y a des propres appartenant au deffunt pere des copartageans , & que le doüaire de la mere est le doüaire coûtumier, ordinairement dans le partage on n'y comprend pas les maisons & heritages dont la veuve joüit pour son doüaire , & on les laisse

non

non partagez, pour appartenir en commun & par indivis à cauſe de ladite jouïſſance, & il en faut faire mention dans ledit partage.

Auquel preſent partage les parties n'ont compris la maiſon delaiſſée à ladite Marie leur mere pour ſon doüaire coûtumier, à elle conſtitué par ledit deffunt Guillaume pere commun des parties.

Autre partage.

Pardevant les Notaires, &c. furent preſens Maiſtre Claude, tant en ſon nom, que comme tuteur de Jacques ſon frere, mineur, Damoiſelle Marie, femme autoriſée par Maiſtre Nicolas, &c. ſon mary, pour l'effet & validité du preſent Contract, & Damoiſelle Anne, fille majeure uſante & jouïſſante de ſes droits, demeurans, ſçavoir, &c. tous enfans & heritiers chacun pour un quart par benefice d'inventaire de deffunts Paul & Damoiſelle Nicolle, jadis ſa femme, leurs pere & mere : Diſans, que par les decez de leurſdits pere & mere il leur eſt avenu & leur appartient pluſieurs heritages & rentes, ſur leſquels pour égaler leſdits Jacques & Damoiſelle Anne, il convient prendre avant le partage la ſomme de douze mille livres pour chacun deſdits Jacques & Anne, qui eſt pareille ſomme que leſdits Claude & Damoiſelle Marie ont reçûë deſdits deffunts leurs pere & mere en mariage & avancement d'hoirie, & du ſurplus en faire partage entr'eux tous. Pour à quoy parvenir, & ſuivant l'avis des parens dudit mineur, homologué par Sentence de Monſieur le Prevoſt de Paris, ou ſon Lieutenant Civil, du   jour, &c. leſdites parties ont fait & accordé à l'amiable & de bonne foy, les égalemens, partages, & choſes qui enſuivent : Sçavoir, que leſdits Jacques & Damoiſelle Anne auront & prendront pour leur également chacun moitié de douze cent livres de rente qui ont eſté creées & conſtituées audit deffunt leur pere, par Pierre, &c. par Contract paſſé pardevant, &c. ladite rente rachetable au denier vingt de la ſomme de vingt quatre mille livres : par le moyen dequoy leſdits Jacques & Damoiſelle Anne demeureront égalez auſdits Claude & Damoiſelle Marie, à commencer à jouïr de ladite rente, & en percevoir les arrerages, &c. & de là en avant & à toûjours. Et quant aux intereſts deſdites ſommes de douze mille livres, que chacun deſdits Jacques & Anne ont reçûës en mariage & avancement d'hoirie defdits deffunts leurs pere & mere , & qu'ils doivent rapporter depuis les jours des decez defdits deffunts , compenfation en a efté faité à quelque fomme de deniers prife par lefdits Jacques & Anne , & aux nourritures & entretenemens defdits Jacques & Anne à eux fournies depuis lefdits decez. Comme auffi les parties ont declaré & reconnu avoir fait partage des meubles & des fommes d'argent contenus en l'inventaire fait aprés les decez defdits deffunts , & au procés de la vente qui en a efté faite , montant le tout à la fomme de huit mille livres ; ledit Claude en a pris la fomme de quatre mille livres , tant pour luy , que comme tuteur dudit Jacques , & lefdites Marie & Anne en ont pris chacune la fomme de deux mille livres , dont les parties fe font contentées : De forte qu'il ne refte plus à partager entre les parties que les heritages fubftituez à leur profit par leurs ayeuls , & dont lefdits pere & mere ont eu feulement la jouïffance leur vie durant , qui font la maifon fize , &c. & deux maifons , Fermes & heritages fis à , &c. & quelques rentes : Et defirans faire ledit partage , ils ont fait voir , vifiter , prifer & eftimer lefdites maifons & heritages par Experts & gens à ce connoiffans , qui en ont fait leur rapport , fignez & certifiez , dattez des   jours , &c. En confequence defquels & des Sentences fur ce renduës , lefdites parties ont fait & accordé ledit partage , & fait quatre lots les plus juftes & égaux qu'il leur a efté poffible , felon & ainfi qu'il enfuit , fuivant l'avis defdits Experts.

Premier lot.

 Le premier lot aura & luy appartiendra la moitié de la maifon fize à Paris ruë , &c. confiftant en deux corps de logis , court , puits en icelle , lieux , aifances & appartenances , à quatre étages , tenant d'une part , &c. eftimé le total par lefdits Experts à la fomme de trente-deux mille livres , qui eft pour ladite moitié la fomme de feize mille livres , cy   16000. liv,

Second lot.

Le fecond lot aura & luy appartiendra l'autre moitié de ladite maifon , pour pareille fomme de feize mille livres , cy   16000. liv.

Troifiéme lot.

Le troifiéme lot aura & luy appartiendra la maifon fize , &c.

tenant d'une part , &c. confiſtant en pluſieurs baſtimens , court & jardin à arbres fruitiers , le tout contenant trois arpens & demy ou environ ; avec la quantité de vingt arpens de terres labourables en pluſieurs pieces, & quatre arpens de vignes en pluſieurs pieces, trois arpens de pré, & quatre arpens de bois taillis , le tout ſitué audit terroir & Paroiſſe dudit lieu , priſez & eſtimez le tout enſemble par leſdits Experts à la ſomme de quinze mille livres , cy 15000. liv.

Quatriéme lot.

Le quatriéme lot aura & luy appartiendra la maiſon ſize, &c. tenant d'une part , &c. conſiſtant en un corps de logis, grange , eſtable , court , puits , jardin à arbres fruitiers , preſſoir , lieux , aiſances & appartenances , contenant enſemble quatre arpens ou environ ; huit arpens de vignes en pluſieurs pieces , vingt arpens de terres labourables , & cinq arpens de prez , le tout aſſis au , &c. priſez & eſtimez par leſdits Experts le tout enſemble la ſomme de douze mille livres , cy 12000. liv.

Item , aura ledit quatriéme lot cinquante livres de rente de bail d'heritage dûs par Pierre, &c. Vigneron audit lieu , rachetable de la ſomme de mille livres , cy 1000. liv.

Item , autres cinquante livres de rente , &c. cy

Item , &c

Somme totale dudit quatriéme lot montant à la ſomme de quinze mille huit cent livres , cy 15800. liv.

Somme totale deſdits quatre lots montant à la ſomme de ſoixante-deux mille huit cent livres ; en ſorte que pour égaler leſdits quatre lots, il doit eſtre payé de ſoulte & de retour au troiſiéme lot ſept cent livres, ſçavoir par les premier & ſecond lots la ſomme de ſix cent livres, & par le quatriéme cent livres.

Ce fait ont eſté faits quatre billets de papier égaux, leſquels ont eſté mis , &c. *comme au precedent.* Deſquels lots les parties ſe ſont contentées , comme bien , juſtement & également faits : Au moyen dequoy ledit Claude a preſentement baillé & payé à ladite Damoiſelle Anne , qui a receu de luy la ſomme de
de ſoulte & retour dudit partage, &c. comme auſſi ladite Marie , &c. Pour deſdits lots ainſi avenus & échûs jouïr par les parties , & en faire & diſpoſer par elles, leurs hoirs & ayans à leur volonté , comme de choſe à eux appartenant , à commencer ladite jouïſſance, &c. aux charges des cens & droits Seigneuriaux & rentes

foncieres que les heritages peuvent devoir envers les Seigneurs à qui dûs font, que les parties n'ont pû à prefent declarer au vray. Et quant aux loyers defdits heritages & arrerages defdites rentes dûs & échûs avant ledit jour, feront partis entr'eux également à mefure qu'ils fe recevront ; & ont donné pouvoir audit Claude de les recevoir, en bailler quittance valable, & contraindre les debiteurs fi befoin eft.

Comme auffi demeureront en commun les rentes & fommes de deniers deuës par, &c. & en fera pourfuivi le recouvrement & payement à frais communs. Et en ce faifant & moyennant le prefent partage lefdites parties ont cedé & transferé refpectivement l'une à l'autre, tous droits de proprieté, fonds, tres-fonds, faifine, poffeffion, & autres droits quelconques qu'ils avoient & pouvoient avoir & pretendre en & fur lefdits heritages & rentes cy-deffus partagées, dont ils fe font deffaifis, démis & deveftus au nom & au profit l'un de l'autre : voulans & confentans qu'ils en foient faifis, veftus, mis & receus en bonne & fuffifante faifine & poffeffion par les Seigneurs ou Dames de qui ils font tenus & mouvans, felon & ainfi qu'il appartiendra. Et d'abondant pour ce faire & confentir eftre fait par tout où befoin fera, ils ont fait & conftitué leur Procureur general & fpecial l'un d'eux, ou le porteur des prefentes, &c.

Claufe pour le payement des dettes.

A efté accordé que lefdits copartageans contribueront chacun pour leur quart également au payement des dettes legitimes qui font deuës par les fucceffions de leurfdits pere & mere : comme auffi qu'ils fouftiendront les procés qu'ils ont contre, &c. pour raifon des pretentions & demandes qu'ils font en garantie, & autrement fur les fucceffions defdits deffunts leurs pere & mere, & contribueront aux frais & dépens qu'il conviendra faire pour eux deffendre, & faire debouter lefdits, &c. de leurs pretentions ; & outre de contribuer & fouffrir également l'évenement defdits procés, &c.

Accord fur l'éviction d'une rente tombée dans le lot d'un des copartageans.

Furent prefens Claude, Jacques, Jean & Pierre, tous heritiers de deffunt Claude, &c. difans les parties que par partage fait entr'eux, d'une part, & Marie veuve dudit Claude, des biens de la communauté, seroit advenu & échû ausdits heritiers entre autres rentes, cent livres de rente constituée audit deffunt Claude par Paul, & autres cent livres de rente constituée aussi audit deffunt par Nicolas, comme il appert par ledit partage passé pardevant, &c. & le mesme jour par autre partage & sous-division faite entre lesdits heritiers pardevant lesdits Notaires, seroient lesdites deux rentes deuës par lesdits, &c. advenuës & échuës dans le lot dudit Pierre, desquelles rentes ledit Pierre n'auroit pû joüir ny pû recevoir aucuns arrerages, quelques diligences qu'il ait pû faire aux poursuites & saisies des heritages vendus sur les debiteurs d'icelles, ny sur leurs autres biens. Et n'auroit pû estre colloqué en ordre, à cause des grandes dettes anterieures & privilegiées desdits debiteurs, comme il a justifié à ses coheritiers susnommez, par les certificats des Commissaires commis à faire lesdits Arrests & extraits des oppositions ; & qu'à l'égard desdits Claude, Jacques & Jean, ils auroient toûjours joüy paisiblement, & ont esté bien payez des rentes qui son tombées dans leurs lots, sans avoir souffert aucune éviction des autres choses qui leur sont advenuës & échûës par ledit partage ; Or ayant esté convenu & arresté entre lesdites parties par lesdits partages & sousdivision, comme de raison, que les lots demeureroient garands les uns des autres, à cette cause ledit Nicolas auroit fait adjourner lesdits, &c. ses coheritiers, pardevant Monsieur le Prevost de Paris, pour voir dire qu'ils seroient tenus porter la perte desdites deux rentes & des arrerages d'icelles, chacun pour leur quart, ce faisant qu'ils seroient condamnez au payement desdits arrerages, & à passer titre nouvel, & reconnoissance de ladite rente, si mieux n'aimoient leur bailler autres rentes de la succession dudit deffunt Claude leur pere. Et voyant lesdits Claude, Jacques, & Jean qu'ils n'avoient aucuns moyens valables pour deffendre contre la demande dudit Nicolas, ils auroient acquiescé pour éviter à procez, & sur ce les parties ont fait & accordé ensemble ce qui ensuit : Sçavoir, qu'à l'égard dudit Claude & Jacques pour demeurer quittes chacun pour leur quart desdites deux rentes, ils ont cedé, quitté, transporté & delaissé dés à present & à toûjours audit Nicolas, present & acceptant pour luy, ses hoirs & ayans cause, cinquante livres de rente pour leurs deux quarts des deux susdites rentes évincées, à eux avenuës par ledit partage & sous-division, & qui dés

B b b iij

le, &c. ont esté venduës & constituées audit deffunt Claude par, &c. par Contract mis és mains, &c. subrogeant, &c. à commencer à en joüir du jour de, &c. & laquelle rente demeurera garante des lots desdits partages : Et outre ont lesdits Claude & Jacques baillé & payé audit Nicolas la somme de, &c. pour les arrerages de leursdits quarts à eux afferans, à partir desdites deux rentes écheuës depuis le jour desdits partages, jusqu'au jour de, &c. dont, &c. quittant, &c. Et pour le regard dudit Jean, pour demeurer aussi par luy quitte de son quart desdites deux rentes évincées, il a presentement baillé, compté & delivré en presence desdits Notaires, en Loüis d'or, &c. audit Nicolas, qui a pris & reçeu de luy la somme de, &c. sçavoir   pour le principal dudit quart desdites deux rentes, & le surplus pour les arrerages deus & écheus depuis le jour desdits partages jusqu'à ce jourd'huy, dont aussi, &c. & quittant, &c. Demeureront neanmoins lesdites rentes & sommes de deniers sus-cedées & baillées, garantes des lots desdits partages au desir d'iceux, & moyennant ce ledit Nicolas a remis & remet à la masse de la succession dudit deffunt Claude, lesdites deux rentes deuës par lesdits, &c. desquels s'il s'en peut recouvrer quelque chose sera parti entre les parties, & sont les Contracts desdites deux rentes demeurées és mains dudit Nicolas, sans neanmoins qu'il soit & puisse estre tenu de veiller & faire diligence, plus que lesdits, &c. ses coheritiers, ausquels il promet de les en aider, toutes fois & quantes qu'il en sera requis par eux, ou l'un d'eux, le tout sauf & sans prejudice ausdites parties comparantes de leur recours, & repetition pour la moitié desdites deux rentes évincées & arrerages d'icelles, contre les heritiers de ladite Marie, à present deffunte, qui en est tenuë, suivant lesdits partages, & comme copartageans sont tenus, laquelle moitié estant receuë en tout ou partie, sera partie & divisée entre icelles parties comparantes, & aux fins du recours & repetition lesdites parties ont consenti qu'il en soit fait telles poursuites qu'il appartiendra à frais communs.

Quand le survivant des pere & mere ne veut pas faire partage des biens de la communauté, les enfans peuvent faire adjourner le survivant pour y estre contraint, & en ce cas le Juge ordonne que le compte des biens sera rendu, & le partage d'iceux fait, pardevant luy, ou pardevant un Conseiller commis, ou pardevant un Commissaire Enquesteur & Examinateur, & avant que de procéder par justice, quelquefois les enfans bien conseillez, principalement entre personnes de qualité, apprehendant que le survivant de leurs pere & mere irrité de telles poursuites, ne dispose de ses biens à leur prejudice, luy font des supplications les reïterent, de vouloir consentir & leur accorder le partage desdits biens comme en l'acte suivant.

Supplication pour accorder le partage.

Aujourd'huy en la presence & compagnie des Notaires, &c. Claude, &c. & Dame Catherine le Fevre sa femme, de luy autorisée, & Nicolas & Jean le Févre, &c. se sont transportez pardevers & en la maison de Dame Marguerite, &c. veuve de feu Charles le Févre, &c. laquelle ils ont humblement suppliée & requise de vouloir faire & consentir le partage des biens communs d'entre ledit deffunt Charles le Févre son mary & elle, delivrer les titres & papiers concernans les propres dudit deffunt, & d'y proceder par la voye plus amiable & honneste pour traiter leurs affaires avec toute douceur, comme ç'a toûjours esté l'intention des supplians, luy declarant que pour l'honneur & le respect qu'ils luy doivent & portent, ils ne desirent rien plus que les choses se passent à l'amiable & sans forme de procez, & pour cét effet ils ont supplié & requis ladite Dame leur mere d'avoir agreable la priere & supplication qu'ils luy font, de nommer presentement tels Gentils-hommes & personnes notables jusqu'au nombre de trois de leurs parens & amis de cette ville de Paris, par l'avis desquels lesdits supplians desirent qu'il soit procedé au fait desdits partages & divisions, si mieux ladite Dame n'aime nommer tels Conseillers, Avocats de la Cour, ou autres à son choix, comme les supplians offrent faire presentement de leur part, accordant que ce qui sera par eux fait & decidé, ait force & vertu comme de chose jugée par Arrest, sous telles soumissions & peine que ladite Dame leur mere advisera.

Il faut écrire la réponse.

A quoy ladite Dame a fait réponse, &c.

Ce fut fait en la maison de ladite Dame, & luy a esté laissé copie du present acte, signé desdits Notaires.

Des Comptes de Tutelles.

Quand un mineur a accompli sa vingt-cinquiéme année, il peut recevoir le compte de sa tutelle pardevant Notaires, & aprés que le compte a esté examiné, clos & arresté par l'oyant à l'amiable, & qu'ils sont demeurés d'accord des debats, les parties font pardevant les Notaires l'acte de reconnoiffance de l'arresté & closture d'iceluy, portant décharge des pieces justificatives dudit compte, & quelquefois quittance du payement du reliqua d'iceluy.

Que fi le tuteur ne payoit comptant le reliqua, en ce cas il faudroit declarer que le tuteur promettroit & s'obligeroit de payer la fomme dont il feroit reliquataire dans un certain temps prefix, & cependant payer les interefts à raifon de l'Ordonnance.

Quand les tuteurs font pourfuivis par Juftice, pour rendre leur compte, ils le rendent pardevant les Commiffaires au Chaftelet, ou pardevant les Juges des lieux. Voyez ce que nous avons dit dans le Praticien, titre des redditions de compte.

Les comptes de tutelle contiennent trois Chapitres, le premier eft celuy de recepte, le deuxiéme celuy de dépenfe, & le troifiéme celuy de reprife.

Le Chapitre de recepte contient tout ce que le tuteur a pû recevoir, fuivant le contenu en l'inventaire fait aprés le deceds des pere & mere du mineur, ou du predecedé defdits pere & mere, quoy qu'il ne l'ait pas receu ; dautant que ce qui n'a pas efté receu fe met dans le chapitre de reprife : Par exemple, fi dans l'inventaire il y a deux obligations chacune de mille livres deuës au deffunt, le rendant compte les couchera en recepte, quoy qu'il n'en ait pû exiger qu'une, le debiteur de l'autre eftant infolvable dés la mort du pere de l'oyant compte. Mais il couche dans le Chapitre de reprife la mefme fomme de mille livres qu'il avoit couchée au Chapitre de recette, ainfi les chofes fe font dans l'ordre & en confervant les droits des uns & des autres.

Dans ce Chapitre le rendant compte dit premierement qu'il fait recepte de la fomme de   provenuë de la vente des meubles laiffez aprés le decez, &c.

Item, de la fomme de, &c. ainfi de toutes les fommes qu'il a perceuës des biens appartenans à l'oyant compte, en forte neanmoins

moins qu'il faut mettre ensemble toutes les sommes perceuës pendant la gestion par une mesme cause, comme tous les loyers d'une maison, qu'il a receus ou dû recevoir pendant toutes les années de son administration.

Le deuxiéme Chapitre est celuy de dépense, dans lequel se mettent toutes les sommes qui ont esté payées par le rendant compte, pour l'oyant compte, & pour ses affaires. Et en premier lieu, il doit mettre en dépense tous les frais funeraires pour le deffunt, suivant les memoires & quittances qu'il en a tirées. Ensuite les dépenses & frais faits pendant la maladie du deffunt, qu'il auroit payez, les dettes payées, suivant les quittances qu'il en auroit receuës, les pensions & frais faits pour l'entretenement de l'oyant, ainsi des autres.

Le troisiéme est celuy de reprise, dans lequel le rendant compte met en reprise ce qu'il a couché en ligne au Chapitre de recette, qu'il n'a pas receu ; & en consequence il doit en demeurer déchargé, & pour cét effet il le met en reprise : ensuite il met en reprise les meubles qui n'ont pû estre vendus.

Le compte estant presenté, & l'oyant estant majeur, s'il convient de tous les articles, & que le tuteur luy paye actuellement & réellement le reliqua, l'oyant compte doit donner une quittance generale à son tuteur, au moyen de laquelle il soit déchargé de son administration ; telle décharge neanmoins n'empescheroit pas que si le mineur se trouvoit estre lezé par le compte qui luy auroit esté rendu, en consequence des erreurs & omissions au Chapitre de recepte, ou de fausses reprises ou faux emplois, il pourroit en faire sa demande, suivant l'article 21. du titre des redditions de compte de l'Ordonnance de l'an 1667.

Il ne suffit pas que le compte soit clos & arresté pour empescher qu'un tuteur ou autre qui a administré les biens d'autruy, ne soit reputé comptable, mais il faut qu'il ait payé le reliqua, c'est ce que dit l'Ordonnance de 1667. titre de la reddition des comptes, article 1. que les tuteurs, protuteurs, curateurs, fermiers judiciaires, sequestres, gardiens & autres qui ont administré le bien d'autruy, sont tenus de rendre compte aussi-tost que la gestion est finie, & sont toûjours reputez comptables, encore que le compte soit clos & arresté, jusqu'à ce qu'ils ayent payé le reliqua, s'il en est dû, & rendu toutes les pieces justificatives.

Il faut encore observer, qu'un mineur peut se faire restituer contre une tranfaction faite avec fon tuteur touchant l'adminiftration de fa tutelle, fans avoir veu & examiné les pieces juftificatives du compte, non feulement pendant fa minorité, mais auffi quoy que la tranfaction ait efté faite eftant devenu majeur; parce que le mineur eft toûjours reputé tel à l'égard de fon tuteur audit cas, jufqu'à ce qu'il luy ait rendu compte, à caufe qu'il y a lieu de prefumer du dol en la perfonne du tuteur, lequel eftant faifi de toutes les pieces, & fçachant à quoy fe montent la recepte & la dépenfe, il ne peut pas ignorer ce dont il eft reliquataire envers fon mineur, ce que ledit mineur ne peut pas fçavoir, comme il a efté jugé par Arreft du 27. Novembre 1585.

Voyez cy-aprés touchant les tranfactions.

Formule de compte de tutelle avec quittance.

Pardevant, &c. furent prefens Paul, &c. âgé de 25. ans accomplis dés le   jour de, &c. demeurant à Paris rue, &c. d'une part, & Jacques, &c. demeurant, &c. cy-devant tuteur dudit Paul, &c. d'autre, lefquels ont reconnu & confeffé avoir fait & accordé entr'eux ce qui enfuit: C'eft à fçavoir que ledit Paul, &c. eftant parvenu à l'âge de majorité, comme dit eft, il auroit requis ledit Jacques fon tuteur de luy rendre compte à l'amiable fans frais ny procez, de la geftion, regime, gouvernement, maniment & adminiftration qu'il a euë de fa perfonne & de fes biens pendant le temps de fa tutelle; à quoy ledit Jacques voulant fatisfaire de fa part, auroit fait dreffer ledit compte, ainfi qu'il eft cy-deffus écrit, en dix feüillets de papier, le prefent compris, iceluy prefenté & offert audit Paul, &c. qui l'a veu à fon loifir pendant un mois qu'il a efté en fa poffeffion, & l'a avec ledit Jacques, veu, examiné & apoftillé & fait les accords & debats, eftans en chacun article dudit compte, lequel a efté prefentement paraphé defdites parties & Notaires fouffignez, au bas de chacun fueillet *recto*, par lequel tout veu, precompté, deduit & rabbatu, le rendant s'eft trouvé reliquataire envers l'oyant de la fomme de 7000. livres que ledit rendant luy a prefentement baillée, payée, comptée, nombrée & réellement delivrée, en prefence defdits Notaires fouffignez en loüis d'or, &c. dont ledit oyant s'eft contenté & en a quitté & quitte ledit Jacques rendant & tous autres, auquel oyant en ce faifant ledit rendant a auffi prefentement rendu & delivré tous & chacuns les titres, lettres, papiers & enfeignemens inven-

toriez en l'inventaire fait aprés le decez de, &c. Ensemble la grof-
se dudit inventaire ; ensemble toutes les quittances & autres pieces justificatives du contenu audit compte dont ledit Paul se tient
pareillement content, & en aussi quitté & déchargé ledit, &c. &
tous autres. Promettant, &c.

Quittance de compte avec obligation entre marchands.

Furent presens Paul, &c. d'une part, & Jacques, &c. d'autre part,
lesquelles parties ont reconnu & confessé avoir ce jourd'huy compté ensemble à l'amiable, tant de ce que ledit Paul pouvoit devoir audit Jacques jusques à ce jour, à cause des payemens à luy
faits, & à autres personnes en son acquit, suivant les quittances
que ledit Paul luy en a presentement rapportées, à valoir sur le prix
des marchandises que ledit Jacques luy a cy-devant fournies & livrées sur ses billets, cedules & obligations ; par lequel compte, toutes
deductions faites, ledit Paul s'est encore trouvé redevable de reste
envers ledit Jacques de la somme de, &c. laquelle somme ledit Paul
promet & s'oblige de payer audit Jacques ce acceptant en sa maison à Paris, ou au porteur, &c. d'huy en trois mois prochains venans, & au moyen du present compte lesdites parties se sont renduës presentement l'une à l'autre les susdites quittances, cedules,
promesses, obligations & papiers qu'elles avoient l'une de l'autre,
comme nuls & sans effet à leur égard, & s'en déchargent reciproquement, veulent & consentent que s'il s'en trouve d'autres, ils
soient nuls & sans effet, promettant de ne s'en aider ny servir à
l'avenir directement ny indirectement l'un à l'encontre de l'autre,
en quelque sorte & maniere que ce soit, comme estant compris au
susdit compte, ces presentes demeurant neanmoins en leur force
& vertu, jusques à l'actuel payement de ladite somme de, &c.
car ainsi le tout a esté accordé, &c. *election de domicile*, &c.

CHAPITRE IV.

Des actes concernans les droits Seigneuriaux.

POur entendre ce qui concerne cette quatriéme partie, il faut fçavoir, que dans la Coûtume de Paris les veritables immeubles se divisent en fiefs, en censives, & en franc-aleus.

Fief est un heritage mouvant du Roy ou d'autre Seigneur, & tenu à la charge de foy & hommage ; celuy qui le possede est appellé vassal.

La nature & la qualité du fief oblige le proprietaire, detempteur & possesseur d'iceluy, à certains devoirs & droits envers le proprietaire du fief dominant.

Ces devoirs & droits consistent à faire la foy & hommage audit Seigneur dominant, à luy bailler un adveu & dénombrement des terres & droits qui sont tenus de luy, de luy payer le rachat ou relief en certains cas, ou le quint denier du prix de l'acquisition du fief mouvant de luy.

La foy & hommage est le serment de fidelité, que le vassal est tenu de faire au Seigneur du fief dont il releve, & par ce moyen il devient l'homme & le vassal de son Seigneur.

La maniere de faire la foy & hommage est prescrite par l'art. 63. de la Coûtume de Paris, lequel est un droit commun pour toutes les autres Coûtumes qui n'ont point de disposition contraire.

La foy & hommage doit estre faite au lieu Seigneurial dont est mouvant le fief servant, & non ailleurs, à moins que le Seigneur n'y consente, suivant l'art. 64. de la même Coûtume, & quand le fief du vassal & le fief dominant sont situez en differentes Coûtumes, touchant la foy & hommage il faut suivre la Coûtume du fief dominant : mais lors qu'il s'agit de droits utiles & profitables, & de saisies feodales, il faut suivre la Coûtume où le fief servant est situé.

Tout nouveau vassal ne fait pas la foy & hommage en personne, mais par Procureur : sçavoir

Quand le vassal est malade d'une longue maladie, s'il est vieux & impotent, insensé ou absent pour la Republique, s'il est empefché de venir en perfonne, par guerre, troubles, inondations, ou à caufe de l'exercice de quelque Charge publique qui demande refidence actuelle. Dans ces cas le Seigneur eft tenu de recevoir la preftation de fidelité par Procureur, ou donner delay & fouffrance au vaffal, tant que dureront les empefchemens, laquelle vaut foy tant qu'elle dure.

Si le fief eft poffedé par gens de main morte, car ils font la foy & hommage par Procureur.

Les mineurs font la foy & hommage par leurs tuteurs ou curateurs, à moins que le Seigneur ne leur donne delay & fouffrance jufqu'à leur majorité feodale. Et la demande de la fouffrance fe fait par le mineur, ou par fon tuteur ou curateur.

Pour la preftation de foy & hommage la majorité eft eftimée pour les mâles à vingt ans accomplis, & pour les filles à quinze ans. Il faut auffi que le Seigneur ait atteint cét âge pour donner cette fouffrance à fes vaffaux, autrement ce feroit à fon tuteur ou curateur à leur donner.

Les creanciers du vaffal qui ont fait faifir fon fief, peuvent pour & au lieu du vaffal offrir au Seigneur de luy faire le ferment de fidelité par un curateur ou Commiffaire étably par eux à cét effet : ce qui fe doit entendre au cas qu'il y ait ouverture de la part du vaffal faifi.

Le fils aîné faifant la foy & hommage au Seigneur feodal, acquitte fes fœurs de leur premier mariage, au cas qu'il la fâffe pour luy & pour elles.

Le mary fait la foy & hommage pour fa femme pendant le mariage ; de forte qu'elle en eft acquittée aprés le decez de fon mary, tant pour le regard de fes propres, que pour les fiefs qui luy échéent aprés la mort de fon mary pour fa part de la communauté.

Les bailliftres & gardiens font la foy & hommage pour les mineurs dont ils ont la garde.

La femme doüairiere peut faire la foy & hommage au nom des heritiers de fon mary à leur refus ou abfence, comme par procuration tacite & legale ; & le Seigneur eft tenu en ce cas de la recevoir, finon luy donner fouffrance pendant que fon doüaire durera.

Lorfque la foy & hommage fe fait par Procureur, il faut qu'il foit fondé de procuration fpeciale, dautant que la generale ne fuffiroit pas.

La foy & hommage doit eftre faite par le proprietaire du fief, & non par l'ufufruitier, dautant que l'ufufruitier n'eft pas l'homme du Seigneur ; ainfi les droits honorifiques n'appartiennent pas audit ufufruitier. D'où il s'enfuit que le donataire d'un fief avec retention d'ufufruit par le donateur, eft tenu de faire la foy & hommage, & payer les droits au Seigneur, & le Seigneur peut faifir le fief, faute de foy & hommage faite par le donataire. La raifon eft, que dés que la donation eft parfaite, le donateur fe deffaifit & fe démet de la proprieté de la chofe donnée au profit du donataire.

Que la femme doüairiere n'eft pas tenuë pour fon doüaire de faire la foy & hommage, ny payer aucuns droits pour le fief fur lequel elle prend fon doüaire, dautant que les heritiers de fon mary font obligez de l'en acquiter, comme Seigneurs & proprietaires d'iceluy : finon le fief pourroit eftre faifi par le Seigneur, à moins qu'elle ne le vouluft faire au nom des heritiers.

La foy & hommage doit eftre faite au Seigneur du fief dominant, & non pas à l'ufufruitier. Que s'il y a plufieurs Seigneurs d'un même fief, il fuffit que le vaffal la faffe à l'un d'eux au nom de tous, au principal manoir du fief dominant.

Ainfi lorfque plufieurs Seigneurs d'un fief le poffedent par indivis ou autrement, chacun d'eux peut faire la foy & hommage pour fa part & portion hereditaire, pour empêcher la faifie feodale, ou pour en avoir main-levée : de forte que le Seigneur peut fe pourvoir contre ceux qui n'ont pas fait la foy & hommage, la preftation de fidelité par l'un d'eux n'acquittant pas les autres, excepté lorfque le fils aifné la fait pour luy & pour fes fœurs.

Il en faut dire de même du puifné ou du fils de l'aîné, qui aprés la mort de l'aîné, avant que d'avoir fait la foy & hommage, décharge de la foy & hommage par la preftation de fidelité fes fœurs ou feftantes, pour lefquelles il fait la foy & hommage : mais il ne peut pas faire la foy & hommage pour fes puifnez, fi ce n'eft dans les Coûtumes qui le permettent expreffément.

Que s'il y a conteftation entre plufieurs Seigneurs touchant la mouvance feodale d'un même fief, chacun d'eux pretendant que le fief releve de luy, l'ayant fait faifir pour devoirs & droits feodaux non faits & non payez, en ce cas le vaffal eft obligé d'obtenir des Lettres de Chancellerie, pour obtenir main-levée de la saifie faite fur ledit fief par main-fouveraine , c'eft à diré , par Juges Royaux & non Subalternes qui enterinent lefdites Lettres , offrant de faire la foy & hommage à celuy qui aura obtenu gain de caufe quarante jours après la fignification à luy faite de la Sentence ou Arreft , fuivant l'article 60. de noftre Coûtume.

Veü que la foy & hommage doit eftre renduë au principal manoir du fief , il s'enfuit que l'aîné la doit recevoir comme maiftre du manoir.

La foy & hommage doit eftre faite par le nouveau vaffal auquel eft échu un fief par fucceffion , tant en ligne directe , que collaterale , dans les quarante jours , à compter du jour de l'ouverture du fief, fuivant l'article 7. de la même Coûtume. Tout acquereur par autre caufe a pareillement quarante jours du jour de l'acquifition pour faire la foy & hommage , par une jufte interpretation dudit article , ainfi que nous avons dit plus amplement dans noftre Commentaire fur cet article , & dans noftre Traité des Fiefs.

L'aveu & dénombrement que le vaffal eft obligé de donner à fon Seigneur , eft un acte authentique contenant une defcription, par le détail de tout ce que le vaffal tient de fon Seigneur , de tous les droits & redevances , charges & heritages dépendans du fief fervant qu'il poffede , avec confins , tenans & aboutiffans & limites; & cet acte doit eftre fait & baillé par le vaffal à fes frais & dépens , parce que c'eft fon titre & l'inventaire de fon fief.

La verité du dénombrement fe verifie par actes , titres & inftrumens qui font reciproquement communiquez entre le Seigneur & le vaffal , & ils font obligez de s'en purger par ferment , s'ils en font requis , & le vaffal doit fatisfaire le premier à la requefte de fon Seigneur par l'article 44. de noftre Coûtume.

Le dénombrement eftant donné , il ne peut eftre blâmé ny debatu après quarante jours, du jour que le vaffal aura fommé fon Seigneur de le blâmer ou debattre , & il fert de titre au vaffal par l'article 10.

Le relief ou rachat eft un droit du Seigneur par le nouveau vaffal en certains cas, confiftant au revenu d'une année, ou le dire de Prud'hommes, ou une fomme pour une fois offerte de la part du vaffal, au choix & élection du Seigneur, fuivant l'article 47.

Ce revenu fe prend fur tous les fruits du fief, déduifant neanmoins les femences & frais des labours & autres faits pour la recolte des fruits , fuppofé que le vaffal eût donné à moiffon les terres feodales.

Dans ce revenu font compris les fruits qui ne fe perçoivent point par chacun an , fuivant l'article 48. comme font les bois taillis , eftangs , & autres femblables.

L'année du relief commence au jour que les offres faites par le vaffal ont efté acceptées , ou qu'elles ont efté valablement faites par le vaffal jufqu'à pareil jour l'an revolu , & il ne fe fait qu'une feule cüeillette d'une forte de fruits , par l'article 49.

Afin que le Seigneur ne foit pas trompé dans le choix , le vaffal eft tenu de luy communiquer fes papiers de recepte , ou luy en extraire une declaration fur iceux , aux dépens neanmoins du Seigneur , parce que c'eft pour fon utilité , par l'article 50.

Il n'eft pas au choix du Seigneur de prendre le revenu d'une année , ou une fomme offerte par le vaffal dans les cas fuivans.

I. Lorfque le Seigneur n'a pas pris le revenu de la premiere année ; car en ce cas il ne peut demander que l'eftimation des fruits de ladite année.

II. Lorfque le vaffal a donné à ferme l'heritage tenu en fief , ou partie d'iceluy fans fraude ; car en ce cas le Seigneur eft obligé de fe contenter de la redevance deuë par le fermier pour ce qui eft baillé à ferme , quoy que l'année tombée en rachat foit la derniere du bail du Fermier.

III. Lorfque le vaffal a donné fon fief à rente , & que la rente eft infeodée ; car fi elle n'eftoit pas infeodée , il pourroit prendre les gagnages des terres , par l'article 59.

Si le fief confifte en une maifon , le Seigneur fe doit contenter du loyer ; & fi elle n'eft pas loüée , il doit prendre le loyer au dire de gens à ce connoiffans , par l'article 58.

Le Seigneur choififfant le revenu des terres , peut fe fervir des caves , greniers , granges , eftables , preffoirs & celliers qui font au principal manoir , & baffe-court , pour recüeillir & garder les fruits qu'il percevra pendant l'année , avec une portion du logis pour s'y loger , fans toutefois delloger fon vaffal , fuivant l'article 58.

Le relief eft dû dans les cas fuivans.

I. En mutations pour fiefs échûs par fucceffion des afcendans , lefquels fe reglent par la Coûtume du Vexin le François , fuivant les articles 3. & 4. de la Coûtume de Paris.

I I.

II. En toutes mutations, excepté celles qui se font par vente, échange ou bail à rente rachetable, esquelles est dû le quint denier, & celles qui se font par donation ou succession en ligne directe, esquelles n'est dû que la foy & hommage.

III. Les femmes doivent relief au Seigneur pour fiefs à elles échûs par succession en ligne directe, avant ou pendant leur premier mariage ; en cas qu'elles se remarient en secondes ou autres nopces, pour chacun desdits mariages, excepté le premier, ou celuy pendant lequel échéent lesdits fiefs, suivant l'article 38.

Le droit de relief se paye par le proprietaire du fief servant à l'usufruitier du fief dominant, suivant l'article 2. Il faut excepter les mineurs qui sont en garde noble ou bourgeoisie, lesquels quoy que proprietaires, ne sont pas obligez à le payer ; mais les gardiens sont obligez de les en acquitter, lors qu'il est dû du chef des mineurs pour les fiefs qui tombent en la garde, par l'article 40.

Il y a plusieurs cas esquels il n'est dû que la foy & hommage au Seigneur, qui sont

I. En succession en ligne directe, par l'article 3. ce qui se doit entendre, supposé même que quelques-uns des enfans renoncent à la succession au profit des autres, par l'article 6.

II. En donation faite par le pere à son fils en avancement d'hoirie, par l'article 26. quoy que la donation ait esté faite en payement de ce qui auroit esté promis par le pere au fils.

III. Par la femme à laquelle échet un fief par succession en ligne directe pendant le premier ou subsequent mariage, par l'article 38.

IV. L'ancien vassal ne doit que la bouche & les mains au nouveau Seigneur, par l'article 66.

V. En succession des descendans venant aux ascendans, par l'article 4. Il en faut dire de même de la donation du fief faite par les descendans aux ascendans.

VI. Par la femme demeurant en viduité pour ses heritages propres, par l'article 39.

VII. Par la femme acceptant la communauté pour les heritages acquis par le mary pendant la communauté, par l'article 33.

VIII. Par la femme renonçant à la communauté, & recevant des heritiers de son mary des fiefs acquis par luy pendant la communauté en payement de ses reprises & remplois, parce que tels fiefs sont censez de ses deniers ; au contraire si elle recevoit en payement des fiefs qui fussent propres au mary.

D dd

III. Le Seigneur peut faire saisir le fief de son vassal, faute de dénombrement baillé, suivant l'art. 9.

Que si l'usufruit du fief dominant est separé de la proprieté, en ce cas le proprietaire & l'usufruitier peuvent saisir le fief servant; celuy-là pour la prestation de foy & hommage qui luy doit estre faite, & pour l'aveu & denombrement qui luy doit estre baillé; celuy-cy pour les droits feodaux qui luy appartiennent.

Pour ces causes le Seigneur peut non seulement saisir le fief que le vassal exploite par ses mains, mais aussi la partie du fief que le vassal aura donné à rente sans demission de foy, sans le consentement de son Seigneur, par l'art. 59. Mais le Seigneur ne peut pas user de la saisie feodale, parce que le vassal auroit aliené jusques aux deux tiers de son fief, s'estant retenu sur iceluy droit de cens, ou autre droit Seigneurial, & la foy & hommage pour tout le fief, suivant l'art. 51.

De plus, le Seigneur peut en cas d'ouverture du fief de son vassal, saisir les arriere-fiefs ouverts, comme estant subrogé aux droits & place de son vassal, tant que dure la saisie par luy faite sur son fief. Toutesfois les arriere vassaux obtiennent main-levée, en satisfaisant au Seigneur suzerain, à leurs devoirs & aux droits auxquels ils sont obligez envers le vassal, par l'art. 55.

Le Seigneur fait les fruits siens du fief saisi faute de foy & hommage, ou pour n'avoir pas esté payé de ses droits feodaux tant que dure la saisie, & ce en pure perte pour le vassal; car en ce cas nostre Coûtume punit la negligence du vassal, suivant l'article 61.

Que si le vassal nonobstant la saisie faite par le Seigneur, s'est emparé des fruits du fief saisi, il est tenu de les restituer au Seigneur, sans amande neanmoins, par l'article 29. & jusqu'à ce, le Seigneur n'est pas obligé de luy accorder main-levée de la saisie.

Quand le Seigneur fait les fruits siens du fief saisi, il n'est pas obligé de payer les charges & hypotheques du fief non infeodées pendant sa saisie, par l'article 28.

Le Seigneur ne fait pas les fruits siens du fief saisi dans les cas suivans.

1. Quand la saisie est faite faute de dénombrement; car en ce cas il doit établir Commissaire pour le regime & administration du fief, lequel doit rendre compte des fruits par luy perceus, & le Seigneur est responsable de son insolvabilité, article 9.

& conventions matrimoniales.

VI. Quand le Vaffal baille à cens jufques aux de
fief, s'eftant refervé la foy & hommage pour tout le
le vaffal vend les cens & rentes par luy receuës en a
de fon fief, le Seigneur peut demander le quint
nation.

Le Seigneur feodal a trois principaux droits fur le f
de luy, fçavoir la faifie feodale, le retrait feodal, & la

Le Seigneur peut faifir feodalement le fief de fon
les cas fuivans.

I. Quand le fief eft ouvert, c'eft à dire, faute d'hom
vaffal, ce qui arrive par la mort naturelle ou civile d
vaffal, ou par l'alienation qu'il fait de fon fief. Dans ces ca
gneur peut ufer de faifie feodale, pourveu qu'il fe foit paffé
te jours, à compter depuis l'ouverture, foit par mort ou p
nation du fief.

II. Faute d'avoir payé les droits au Seigneur. Sur ce point
nôftre Commentaire fur la Coûtume de Paris article 1. & 1
Traité des fiefs touchant la faifie feodale. Ainfi le Seigneur
de main-garnie contre fon vaffal, excepté les cas fuivans.

Le premier eft, quand le vaffal defavouë celuy qui fe pretend
Seigneur, par l'art. 45.

Le fecond en cas de conteftation entre plufieurs Seigneu
touchant la mouvance feodale du fief, par l'art. 60.

Le troifiéme, quand le vaffal a rendu fes devoirs à fon Seigneu
& qu'il offre de luy payer les droits qu'il luy doit, & que le Se
gneur eft refufant de les recevoir.

La faifie du Seigneur eft preferée à celle des creanciers, fur
quelque privilege qu'ils foient fondez; de laquelle neanmoins
les creanciers obtiennent main-levée en payant les droits au Seigneur.

Un nouveau Seigneur ne peut pas faifir les fiefs de fes vaffaux,
faute de luy avoir rendu leurs devoirs, & luy avoir payé les droits
feodaux, s'ils s'en font déja acquitez envers l'ancien Seigneur;
toutefois les anciens vaffaux font obligez de faire la foy & hommage au nouveau Seigneur, pourveu qu'il les ait deuëment aver-
tis de ce faire, fuivant l'article 65. & ce dans quarante jours
de la fignification faite, fuivant la Coûtume du lieu du fief dominant.

2. Quand le vaſſal ſaiſi deſavouë le Seigneur qui a fait la ſaiſie ; car en ce cas le vaſſal jouït juſqu'à la diffinitive du procés , par l'article 45.

3. Quand le Seigneur ſaiſiſſant n'a pas ſignifié la ſaiſie au vaſſal, & qu'il y a nullité dans la ſaiſie , article 30.

4. Aprés que la ſaiſie a duré trois ans ſans eſtre renouvellée ; car aprés trois ans la ſaiſie eſt éteinte *ipſo jure* , article 31.

Retrait feodal ou retenuë de fief par puiſſance de fief, eſt un droit par lequel un Seigneur peut retraire des mains de l'acquereur un fief mouvant de luy qui a eſté vendu par le vaſſal, pourveu que le retrait ſe faſſe dans quarante jours, à compter non pas du jour que la vente a eſté faite, mais du jour qu'elle a eſté notifiée par le vaſſal au Seigneur, par copie du Contract de vente à luy baillée par le vaſſal.

Que ſi le Seigneur a receu l'acquereur à foy & hommage, ou qu'il luy ait donné ſouffrance, ou qu'il ait receu le quint, ou qu'il en ait compoſé ou donné terme pour le payer, il eſt décheu du droit d'exercer le retrait feodal, par l'article 21.

La commiſe eſt la confiſcation d'un fief faite par le Seigneur pour la felonie de ſon vaſſal, ou par le deſaveu qu'il auroit fait ; c'eſt à dire, que ſi le vaſſal commet déloyauté envers ſon Seigneur en le battant, maltraitant & outrageant, il fait tomber ſon fief en commiſe, c'eſt à dire en pure perte , & il eſt acquis au Seigneur , & réüni à ſon domaine.

Le vaſſal perd auſſi ſon fief par commiſe quand malicieuſement il deſavouë ſon Seigneur, ſoûtenant qu'il ne tient pas ſon fief de luy, & qu'il releve d'un autre Seigneur, par l'article 43. Et pour cauſer cet effet, il faut que le deſaveu ſoit fait en Jugement, & de deſſein premedité.

Acte de foy & hommage.

Aujourd'huy en la compagnie, & aſſiſté des Notaires , &c. Michel, &c. s'eſt tranſporté au Chaſteau Seigneurial de July, Parroiſſe de , &c. & à la principale porte & entrée dudit Château , où eſtant, ayant ledit ſieur Michel frappé à la porte, ſeroit à l'inſtant ſurvenu Pierre ſerviteur dudit ſieur Alexandre & ledit ſieur Michel ayant demandé audit Pierre ſi ledit ſieur Alexandre ſon maiſtre eſtoit en ſon Chaſteau , ou autres perſonnes pour luy ayant charge de recevoir les vaſſaux en foy & hom-

IX. Pour donation de fiefs confifquez faite par le Roy aux enfans de celuy fur lequel la confifcation feroit faite.

Le quint eft la cinquiéme partie du prix du fief, laquelle eft deuë au Seigneur par l'acquereur en cas de vente, ou d'acte équipollent à la vente, comme quand un fief eft donné en payement d'une dette, ou quand il eft baillé à rente rachetable ; car en ce cas fuivant l'eftimation, pour laquelle la rente eft ftipulée rachetable, le quint fe paye, fans attendre l'amortiffement d'icelle, par l'article 83.

Ce droit eft pareillement dû en cas d'échange, par un Edit & Declaration des années 1673. & 1674.

Que fi le fief a efté vendu par Contract de vente volontaire, à la charge de le faire adjuger par decret volontaire pour purger les hypotheques & les charges réelles, le vaffal n'eft pas obligé de payer deux fois les droits de quint, quoy qu'il y ait deux actes ou deux acquifitions differentes, procedantes de diverfes caufes l'une du Contract volontaire, & l'autre du decret judiciaire dans un temps different.

Quand il y a conteftation entre plufieurs Seigneurs pour la mouvance feodale, le vaffal n'eft pas obligé de payer à l'un d'eux, mais il eft tenu de configner en Juftice les droits par luy dûs, pour eftre baillez à celuy qui emportera gain de caufe.

Le droit de quint n'eft pas dû dans les cas fuivans.

I. Quand l'acquereur d'un fief a efté obligé de l'abandonner pour les dettes de fon vendeur, le fief ayant efté mis en criées par les creanciers du vendeur, & adjugé par decret à un autre, en ce cas le premier acquereur n'eft pas tenu de payer les droits Seigneuriaux ; & s'il les a payés, il les peut repeter contre le Seigneur ou contre l'adjudicataire, comme eftant fubrogé aux droits du Seigneur, fuppofé que le Seigneur ne veüille pas rendre les droits qu'il a reçûs, fuivant l'article 79.

II. En vente fous faculté de remeré, le rachat fe faifant dans le temps de la grace.

III. En vente faite pour l'utilité publique.

IV. Pour licitation de fief entre coheritiers, la licitation fe faifant fans fraude à un des heritiers : il faudroit dire le contraire fi l'adjudication eftoit faite à un étranger, par l'article 80.

V. Pour fiefs acquis par le mary pendant la communauté, & donnez à la veuve par des heritiers dudit mary pour fes reprifes mage, ledit serviteur luy auroit dit que ledit sieur son maistre y estoit, & qu'il l'alloit avertir ; ce qui ayant esté fait, ledit sieur Alexandre seroit aussi tost comparu, & ledit Michel s'estant mis en devoir de vassal, sans épée ny éperons, teste nuë & un genoüil en terre, auroit dit audit sieur Alexandre qu'il luy faisoit & portoit la foy & hommage, qu'il est tenu luy faire & porter, à cause de sa Terre & Seigneurie de , &c. relevant en plein fief, foy & hommage dudit sieur Alexandre, lequel fief de appartient audit sieur Michel par le moyen de l'acquisition qu'il a faite de , &c. par Contract passé pardevant , &c. requerant ledit sieur Alexandre qu'il luy plaise le recevoir à ladite foy & hommage, à laquelle ledit sieur Alexandre a receu & reçoit ledit sieur Michel , &c. à la charge de bailler son aveu & denombrement , suivant & dans le temps de la Coûtume. Reconnoissant ledit sieur Alexandre avoir esté payé & satisfait par ledit sieur Michel, &c. des droits qu'il luy devoit, à cause de l'acquisition de ladite terre, dont il le quitte & tous autres. Ce fut ainsi fait & passé à la principale porte & entrée dudit Chasteau , &c. l'an, &c.

Cét acte doit estre signé du Seigneur & du vassal, quand il est fait en la presence du Seigneur.

Main-levée de la saisie réelle.

Ledit sieur Alexandre s'est par ces presentes desisté & départi de la saisie feodale qui a esté faite à sa requeste sur ledit fief, par exploit de, &c. Sergent, &c. le   jour, &c. de laquelle ledit sieur Alexandre en fait & baille pleine & entiere main-levée pure & simple audit sieur Michel. Ce fut ainsi fait, &c.

Foy & hommage en l'absence du Seigneur feodal.

Aujourd'huy, &c. *comme dessus*, auquel lieu estant ledit sieur Michel a frappé par trois diverses fois à la porte & principale entrée du Chasteau , & a appellé à haute & intelligible voix Monsieur Alexandre, & dit : Monsieur Alexandre, je vous fais & porte la foy & hommage que je suis tenu de vous faire & porter à cause de mon fief de   ses appartenances & dépendances, relevant en plein fief, foy & hommage de vostre Terre & Seigneurie de   lequel fief de m'appartient au moyen de l'acquisition que j'en ay faite de Clau-

de , &c. par Contract paffé , &c. le jour , &c. vous declarant que je
vous offre payer la fomme de , &c. pour le quint denier du prix de
ladite acquifition , que je vous dois , vous requerant me recevoir
à ladite foy & hommage , à la charge de vous bailler mon aveu &
denombrement fuivant la Coûtume de , &c. au dedans de laquelle
ledit fief de   eft fitué & affis ; dont & de ce que deffus ledit
fieur Michel a requis acte aufdits Notaires fouffignez, qui luy ont
octroyé le prefent pour luy fervir & valoir , ce que de raifon. Fait
comme dit eft à la principale porte & entrée dudit Chafteau dé
        l'an , &c.

Foy & hommage faite hors le lieu Seigneurial.

Aujourd'huy en la compagnie & affifté , &c. *comme deffus* , le fieur
Charles , &c. s'eft tranfporté pardevers le fieur , &c. en fa maifon à
Paris fize ruë , &c. où eftant , après s'eftre mis en devoir de vaffal
fuivant la coûtume , &c. il a fait & porté les foy & hommage qu'il
eft tenu faire & porter audit fieur à caufe du fief de , &c. relevant
en plein fief, foy & hommage dudit fieur , &c. à caufe de fa Terre ,
Fief & Seigneurie dudit, &c. lequel Fief de, &c. luy appartient par le
moyen de l'acquifition qu'il en a faite de, &c. à laquelle foy & hommage ledit fieur , &c. l'a reçeu & reçoit, le difpenfant pour cette fois
feulement d'aller audit lieu Seigneurial , & fans tirer à confequence. Duquel fieur de , &c. ledit Seigneur de , &c. reconnoift avoir
efté payé & fatisfait des droits & profits de fief à luy deùs à caufe
de ladite acquifition , dont il le quitte & décharge , à la charge de
luy bailler fon aveu & denombrement dans le temps de la Coûtume.
Ce fut ainfi , &c. laiffé copie , &c.

Autre foy & hommage faite à un Chapitre.

Aujourd'huy en la compagnie & affifté des Notaires , &c. Louïs ,
&c. s'eft tranfporté pardevant les honorables perfonnes Meffieurs
les Doyen & Chapitre affemblez au jour, lieu & heure accoûtumez
pour traiter de leurs affaires , faifans & reprefentans quant à prefent la plus grande partie du Corps dudit Chapitre, aufquels en continuant les offres qu'il a dit avoir cy-devant faites au lieu Seigneurial dudit fief, appartenant aufdits fieur Doyen & Chapitre par acte
du , &c. pardevant   Notaires , dont il a fait apparoir , de leur faire la foy & hommage qu'il eft tenu leur faire
re & porter , leur a derechef retiré lefdites offres : & de fait eftant

en devoir de vassal , a fait & porté presentement ausdits sieurs , &c.
la foy , hommage & serment de fidelité à droit de rachat , quint denier , cheval de service , & à tous autres droits & redevances dont il
est tenu par la Coûtume des lieux, pour raison & à cause dudit lieu &
manoir Seigneurial de , &c. consistant, &c. le tout appartenant audit
sieur Louïs par la donation à luy faite par son Contract de mariage
par tels ses pere & mere, passé le   jour,&c. dont aussi il a presentement fait apparoir ausdits sieurs, & mouvant & relevant en fief,
foy & hommage desdits sieurs,à cause de leursdite Seigneurie de,&c.
requerant lesdits sieurs le vouloir recevoir à ladite foy & hommage,
& le dispenser de retourner sur les lieux , offrant payer le cheval de
service suivant la Coûtume , ensemble les frais de la saisie feodale ,
si aucuns ont esté faits avant lesdite offres , & de bailler aveu & denombrement dans le temps de ladite Coûtume ; lesquels sieurs , &c.
ont receu & reçoivent ledit sieur à ladite foy & hommage , pour
raison de ladite Terre & Seigneurie , & l'ont dispensé de faire icelle sur les lieux pour cette fois , sans tirer à consequence ny préjudicier à l'avenir , à la charge d'en bailler l'aveu & denombrement
dans le temps de la Coûtume , sauf en autre chose leur droit & l'autruy , apres que ledit sieur Louïs a presentement payé ausdits sieurs
soixante sols pour ledit cheval de service , & la somme de
pour les frais de saisie , dont , &c. quittant, &c. moyennant quoy
lesdits sieurs ont baillé & accordé , baillent & accordent audit , &c.
pleine & entiere main-levée, &c.

Acte de foy & hommage par le Receveur aux saisies réelles.

Aujourd'huy en la presence & assisté des Notaires , &c. le sieur
Claude , Commissaire & Receveur general , &c. établi au regime
& gouvernement de la Terre & Seigneurie de , &c. saisie sur Messire Guillaume à la requeste de Maistre Claude , &c. s'est transporté au Chasteau Seigneurial de   à la principale porte &
entrée dudit Chasteau , où estant ledit sieur Claude auroit frappé
à la porte , & seroit survenu à l'instant Jacques,serviteur dudit Messire Jean , auquel serviteur ledit sieur Claude ayant demandé si ledit Messire Jean son Maistre estoit dans son Chasteau , ou s'il y avoit
autre personne pour luy , ayant charge de recevoir ses vassaux à
foy & hommage , parce que ledit sieur Claude seroit venu pour en
ladite qualité de Commissaire établi à ladite Terre & Seigneurie,
& pour l'absence dudit Messire Guillaume , faire & porter les foy &
hommage

hommage qu'il est tenu faire & porter audit Seigneur Jean, suivant la Coûtume de la ville, Prevosté & Vicomté de Paris, à quoy ledit Jacques auroit fait réponse que ledit sieur Jean son Maistre n'y estoit pas, & qu'il n'y avoit personne qui eût charge de recevoir lesdites foy & hommage : sur laquelle réponse leditsieur Claude audit nom & qualité de Commissaire, s'estant mis au devant de la grande porte & principale entrée dudit, &c. ayant un genoüil en terre, teste nuë, sans épée ny éperons, & aprés avoir appellé à haute voix par trois fois ledit Seigneur, auroit dit & declaré qu'il luy portoit & faisoit la foy & hommage, telle que ledit Messire Guillaume estoit tenu faire & porter audit Seigneur, pour raison de ladite Terre & Seigneurie de, &c. pour ce qui en est tenu & mouvant de ladite Terre & Seigneurie de, &c. à cause des acquisitions faites par ledit Messire Guillaume de, &c. le tout suivant & conformément aux fois & hommages cy-devant faites par les predecesseurs dudit Messire Guillaume, aveus & dénombremens baillez, requerant ledit Claude audit nom acte ausdits Notaires de tout ce que dessus, qu'ils luy ont octroyé pour luy servir & valoir en temps & lieu.

Acte de foy & hommage réiteré.

Aujourd'huy, &c. Claude, &c. s'est transporté pardevers Messire Charles au Chasteau Seigneurial de, &c. où estant, aprés que ledit sieur Claude a fait apparoir audit Messire Charles de la foy & hommage qu'il luy a fait & porté en son Chasteau Seigneurial dudit, &c. par acte receu par   Notaires le   jour, &c. à raison de son Fief, Terre & Seigneurie de, &c. mouvant & relevant en plein fief, foy & hommage de ladite Seigneurie de, &c. & en consequence, aprés aussi que ledit sieur Claude s'est derechef mis en devoir de vassal sans épée ny éperons, &c. en la presence dudit Seigneur, &c. auroit réiteré, fait & porté audit Seigneur lesdits foy, hommage & serment de fidelité à droit de rachat, &c.

Offres de payer le relief au choix du Seigneur.

Offrant ledit sieur Claude de payer audit Messire Charles pour les droits à luy dûs pour ladite acquisition dudit Fief, Terre & Seigneurie de, &c. suivant & conformément à ladite Coûtume de Paris la somme de cinq cent cinquante livres réellement & de fait à deniers à découvert, en louïs, &c. ou le dire de Prud'honmmes, ou le revenu & l'exploitation dudit Fief, Terre & Seigneurie & la jouïssance d'iceluy d'huy en un an ; promettant audit sieur de luy bailler l'aveu & dénombrement, &c. lequel Messire Charles a receu & reçoit ledit sieur, &c. à ladite foy & hommage,&c. & pour ledit droit de rachat à luy dû par ledit sieur, pour son acquisition, a pris ladite somme de, &c. à luy offerte par ledit, &c. au moyen dequoy il a declaré & declare estre content & satisfait de tous les droits & profits de fief, qui luy peuvent estre dûs au moyen de ladite acquisition, en a quitté & déchargé, quitte & décharge ledit sieur & tous autres, à la charge de luy bailler par ledit sieur Claude un aveu & dénombrement au desir, & dans le temps de la Coûtume, &c.

Procuration pour porter la foy & hommage, ou demander souffrance.

Fut present Messire Charles,&c. lequel a fait & constitué son Procureur general & special, &c. auquel il a donné pouvoir & puissance de pour luy & en son nom, se transporter au lieu & devant le Chasteau Seigneurial de,   pardevant Messire Jacques, Seigneur Chastelain dudit lieu, ou pardevers ses Officiers, ou autres ayans charge & pouvoir de recevoir les foy & hommage des Terres & Fiefs relevans de ladite Seigneurie de   & là faire & porter au nom dudit Seigneur constituant les foy & hommage & serment de fidelité, tels qu'il est tenu faire & porter audit Seigneur de   comme Baron & Chastelain de ladite   à cause du Fief & Seigneurie de, &c. relevant du Chasteau de ladite, &c. audit sieur constituant appartenant, au moyen de l'acquisition qu'il en a faite de Messire Nicolas, &c. suivant les Contracts d'acquisition par luy faits, garder & observer par ledit Procureur esdits foy & hommage les solemnitez requises, comme feroit & desireroit faire ledit sieur constituant sur les lieux, n'estoit la maladie de laquelle il est détenu, ou bien les grandes & importantes affaires pour sa Majesté qu'il a, qui le retiennent & empeschent de se transporter en personne sur ledit lieu, pour par luy faire lesdits foy & hommage, requerir mondit Seigneur, &c. ou ses Officiers, de recevoir lesdits foy & hommage pour cette fois, & sans tirer à consequence pour l'avenir, & d'admettre & recevoir l'excuse & exoine dudit sieur constituant, icelle jurer & affirmer en son ame veritable, sinon requerir & demander souffrance & delay jusqu'à ce qu'il se puisse transporter sur le lieu dudit fief dominant, pour faire lesdits foy & hommage, & à la charge de bailler par ledit sieur constituant son aveu & dénombrement dans le temps introduit par la Coûtume du lieu dudit fief dominant, & en ce faisant s'il y avoit

aucunes faisies par faute desdits foy & hommage , en requerir main-
levée , en payant les frais raisonnables , & faire au surplus toutes autres offres requises , & de tout requerir actes. Et outre ledit sieur constituant donne pouvoir à sondit Procureur pour luy & en son nom
prendre possession réelle & actuelle dudit Fief & Seigneurie , ses
appartenances & dépendances , & en requerir aussi acte , & generalement, &c.

Souffrance pour mineurs.

Aujourd'huy en la compagnie & assisté des Notaires , &c. François , demeurant , &c. au nom & comme tuteur de Jacques , âgé
de 15. ans , s'est addressé à la personne de Messire Claude , &c. Seigneur de la Grand'Cave , trouvé en son Hostel à Paris , ruë , &c.
& parlant à luy , ledit sieur de Laval a declaré audit sieur de la
Grand'Cave , que par le deceds de feu Claude , &c. oncle paternel
dudit Jacques , est avenu le fief de Laval , ses appartenances & dépendances , situé dans la Paroisse de la Grand'Cave , que ledit fief
de Laval & ses dépendances est tenu & mouvant en foy & hommage dudit sieur de la Grand'Cave ; mais parce que ledit Jacques
n'a pas encore l'âge requis par la Coûtume pour luy faire & porter
par luy les foy & hommage & serment de fidelité, qu'il est tenu faire
pour raison dudit Fief de Laval , ledit sieur François a par ces presentes prié & requis ledit sieur de la Grand'Cave d'accorder souffrance
audit mineur jusqu'à ce qu'il ait atteint l'âge requis par la Coûtume ,
pour luy faire & porter lesdits foy & hommage & serment de fidelité au desir de la Coûtume , & cependant luy donner main-levée
de la saisie feodale faite sur ledit fief de Laval , faute de ladite foy
& hommage , offrant de luy payer ses droits, frais & dépens : laquelle souffrance ledit Seigneur de , &c. a par ces presentes volontairement accordé audit mineur jusqu'audit temps & âge , à la charge qu'aussi-tost qu'il sera parvenu en l'âge requis par la Coûtume ,
il portera lesdits foy & hommage & serment de fidelité , & que cependant il donnera son aveu & dénombrement dans le temps de la
Coûtume : Reconnoissant ledit sieur de la Grand'Cave , avoir receu dudit sieur François , qui luy a baillé & payé comptant pardevant les Notaires , soussignez en louïs d'or , &c. la somme de
à laquelle lesdites parties esdits noms ont composé ensemble , tant
pour les profits feodaux qui sont deûs audit sieur de , &c. au sujet
de ladite mutation , que pour les fruits qui luy sont acquis en pure

perte , frais de ladite faifie feodale , établiffement de Commiffaire
& autres quelconques , dont , &c.

En ce faifant ledit fieur de la Grand'Cave a par ces prefentes
baillé pleine & entiere main-levée audit fieur François audit nom ,
de la faifie feodale faite à fa requefte fur ledit fief de Laval , qu'il
confent & accorde eftre & demeurer nulle & fans effet , mefme
acquitte & décharge par ces prefentes ledit mineur de tous les profits de fief qu'il luy devoit à caufe de ladite mutation dudit fief de
Laval. Enfemble des frais de ladite faifie feodale & établiffement
de Commiffaire & autres quelconques , &c.

Aveu & dénombrement.

Aujourd'huy datte des prefentes eft comparu pardevant les Notaires , &c. Claude , lequel a reconnu & confeffé eftre homme , fujet
& vaffal de haut & puiffant Seigneur Meffire Jacques , Comte , &c.
reconnoift & confeffe tenir de luy noblement en plein fief & hommage , rachat & quint denier , & à tel autre droit & devoir que peut
eftre tenu ledit fief , à caufe de fadite Seigneurie ; fçavoir le fief du
Clos , confiftant , &c. auquel fief font dûs plufieurs honneurs , &
duquel relevent plufieurs vaffaux & fujets , lefquels doivent par chacun an rentes , tant en deniers que grains , chappons , poulets , corvées , montant en deniers à la fomme de , &c. en grains à
boiffeaux mefure de , &c. en confequence defquelles chofes cy-deffus declarées eft deu audit Seigneur la foy & hommage , rachat &
chambellage quand le cas y échet , & autres droits deûs , tant par
fes vaffaux & fujets , que par les Marchands forains vendans & étal-
lans és jours de marchez , & foires audit lieu : comme auffi appartient audit Seigneur toute connoiffance de Juftice moyenne & baffe ,
& le reconnoift eftre fon fuperieur & luy devoir obeïffance ainfi
qu'il appartient, proteftant ledit fieur Claude par les prefentes, que
s'il y a quelque chofe obmife à employer au prefent aveu & dénombrement , de l'y mettre & ajoûter fi-toft qu'il fera venu à fa connoiffance , auffi s'il fe trouvoit qu'il y eût plus mis , & avoüé qu'il
n'eft tenu, il le pourra ofter & retracter, & fans autrement préjudicier
à fondit Seigneur ny à luy , n'eftant ledit fieur Claude à prefent faifi de fes titres ; & pour prefenter & bailler le prefent aveu & tenuë ,
& en prendre acte de reception , ledit fieur Claude a en fon abfence conftitué fon Procureur A. auquel il donne pouvoir de ce faire , promettant avoir agréable , &c. fous l'obligation de fes biens.

Réünion d'une roture à un fief.

Furent prefens Maiftre Nicolas, &c. & Damoifelle Marie fa femme de luy autorifée, &c. lefquels ont dit que par Contract paffé pardevant les Notaires fouffignez, le   jour, &c. pour l'amitié qu'ils portoient à Jacques leur fils, ils luy autoient fait don entre-vifs de la Terre & Seigneurie de, &c. declarée audit Contract, à la referve de l'ufufruit, & aux claufes & conditions portées par iceluy ; & ledit fieur Nicolas pere ayant cejourd'huy acquis de Jean, &c. une ferme & heritages fituez en la Parroiffe de ladite Terre & Seigneurie, & en la cenfive d'icelle, par Contract d'échange paffé pardevant lefdits Notaires, dans le deffein d'en faire auffi par lefdits fieur & Damoifelle pere & mere, don, ceffion & tranfport, irrevocablement audit Jacques leur fils, aux mefmes charges & refervations, & de la réünir au corps de ladite Terre. A cét effet lefdits fieur & Damoifelle comparans pour la bonne amitié qu'ils ont & portent audit Jacques leur fils prefent & acceptant, luy ont fait don, ceffion & tranfport entre-vifs & irrevocable de ladite ferme & heritages, &c. tenus en la cenfive de ladite Terre & Seigneurie de, &c. pour d'icelle ferme & heritages augmenter le domaine de ladite Seigneurie, & iceux eftre joints, réünis & incorporez au corps d'icelle, infeparablement tenus & reputez infeodez, & de mefme nature & qualité que ladite Terre & Seigneurie, & ainfi en joüir & ufer par ledit Jacques, fes hoirs, fucceffeurs & ayans caufe à toûjours paifiblement, & pour tenir nature de propre audit Jacques, aprés le decez toutefois defdits donateurs, qui s'en font refervez & refervent, & au furvivant d'eux l'ufufruit leurs vies durant, fe conftituans, &c. cette prefente donation ainfi faite à la charge de ladite réünion d'icelle roture au fief, & auffi que pendant la vie defdits pere & mere, & du furvivant d'eux, ledit Jacques ne pourra aucunement vendre, aliener ny hypothequer ladite Terre & Seigneurie, ferme & heritages cy-deffus declarez, partie ny portion d'iceux, fans l'exprés confentement par écrit d'eux ou dudit furvivant, & auffi à condition qu'au cas que ledit Jacques predecede fefdits pere & mere, & qu'ils ou l'un d'eux le furvive, le prefent don fera & demeurera nul, comme non advenu, & retournera aufdits donateurs, ou au furvivant d'eux, pour en joüir & difpofer comme ils euffent pû faire auparavant ladite prefente donation, & neanmoins ledit survivant joüira du total sa vie durant, sans que les heritiers du predecedé le puissent troubler & empescher. Et pour faire insinuer au Greffe du Chastelet, &c.

Erection de roture en fief.

Fut present tres-haut & illustre Monseigneur le Duc, &c. Comte de, &c. lequel Seigneur Duc sur la priere & requisition à luy faite par Maistre Claude, &c. d'eriger en fief les heritages cy-aprés declarez appartenans audit Maistre Claude à juste titre, situez dans l'étenduë de la Justice de   dependans du Comté de   appartenant audit Seigneur Duc, lequel desirant gratifier ledit Maistre Claude par la bienveillance qu'il a pour luy, & le dessein de luy procurer autant d'avantage qu'il luy est possible, ledit Seigneur Duc a par ces presentes erigé & creé lesdits heritages, sçavoir est, &c. *Il faut faire une enumeration des terres contenuës dans l'erection*, le tout en un seul fief, que ledit Seigneur Duc a nommé le fief de la Grange, & en outre a permis audit Maistre Claude & aux siens de faire bastir une maison dans lesdits heritages, en tel endroit & de telle maniere que voudra ledit Maistre Claude ou les siens, & faire clorre & fermer de fossez ladite maison & pourpris d'icelle, y faire pont-levis, planchettes, tours & tourelles, & autres choses requises, tant pour la défense & garde de ladite maison, que pour l'ornement & la decoration d'icelle, de faire bastir un colombier à pied, soit dedans ou dehors l'enclos de ladite maison dudit fief, & d'avoir une garenne fermée de murailles : De plus, ledit sieur Duc a attribué & accordé audit Maistre Claude moyenne & basse Justice sur tous lesdits heritages, & tous droits & prerogatives, &c. pour dudit fief de la Grange, ses appartenances & dépendances cy dessus declarez, joüir, tenir & posseder noblement à l'avenir par ledit Maistre Claude, ses hoirs & ayans cause & à toûjours. Et en consequence de ladite erection ledit sieur Duc a affranchi, quitté & déchargé à toûjours lesdits heritages, terres, métairies cy-dessus declarez, de toutes charges & redevances censuelles & roturieres, desquelles ils estoient cy-devant tenus & chargez envers ledit Seigneur Duc, à cause dudit Comté de, &c. sans que cy-aprés ledit Maistre Claude, sesdits hoirs & ayans cause, en soient aucunement tenus, à la charge & reserve neanmoins de la Haute Justice annexée audit Comté, & des foy & hommage que ledit

Maiſtre Claude, ſeſdits hoirs, ſucceſſeurs & ayans cauſe, ſeront tenus faire & porter audit Seigneur Duc & à ſes ſucceſſeurs audit Comté de, &c. quand le cas y écherra, ſelon & conformément à la Coûtume du lieu ; & dés à preſent pour cette fois, aprés que ledit Maiſtre Claude s'eſt mis en devoir de vaſſal, & qu'il a fait & porté la foy & hommage, & preſté le ſerment de fidelité audit Seigneur Duc, pour raiſon dudit fief de la Grange, & compoſé des droits, ledit Seigneur l'a receu & reçoit, car ainſi l'a voulu & accordé ledit Seigneur Duc, mandant par ces preſentes au Bailly & autres Officiers dudit Comté de, &c. preſens & à venir, de laiſſer joüir & uſer paiſiblement ledit Maiſtre Claude, ſes hoirs, ſucceſſeurs & ayans cauſe du contenu cy-deſſus, & comme il eſt accoûtumé à l'endroit des autres vaſſaux dudit Comté, ſans permettre ny ſouffrir qu'il y ſoit fait aucun empeſchement, nonobſtant l'ancienne qualité cenſuelle & roturiere deſdits heritages, laquelle ledit Seigneur a amortie, abolie & éteinte, & ſur ce impoſe ſilence à ſon Procureur Fiſcal & Receveur audit lieu, & à tous autres ſes Officiers & ſujets. Car ainſi a voulu & accordé ledit Seigneur Duc audit Maiſtre Claude preſent & acceptant, lequel a tres-humblement remercié ledit Seigneur Duc, & a promis & promet tant pour luy que pour ſes hoirs, ſucceſſeurs & ayans cauſe, entretenir le contenu auſdites preſentes ſelon leur forme & teneur, &c.

On demande ſi le droit d'aîneſſe auroit lieu aprés le decez de celuy en faveur duquel l'erection de la roture en fief auroit eſté faite. Il faut dire que l'aîné ſeroit bien fondé de le pretendre ; la raiſon eſt que les biens d'un deffunt ſe partagent entre ſes heritiers ſelon leur nature & qualité telle qu'elle eſt au jour de ſon decez, & il n'importe qu'au temps de l'acquiſition l'heritage fût tel que le droit d'aîneſſe n'y peut eſtre pris, de meſme que quand le proprietaire d'un fief acquiert une roture eſtant dans la cenſive de ſon fief, en ce cas la roture eſt réünie au fief de plein droit, & commence dés lors à faire partie dudit fief, & elle eſt & demeure feodale ; de ſorte qu'avenant la mort de celuy qui a fait réünion, tout le fief y compriſe la roture réünie, ſe doit partager noblement & feodalement entre ſes heritiers, ce qui ne ſouffre point de difficulté. Il eſt vray qu'un pere ne peut pas faire d'un fief une roture au prejudice du droit d'aîneſſe appartenant à ſon fils aîné, parce que c'est une faveur que la Coûtume accorde aux aînez, à laquelle les peres & meres ne peuvent point prejudicier en aucune maniere, & par quelque disposition que ce soit; mais il ne faut pas dire au contraire, qu'un pere ne puisse pas augmenter les droits d'aînesse par l'erection d'une roture en fief du consentement du Seigneur dominant, car la raison pour laquelle le pere ne peut pas prejudicier au droit d'aînesse, ne peut pas l'empescher de faire quelque chose pour augmenter ledit droit.

Il est donc constant qu'un pere ne peut pas au prejudice du droit d'aînesse faire convertir un fief en roture, ny declarer par quelque disposition que ce soit, qu'il veut & entend qu'un fief qu'il a, soit partagé aprés sa mort également entre ses enfans, & nonobstant cette declaration le fils aîné pourroit pretendre son droit d'ainesse dans ledit fief. Mais quand un pere fait une acquisition d'une roture estant dans sa censive, il peut dans le Contract declarer qu'il veut & entend tenir & posseder cét heritage comme roturier, & selon sa qualité & nature au temps de son acquisition, empeschant expressement la réünion, laquelle se feroit autrement de plein droit, conformement à l'article 53. de la Coûtume de Paris, qui porte que *les heritages* acquis par un Seigneur de fief en sa censive, sont réünis à son fief, & censez feodaux, si par exprés le Seigneur ne declare qu'il veut que lesdits heritages demeurent en roture.

De cét article il s'ensuit que la declaration se doit faire *incontinenti*, c'est à dire en faisant l'acquisition; car *ex intervallo* elle seroit inutile & sans effet, & n'empescheroit point l'aîné de prendre son droit d'aînesse sur ladite roture réünie: La raison est que la réünion se faisant *ipso jure*, & dés le temps de l'acquisition, il n'est plus au pouvoir du pere de prejudicier au droit d'aînesse qui semble estre dés lors acquis au fils aîné, au cas toutefois que le fief & la roture acquise se trouvent dans la succession du pere. Que si l'acquisition se faisoit d'une roture par succession, & que la roture tombât dans le lot de celuy en la censive duquel elle seroit, il faudroit qu'il fist sa declaration pardevant les Notaires, comme quoy il voudroit & entendroit que cette roture conservât sa qualité de roture, & demeurât dans sa censive & mouvante de son fief, pour estre possedée & partagée aprés sa mort entre ses enfans ou autres heritiers comme telle.

La

La declaration se peut faire dans le Contract d'acquisition, ou dans un acte separé.

Que si l'acquisition estoit faite d'une roture par un mari, estant dans la censive de sa femme, en ce cas la femme pourroit faire sa declaration aprés la mort de son mari, au cas que cette roture ou partie d'icelle tombast dans son lot de la communauté, qu'elle voudroit & entendroit qu'elle conservât sa qualité de roture, pour estre partagée roturierement entre ses enfans, dautant que telle declaration se peut faire suivant ledit article 53. mais quant à la femme il n'est pas necessaire qu'elle la fasse au temps de l'acquisition; car l'acquisition se faisant par le mary & en son nom, & le mary estant le maistre d'icelle pour en pouvoir disposer à sa volonté, telle declaration se trouveroit inutile. De plus, la femme estant en pouvoir de mary on ne luy impute pas, si elle n'a pas fait ce qu'elle avoit droit de faire, & ce qu'elle auroit fait autrement.

Il y a plus de difficulté, sçavoir si la femme venant à mourir avant son mary, pourroit faire cette declaration par testament ou autrement, & si elle vaudroit au cas que ladite roture se trouvast dans les biens de la communauté au jour de son decez ? Je ne fais point de difficulté qu'elle ne le pût faire, sans pour cét effet qu'il fust besoin de l'autorité de son mary, parce que la Coûtume le permet, & que ce n'est point un acte qui emporte l'alienation de ses biens, ou l'obligation ou engagement d'iceux.

Declaration pour empescher la réünion d'une roture au fief.

Aujourd'huy est comparu pardevant les Notaires soussignez M. Nicolas, &c. lequel à l'instant du Contract de vente passé presentement pardevant lesdits Notaires entre luy & Jacques, &c. par lequel ledit Jacques luy auroit vendu, cedé, quitté & transporté, &c. une métairie, terres & heritages, &c. estant en la censive du fief de, &c. appartenant en propre audit M. Nicolas, auroit declaré, comme d'abondant il declare, qu'encore qu'au moyen de ladite acquisition ladite metairie, terres & heritages compris dans ladite acquisition seroient de plein droit réünis audit fief, & feroient ainsi partie dudit fief, & seroient tenus noblement & feodaux, ainsi que ledit fief, neanmoins l'intention & la volonté dudit M. Nicolas, auroit toûjours esté & seroit encore à present qu'il n'y a aucune réünion de la métairie, terres & heritages audit fief; mais au contraire veut & entend qu'ils soient & demeurent separez, comme fi ladite acquifition n'avoit point efté faite, & ainfi l'a protefté ledit fieur Nicolas, voulant que lefdites métairie, terres, & heritages foient par luy & les fiens poffedez roturierement, & que lefdites métairie, terres & heritages cy-deffus declarez fe trouvant en fa fucceffion au jour de fon decez, foient partagez entre fes enfans comme biens roturiers, fans preciput & droit d'aîneffe felon leurdite qualité de roture, & qu'ils foient & demeurent toûjours en la cenfive dudit fief, nonobftant ladite acquifition, & quoy qu'il n'en foit faite aucune mention dans ledit Contract de vente paffé, comme dit eft, ce jourd'huy entre ledit, &c. lequel pour ce regard ne pourra prejudicier à l'intention & à la volonté dudit fieur, dont il a requis acte aufdits Notaires.

Pareillement quand le Seigneur d'un fief dominant fait acquifition du fief mouvant de luy, en ce cas le fief fervant eft réüni au fief dominant, pour ne faire qu'un feul & mefme fief; la raifon eft que ces qualitez de fervant & de dominant font éteintes dés le moment que les deux heritages appartiennent à la mefme perfonne; car on ne peut pas fe devoir à foy-mefme la foy & hommage, ou la recevoir de foy-mefme; & dautant que le fief fervant faifoit autrefois partie du fief dominant de la vente, que fi ces deux fiefs viennent à appartenir à la mefme perfonne, ils perdent ces deux qualitez, & ils ne font plus qu'un mefme fief, lequel eft fervant à l'égard de celuy duquel il releve, & eft dominant pour tous ceux qui relevoient de ces deux fiefs réünis avant leur réunion. Neanmoins il eft permis à celuy qui fait l'acquifition, d'empefcher cette réunion en declarant qu'il veut & entend que lefdits deux fiefs confervent chacun leur qualité, l'un de dominant & l'autre de fervant, ce qui fe doit faire *incontinenti*; car la declaration eftant faite *ex intervallo*, elle n'empefcheroit pas que la réunion n'eût fon effet, eftant faite *ipfo jure*, dés le temps de l'acquifition : elle fe peut faire en cette maniere, ou autre femblable.

Declaration pour empefcher la réünion du fief & de l'arriere-fief.

Aujourd'huy eft comparu pardevant les Notaires fouffignez, M. Nicolas, &c. lequel à l'inftant du Contract de vente paffé prefentement pardevant lefdits Notaires entre luy & Jacques, &c. par lequel ledit Jacques luy auroit vendu, cedé, tranfporté, &c. le fief de la Grange, &c. relevant en plein fief de ladite Terre & Seigneurie de la Charbonniere appartenant audit Maiftre Nicolas, auroit de-

claré, comme d'abondant il declare, qu'encore qu'au moyen de ladite acquisition du fief de la Grange, ledit fief seroit tacitement
réüni audit fief de la Charbonniere, pour ne faire ensemble qu'un
seul & mesme fief, neanmoins l'intention & la volonté dudit
Maistre Nicolas auroit toûjours esté & seroit qu'il n'y ait aucune
réünion desdits deux fiefs, mais qu'il veut & entend qu'ils soient
&ʼdemeurent separez, comme si ladite acquisition n'avoit point
esté faite, & ainsi l'a protesté ledit sieur, & d'en pouvoir joüir &
disposer par luy & les siens, comme d'un acquest separément &
sans aucune confusion de l'un avec l'autre; ce faisant que ledit fief
de la Grange releve & soit mouvant en plein fief dudit fief de la
Charbonniere, nonobstant ladite acquisition, & quoy qu'il n'en
ait esté fait aucune mention dans ledit Contract de vente, lequel
pour ce regard ne pourra nuire ny prejudicier à l'intention &
protestation susdite, dont ledit sieur a requis acte pour luy servir
ainsi que de raison.

Il faut observer icy pourquoy on dit que quand le Seigneur du
fief dominant acquiert le fief servant, ou au contraire quand le
vassal acquiert le fief dominant sans declaration, la réünion se fait
de l'arriere fief au fief : La raison est que cette réünion se dit eu
égard non pas à l'acquereur, mais au Seigneur du fief, duquel un
de ces deux fiefs releve en plein fief, & l'autre en arrierefief, car
par le moyen de la réünion le fief auquel se fait la réünion, & le
fief qui est réuni, relevent tous deux en plein fief du Seigneur proprietaire du fief dominant; ainsi à son égard le fief tenu de luy
en arriere-fief est réüni au fief servant : car un arriere-fief ne se
peut point réünir au fief du Seigneur Suzerain, parce que cette
réünion prejudicieroit aux droits du Seigneur immediat, auquel appartiendroit le fief auquel se feroit la réünion, ce qui est de consequence à observer.

Reconnoissance des droits censuels & autres droits Seigneuriaux.

Aujourd'huy est comparu pardevant les Notaires, &c. Jacques,
&c. demeurant, &c. lequel a volontairement reconnu & confessé
qu'il est proprietaire d'une maison & de plusieurs heritages situez
au terroir de, &c. tenus & mouvans en la censive du Seigneur de la
Grange en la Parroisse de, &c. chargez des cens cy-aprés declarez, portant lots & ventes, defauts, saisines & amendes quand

le cas y échet, desquels heritages & terres la teneur ensuit.

Premierement, une maison consistant, &c. size, &c. chargeé de six deniers de cens.

Item, six arpens de terre labourable en une piece size, &c. tenant d'un costé à, &c. d'un autre costé tirant vers, &c. chargée de six deniers de cens par chaque arpent.

Item, &c.

Lequel cens ledit Jacques a promis, sera tenu & promet payer & continuer par chacun an audit Seigneur le lendemain du jour & feste de Noel, auquel les cens dûs audit Seigneur ont de coûtume d'estre payez au Bureau de sa recepte, tant & si longuement qu'il sera detenteur, proprietaire & possesseur desdits heritages, ou de partie & portion d'iceux, &c.

CHAPITRE V.

Des Actes qui se font en consequence des procez.

IL y a plusieurs Actes qui se font en consequence des procez, ou pour y parvenir, ou pour les faire cesser, ou pour les continuer, comme sont les procurations *ad lites* & autres, les compromis, les transactions, les actes d'appel, les renonciations aux appellations interjettées, les inscriptions en faux, & autres semblables qui se verront sous ce Chapitre.

Procuration ad lites.

Voyez cy-dessus page 266.

Revocation de Procureur.

Aujourd'huy est comparu pardevant les Notaires, &c. Charles, &c. lequel a dit & declaré qu'il revoquoit & revoque par ces presentes Maistre Nicolas, &c. Procureur au Parlement, ensemble toutes les Procurations & pouvoirs qu'il luy a donnez par écrit, ne voulant & n'entendant qu'il s'immisce plus en aucunes de ses affaires, & en son lieu a fait & constitué son Procureur general & special Maistre Jacques, &c. aussi Procureur en la Cour, auquel il a donné pouvoir & puiffance d'occuper en toutes & chacunes fes caufes & affaires , reprendre les procez & inftances déja commencées à pourfuivre par ledit Maiftre Nicolas , & en iceux proceder fuivant les derniers erremens , plaider &c. oppofer , &c. appeller , &c. élire domicile, &c. fubftituer , &c. retirer dudit Maiftre Nicolas toutes fes pieces , & en bailler décharge , & luy faire fignifier la prefente revocation, & à tous autres qu'il appartiendra , & generalement , &c. Promettant , &c.

Procuration pour intervenir en une inftance.

Voyez cy-deffus page 268.

Main-levée de faifie & arreft.

Fut prefent Charles , &c. lequel a fait & baillé pleine & entiere main-levée à Claude , &c. des faifies & arrefts faits à fa requefte fur ledit Claude , entre les mains des locataires de fa maifon , fife rue , &c. & entre les mains de Nicolas , &c. des arrerages d'une rente de , &c. deuë audit Claude par ledit Nicolas , confentant & accordant ledit Charles que lefdites faifies & arrefts foient & demeurent nuls , & que lefdits locataires de ladite maifon & ledit Nicolas , payent & vuident leurs mains en celles dudit Claude, de ce qu'ils luy doivent , quoy faifant ils en feront bien & valablement quittes & déchargez , comme par ces prefentes ledit Charles les en quitte & décharge , fans préjudice toutefois de fon deu , tant en principal , interefts , que frais & dépens. Promettant , &c. Fait & paffé és Etudes des Notaires , &c.

Main-levée d'une faifie réelle & oppofition.

Fut prefent en fa perfonne Charles , &c. lequel a baillé , confenti & accordé par ces prefentes pleine & entiere main-levée à Jacques , &c. de la faifie réelle & établiffement de Commiffaire faites à fa requefte , par exploit de Jean Bonjour, Sergent au Chaftelet de Paris le   jour , &c. d'une maifon appartenant audit Jacques , fife à Paris , &c. où eft pour enfeigne , &c. enfemble de l'oppofition auffi formée à fa requefte au Greffe dudit Chaftelet de Paris , aux criées, vente & adjudication par decret d'une autre maifon fife , &c. appartenant audit Jacques & fur luy faifie & criée à la requefte de , &c. confentant & accordant ledit Charles que lefdites faifie réelle & oppofition foient & demeurent nulles & de nul effet , comme

non faites ny avenuës, & que Maiſtre   Forcadel, Commiſſaire &
Receveur general aux ſaiſies réelles, établi au regime & gouvernement deſdites deux maiſons & heritages, rende compte de ſa commiſſion, & qu'il paye & vuide ſes mains en celles dudit Jacques des
deniers qu'il a receus des loyers d'icelles, quoy faiſant il en ſera & demeurera bien & valablement quitte & déchargé, comme par ces
preſentes ledit Charles pour ſon regard l'en décharge, à la charge
de par ledit Jacques payer les droits, frais & ſalaires dudit Commiſſaire, & d'en acquitter ledit Charles, ſans aucun préjudice
de ſon dû, intereſts, frais & dépens. Tout ce que deſſus ſtipulé,
requis & accepté par ledit Jacques à ce preſent. Promettant, &c.
fait & paſſé és Eſtudes, &c.

Acte de caution en conſequence de ladite main-levée.

Furent preſens Marie, &c. femme dudit Jacques, & de luy pour
ce autoriſée pour faire & paſſer ce qui enſuit, & Antoine frere de
ladite Marie, &c. leſquels ont declaré & reconnu qu'à leur priere
& requeſte Maiſtre Charles, &c. a fait & accordé pleine & entiere main-levée audit Jacques, de la ſaiſie réelle & établiſſement de
Commiſſaire, & oppoſition à autre ſaiſie réelle, le tout fait à ſa
requeſte, ſur deux maiſons appartenant audit Jacques & Marie ſa
femme, l'une ſiſe, &c. & l'autre &c. A cette cauſe leſdits Marie
& Antoine ſon frere ont promis, ſeront tenus & s'obligent par
ces preſentes avec ledit Jacques, l'un pour l'autre, & chacun d'eux
ſeul pour le tout, ſans diviſion ny diſcuſſion, renonçans aux benefices de diviſion, ordre de droit, &c. audit Charles à ce preſent
& acceptant, de luy bailler & payer, ou au porteur des preſentes
dans le jour de   prochain, la ſomme de mille livres de principal, intereſts d'icelle, frais & dépens, ſuivant la liquidation & arreſté qui en ſera fait à l'amiable, le tout adjugé audit Charles à l'encontre dudit Jacques par Sentence de, &c. intervenuë ſur l'obligation faite par ledit Jacques audit Charles de la ſomme de mille
livres, paſſée, &c. pour les cauſes y contenuës : de laquelle ſomme, intereſts d'icelle, frais & dépens, leſdits Marie & Antoine ſe
rendent & conſtituent pleiges, cautions & principaux debiteurs, &
en font leur propre fait & dette, ſolidairement comme deſſus pour
ledit Jacques envers ledit Charles, lequel moyennant ce a ſurcis
toutes pourſuites & contraintes contre ledit Jacques juſques audit
jour de, &c. Car ainſi a eſté accordé entre les parties, *élection*

de domicile, &c. Promettant, &c. Fait ʒ passé, &c.

Main-levée generale.

Fut present Charles, &c. lequel a fait & accordé pleine & entiere main-levée à Jacques, &c. de toutes & chacunes les saisies & arrests faits à la requeste dudit Charles, entre les mains de ses debiteurs, locataires & autres personnes que ce soit, mesme des executions de ses meubles, consentant & accordant ledit Charles, que lesdites saisies, arrests & executions soient & demeurent nuls & de nul effet, comme non faits ny avenus, & que lesdits debiteurs, locataires & gardiens payent & vuident leurs mains & rendent audit Jacques tout ce qu'ils peuvent devoir & avoir appartenant audit Jacques, quoy faisant ils en seront & demeureront valablement déchargez, comme par ces presentes il les décharge. Promettant, &c.

Main-levée de partie de choses saisies.

Fut present Charles, &c. lequel a consenti & accordé par ces presentes, que nonobstant la saisie & arrest faits à sa requeste par exploit de, &c. Sergent, &c. du   jour, &c. és mains de Claude, &c. locataire d'une maison appartenant audit Jacques, des loyers de ladite maison, que ledit Claude paye & vuide ses mains en celles dudit Jacques des loyers qu'il peut devoir de ladite maison ; quoy faisant ledit Claude en demeurera valablement quitte & déchargé, comme par ces presentes ledit Charles l'en décharge jusques à present, à la charge que pour les termes à échoir ladite saisie & arrest tiendra, & aura force & vertu jusques à ce que ledit Jacques ait satisfait aux causes de ladite saisie, & ait payé audit Charles, &c.

Consentement d'élargir un prisonnier.

Fut present Charles, &c. lequel a consenti & accordé l'élargissement de la personne de Jacques, &c. hors des prisons du grand Chastelet, esquelles il a esté constitué à sa requeste, faute, &c. & qu'en ce faisant le Geolier & Garde desdites prisons en soient & demeurent valablement déchargez, comme par ces presentes ledit Charles les en décharge.

Promesse d'un prisonnier de se réintegrer.

Fut present Charles, &c. à present prisonnier és prisons de, &c. mis entre les guichets d'icelles pour faire & passer ce qui ensuit : le-

quel a declaré & reconnu qu'à sa priere & requeste, & pour le delivrer & mettre hors desdites prisons, Maistre Jean, &c. Commissaire Examinateur audit Chastelet de Paris, s'est chargé de sa
personne, & a promis le réintegrer esdites prisons toutes fois & quantes, par acte fait au Greffe de la Cour de Parlement ce jourd'huy,
en consequence de l'Arrest de ladite Cour du jour du present mois,
&c. donné entre luy & Nicolas, &c. porteur des quittances des
parties casuelles de sa Majesté, à la requeste duquel il a esté constitué prisonnier pour le payement de la somme de, &c. portée
par Arrest du Conseil rendu entre les dessusdits, &c. A cette
cause ledit Charles a promis, sera tenu & s'oblige par ces presentes
envers ledit Commissaire, à ce present & acceptant, de se representer & réintegrer esdites prisons, &c. dans huit jours prochains, ou
de consigner ladite somme, ou autrement le faire décharger de ladite garde & charge de sa personne, & de l'acquitter & indemniser
de toutes pertes, dépens, dommages & interests qu'il en pourroit
encourir & succomber.

Intervention de caution.

A ce faire sont intervenus & furent presens Damoiselle Marie,
&c. femme dudit Charles & de luy authorisée à l'effet qui ensuit,
demeurant, &c. & Maistre Claude, &c. lesquels volontairement se
sont rendus pleiges & cautions dudit Charles, &c. envers ledit Maistre Jean Commissaire, &c. de toutes les promesses que ledit Charles luy a faites cy-dessus, tant en principal que dépens, dommages
& interests, & se sont obligez & s'obligent par ces presentes solidairement l'un pour l'autre, & chacun d'eux seul pour le tout, sans
division ny discussion, renonçans aux benefices de division, ordre
de droit, discussion & fidejussion, tout ainsi que ledit Charles est
cy-dessus obligé, dont ils font leur propre fait & dette solidairement, comme dit est, & ont éleu leur domicile, &c. Promettant,
&c.

Acte de caution pour délivrer un prisonnier.

Fut present en sa personne Pierre, &c. lequel a declaré & reconnu qu'à sa priere & requeste Jacques, &c. a consenti l'élargissement
de la personne de Charles, &c. hors des prisons du Grand Chastelet de Paris, où il l'avoit fait constituer à sa requeste, faute de payement de la somme de, &c. que ledit Charles & sa femme luy devoient,

voient par, &c. en laquelle somme, &c. A cette cause ledit Pierre
a promis, sera tenu, & s'oblige par ces presentes audit Maistre
Jacques de representer & reintegrer ledit Charles esdites prisons
du grand Chastelet, toutes fois & quantes qu'il en sera par ledit Jacques requis, ou de luy bailler & payer faute de faire ladite representation trois jours aprés une simple sommation, ladite somme de,
&c. interests & dépens, sans aucune forme ny figure de procez,
dont ledit Pierre fait son propre fait & dette ; & si ledit Pierre estoit
contraint de faire ledit payement, en le faisant ledit Jacques le
subrogera en son lieu & droits pour la repetition d'iceluy contre ledit Charles & sa femme, ainsi qu'ils sont obligez & condamnez,
&c. & luy en faire cession & transport sans toutefois aucune garantie, restitution de deniers, ny recours quelconque, en quelque sorte & maniere que ce soit, sinon de ses faits & promesses seulement
& luy mettra és mains les obligations, Sentences, pieces & procedures, &c.

Intervention des debiteurs.

A ce faire sont intervenus lesdits Charles & Marie sa femme, de
luy authorisée pour l'effet des presentes demeurans, &c. lesquels ont
promis, seront tenus l'un pour l'autre, chacun d'eux seul pour le tout,
sans division ny discussion, renonçans, &c. d'acquitter, garantir &
indemniser ledit Pierre des promesses cy-dessus par luy faites, &
de tout le conetenuen ces presentes, en sorte qu'il n'en souffre aucune peine, dommages ny interests, & outre de luy fournir quittance & décharge valable de ladite somme de   interests, frais & dépens; ou autrement l'en faire valablement décharger dans trois mois
prochains pour tout delay, & pour l'execution desdites presentes
dépendanses, les parties ont éleu & nommé leurs domiciles, &c.

Autre.

Fut present Jacques, &c. lequel a consenti & accordé l'élargissement
de la personne de Charles hors les prisons de, &c. où il a esté constitué à sa requeste, & outre luy a baillé main-levée de l'execution
& saisie de ses biens meubles, consentant & accordant que le Geolier & Garde desdites prisons & le gardien desdits meubles en soient
& demeurent valablement déchargez, comme par ces presentes ledit Jacques les en décharge, & ce au moyen de ce que Marie femme dudit Charles & de luy authorisée à l'effet des presentes, de

meurant , &c. à ce presente , a promis & s'est obligée avec sondit mary de bailler & payer solidairement l'un pour l'autre , &c. audit Jacques la somme de , &c. en quoy ledit Jacques , &c. en vertu de quoy il a fait faire le present emprisonnement & execution de ses meubles , avec les frais & dépens faits faute dudit payement , le tout dans trois mois prochains , desquels consentement & main-le-vée cy-dessus a esté fait deux actes separez des presentes , qui ne serviront avec lesdites presentes que d'un seul & mesme effet. Pro-mettant , &c.

Desaveu d'un emprisonnement.

Aujourd'huy est comparu pardevant les Notaires Jacques,&c.lequel a dit & declaré , qu'il n'adonné aucune charge à Claude , &c. Ar-cher du sieur Prevost, &c.d'emprisonner un nommé Charles, lequel il a constitué prisonnier és prisons de, &c. à la requeste dudit Jacques sous pretexte de , &c. & au préjudice de ce que ledit Jacques a dit audit Claude Archer , qu'il ne se portoit point partie contre ledit Charles, desavoüant ledit emprisonnement , & en tant que besoin seroit, n'empesche point que ledit Charles soit mis hors desdites pri-sons, & que le Geolier en soit valablement déchargé à son égard; dont & de ce que dessus,tel stipulant pour ledit Charles à ce present , a requis acte aux Notaires soussignez, afin de recouvrer les dom-mages & interests dudit Charles contre ledit Claude Archer & au-tres qu'il appartiendra , autres toutefois que ledit Jacques , & autre-ment luy servir en temps & lieu ainsi que de raison , à luy octroyé, Fait , &c.

Acte d'appel d'une Sentence.

Aujourd'huy est comparu pardevant , &c. Jacques , &c. lequel a declaré qu'il s'est porté & se porte par ces presentes pour appellant d'une Sentence renduë par , &c. le   jour , &c. à l'encontre de luy au profit de Claude , &c. ensemble de tout ce qui s'en est ensui-vi, pour les raisons , torts & griefs à luy faits par ladite Sentence, qu'il déduira en temps & lieu , dont il a requis acte ausdits Notai-res à luy octroyé. Pour lequel faire signifier audit Claude & à tous autres qu'il appartiendra , ledit Jacques a fait & constitué son Pro-cureur le porteur des presentes , auquel il a donné pouvoir de ce faire. Fait , &c.

Renonciation à l'acte d'appel.

Aujourd'huy est comparu , &c. Jacques , &c. lequel a dit & declaré qu'il renonçoit , comme de fait par ces presentes il renonce à l'appel par luy interjetté de la Sentence contre luy donnée par , &c. le jour , &c. au profit de Claude , &c. consentant & accordant que ladite Sentence sorte son effet, & soit executée selon sa forme & teneur , à laquelle il a acquiescé & acquiesce par ces presentes pour éviter à plus grand procez , & à frais ; dont ledit Jacques a requis & demandé acte ausdits Notaires, à luy octroyé pour luy servir , mesme pour le faire signifier , &c. pourquoy faire il a constitué son Procureur le porteur des presentes , &c.

Desistement d'un procez pour injures.

Voyez cy-dessus page.

Opposition à une vente de meubles.

Aujourd'huy est comparu , &c. Charles, lequel a dit & declaré qu'il s'est opposé & s'oppose par ces presentes à la vente & delivrance des biens meubles saisis sur Jacques, &c. à la requeste de Claude, &c. par exploit , &c. en datte du jour , &c. pour les causes & moyens qu'il déduira en temps & lieu , dont il a requis acte ausdits Notaires qui luy ont octroyé le present pour luy servir ce que de raison. Et pour faire signifier cesdites presentes à qui il appartiendra procedant à ladite vente & autrement , ledit Charles a fait & constitué son Procureur special & general le porteur des presentes , auquel il en a donné & donne tout pouvoir , & de faire pour cét effet tout ce qui sera besoin , & necessaire : *élection de domicile , &c.*

Opposition à un mariage.

Aujourd'huy, &c. Charles, &c. lequel a dit & declaré qu'il s'est opposé & oppose par ces presentes au mariage futur entre Jacques , &c. d'une part , & Marie , &c. d'autre part pour les causes & moyens que ledit Charles dira en temps & lieu , dont il a requis acte ausdits Notaires à luy octroyé. Et pour faire signifier ces presentes à tous ceux qu'il appartiendra , ledit Charles a fait & constitué son Procureur special & general le porteur d'icelles , luy en donnant tout pouvoir , *élection de domicile , &c.*

Renonciation à une succession.

Aujourd'huy est comparu, &c. Charles, &c. lequel a dit & declaré qu'il s'est abstenu & s'abstient par ces presentes, & renonce purement & simplement à la succession de deffunt Jacques, &c. son pere, après avoir dit & affirmé en son ame pardevant lesdits Notaires, qu'il ne s'est aucunement immiscé dans les biens de ladite succession, & qu'il n'en a rien pris, souftrait ny apprehendé aucune chose, & qu'il s'est tenu & tient au doüaire & conventions matrimoniales de deffunte Damoiselle Marie, &c. sa mere, au jour de son deceds femme dudit Jacques, dont & de tout ce que dessus ledit Charles a requis ausdits Notaires à luy octroyé. Et pour le faire signifier à qui il appartiendra, & pour faire pareille renonciation & affirmation que dessus pardevant tous Juges, si besoin est, & qu'il en soit requis ledit Charles a fait & constitué, &c.

Ces termes, *s'abstenir & s'immiscer*, sont propres & particuliers des successions directes, & on ne s'en sert pas pour les successions collaterales, on dit *renoncer & apprehender.*

Renonciation par une veuve à la Communauté.

Aujourd'huy est comparuë, &c. Marie, &c. veuve de deffunt Charles, &c. demeurante, &c. laquelle a dit & declaré avoir renoncé & renonce par ces presentes à la communauté de biens qui a esté entr'elle & ledit deffunt son mary, après qu'elle a affirmé en son ame pardevant lesdits Notaires, n'avoir pris, souftrait, ny apprehendé aucune chose estant de ladite communauté, sur les biens delaquelle & autres biens dudit deffunt, ladite veuve entend prendre & avoir ses conventions matrimoniales, & tout ce qui luy a esté accordé par son Contract de mariage fait avec ledit deffunt, à quoy elle s'est tenuë & se tient par ces presentes, dont & de tout ce que dessus ladite veuve a requis acte ausdits Notaires, qui luy ont octroyé le present pour luy servir ce que de raison, & pour faire signifier cesdites presentes, &c.

Des Compromis.

COmpromis est une convention par laquelle les parties choisissent une ou plusieurs personnes, au jugement desquelles ils se remettent & rapportent pour decider leurs differends,& promettent d'y acquiefcer fur peine de payer par le contrevenant aux acquiefçans une certaine fomme.

Ceux dont les parties conviennent font appellez Arbitres : quelquefois les Juges ordinaires donnent des Arbitres aux parties pour terminer leurs differends.

Il faut icy obferver une difference entre les Arbitres & Arbitrateurs ou amiables Compofiteurs ; en ce que les Arbitres font tenus dans l'inftruction & jugement de garder les formalitez de Juftice, & l'ordre de droit ; c'eft pourquoy l'Ordonnance de 1667. titre 31. article 2. porte que les Arbitres feront tenus en jugeant les differends, de condamner indefiniment aux dépens celuy qui fuccombera ; neanmoins le mefme article permet aux parties de mettre dans les compromis la claufe portant pouvoir aux Arbitres de remettre les dépens, de les moderer & liquider. Mais les Arbitrateurs & amiables Compofiteurs compofent les differends de ceux qui fe font rapportez à leur jugement, fommairement & fans s'arrefter aux regles de Droit, ny aux formalitez de Juftice.

Les mineurs peuvent eftre Arbitres, pourveu qu'ils foient dans un âge auquel ils puiffent eftre receus Avocats, car il n'eft pas neceffaire d'eftre Avocat pour eftre Arbitre.

Les femmes ne peuvent point eftre Arbitres, parce qu'il feroit abfurde qu'une femme eût rendu une Sentence, de laquelle il pourroit eftre appellé pardevant une Cour Souveraine.

Les Abbez & Prieurs Conventuels, & les Moines Clauftraux ne peuvent point auffi eftre Arbitres.

Pareillement celuy qui a efté Rapporteur d'un procés ne peut point eftre Arbitre.

Le compromis emporte l'alienation des biens, parce que celuy qui a compromis pendant fon procés par arbitrage, fouffre l'alienation & la perte du principal dont il s'agit ; & de plus il eft auffi condamné aux dépens ; c'eft pourquoy ceux qui ne peuvent point aliener, ne peuvent point compromettre, comme font les pupilles, fi ce n'eft avec l'authorité de leurs tuteurs : pareillement les prodigues, les furieux & les mineurs ne peuvent point compromettre, fi ce n'eft avec l'authorité de leurs curateurs, ny la femme fi elle n'eft authorifée par fon mary. D'où il s'enfuit auffi que le Procureur *ad lites* ne peut point compromettre pour fa partie, qu'en vertu d'une procuration fpeciale, autrement il feroit fujet à defaveu.

Les parties ne peuvent point convenir dans le compromis, qu'il ne leur sera pas permis d'appeller, parce qu'elles ne peuvent pas donner plus de pouvoir au jugement de l'Arbitre, que celuy qui luy est donné par les Ordonnances. Or par l'Ordonnance du Roy François I. les jugemens des Arbitres n'ont force que de Sentence, dont il peut estre interjetté appel aux Cours Souveraines. Et quoy-que regulierement chacun puisse renoncer à son droit, neanmoins cela se doit entendre, pourveu que ce soit sans prejudicier aux droits d'un tiers; & si telle convention des parties estoit valable, elle prejudicieroit aux Cours Souveraines, en ce qu'elle donneroit autant de force aux jugemens des Arbitres, qu'aux Arrests; outre que ce seroit contrevenir à l'Ordonnance.

Il est au pouvoir des parties d'apposer une peine dans le compromis contre le contrevenant, ou de n'y en apposer aucune, & en l'un & l'autre cas le jugement des Arbitres a l'authorité d'une Sentence dont l'appel va au Parlement & en la Grand' Chambre, parce que l'appellation d'une Sentence arbitrale, quoy que renduë sur production des parties, est toûjours verbale.

Quand une peine est apposée au compromis, elle est deuë par celuy qui a appellé, dés lorsqu'il a interjetté son appel, sans qu'il soit recevable à renoncer à son appel, & à s'en faire relever, quoy-que ce fût le mesme jour. Et si plusieurs ont appellé, la peine est deuë *in solidum*, à ceux qui ont acquiescé.

Avant que l'appellant ait payé la peine encouruë par son appel, toute Audience luy est déniée.

Un mineur pour lequel le tuteur a compromis avec une peine contre le contrevenant, n'est pas obligé de payer la peine, parce que celuy qui ne peut pas aliener, ne peut pas compromettre; mais le jugement ne laisseroit pas d'avoir authorité d'une Sentence, dont l'appel seroit porté au Parlement.

On ne peut point apposer dans un Compromis cette peine que celuy qui appellera du jugement de l'Arbitre, perdra tous les droits qu'il peut pretendre dans le different dont il s'agit, parce qu'elle osteroit aux parties la faculté d'appeller du jugement de l'Arbitre, ce qui ne se peut, ainsi qu'il a esté dit cy-dessus.

On doit dans le compromis definir le temps dans lequel les Arbitres nommez par les parties rendront leur jugement, & ce temps estant expiré le pouvoir est fini, à moins que le temps ne soit prorogé par les parties, soit pardevant Notaires ou sous signature privée : & le temps eſtant paſſé les parties ne ſont pas obligées de le proroger, & elles ſont remiſes dans l'état qu'elles eſtoient devant que d'avoir paſſé le compromis.

Toutefois il n'eſt pas neceſſaire pour la validité d'un compromis, que les parties declarent le temps dans lequel l'Arbitre ſera tenu de rendre ſa Sentence ; quoy qu'il ſemble que ce ſeroit donner à l'Arbitre un pouvoir indefini & ſans bornes, tel que le Juge a ; c'eſt auſſi pour cela qu'on n'obmet pas ordinairement de limiter le temps, ſauf aux parties à le proroger, au cas que l'Arbitre n'ait pû rendre ſa Sentence pendant le temps porté par le compromis.

La raiſon pour laquelle le compromis eſt valable, quoy que le temps n'y ſoit pas exprimé, & que la Sentence renduë en conſequence par l'Arbitre, eſt bonne, eſt qu'une partie ne ſeroit pas recevable à vouloir faire declarer nul un jugement qui auroit eſté rendu par le conſentement qu'il auroit preſté, & le pouvoir qu'il en auroit donné à celuy qui l'auroit rendu. Mais parce qu'il ne ſeroit pas juſte q'un Arbitre pût abuſer de la facilité des parties, & differer à ſa volonté le jugement du procez, pour la deciſion duquel il auroit eſté choiſi ; ou qu'une des parties pût par ce moyen empeſcher le jugement d'un procés par colluſion & intelligence avec l'Arbitre, il eſt permis en ce cas à l'une des parties contre la volonté de l'autre, de proteſter de nullité du jugement qui ſeroit rendu par aprés par l'Arbitre ; de ſorte que le jugement de l'Arbitre ſeroit valable, s'il eſtoit rendu avant qu'une des parties s'y fût oppoſée ; mais dés lorſqu'il y a oppoſition, l'Arbitre n'a plus de pouvoir, dautant que ſon pouvoir n'eſtant borné par aucun temps, il eſt au pouvoir d'une des parties de le détruire, ſans que l'on luy puiſſe oppoſer qu'elle contrevient à ſon propre fait.

Il y a certaines cauſes deſquelles on ne peut pas compromettre.

Premierement des delits, ſi ce n'eſt pour des intereſts civils qu'on pretende en conſequence des delits commis, ou pour les crimes qu'on pourſuit civilement, comme pour le crime d'injure, ou pour l'eſtimation d'une choſe volée, ou pour les dépens d'un procés criminel : car pour ce qui regarde l'intereſt public dans les crimes, comme pour la peine qui eſt deuë aux criminels, & la vangeance publique, il n'eſt pas au pouvoir des particuliers d'en tranſiger ny d'en compromettre, ou de la remettre, parce qu'elle ne dépend pas des particuliers, & ce n'eſt pas à eux à la pourſuivre, mais au Procureur du Roy, qui pourſuit l'intereſt du Roy & du public.

En second lieu, pour des alimens futurs laissez par testament.

En troisiéme lieu, pour des causes de mariage, comme pour la validité des nopces, parce que ce n'est pas aux laïques particuliers prendre connoissance des choses spirituelles, autrement il arriveroit souvent que les mariages seroient contractez ou dissous contre l'intention de l'Eglise & des Canons.

En quatriéme lieu pour les Benefices, autrement ce seroit donner lieu à la simonie & à la confidence.

Acte de compromis entre heritiers paternels ou maternels, & un legataire universel.

Furent presens Jacques, &c. François, &c. à cause de Damoiselle Marie, &c. sa femme, heritiers du costé paternel de deffunt Claude, vivant, &c. demeurant à Paris, &c. & Charles, &c. demeurant, &c. tant pour luy que pour & au nom & se faisant fort de Damoiselle Marguerite, &c. sa sœur, heritiers du costé maternel dudit deffunt Claude, d'une part : Et Nicolas, &c. legataire universel des meubles & acquests, immeubles dudit deffunt Claude, d'autre part : Disans les parties, qu'elles estoient en procés aux Requestes du Palais à Paris sur la demande dudit Nicolas, à ce que lesdits heritiers paternels & maternels luy fissent & accordassent la delivrance pure & simple du legs universel à luy fait par ledit deffunt Claude par son testament & ordonnance de derniere volonté, receu & passé pardevant   Notaires, &c. le   jour, &c. Et sur les deffenses desdits heritiers, suggestion, inofficiosité, demandes incidentes de remplois de propres, & autres raisons par eux alleguées & proposées contre ledit testament, & sur l'entremise des parens & amis desdites parties, desirans terminer ledit procez, & éviter la longueur, vexation & dépens, icelles parties ont convenu & accordé d'en sortir à l'amiable par la voye d'Arbitres. Et à cét effet ont par ces presentes nommé pour juger Arbitres dudit procés, sçavoir lesdits heritiers paternels & maternels, Maistre Jean, &c. Avocat au Parlement, & ledit Nicolas, Maistre Guillaume, &c. aussi Avocat en ladite Cour, ausquels ils ont donné plein pouvoir de juger & terminer ledit procés, circonstances & dépendances d'iceluy, és mains desquels icelles parties ont promis & seront tenus mettre & produire leurs titres & pieces, memoires, & tout ce dont ils voudront se servir, dans quinze jours prochains, pour dans quinze jours aprés rendre par lesdits sieurs Arbitres leur jugement

arbitral

arbitral fur ce qui fera trouvé produit pardevers eux , fans forclu-
fions ny fignifications ou fommations : Et où ils ne pouroient pas
s'accorder , lefdites parties leur ont donné pouvoir de nommer &
appeller avec eux tel Avocat qu'ils voudront prendre & choifir entre les plus anciens de ladite Cour , au dire & jugement defquels
fieurs Arbitres lefdites parties promettent d'obeïr & fatisfaire , comme fi c'eftoit un Arreft de la Cour de Parlement , à peine de la
fomme de mille livres que chacun des contrevenans fera tenu payer
aux acquiefçans , auparavant quede pouvoir eftre receu à dire ny alleguer aucune chofe contre ledit jugement arbitral , laquelle peine
tournera en pure perte aufdits contrevenans ou contrevenant. Car
ainfi a efté accordé entre les parties. Et pour l'execution des prefentes & dépendances lefdites parties ont éleu leur domicile , &c.

Prorogation du Compromis.

Et le dixiéme jour , &c. audit an 1681. font comparus pardevant
les Notaires fouffignez lefdits , &c. d'une part , & ledit Nicolas d'autre , lefquels n'ayant les Arbitres nommez au Compromis cy-deffus écrit , pû juger le procez y mentionné , & que le temps de ce
faire eft paffé , ont par ces prefentes prorogé & continué le temps
pour rendre ledit jugement arbitral jufqu'au dernier jour du prefent
mois. Promettant les parties obeïr & fatisfaire audit jugement arbitral fur les peines, felon & ainfi qu'ileft porté audit compromis. Promettant , &c.

Il faut icy obferver que dans le compromis il faut donner pouvoir
aux Arbitres de prendre quelqu'un pour Surarbitre pour , decider
conjointement les differends mentionnez dans ledit compromis, en
cas qu'ils ne s'accordaffent pas enfemble , car autrement ils n'auroient pas droit d'en prendre , & le compromis fe trouveroit fans
execution : quelquefois on convient que fi les Arbitres nommez
ne s'accordent pas , ils prendront trois Surarbitres , & cette claufe
eft avantageufe pour celuy qui eft le mieux fondé , car il eft plus facile que deux fe trompent que trois. Il faut toûjours que les Surarbitres foient pris en nombre impair , comme un ou trois ou cinq ,
de peur que fi les Arbitres & Surarbitres eftoient en nombre pair ,
ils ne fuffent partagez , & qu'ainfi ils ne puffent rendre aucun jugement.

Hhh

Des Tranſactions.

LA Tranſaction eſt une eſpece de convention qui ſe fait touchant la deciſion d'un procez ou d'un differend, dont l'evenement ſoit incertain, en donnant, promettant ou retenant quelque
choſe par l'une des parties. Ainſi les Tranſactions ne ſe font que de
choſes dont l'iſſuë eſt douteuſe & incertaine ; de là vient qu'on ne
tranſige pas de choſes qui ont eſté jugées, au cas qu'il n'y ait plus
lieu de ſe pourvoir contre le jugement par quelque moyen que ce
ſoit. La tranſaction ſe peut faire de toutes choſes qui peuvent eſtre
le ſujet d'un procés.

On ne peut tranſiger des difficultez qui naiſſent à l'occaſion d'un
teſtament, qu'aprés avoir interpreté l'eſprit & la volonté du Teſtateur par les termes dont il a exprimé ſes dernieres ordonnances.

Il n'eſt pas permis de tranſiger des alimens futurs laiſſez par teſtament ou autre derniere volonté, ſi la tranſaction n'eſt faite par
authorité du Juge & avec connoiſſance de cauſe, autrement elle ſeroit ſujette à caſſation ; car il arriveroit ſouvent que les alimentai-
res ſeroient privez de leurs alimens contre la volonté & l'intention
des Teſtateurs.

Il n'en eſt pas de meſme des alimens qui ſont dûs pour le temps paſſé, dont celuy auquel ils ſont dûs, peut librement convenir &
tranſiger ſans la connoiſſance du Juge; & ſans que les tranſactions qui
en ſeroient faites, puſſent eſtre caſſées ſous pretexte de lezion de
la part de celuy à qui leſdits alimens ſeroient dûs ; parce que le temps
eſtant paſſé pour lequel ils eſtoient dûs, on ne les doit plus proprement appeller de ce nom ; & leur cauſe eſt bien moins favorable,
celuy auquel ils ont eſté laiſſez, n'ayant pas manqué de vivre par
un autre moyen.

Les tranſactions ne ſont pas receuës en France à l'égard des crimes publics, quant à la peine & à la vengeance, mais bien quant
aux intereſts civils; parce que la peine & la vengeance des crimes eſt
publique, & la pourſuite en appartient au Roy, & les particuliers n'y
peuvent point déroger par quelque convention ou accord que ce ſoit;
mais les intereſts civils dûs à quelqu'un en conſequence d'un delit
commis, ſont particuliers. L'Ordonnance de Charles V. l'an 1356.
art. 2. deffend expreſſément à toutes perſonnes de faire aucunes

compoſitions & conventions pour les crimes. Les tranſactions qui
ſont contre les bonnes mœurs, ſont nulles & de nul effet ; comme
celle par laquelle un debiteur ſe feroit obligé de payer un intereſt
illicite & uſuraire ; neanmoins celle qui feroit faite pour faire ceſſer
la pourſuite d'un intereſt payé en conſequence d'un Contract uſuraire, feroit valable.

Les mineurs ne peuvent tranſiger ſans le conſentement de leurs
Tuteurs, parce que la tranſaction eſt une eſpece d'alienation.

Les Procureurs ne peuvent auſſi tranſiger ſi ce n'eſt en vertu d'u-
ne procuration ſpeciale, par la meſme raiſon.

Les tranſactions doivent eſtre redigées par écrit, autrement elles feroient de nul effet.

Elles ne ſont point ſujettes à reſciſion ſous pretexte de lezion, quelque enorme qu'elle ſoit, ſuivant l'Edit de Charles IX. l'an 1560.
ſi ce n'eſt en faveur des mineurs, ou de ceux qui ont tranſigé de
leurs intereſts par le dol de leur partie, avec une perte & un dommage conſiderable, ſoit par la ſuppreſſion des pieces & actes neceſſaires, ou par ſuppoſition de faux titres ; ou qu'ignorant le jugement du procés qui auroit eſté jugé, dont la partie auroit connoiſſance, ils auroient tranſigé ; car en ce cas il y a lieu à la reſciſion
à cauſe du dol perſonnel, ou en faveur de ceux qui auroient eſté
contraints de tranſiger par violence & par une juſte crainte qui leur
auroit eſté cauſée par leur partie.

*Acte de tranſaction faite ſur le compromis cy-deſſus que les Arbitres ont
fait paſſer aux parties au lieu de les juger, pour terminer
ſans appel leur differend.*

Furent preſens leſdits Jacques, &c. & François, &c. à cauſe de Damoiſelle Marie, &c. ſa femme, heritiers du coſté paternel de deffunt
Claude, &c. & Charles tant pour luy & en ſon nom, que pour &
au nom de Marguerite, &c. ſa ſœur, heritiers du coſté maternel
dudit deffunt Claude, d'une part : & Nicolas, &c. legataire univerſel des meubles & acqueſts immeubles dudit deffunt Claude, d'autre part, ſans que ladite qualité de legataire univerſel priſe par ledit Nicolas, puiſſe prejudicier au contenu du preſent Contract : diſans les parties qu'elles eſtoient en procés en la Cour de Parlement
ſur l'appel interjetté par ledit Nicolas d'une Sentence renduë par
Meſſieurs des Requeſtes du Palais du   jour, &c. portant que
delivrance feroit faite par leſdits heritiers paternels & maternels au-

H h h ij

dit Nicolas du don & legs univerſel à luy fait par ledit deffunt Claude de ſes meubles & acqueſts immeubles, en rembourſant au préalable auſdits heritiers la ſomme de dix mille livres, avec les intereſts à raiſon du denier vingt depuis le deceds dudit deffunt, &
ſoûtenoit eſtre bien fondé en ſon appel à l'égard dudit remplacement. A quoy leſdits ſieurs heritiers paternels & maternels répondoient, que ladite Sentence eſtoit au contraire trop favorable audit
Nicolas, & avoient plus ſujet de ſe plaindre de ladite Sentence, &
d'en interjetter appel ; dautant qu'il eſtoit certain que ledit Nicolas
poſſedoit l'eſprit dudit deffunt Claude, lequel il avoit ſuggeré &
porté à faire ledit teſtament & legs univerſel, joint l'inofficioſité &
oubliance de ſes proches parens. Au fonds, qu'à l'égard du remplacement il avoit eſté bien jugé, parce que le deffunt avoit vendu &
aliené ſes biens propres pour les remplacer en d'autres heritages :
entre autres la ferme & métairie de, &c. qui appartenoit audit
deffunt de ſon propre, par le deceds & ſucceſſions de deffunts, &c.
ſes pere & mere ; auſquels ladite ferme & métairie appartenoit de
leur acquiſition faite pendant leur communauté : de laquelle vente
il auroit receu la ſomme de dix mille livres, qu'il auroit remplacé &
remployé en l'achat qu'il a fait du Fief & Terre & Seigneurie de,
&c. par Contract, &c. que ledit Nicolas entend comprendre dans
ſon legs univerſel : que c'eſtoit un remplacement de propre aliené,
& que ledit Fief, Terre & Seigneurie de, &c. leur devoit appartenir, & leur tenir pareil lieu de propre qu'eut fait ladite ferme & métairie, juſques à concurrence du prix d'iceluy : que ſon legs univerſel n'eſtoit que des meubles & acqueſts, & non pas des propres, ny
du quint deſdits propres. Repliqué par ledit Nicolas que ledit Fief,
Terre & Seigneurie de, &c. eſtoit une acquiſition faite par ledit
deffunt de ſes deniers particuliers, provenans de ſes revenus,
qu'on ne peut pas dire que les deniers de l'acquiſition dudit fief ſoient
procedez de la vente de ladite ferme & métairie, parce que ledit
deffunt avoit vendu ladite ferme & métairie plus de dix ans avant
l'acquiſition dudit fief de, &c. & qu'il auroit employé le prix d'icelle métairie à d'autres effets : & qu'on pourroit dire avec plus
de raiſon que le prix de ladite métairie auroit eſté employé au baſtiment & augmentation que ledit deffunt a fait faire en ſa maiſon
à Paris ruë, &c. parce que ledit baſtiment a eſté fait & payé entre
les temps & acquiſitions deſdites métairie & fief de, &c. ce qui ſe
prejuge d'abondant par le teſtament dudit deffunt, par lequel il de-

clare que ledit baftiment n'eft point compris audit legs univerfel,
& a entendu qu'il fût joint & incorporé à la maifon, pour demeurer
propre à fes heritiers. Ce qui fait connoiftre que le prix de ladite
métairie a efté employé audit baftiment, & non pas à l'acquifition
dudit fief de, &c. fait deux ans aprés ledit baftiment; que ledit deffunt l'a ainfi tacitement declaré par fondit teftament, auquel il n'a
point parlé dudit fief; ce qu'il eut fait comme dudit baftiment, s'il
n'avoit voulu & entendu que ledit fief fût compris audit legs univerfel. Sur lequel different, & pour terminer d'iceluy, les parties auroient
nommé des Arbitres de part & d'autre, lefquels auroient dit qu'il
y avoit lieu d'alleguer fuggeftion, & auffi de foûtenir le remplacement du prix de ladite ferme & métairie fur ledit Fief, Terre &
Seigneurie de, &c. du moins fur les autres biens compris audit
legs univerfel, joint l'inofficiofité dudit Teftament: & neanmoins
pour mettre fin à l'amiable à tous procés & differends, lefdites
parties par l'avis defdits Arbitres, ont fait & accordé ce qui enfuit:
C'eft à fçavoir que lefdits Sieurs & Dames heritiers fufdits & fufnommez, & ledit Nicolas, ont par ces prefentes acquiefcé & ac-
quiefcent à ladite Sentence des Requeftes du Palais du
jour, &c. cy-deffus mentionnée; veulent & confentent qu'elle foit
executée felon fa forme & teneur: Ce faifant lefdits heritiers ont
fait & font par ces prefentes audit Nicolas, ce acceptant, la delivrance dudit legs univerfel à luy fait par ledit deffunt, par fondit
Teftament en datte du, &c. cy-deffus mentionné: confentans &
accordans que ledit Nicolas en obtienne tel Arreft & jugement
plus ample s'il en eft befoin pour fa plus grande fureté; pour dudit legs jouïr, faire & difpofer par luy, fuivant la volonté & intention dudit deffunt, & ainfi qu'il eft porté par fondit Teftament.
Et moyennant ce ledit Nicolas a accordé aufdits heritiers de leur
bailler & payer la fomme de dix mille livres, & l'intereft d'icelle,
au lieu de la valeur du revenu dudit Fief, Terre & Seigneurie de,
&c. depuis le deceds dudit deffunt jufques à l'actuel payement de
ladite fomme: laquelle fomme de dix mille livres ledit Nicolas a
promis, fera tenu, promet & s'oblige bailler & payer aufdits Sieurs
& Dames heritiers en leur maifon à Paris, ou au Porteur des prefentes, fçavoir moitié d'huy en un an prochain, & l'autre moitié
un an aprés enfuivant, avec lefdits interefts à raifon de l'Ordonnance, jufques à l'actuel payement: auquel payement tant en principal qu'interefts, ledit Fief, Terre & Seigneurie de, &c. & tous

H hh iij

les autres biens donnez & leguez audit Nicolas par ledit deffunt par
sondit Testament, sont & demeurent par privilege & preference
speciale affectez, obligez & hypothequez ; & generalement ledit Nicolas y a obligé, affecté & hypothequé tous & chacuns ses autres
biens meubles & immeubles, presens & à venir, sans que la generale obligation déroge, &c. & en ce faisant & moyennant ce que
dessus, les parties sont hors de Cour & de procez sans dépens de
part ny d'autre. Car ainsi, &c. *élection de domicile*, &c.

Transaction sur un recellé ou omission faite à un inventaire.

Furent presens Damoiselle Marie, &c. veuve de Jacques, &c.
d'une part, & Pierre, &c. & Marguerite sa femme, de luy authorisée à l'effet des presentes, à cause d'elle seule, heritiere dudit
deffunt Jacques son frere, d'autre part. Disans les parties qu'à l'instant du deceds dudit défunt avenu le troisiéme jour, &c. inventaire auroit esté fait à leur requeste des biens qui s'estoient trouvez en
la maison dudit défunt, & disoient lesdits Pierre & Marguerite sa
femme, que ladite Damoiselle Marie, non contente des grands
avantages à elle faits par ledit défunt, tant par son Contract de
mariage, que par le don mutuel fait entr'eux, ils ont découvert
depuis deux mois que ladite Marie avoit recellé & fait emporter la
nuit du deceds dudit défunt, une cassette où il y avoit des obligations & autres pieces & papiers, or & argent pour plus de trois mille livres, dont s'estant plaints pardevant Monsieur le Lieutenant
civil, ils auroient obtenu permission de faire enqueste ; concluoient
à ce que ladite Marie fût décheuë & privée de son don mutuel, &
des droits de Communauté & des avantages qu'elle avoit receus
dudit défunt Jacques son mary. A quoy de la part de ladite Marie
estoit dit, que la procedure & la pretention desdits Pierre & sa femme, estoient ordinaires aux heritiers de ceux qui avoient disposé
d'une partie de leurs biens ; dénioit le recellé & soustraction mise en
avant, & que c'estoit une vexation & injure qu'ils luy faisoient
mal à propos, & inconsiderément, au lieu d'avoir quelque respect
& honneur pour la memoire dudit défunt, & que tout le pretexte
de leur procedure estoit à cause d'une obligation de quatre cent livres, à prendre sur Jean, &c. laquelle n'avoit point esté invento-
riée audit inventaire, mais qu'il n'y avoit point de sa faute ; qu'elle
ne sçavoit pas toutes les affaires de son mary, lequel avoit mis cette obligation entre les mains d'un Procureur pour en poursuivre le

payement ; dequoy dés lors elle auroit averti la femme dudit Jean ; & qu'ainsi elle ne pouvoit pas estre representée pour la comprendre audit inventaire ; demandoit reparation, dommages, interests & dépens. Repliqué par lesdits Pierre & sa femme, qu'il y a recelé de mauvaise foy, dautant que ladite Marie avoit receu depuis deux mois ladite somme dudit Jean, auquel elle avoit rendu le brevet de ladite obligation sans quittance ny autre acte. Ce qui a esté denié par ladite Marie, & offroit de representer ladite obligation si tost qu'elle l'auroit receuë des mains d'un Sergent, auquel elle l'avoit baillée pour contraindre ledit Jean ; & que toute l'omission qu'elle avoit faite, estoit de n'avoir pas declaré par acte que ladite obligation s'estoit trouvée depuis ledit inventaire : & sur le surplus dudit pretendu recelé lesdits Pierre & sa femme auroient fait faire enqueste, & fait ouïr plusieurs témoins & voisins de la maison dudit défunt, contre lesquels ladite Marie auroit fourni de reproches tres-pertinens : Et sur le tout les parties appointées. Et considerant les parties l'aigreur conceuë entr'eux, & qui se pourroit encore augmenter par la suite & jugement du procez, & desirans iceluy terminer à l'amiable, elles ont par l'entremise de leurs parens & amis, & conseil de leurs Avocats, pour eviter plus grande vexation, frais & dépens, elles ont transigé & accordé ainsi qu'il ensuit : C'est à sçavoir que lesdits Pierre & sa femme se sont desistez & départis, se desistent & departent par ces presentes, de toutes leurs procedures, demandes & conclusions par eux prises & formées contre ladite Marie, consentans & accordans que le tout, mesme l'enqueste, & tout ce qui s'en est ensuivi, soit & demeure nul, comme le tout non fait ny avenu. Comme aussi ladite Marie s'est desistée & départie de la reparation par elle requise, dommages & interests. Car ainsi a esté convenu & accordé entre les parties. Promettant, &c.

Acte particulier au sujet de la precedente Transaction.

Furent presens en leurs personnes ladite Marie, &c. d'une part, & lesdits Pierre & Marguerite sa femme de luy authorisée, &c. d'autre part, lesquels ont declaré & reconnu qu'outre le contenu au Contract de transaction fait entr'eux passé pardevant les Notaires soussignez, ce jourd'huy, & moyennant & en faveur d'iceluy, qui autrement n'eut esté fait, ils ont convenu & accordé ce qui ensuit : Sçavoir que ladite Marie sera tenuë de faire inventorier dans l'inventaire fait à sa requeste & en leur presence, des biens delaissez aprés le deceds dudit deffunt, par les Notaires soussignez, le　　　　jour, &c. l'obligation de la somme de　　　　par Jean, &c. au profit dudit Jacques, &c. qui a esté recouvrée depuis le deceds dudit deffunt, il y a environ deux mois, lequel inventaire lesdits Pierre & sa femme ont consenti, en tant que leur presence y soit requise; & outre que ladite Marie sera & demeurera garante & responsable de ladite somme de, &c. comme par ces presentes elle s'y soumet, & se rend & constituë caution & principale debi-trice de ladite somme de, &c. pour lesdits Pierre & sa femme, soli-dairement elle seule pour le tout, sans division ny discussion, re-nonçant aux benefices de, &c. pour rendre moitié de ladite som-me par ses heritiers ausdits Pierre & sa femme, leurs hoirs & ayans cause, aprés que ledit don mutuel d'entre ledit défunt son mary & elle sera fini. Et encore a ladite Marie presentement baillé, comp-té & delivré ausdits Pierre & sa femme, qui ont receu d'elle en la presence desdits Notaires soussignez, la somme de, &c. pour par ladite Marie vivre en repos, & sortir d'affaires, pour le rembour-sement de leurs frais & dépens du procez qui a esté entr'eux men-tionné par ledit Contract de transaction. Dont, &c.

Transaction entre le proprietaire qui veut rentrer dans sa maison par privilege, & le locataire d'icelle qui a fait des avances, & donné argent par forme de pot de vin, par son bail.

Furent presens Jacques, &c. demeurant, &c. d'une part : & Char-les, &c. demeurant, &c. en la maison cy-aprés declarée, d'autre part. Disans les parties que ledit Jacques a fait bail audit Charles de ladite maison où il demeure, où est pour enseigne, &c. pour six années, qui ont commencé le, &c. moyennant la somme de six cens livres de loyer par chacun an, en faveur duquel ledit Char-les auroit payé & avancé audit Jacques la premiere année, qui tien-droit lieu du payement de la derniere année dudit bail, & ainsi estoit obligé de payer chacun terme dés lors dudit bail : ce qu'il a fait, & a payé le terme écheu au jour de, &c. & a continué de terme en terme, jusques à present, & entend continuer pendant les cinq pre-mieres années; & outre a donné audit Jacques la somme de deux cens livres en forme de pot de vin, en faveur dudit bail. En la-quelle maison ledit Jacques vouloit rentrer, & a fait à cette fin assigner ledit Charles pardevant Monsieur le Lieutenant Civil du

nouveau

nouveau Chaftelet. Soûtenoit ledit Charles que ledit Jacques n'é-
toit pas recevable en fa demande de rentrer en fa maifon : mais,
difoit ledit Jacques, qu'il eftoit auffi locataire de la maifon où il de-
meuroit, que le proprietaire ne luy vouloit point faire un nouveau
bail, & qu'ainfi il eftoit obligé de déloger. Et qu'ayant une maifon à luy appartenant, il avoit droit d'y rentrer, nonobftant le
bail qu'il en avoit fait audit Charles. Que c'eftoit le privilege fait
en faveur des proprietaires, offrant de luy rendre l'année qu'il luy
avoit avancée, & le pot de vin qu'il luy avoit donné. Repliqué par
ledit Charles, & perfeveré en ce qu'il a dit cy-deffus ; dit outre
qu'il eft confiderable qu'il y a douze ans qu'il demeure dans ladite
maifon, qu'il y avoit acquis toutes fes habitudes & connoiffances;
que ce luy feroit un notable préjudice s'il eftoit obligé de fortir de
ladite maifon, dont il auroit fait bail fous la bonne foy dudit Jacques, efperant qu'il y demeureroit au moins pendant le temps porté
par ledit bail ; qu'il s'eft incommodé pour donner par avance audit
Jacques une année dudit bail, & ladite fomme de deux cent livres
par forme de pot de vin : adjoûtoit que ledit Jacques n'avoit peut-
eftre pas le deffein d'y venir demeurer en perfonne ; mais de la
loüer à un autre. Sur lefquelles conteftations Sentence feroit inter-
tervenuë de Monfieur le Prevoft de Paris ou fon Lieutenant Civil audit nouveau Chaftelet le   jour, &c. par laquelle ledit
Jacques a efté declaré recevable en fa demande de rentrer en fa
maifon, fuivant le privilege octroyé en faveur des proprietaires des
maifons. Neanmoins ordonné que le locataire en joüira une année, du jour de, &c. & qu'à pareil jour, &c. il fera tenu vuider &
fortir, luy & fa famille & biens de ladite maifon, & la rendre audit Jacques audit jour, en rendant par ledit Jacques audit Charles
l'année qu'il luy a avancée, & ledit pot de vin & fans dépens ; de laquelle Sentence les parties s'en feroient départis de part & d'autre,
& rendus appellans en la Cour de Parlement : Pour caufes d'appel
dudit Jacques, il difoit qu'il recevoit grief, en ce qu'il eftoit délogé,
& qu'il falloit qu'il fortît de la maifon où il demeure au jour, &c.
affirmoit que fa maifon eftoit pour le loger, & non autre. Qu'il
n'y avoit point d'apparence de donner un an à un locataire pour
fortir d'une maifon : que c'eftoit au préjudice & contre l'intention
du privilege des proprietaires des maifons, qu'il fuffifoit de luy
donner fix mois au plus, dans lefquels mefme il fouffroit le délo-
gement de trois mois. Et de la part dudit Charles, pour cau-

ses d'appel estoit dit qu'il souffroit grief, en ce qu'en tout cas il ne luy estoit adjugé aucuns dommages & interests, ce qui est contre l'ordre & usage, & avec plus de raison on luy en devoit adjuger, attendu ses avances, & pot de vin par luy payez audit Iacques. Repliqué par ledit Iacques que le temps d'un an à luy octroyé pour sortir, au lieu de six mois, luy tenoit lieu de dommages & indemnitez: que si ledit Charles vouloit sortir & luy rendre sa maison dans six mois, il luy offroit la somme de cent cinquante livres pour son indemnité. Sur lesquelles raisons & contestations les parties estoient en voye d'entrer en grand procez; pour à quoy obvier & le terminer, & éviter à plus grande vexation de part & d'autre, & aux frais & dépens qui s'en pourroient ensuivre, icelles parties par l'avis de leur conseil & amis, ont transigé & accordé selon & ainsi qu'il ensuit. C'est à sçavoir que lesdites parties se sont par ces presentes desistées & départies des appellations par eux interjettées respectivement de ladite Sentence du   jour, &c. ont declaré & promis ne se point servir ny prévaloir de ladite Sentence, & en ce faisant ont convenu & accordé que ledit Charles sortira, luy, sa famille & biens, au jour de, &c. de ladite maison où il demeure à present appartenant audit Iacques, & luy rendra vuide & vague audit jour, & fera les menuës reparations; aprés que ledit Iacques a juré & affirmé que ladite maison estoit pour le loger, & non autre. Et pour l'indemnité dudit Charles, ledit Iacques luy a accordé, & dés à present remis & quitté les deux termes de, &c. & outre ledit Iacques a presentement rendu & payé audit Charles, qui a receu en la presence desdits Notaires soussignez, en loüis d'or, &c. la somme de huit cent livres, tant pour l'année avancée du loyer de ladite maison, que pour le pot de vin en faveur dudit bail, dont ledit Charles se tient content, & en quitte ledit Iacques & tous autres : & au moyen de ce ledit bail à loyer demeure nul & resolu, & les parties hors de Cour & de procez, sans dépens, ny autres dommages & interests de part & d'autre. Et quittes en outre de toutes chóses generalement quelconques du passé jusques à ce jourd'huy; car ainsi, &c.

Transaction pour une obligation solidaire acquittée par l'un des coobligez, un d'iceux estant devenu insolvable.

Furent presens en leurs personnes Jacques, &c. tant en son nom, que se faisant & portant fort de Marie, &c. sa femme, cy-

devant veuve de Georges , &c. & comme tuteurs conjointement
des enfans mineurs dudit deffunt Georges & d'elle , d'une part : &
Charles , &c. demeurant , &c. d'autre part. Difans lefdites parties
que ledit deffunt Georges , ledit Charles & Jean , &c. demeurant,
&c. auroient enfemble emprunté de Nicolas , &c. la fomme de
quatre mille livres , qu'il leur avoit preftée pour leurs affaires particulieres , & auroient partagé ladite fomme également , & par
tiers qu'ils auroient promis rendre audit Nicolas dans un an , ainfi
qu'il eft porté par l'obligation de ce faite & paffée pardevant
Notaires , le   jour , &c. Et en laquelle fomme & aux interefts d'icelle lefdits Georges , Charles & Jean auroient efté condamnez envers ledit Nicolas , par Sentence donnée par Monfieur
le Prevoft de Paris , ou fon Lieutenant Civil au nouveau Châtelet , du   jour , &c. En vertu defquelles obligation & Sentence ledit Nicolas auroit fait plufieurs pourfuites & contraintes
contr'eux , & auroit à la requifition defdits Georges & Charles fait
faifir & exécuter les biens meubles , marchandifes & effets appartenans audit Jean , en cette ville de Paris , & fait vendre la plus
grande partie d'iceux , où feroient intervenus plufieurs oppofans ,
entre lefquels par Sentence du , &c. eft ordonné que fur les deniers
provenans de la vente defdits effets , aucuns d'iceux creanciers privilegiez feroient payez par preference à tous autres des fommes
montant enfemble à plus de , &c. & le furplus feroit baillé aux autres creanciers par contribution au fol la livre ; de maniere qu'il
n'y a guere d'efperance de rien recouvrer de ladite fomme de quatre mille livres & interefts dudit Jean , & joint que ledit Jean s'eft
abfenté & a abandonné fon trafic & fa maifon , ce qui a obligé ledit Nicolas de recourir contre lefdits Georges & Charles , & auroit
fait faifir & arrefter les biens & effets dudit Georges , & fait faifir
réellement la maifon dudit Charles ; pendant lefquelles pourfuites
ledit Georges feroit decedé , & un an aprés ladite Marie fa femme
fe feroit remariée avec ledit Jacques , & auroient efté élûs tuteurs
defdits enfans conjointement , contre lefquels ledit Nicolas auroit
continué fes pourfuites & contraintes rigoureufes : de forte que
pour les faire ceffer , lefdits Jacques & Marie fa femme auroient
efté obligez d'emprunter de l'argent pour payer & acquiter la dette dudit Nicolas , auquel ils ont payé la fomme de quatre mille
cinq cent livres , tant pour le principal que pour les interefts ,
frais & dépens par luy faits contr'eux , & ceux faits contre ledit

Jean à leur requiſition, & d'icelle ſomme ils en avoient retiré quittance dudit Nicolas, lequel leur auroit fait tranſport avec ſubrogation en ſes droits & hypoteques, noms, raiſons & actions : en conſequence duquel tranſport & de la ſubrogation, & de la ſolidité portée par ladite obligation ledit Jacques auroit repris l'inſtance de ſaiſie & criées de la maiſon dudit Charles, & entendoit en pourſuivre le decret & adjudication, & continuer les pourſuites ſur les deniers & revenus, pour le rembourſement de la ſomme de quatre mille cinq cent livres, du moins pour les deux tiers de ladite ſomme de quatre mille livres de principal, & des intereſts d'icelle, l'autre tiers eſtant confus en la perſonne dudit Jacques eſdits noms : Et à l'égard des dépens faits contre ledit Jean, ſoûtenoit que ledit Charles les devoit entierement, attendu que ledit Nicolas en la place duquel il eſtoit ſubrogé, les avoit faits, & avoit pourſuivi ledit Jean à la priere & requiſition dudit Charles qui eſtoit ſon parent, & qui prévoyoit l'abandonnement de ſes biens : car ledit Nicolas n'eût eu garde ſans la requiſition dudit Charles, de faire des frais contre ledit Jean, lequel il prevoyoit inſolvable, ayant deux autres debiteurs bons & ſolvables. A quoy ledit Charles répondoit que ledit Jacques ne pouvoit pas ſe prevaloir de ladite ceſſion & ſubrogation des droits dudit Nicolas, pour pretendre & dire que l'obligation ſolidaire devoit eſtre executée contre ledit Charles ſeul, ſolidairement pour le tout, ny pour les deux tiers ; qu'il eſtoit abſurde d'en faire la propoſition, que ledit Jacques n'avoit pas conſideré qu'entre luy qui repreſente ledit deffunt Georges, & leſdits Charles & Jean n'y avoit point de ſolidité l'un contre l'autre ; que ſi un des coobligez venoit à manquer & abandonner, les autres coobligez en devoient ſupporter la perte entr'eux également : que pour avoir pris la ceſſion & ſubrogation des droits dudit Nicolas, cela ne luy donnoit point le pouvoir, à luy qui eſt debiteur, de conclure contre ledit Charles ſolidairement pour leſdits deux tiers ; qu'il eſt vray que ledit Nicolas creancier originaire, ou un tiers, ſon ceſſionnaire & ſubrogé, autre que debiteur, pouvoit agir contre ledit Charles ſeul, & le contraindre au payement de toute la ſomme ſolidairement : qu'il pouvoit faire ladite contrainte contre ledit Charles, comme il l'a faite contre ledit Georges, ſa veuve & enfans ; que s'il l'eût faite ledit Charles eût payé & pris ceſſion & ſubrogation aux droits dudit Nicolas, comme ledit Jacques a fait ; mais pour cela ledit Charles n'eût pas pretendu ny pris la conclufion contre ledit Jacques ; qu'il eût efté abfurde, dautant qu'ils font tous debiteurs, & doivent s'entr'acquitter l'un l'autre, & chacun pour leur part & portion, tant en principal qu'interefts, frais & dépens, & doivent fupporter également les pertes & évictions des abandonnemens de leurs coobligez. Quant à ce que ledit Jacques dit que les pourfuites & frais faits contre ledit Jean ont efté faits à la priere & requefte dudit Charles avec promeffe de les luy rembourfer, ledit Charles le dénie, & ne peut ledit Jacques le verifier. Repliqué par ledit Jacques qu'en l'obligation dont eft queftion, ledit Georges ne fe foucioit pas que ledit Jean y entrât à caufe que fes affaires eftoient douteufes, & que c'eft une furprife premeditée par ledit Charles, afin de faire porter audit defffunt Georges la moitié de la perte. A l'égard des pourfuites & frais faits contre ledit Jean, foûtient que ç'a efté à la priere & requifition dudit Charles fon parent, afin que fes affaires eftant pour lors dans le defordre, & ne voulant pas paroiftre, l'on pût recouvrer quelque partie de ladite dette, & qu'il s'en rapporte à fon ferment : Quant à la furprife mife en avant, dit par ledit Charles que ledit Jacques a tort, & luy fait injure ; & que cela eft abfurde, & que quand mefme ledit Jean n'eût point entré en l'obligation, & qu'elle n'eût efté faite que par lefdits George & Charles, ils en euffent efté tenus chacun pour moitié, de forte qu'il n'importe que ledit Jean y foit entré ou non. Perfeveré par ledit Jacques en fes dires & raifons, & y adjoûtant a foûtenu qu'en tous cas la conclufion par luy prife contre ledit Charles eft recevable & jufte, & que ledit Charles doit eftre condamné folidairement à luy payer les deux tiers de ladite fomme de quatre mille livres & interefts, & tous les dépens : Et que pour le tiers deu par ledit Jean, ledit Charles doit pourfuivre & faire faire la difcuffion de fes biens meubles & immeubles, fauf aprés la difcuffion faite à contribuer par ledit Jacques à ce qui défaudra. Soûtenu au contraire par ledit Charles, & que pour avoir ledit Jacques pris le premier ceffion & fubrogation des droits dudit Nicolas, il n'avoit pas cét avantage que ledit Charles dût faire cette difcuffion à fes frais & diligences, qu'il pouvoit prendre auffi bien que luy ladite ceffion & fubrogation, & que neanmoins il ne luy eût pas fait un procez fi mal à propos ; & enfin qu'il ne pouvoit luy demander que le tiers de ladite dette ; fur lefquelles conteftations les parties eftoient en terme d'entrer en grands procez, pour à quoy obvier, & aux grands frais & dépens, & vexations,

elles ont par l'avis de leur conseil auquel ils en ont communiqué
fait & accordé ensemble ce qui ensuit : C'est à sçavoir que ledit
Charles payera & remboursera audit Jacques la somme de, &c.
pour son tiers de ladite somme de quatre mille livres de principal,
& des interests dudit tiers échûs jusques à ce jourd'huy, laquelle
somme de, &c. ledit Charles a promis, sera tenu & s'oblige de rendre, bailler & payer audit Jacques, ou au porteur des presentes,
d'huy en quinze jours prochains pour tout delay ; & cependant &
jusques à l'actuel payement luy payer le profit & interest dudit
principal. Et à l'égard du tiers dû par ledit Jean, tant en principal qu'interests, & des frais faits contre luy par ledit Nicolas pour
le payement de ladite somme de quatre mille livres & des interests
d'icelle, la poursuite du recouvrement en sera faite à frais communs, & à la diligence desdits Jacques & Charles : & si dans un an
d'huy il ne s'en peut rien recouvrer, ledit Charles a promis & s'o-
blige de bailler & payer audit Jacques en la fin de ladite année, la
somme de, &c. pour sa moitié du tiers dû par ledit Jean, avec le
profit & les interests de la moitié dudit tiers, à compter de ce
jourd'huy jusqu'à l'actuel payement, le tout fanchement & quittement, & sans obligation ny retention de frais, desquels sera fait
compte, & seront remboursez entr'eux aprés la discussion des biens
dudit Jean, & ce qui pourra provenir de ladite discussion, tant en
principal qu'interests, & dépens, ladite somme de, &c. préalablement prise par ledit Charles, sera partagé entre ledit Charles & Jacques à l'instant de ladite reception chacun par moitié : laquelle reception ne pourra estre faite sans le consentement l'un de l'autre ;
& moyennant ces presentes ledit Jacques a fait & baillé pleine &
entiere main-levée audit Charles de la saisie réelle & criées de sa
maison, & de toutes autres saisies & arrests qui peuvent avoir esté
faits de ses biens, consentant & accordant que les exploits de ce
faits soient & demeurent nuls, & les Commissaires & Gardiens
déchargez. Car ainsi, &c.

Transaction entre le bailleur d'un heritage à rente, & le creancier
qui a fourni ses deniers pour y bastir, & autres creanciers
du preneur.

Furent presens en leurs personnes Maistre Claude, &c. demeurant à Paris, &c. d'une part, & Jacques, &c. demeurant, &c. d'autre part. Disans & reconnoissans les parties, sçavoir ledit Maistre

Claude qu'il a baillé à titre de rente à Jean , &c. une place de terre sise , &c. moyennant cent livres de rente rachetable de la somme de deux mille livres , à la charge d'y bastir une maison par
ledit Jean dans un an prochain , par Contract passé pardevant
Notaires , &c. le   jour , &c. En vertu duquel Contract , & faute de payement des arrerages de ladite rente , ledit
Maistre Claude auroit fait proceder par voye de saisie réelle & établissement de Commissaire sur ladite maison és lieux d'icelle , ainsi
qu'ils se consistoient. A quoy de la part dudit Jacques estoit dit que
pour parvenir ausdits bastimens ledit Jean n'ayant des deniers suffisans , auroit emprunté dudit Jacques la somme de deux mille livres , pour laquelle somme ledit Jean & Marie sa femme , luy auroient constitué solidairement cent livres de rente, par Contract passé pardevant , &c. le   jour , &c. & par ce Contract auroient
lesdits Jean & Marie sa femme declaré que ladite somme de deux
mille livres estoit pour convertir & employer avec d'autres deniers qu'ils avoient , au bastiment & construction de ladite maison,
& auroient promis faire ledit employ incessamment & à mesure que
ledit bastiment se feroit , & en tirer quittances des Ouvriers , dans
lesquelles il seroit declaré que les sommes qui seroient portées par
icelles provenoient & faisoient partie de ladite somme de deux mille
livres , avec subrogation dudit Jacques aux droits , privileges & hypotheques desdits ouvriers , & de fournir copies valables desdites
quittances , portans lesdites declarations & subrogations audit Jacques dans six mois , à l'effet d'estre ledit Jacques subrogé au lieu ,
place & privileges desdits ouvriers ; le tout pour la plus grande sureté dudit Jacques , & garantie de sadite rente. Ce qui auroit esté
effectué par lesdits Jean & Marie sa femme , & auroient fait lesdits
emplois , & retiré quittances , portans lesdites declarations & subrogations faites , tant par lesdits ouvriers que par ledit Jean ; & de-
meuroit d'accord ledit Jacques que ledit Maistre Claude estoit proprietaire & bailleur de la place , mais soûtenoit avoir un privilege
special & preference sur ladite maison , laquelle n'eût point esté
bastie s'il n'eût fourni les deniers pour la bastir & construire ; &
par consequent la place auroit esté inutile & de nul valeur. Repliqué par ledit Maistre Claude , que comme bailleur du fond & de la
place , il avoit hypotheque speciale & preference à tous autres sur
ladite maison en l'état qu'elle se trouvoit à present : que le bastiment
n'a pû avoir de subsistance sans son fond ; pour ce sujet le fond &

le bastiment sont censez composer un mesme corps d'heritage: Que ledit Jacques n'avoit point ignoré qu'il bastissoit sur le fond d'autruy, & qu'il sçavoit fort bien le Contract de bail à rente fait au profit dudit Maistre Claude, en ayant eu communication en prestant les deniers; & de plus que par son Contract de constitution il a stipulé l'employ de ses deniers pour le bastiment de ladite maison; ce qui fait presumer une obligation precedente: & par consequent qu'il est indubitable à l'égard dudit Maistre Claude que le bastiment & les materiaux d'iceluy ne doivent plus estre considerez, qu'ils ne sont qu'accessoires du fond, & qu'ils le suivent, & qu'ils sont censez de mesme nature & qualité. D'ailleurs disoit ledit Maistre Claude que ledit Jacques ne pouvoit pas pretendre un privilege & preference certain, quand bien toutes ces raisons' cesseroient, dautant qu'il n'y a point eu de marchez faits entre ledit Jean & lesdits Ouvriers, que les quittances rapportées portoient bien lesdites declarations & subrogations, mais qu'en la plufpart d'icelles lesdits Ouvriers n'avoient point subrogé ledit Jacques en leurs privileges & droits; joint que l'on scait la fraude & l'abus qui se commet en cette matiere, & que les Ouvriers ne refusent point de donner telles quittances & subrogations; & mesme qu'il s'est trouvé des ouvriers qui ont donné plusieurs quittances d'une mesme somme, & mesmes subrogations sous des contre-lettres, pour appliquer à autant de Contracts de la mesme nature, que celuy dudit Jacques: & qu'ainsi il est bien aisé de tromper & frauder un legitime creancier; ce qui ne pourroit en tout cas s'étendre contre ledit Maistre Claude proprietaire du fonds; que s'il croioit qu'il y eût quelque difficulté en ses conclusions, il feroit interroger lesdits Ouvriers & ledit Jacques, & découvriroit d'autres preuves, que les deniers dudit Jacques n'ont point esté employez audit bastiment, & que ledit Jean avoit lors des deniers à luy appartenans suffisamment. Soûtenu au contraire par ledit Jacques, que la cause pourquoy il n'y a point de marchez faits avec lesdits Ouvriers, est que ledit Jacques faisoit travailler à la journée, & qu'il achetoit les materiaux luy mesme, ce qui est notoire, & n'en peut ledit Maistre Claude disconvenir, ayant souvent visité ledit bastiment pendant le temps qu'il se faisoit: ce qui sera encore verifié veritable par lesdits Ouvriers s'il est besoin, & le feroit par ledit Jean sans son absence. Quant aux quittances & subrogations, elles sont en bonne forme & veritables. Et sur ce que ledit Maistre Claude dit que la subrogation n'est pas en

semblo

toutes les quittances, il est vray qu'il y en a quelques-unes, montant ensemble à la somme de, &c. payez à plusieurs Ouvriers, mais cela n'est pas considerable, & qu'en toutes les autres quittances qui sont de grosses sommes, lesdites subrogations y sont & en bonnes formes: & quant à ce que ledit Maistre Claude dit que les deniers n'ont point esté employez audit bastiment, & que ledit Jean en avoit pour lors suffisamment pour faire iceluy, ledit Jacques a soûtenu au contraire que c'est un fait mis en avant, lequel ledit Maistre Claude ne peut pas justifier, & il faudroit pour estre crû qu'il justifiât d'un autre creancier qui auroit fourni les deniers pour ledit basti-ment, & mesme quand cela seroit, il justifieroit bien que ce sont ses propres deniers qui ont servi & ont esté employez pour ledit basti-ment: pour raison de quoy ledit Jacques se seroit opposé aux criées de ladite maison afin d'estre preferé : comme aussi seroient interve-nus plusieurs creanciers dudit Jean, qui prétendoient aussi privile-ge & hypotheque speciale. Sur lesquelles contestations seroit inter-venuë Sentence de Monsieur le Prevost de Paris ou son Lieutenant civil en l'ancien Chastelet entre lesdits Maistre Claude, Jacques & Maistre Charles, &c. Procureur desdits autres creanciers opposans, le jour, &c. par laquelle est dit que ledit bastiment sera prisé & esti-mé par Experts & gens à ce connoissans, & que sur le prix de la ven-te d'icelle maison ledit Jacques prendra la somme de deux mille li-vres sur & tant moins du sort principal de sa rente, en baillant par luy bonne & suffisante caution pour l'interest des autres opposans : Et pour le surplus dudit principal & des arrerages de ladite rente, il se pourvoira ainsi qu'il avisera bon estre. Et à l'égard dudit Maistre Claude, du consentement desdits autres creanciers opposans, or-donné qu'il sera payé par preference à tous, du sort principal & ar-rerages des cent livres de rente de bail d'heritage dudit fond à luy dûs sur le prix de la vente d'icelle maison, lesdites deux mille li-vres prises préalablement sous ladite caution : & au surplus toutes les parties se pourvoiront comme ils aviseront bon estre & sans dé-pens. De laquelle Sentence ledit Jacques auroit interjetté appel en la Cour de Parlement, l'appel relevé, & sur iceluy fait appeller le-dit Maistre Claude, pendant lequel ledit Jacques auroit appris que ledit Maistre Claude avoit receu dudit Jean la somme de, &c. pour la moitié de sa rente, & en a découvert la quittance passée parde-vant   Notaires, &c. le   jour, &c. laquelle quit-tance ledit Jacques a fait compulser de l'Ordonnance de Justice, la-

K k k

quelle il cachoit, non pas dans le deffein d'en profiter en fon particulier, mais pour conferver quelque fomme d'argent audit Jean, afin de luy en ayder en la néceffité de fes affaires : & vouloit ledit Jacques conclurre contre ledit Maiftre Claude, à ce qu'il fût debouté de fa demande du total de fa rente, attendu fa mauvaife foy, au prejudice & perte tant de luy que defdits autres creanciers oppofans : fur quoy lefdits Maiftre Claude & Jacques à leur égard, & fans approuver par ledit Jean le dire dudit Jacques, & fans auffi prejudicier par ledit Jacques à fon appel de ladite Sentence à l'égard defdits autres creanciers oppofans, ont fait, tranfigé & accordé ainfi qu'il enfuit par l'avis de leur confeil & amis : C'eft à fçavoir que ledit Maiftre Claude ne pourra fe fervir ny prévaloir de ladite Sentence du　　　jour, &c. ny de fon Contract de conftitution & bail à rente, que pour la fomme de, &c. de principal, & pour les arrerages de, &c. échus depuis le　　　jour, &c. auquel il a reçeu le rachat de la moitié de fa rente & les arrerages du total : & que fur le prix qui proviendra de la vente de ladite maifon, lefdits Maiftre Claude & Jacques recevront concurremment leurs fommes de, &c. chacun cy-deffus declarées, ou partie d'icelles, à mefure qu'elles feront payées, chacun par moitié, nonobftant le privilege, hypotheque & preference dudit Maiftre Claude, dont il ne pourra fe fervir contre ledit Jacques, &c.

Tranfaction fur la validité ou invalidité de deux Teftamens.

Furent prefens en leurs perfonnes Claude, & Jacques, &c. heritiers de deffunt Jean, &c. leur oncle d'une part, & Charles, &c. legataire particulier dudit deffunt fon coufin, d'autre part. Difans les parties que ledit deffunt par fon teftament receu & paffé pardevant　　　Notaire à, &c. le　　　jour, &c. auroit donné & legué audit Charles fon coufin, une maifon & dix arpens de terre, jardin & heritages affis au village de, &c. à luy appartenans de fon acquifition, & auroit fait d'autres legs pieux & particuliers: Aprés le deceds dudit Jean avenu le　　　jour du mois, &c. ledit Charles auroit demandé aufdits Claude & Jacques delivrance & delaiffement à fon profit dudit legs defdites maifon & heritages, & fur leur refus les a fait affigner à cette fin pardevant, &c. à laquelle demande lefdits Claude & Jacques auroient fourni leurs défenfes, contenant que ledit teftament eftoit inofficieux; que lefdites maifon & heritages eftoient prefque tout le bien dudit défunt;

qu'il y avoit suggestion evidente de la part dudit Charles , lequel voyant la vieillesse & foiblesse dudit Jean ne l'abandonnoit point, & avoit entierement prevenu & preoccupé son esprit en sa faveur : d'ailleurs que ledit testament estoit nul , que les formes essentielles n'y avoient point esté gardées & observées, entr'autres que les témoins qui avoient esté appellez , estoient deux Religieux, lesquels estoient reputez morts au monde,& par consequent incapables de se mesler des affaires civiles, & de servir de témoins aux actes publics , comme font les Contracts & testamens , qu'ils sont obligez de garder & observer les vœux de Religion , concluoient à ce que ledit testament fût declaré nul , & ledit Charles debouté de sa demande avec dépens, dommages & interests. Repliqué par ledit Charles, que ledit testament avoit toutes ses formes selon la Coûtume du lieu , avoit esté dicté & nommé par le Testateur , & à luy leu & releu par le Notaire, & en la presence des témoins,ne pouvoit estre argué de nullité ny de suggestion : dénioit avoir visité ledit deffunt pendant sa maladie qu'une seule fois , mais au contraire que c'estoit lesdits Claude & Jacques & leurs femmes qui ne bougeoient d'avec ledit deffunt leur oncle pour l'empescher de faire testament : qu'ils sçavoient les bienveillances que ledit deffunt portoit audit Charles à cause des bons offices & assistances qu'il avoit receus de luy en plusieurs occasions pendant sa vie , ne veut point dire le traitement qu'il a reçeu d'eux : que le legs que ledit deffunt luy a fait desdites maison & heritages, n'estoit qu'une petite partie de son bien & de son acquisition ; que le surplus estoit un bien suffisant, & dont ils se devoient contenter , & ne contester pas le legs qui luy avoit esté fait , & qu'ils sçavoient les bons offices qu'il avoit rendus audit deffunt , mesme à eux, qui meritoient une plus ample & plus considerable reconnoissance : Quant aux témoins que lesdits Claude & Jacques maintenoient incapables & comme morts au monde, ledit Charles dit que cela se pourroit entendre à leur égard touchant leurs personnes , & biens du monde particulierement qu'ils ne possedent point ; mais quant à la verité & integrité on n'en doit point douter ; on ne doit par consequent aucunement douter de la verité du testament. Que s'il est certain que le testament est veritable,on ne doit point s'arrester aux formes ny à la subtilité des Praticiens, de dire que le témoignage d'un Religieux touchant les choses terrestres derogeroit & contreviendroit à leur vœu de religion , il en seroit de mesme avec peu de distinction aux témoignages qu'ils portent &

K k k ij

ſont receus à porter aux matieres où il s'agit d'information & actes
neceſſaires, pour aider au public & à la punition des crimes, encore bien que la juſtice pourroit eſtre éclaircie & informée d'ailleurs
que par leur moyen ; & de plus que l'un deſdits Religieux eſtoit Vicaire du Curé, & l'autre employé à la Sacriſtie. Sur leſquelles conteſtations eſt intervenuë Sentence dudit, &c. le   jour, &c.
par laquelle ledit teſtament a eſté declaré nul, dont ledit Charles
ſe ſeroit porté appellant, & ſon appel relevé en la Cour de Parlement, pendant lequel appel ledit Charles auroit recouvré un autre teſtament precedent, fait par ledit Jean pardevant, &c. le
jour, &c. par lequel ledit Jean auroit donné & legué audit Charles la meſme maiſon & les heritages qui en dependoient lors, le
tout aſſis audit village, à luy appartenant de ſon acquiſition, à la
charge de fonder en l'Egliſe de, &c. dudit village, un *Obiit* par chacun an à pareil jour qu'il decederoit, pendant vingt-cinq ans : & di-
ſoit ledit Charles que ledit premier teſtament fortifioit & confir-
moit le dernier, & témoignoit l'intention dudit deffunt, & ſa bienveillance envers ledit Charles, auquel il vouloit & entendoit donner ladite maiſon & heritages, & qu'il n'avoit point changé de volonté, & par ce moyen entendoit ajoûter audit premier teſtament
un arpent de jardin que ledit défunt avoit acquis en l'année, &c.
joignant & dépendant de ladite maiſon, & compris audit dernier
teſtament, ſans charge obligatoire dudit *Obiit*. A quoy leſdits Claude & Jacques répondoient, que l'un ny l'autre deſdits teſtamens ne
devoient ſubſiſter, que le dernier eſtoit nul, pour les raiſons & par
la Sentence cy-deſſus dattée & mentionnée, & ledit premier eſtoit
revoqué par ledit défunt, par acte eſtant en fin d'iceluy, receu
par ledit Notaire le   jour, &c. & que c'eſtoit une vexation
& trouble à eux fait par ledit Charles. Repliqué par ledit Charles
que ladite revocation eſtoit faite par ledit Jean dudit premier teſtament ſeul en conſequence dudit dernier teſtament, qu'il entendoit
valoir & ſubſiſter, ce qui eſtoit tres-évident & certain par la datte
meſme de ladite revocation, qui eſt de ſept jours aprés ledit
dernier teſtament, & ſans parler d'iceluy, qui eſtoit encore une
confirmation & perſeverance continuelle de ſa bonne volonté &
intention de donner audit Charles ladite maiſon & dix arpens de
terre,&c. & ayant les parties deſiré terminer ledit procés à l'amiable,
ils auroient nommé pour Arbitres les perſonnes de Maiſtres, &c.
Avocats en la Cour de Parlement, leſquels auroient eſté d'avis de

la nullité dudit dernier teſtament , & que le premier teſtament n'a-
voit point eſté revoqué , & devoit ſubſiſter au defaut du dernier.
En conſequence duquel avis & jugement arbitral , les parties ont
tranſigé , traité & accordé ce qui enſuit : C'eſt à ſçavoir que conformément à l'avis & jugement deſdits ſieurs Arbitres , ledit Charles a conſenti & accordé que ledit dernier teſtament ſoit & demeure nul : & leſdits Claude & Jacques ont auſſi conſenti & accordé
que ledit premier teſtament du ' jour , &c. ait lieu , & ſoit executé
ſelon ſa forme & teneur , nonobſtrnt ladite revocation ; eſtant en
fin d'iceluy ; qui n'a eſté faite qu'à deſſein que ledit dernier teſtament eût lieu & fût executé : ce faiſant leſdits Claude & Jacques
ſeuls heritiers dudit deffunt Jean , &c. ont fait & conſenti par ces
preſentes pleine & entiere delivrance audit Charles , ce acceptant ,
de ladite maiſon & heritages qui en dépendoient lors dudit premier teſtament , & qui ſont contenus dans iceluy , pour en joüir ,
faire & diſpoſer par luy , ſes hoirs & ayans cauſe , comme de choſe
à luy appartenant à juſte titre , à commencer ladite joüiſſance du
jour du deceds dudit deffunt , à la charge de la fondation dudit *Obiit* ,
à laquelle ledit Charles s'eſt obligé & s'oblige par ces preſentes , ſuivant & conformément au premier teſtament , &c. car ainſi a eſté
convenu & accordé entre leſdites parties. Promettant , &c.

Autre Tranſaction entre la veuve d'un deffunt en ſecondes nopces , & les
enfans dudit deffunt d'un premier lit , pour raiſon du remeré d'un he-
ritage à elle cedé par leſdits enfans , en payement de ſa dot & conven-
tions matrimoniales.

Furent preſens en leurs perſonnes Damoiſelle Marie , &c. veuve
de deffunt Jacques , &c. vivant , &c. demeurant , &c. d'une part ;
& Claude & Charles , &c. demeurans , &c. & Jean , &c. Marguerite , &c. ſa femme , de luy authoriſée pour l'effet des preſentes , demeurant , &c. leſdits Claude , Charles & Marguerite freres & ſœurs ,
enfans heritiers dudit deffunt Jacques leur pere , & de deffunte Nicole , &c. jadis ſa premiere femme leur mere , d'autre part : Diſans
les parties qu'aprés le deceds dudit deffunt Claude ſeellé & inventaire auroit eſté fait des biens par luy delaiſſez à la requeſte & en
preſence des parties ; & que pour les conventions & pretentions de
ladite Marie tant à cauſe de la communauté qui avoit eſté entre ledit deffunt & elle , & pour la repriſe & remplacement de ce qu'elle
avoit apporté en mariage , ſtipulations & avantages , doüaire , pre-

ciput, & autres droits qui luy pouvoient appartenir fuivant fon Contract de mariage, auroit efté convenu & compofé entr'eux à la fomme de quatre mille huit cent livres, pour laquelle fomme lefdits Claude, Charles, Jean & fa femme, auroient cedé, quitté & tranf-porté à ladite Marie une maifon, & douze arpens, tant terres que vignes en plufieurs pieces, fituez au village, &c. qui appartenoient aufdits heritiers, & qui avoient efté acquis par leurfdits pere & me-re pendant leur mariage, à condition & faculté expreffément ac-cordée entr'eux de remeré de cinq ans, dans lequel temps lefdits he-ritiers pourroient retirer & fe remettre en poffeffion, proprieté & jouïffance de ladite maifon & heritages, en rendant & payant à la-dite Marie pareille fomme de quatre mille huit cent livres ; lequel temps de cinq ans, non feulement iceluy temps, mais encore fix années par delà fe font paffées fans avoir retiré ladite maifon & heritages, ny fait ny offert le rembourfement d'iceluy : mais difoient lefdits heritiers que bien que le Contract fût en forme de ven-te, ceffion & delaiffement, & qu'il contint les mots ordinai-res dont on fe fert dans les Contrats de ventes, neanmoins foûte-noient que ce n'eftoit en effet qu'un engagement, & un affignat pour fureté de ladite fomme de quatre mille huit cent livres, & des interefts d'icelle fomme, tant & fi longuement qu'ils auroient la commodité de les retirer, ce qu'ils penfoient faire dans les cinq ans fuivant la claufe de remeré ftipulée dans ce temps, & ne s'e-ftoient pas fouciez par bienveillance de laiffer à ladite Marie la jouïffance defdites maifon & heritages, quoy que le prix defdites quatre mille huit cent livres fût beaucoup moindre que la valeur d'iceux, ne croyans pas que ladite Marie dût leur refufer de leur rendre & les remettre en la proprieté & jouïffance, en luy rem-bourfant ladite fomme : pour raifon de quoy lefdits heritiers auroient fait affigner ladite Marie pardevant Monfieur le Prevoft de Paris, ou fon Lieutenant Civil, au nouveau Chaftelet, aux fins de fe voir condamner à leur quitter & delaiffer lefdites maifon, terres & vi-gnes qu'ils luy avoient baillé en payement de fa dot, doüaire, con-ventions & ftipulations portées par fon Contract de mariage, en luy payant & rembourfant ladite fomme de quatre mille huit cent livres. A quoy ladite Marie au contraire foûtenoit que le Contract qu'elle avoit paffé avec lefdits heritiers, eftoit une veritable vente defdits heritages ; que la faculté de remeré eftoit precife de cinq ans, qui fe doit entendre qu'après ledit temps elle demeurera pro-

prietaire pure & fimple , & lefdits heritiers décheus faute d'a-
voir fommé ladite Marie de rendre lefdites maifon & heritages ,
& d'intenter leur action dans lefdites cinq années ; que comme tous les retraits ont efté affujettis à diverfes formalitez tres-
rigoureufes , qu'auffi le laps de temps en quelque retrait que ce
foit , feodal , lignager ou conventionnel , avoit toûjours efté jugé
peremptoire & exclufif du retrait , & non point un temps
comminatoire ; & joint qu'elle a joüy defdites maifon & heritages plus de fix ans aprés lefdites cinq années , en la prefence defdits heritiers , paifiblement & fans aucun contredit ny in-
quietation , & fous la bonne foy du Contract ; ce qui luy a acquis
prefcription en confequence de la Coûtume de Paris ; qu'elle avoit
acheté lefdites maifon & heritages leur jufte valeur , en l'é-
tat qu'ils eftoient lors ; qu'on ne pouvoit pas pretendre ny prefumer
eftre un engagement , ny un Contract pignoratif , que la pignora-
tion pourroit eftre alleguée fi la vente avoit efté faite à caufe de
deniers prétez par promeffe , ou par obligation , pour l'acquit defquels on feindroit vendre un fond d'heritage à vil prix & à faculté
de remeré , pour en tirer par l'acquereur plus grand profit qu'il ne
feroit par conftitution de rente ou adjudication d'intereft : Et alors
les ventes de cette qualité pourroient eftre prefumées des Contracts
pignoratifs ; & qu'en ces rencontres on peut eftre receu à retirer
l'heritage vendu aprés le temps du remeré expiré , & jufques à trente ans : mais au fait dont eft queftion d'aller prefumer une pigno-
ration & un engagement fans ftipulation , & contre les raifons &
moyens des Contracts de ventes , qui font pour la reftitution de la
dot , doüaire & conventions matrimoniales de ladite Marie , &
aprés onze ans , qu'il n'y avoit point d'apparence , qu'il fuffifoit
d'avoir contracté de bonne foy , & accepté lefdites maifon & heritages pour le prix qu'ils valoient. Repliqué par lefdits heritiers que
le Contract ne pouvoit eftre reputé une veritable vente , mais un
engagement , qu'il y avoit grande difference entre ces deux Contracts : & de plus que la vilité de prix (car ils ont dit & repetent que
lefdites maifon & heritages valoient beaucoup mieux lors du Contract que le prix y porté , & qu'ils avoient octroyé lefdites maifon &
heritages à ladite Marie par bienveillance) avec la faculté de remeré
fe recontrans , ce font les deux marques du Contract pignoratif &
ufuraire , & n'eft reputé d'ordinaire qu'un affignat : & d'ailleurs

qu'audit Contract dont eſt queſtion, n'eſtoit point dit ces mots, *&*
à faute de faire ledit rembourſement dans leſdits cinq ans, leſdits ven-
deurs ſeront décheus & privez de ladite faculté de remeré, & l'acque-
reur demeurera proprietaire incommutable purement & ſimplement deſ-
dites maiſon & heritages ſans aucun acte de Juſtice, ſignification ny
ſommation quelconque; que c'eſt une ſuite & clauſe expreſſe qui ſe
met aux Contracts où il y a faculté de remeré. Diſoient auſſi que
la faculté de remeré dans cinq ans n'eſtoit que comminatoire, &
que n'ayant eſté ſuivie ny authoriſée d'aucune Sentence qui les ait
declarez décheus de ladite faculté, l'action comme de toutes les autres clauſes penales en eſtoit prorogée juſques à trente ans. Sur leſquelles conteſtations ſeroit intervenuë Sentence dudit ſieur Prevoſt de Paris ou ſon Lieutenant Civil au nouveau Chaſtelet le
jour, &c. par laquelle ladite Marie auroit eſté condamnée d'abandonner & delaiſſer leſdites maiſon & heritages au profit deſdits heritiers, en la rembourſant par eux de ladite ſomme de, &c. & ſans
dépens. De laquelle Sentence ladite Marie auroit interjetté appel
en la Cour de Parlement pour les torts & griefs qu'elle pretendoit luy avoir eſté faits par icelle pour les raiſons cy-deſſus par
elle alleguées, & autres qu'elle entendoit déduire; & d'abondant
qu'en tout cas & evenement elle devoit eſtre rembourſée des impenſes & meliorations qu'elle avoit fait faire ſur ladite maiſon qui
montoient à prés de mille livres, comme auſſi des droits de lods &
ventes qu'elle auroit payez de l'acquiſition qu'elle avoit faite deſdites maiſon & heritages, frais & loyaux couſts; & outre qu'il luy eſtoit
dû deux années de loyers & fermages deſdites maiſon & heritages, que les fermiers ſe prevalans de l'action intentée contr'elle
pour la depoſſeder par leſdits heritiers, ont fait refus de luy payer
quelque diligence qu'elle en ait pû faire; dont de tout ce que deſſus quand bien par l'iſſuë de l'appel la Sentence ſeroit confirmée,
leſdits heritiers ne pourroient pas s'excuſer ny ſe diſpenſer de luy
payer & rembourſer. Que pour mettre fin à ces procés & aux vexations & grands frais qui s'en pourroient enſuivre, elle a declaré
auſdits heritiers ſes pretentions ſuſdites, & que par icelles elle leur
demande la ſomme de quinze cent liures, outre & pardeſſus ledit
principal; ſçavoir mille livres pour leſdites impenſes & meliorations, ſuivant les marchez & quittances qu'elle en a faits & retirées
des Ouvriers, qu'elle leur mettra és mains, trois cent, &c. pour leſ-

dits

dits droits de lods & ventes , & la fomme de , &c. pour lefdites deux
années de loyer & fermages defdites maifon & heritages , fuivant
le bail qu'elle en a fait à Claude , &c. à prefent fermier defdites
maifon & heritages qu'elle mettra auffi és mains defdits heritiers
avec les pourfuites & procedures qu'elle a faites contr'eux pour le
payement defdits loyers ; & a fommé & interpellé lefdits heritiers
de declarer & répondre pertinemment & ponctuellement & fans
ambiguité fur fes dires & propofitions cy-deffus declarées, dans un
jour precifément & fans autre delay ny remife , avec proteftation
à faute d'accepter & fatisfaire à fefdits dires & propofitions en la
forme & maniere cy-deffus & non autrement de revoquer icelles ,
& de fait comme pour lors audit defaut elle les revoquoit & entendoit pourfuivre inceffamment fondit appel , auquel lefdites propofitions ne pourroient nuire ny prejudicier. A quoy par lefdits heritiers eftoit répondu que lefdites impenfes & meliorations ne pouvoient pas monter à cettedite fomme de mille livres , que les quittances qu'elle en avoit retirées des Ouvriers, eftoient frauduleufes,
& fous feings privez, qu'ils demeuroient d'accord de payer & rembourfer à ladite Marie lefdites impenfes & meliorations à leur jufte
valeur , felon l'eftimation qui en feroit faite par Experts & gens à
ce connoiffans ; & d'ailleurs qu'elle avoit joüy defdites impenfes &
meliorations depuis plufieurs années , dont elle devoit porter icelles à proportion : Quant aux droits de lods & ventes qu'elle difoit
avoir payez entierement , qu'elle ne l'ofoit affirmer par ferment ,
& qu'on fçait la remife , & comme les Seigneurs & Fermiers en
ufent ordinairement. A l'égard defdites deux années de loyer qu'elle veut que lefdits heritiers luy rembourfent , n'en ayant pas efté
payée par les fermiers, qu'elle n'y eft point du tout recevable contre
lefdits heritiers,qu'elle a dû & doit s'en faire payer par lefdits fermiers,
que lefdits heritiers ne l'en ont point empefché par faifie, ny empefchement quelconque , foit par écrit ou verbalement. Et fur ce qu'elle
allegue à prefent que les trois jours font paffez, par confequent que
fes propofitions font revoquées & nulles, lefdits heritiers répondent
que la revocation ou acceptation leur eft indifferente, neanmoins
que telle revocation n'eft que comminatoire, & pour ce que le
temps de trois jours a efté trop bref pour répondre & refoudre fur
lefdits dires & propofitions. Sur quoy les parties eftoient encore
en termes de rentrer en nouveau procés, pour à quoy obvier & terminer toutes leurs conteftations, par l'avis de leur confeil & amis,

elles ont fait, transigé & accordé ce qui ensuit: c'est à sçavoir que ladite Marie suivant & conformément à la Sentence du   jour,
&c. s'est desistée & départie, se desiste & départ par ces presentes,
de la proprieté, possession & jouïssance desdites maison & heritages, tant terres que vignes situez comme dit est, &c. portez &
mentionnez plus amplement par ledit Contract fait à faculté de remeré cy-dessus datté, dont elle s'est desaisie, demise & dévestuë, pour
au nom & profit desdits heritiers sus-nommez, ce acceptans, consentant & accordant qu'ils en soient resaisis & revestus, remis & receus
en bonne possession & saisine par le Seigneur du lieu, selon & ainsi
qu'il appartiendra : Pour desdites maison & heritages joüir, faire &
disposer en pleine proprieté par lesdits heritiers, leurs hoirs, &
ayans cause à leur volonté, comme de chose à eux appartenant à
juste titre, à commencer ladite jouïssance du jourd'huy saint Martin d'hyver, en avant & à toûjours franchement & quittement de
toutes dettes & hypotheques quelconques, procedans de la part &
du fait de ladite Marie : & ce moyennant le payement & remboursement que lesdits heritiers ont presentement fait à ladite Marie de
ladite somme de quatre mille huit cent livres, réellement comptée,
nombrée, baillée & delivrée en la presence des Notaires soussignez, en loüis d'or & d'argent, & autres monnoyes, le tout bon
& ayant cours, par iceux heritiers à icelle Marie, qui a pris &
receu d'eux ladite somme, dont elle s'est tenuë & tient contente,
& en a quitté & quitte lesdits heritiers & tous autres. Au moyen
de quoy ladite Marie a presentement rendu & mis és mains d'i-
ceux heritiers ledit Contract de delaissement à faculté de remeré à
elle par eux fait, cy-dessus datté & mentionné, estant en parchemin,
en marge duquel est la saisine, signé Jacques, en datte du
jour, &c. sur lequel Contract & sur ladite Sentence, minutte d'i-
ceux, & autres pieces, faisans mention de ce que dessus, les parties ont consenti & accordé estre écrit & fait mention en substance du contenu en ces presentes, par tous Notaires sur ce requis,
à la seule exhibition des presentes, sans que leur personne y soit
requise, à la charge que tous lesdits écrits & mentions ne serviront
avec cesdites presentes que d'un seul & mesme effet & acquit.

Et pour le regard desdites impenses & meliorations, droits de
lods & ventes & loyers de deux années, écheus ce jourd'huy desdites maison & heritages, les parties en ont convenu & accordé ensemble à la somme de douze cent livres, sçavoir, &c. pour laquel-

adite fomme de douze cent livres , ladite Marie a confeffé avoir
eu & receu defdits heritiers la fomme de quatre cent livres , prefentement baillée , comptée & delivrée , en la prefence defdits Notaires fouffignez , en loüis d'or & d'argent , dont elle s'eft conten-
tée , quittant, &c. & le furplus montant à la fomme de huit cent
livres , lefdits heritiers fus-nommez ont promis, feront tenus, &
s'obligent l'un pour l'autre , & chacun d'eux feul pour le tout, fans
divifion ny difcuffion , renonçans aux benefices de divifion , ordre
de droit , difcuffion & formé de fidejuffion , le bailler & payer à
ladite Marie , ou au porteur des prefentes pour elle dans fix mois ,
d'huy prochains venans , fans aucun intereft pendant ledit temps:
& en ce faifant ladite Marie a prefentement baillé & mis és mains
defdits heritiers le marché fait entr'elle & le Maçon qui a fait les
ouvrages defdites impenfes & meliorations , paffé pardevant , &c.
avec plufieurs quittances qu'elle a retirées des payemens par elle
faits defdits ouvrages , montant enfemble à la fomme de , &c. comme auffi moyennant ce ladite Marie a dés à prefent & par ces prefentes fait ceffion & tranfport , & promet garantir de fes faits &
promeffes feulement aufdits heritiers , ce acceptans , de ladite fomme de , &c. qu'elle a dit , juré & affirmé luy eftre loyalement &
entierement deuë par ledit fermier pour lefdites deux années , é-
cheuës ce jourd'huy jour faint Martin d'hyver , du loyer defdites
maifon & heritages , les a mis & fubrogé en fon lieu , droits , noms,
raifons & actions , pour en recevoir le payement le plûtoft qu'ils
pourront , & en faire ce que bon leur femblera dés à prefent. Et à
cette fin ladite Marie leur a baillé & mis és mains prefentement
le bail à loyer qu'elle a fait d'iceux audit fermier pour fix années
qui expireront au jour faint Martin d'hyver , &c. moyennant la
fomme de , &c. par chacun an , paffé pardevant, &c. lequel bail lefdits heritiers feront tenus entretenir pour le temps & aux charges &
conditions y portées , ou autrement en indemnifer par eux ladite Marie envers ledit fermier , & moyennant le contenu au prefent Contract les parties fe font mifes & mettent hors de Cour &
de procez , fans aucuns dépens , dommages ny interefts de part
& d'autre : car ainfi a efté convenu & accordé entre les parties,
&c. *élection de domicile* , &c. Promettant , &c. obligeant , &c.

Quittance & fubrogation en confequence du precedent Contract.

Fut prefente ladite Marie veuve , &c. demeurante , &c. laquelle

a reconnu & confeffé avoir eu & reçeu de, &c. heritiers, &c. par
les mains de Claude l'un d'iceux, à ce prefent & acceptant, la fomme de huit cent livres, prefentement comptée, baillée & delivrée
en la prefence des Notaires fouffignez, en loüis d'or & d'argent,
le tout bon, &c. que lefdits heritiers avoient promis & s'eftoient
obligez folidairement bailler & payer à ladite Marie dans fix mois,
par Contract paffé entr'eux pardevant les Notaires fouffignez le
jour faint Martin d'hyver dernier paffé, pour les caufes y contenuës : de laquelle fomme de huit cent livres, ladite Marie fe tient
contente & fatisfaite, & en a quitté & quitte lefdits heritiers & tous
autres. A ce faire eft intervenu Jacques, &c. Maçon demeurant,
&c. eftant de prefent en cette ville de Paris, &c. lequel a reconnu & confeffé avoir eu & receu de ladite Marie la fomme de trois
cent livres prefentement par elle à luy comptée, baillée & delivrée
en la prefence des Notaires fouffignez, en loüis d'or & d'argent,
des deniers cy-deffus par elle reçus defdits heritiers, ledit payement de trois cent livres fait audit Jacques Maçon pour demeurer
quitte des ouvrages de maçonnerie & charpenterie par luy faits en
ladite maifon mentionnée audit Contract d'acquifition fife, &c.
fuivant l'obligation faite & paffée par ladite Marie au profit dudit
Maçon, pardevant, &c. le   jour, &c. de laquelle fomme de
trois cent livres ledit Jacques Maçon fe tient content, & en quitte
ladite Marie & tous autres. Et à la requifition defdits heritiers ledit Maçon & ladite Marie ont fubrogé & fubrogent par ces prefentes, iceux heritiers aux droits, privileges & hypotheques que
ledit Maçon avoit fur ladite maifon, fans toutefois aucune garantie ny recours quelconque de la part dudit Maçon, le tout pour
la plus grande fureté defdits heritiers, & garantie du delaiffement
à eux fait par ladite Marie defdites maifon & heritages par ledit
Contract du   jour, &c. & aux fins de ladite fubrogation, ledit Maçon a prefentement baillé & delivré aufdits heritiers ladite
obligation, eftant en parchemin, du confentement de ladite Marie, confentant les parties que fur ladite obligation il foit écrit &
fait mention en fubftance du contenu en ces prefentes, tant en
prefence qu'en abfence, ce qui ne fervira avec cefdites prefentes
que d'un mefme effet : declarant & affirmant ladite Marie que de
fa part & de fon fait lefdites maifon & heritages n'ont efté pendant
qu'elle en a eu la proprieté & jouïffance, & ne font chargez, affe-
ftez ny hypothequez à aucunes dettes ny charges quelconques, &

en cas qu'il s'en trouve de sa part & de son fait, elle promet en
acquitter & indemniser lesdits heritiers, & leur en fournir quittance & décharge valable à l'inftant qu'elles paroiftront, à peine de
tous dépens, dommages & interests, fans neanmoins approuver
par lefdits heritiers que ladite Marie ait pût charger ny hypothequer icelle maifon & heritages : Car ainfi a efté accordé entre les
parties. *Election de domicile*, &c.

*Tranfaction pour raifon de la tutelle oftée au pere, & de la renon-
ciation à la communauté faite par fes enfans mineurs.*

Furent prefens Iacques, &c. pere, tuteur & legitime adminiftra-
teur des enfans mineurs de luy & de deffunte Marie, &c. jadis fa femme, d'une part, Claude, &c. Oncle maternel & tuteur élû defdits enfans mineurs, d'autre part, & Jean & Nicolas, &c. auffi oncles maternels defdits mineurs, encore d'autre part : difans les parties qu'elles
font en procez en la Cour de Parlement, tant fur l'apel interjetté par
ledit Jacques, de la Sentence donnée au nouveau Chaftelet de Paris,
le   jour, &c. fur l'avis des parens defdits Mineurs, portant
ledit Claude avoir efté élû leur tuteur, que fur la renonciation
faite le lendemain par ledit Claude pour fefdits mineurs à la communauté, qui a efté entre ledit Iacques & ladite deffunte Marie fa
femme leur mere, ameubliffement de la fomme de fix mille livres portée par leur Contraɛt de mariage, rapport de la dot &
partage demandé par lefdits Claude, Iean & Nicolas, oncles maternels defdits mineurs, & foûtenoit ledit Iacques que ladite pretenduë élection de tuteur eftoit une entreprife defdits parens maternels, par la brigue & fufcitation defdits Claude, Iean & Nicolas, & principalement dudit Iean, non feulement en haine du
differend qu'ils ont eu, & ont pour raifon de la fucceffion de défunte Marguerite mere defdits Marie, Claude, Iean & Nicolas ;
mais principalement à deffein de faire ladite renonciation, afin
d'avoir le maniement du bien defdits mineurs, & prendre le plus
beau & le plus clair de la communauté, aneantir ledit ameubliffement, & faire ledit rapport & partage, ce faifant ruiner tant ledit Iacques que fefdits enfans mineurs. Au contraire, difoient lefdits oncles & parens maternels, qu'ils avoient de grandes raifons
d'empefcher que ledit Iacques fût tuteur de fes enfans, afin d'éviter la perte & la diffipation de leurs biens ; dautant, en premier
lieu, que fon mauvais ménage & fa mauvaife conduite eftoient
connus, ayant eu des biens confiderables de fon cofté, & qu'il a

eu & recüeilli du costé de sa femme plus de vingt mille livres en heritages, la plufpart defquels avoient esté vendus ; que fon inventaire ne monte pas à douze mille livres, qui ne fuffifent pas à beaucoup prés pour le remploy des propres & reprifes defdits mineurs, que par le Contract de mariage defdits Iacques & Marie, a esté stipulé, qu'elle & fes enfans pourront renoncer à la communauté ou l'accepter, & en cas de renonciation reprendre franchement & quittement tout ce qu'elle a apporté en mariage, ce qu'elle a mis en la communauté, & ce qui luy est échû pendant ledit mariage, par fucceffion, donation, ou par quelque autre maniere que ce foit ; que pour le profit defdits mineurs & conferver le refte de leur bien, il a fallu élire un autre tuteur que ledit Iacques leur pere, afin de renoncer à la communauté, & reprendre ledit bien, fuivant ledit Contract de mariage ; dautant que fi ledit Jacques eut esté tuteur defdits enfans, il ne l'eut pas fait, & ainfi lefdits mineurs euffent perdu le refte qu'ils peuvent avoir pour lefdits remploy & reprifes : D'ailleurs, qu'il n'eut pas fait demande & contesté contre luy-mefme pour raifon des fix mille livres d'ameubliffement, à prendre fur les heritages de ladite Marie leur mere, portez audit Contract de mariage, lequel ameubliffement lefdits parens estiment ne pouvoir fubfister ; mais doit estre nul & revoqué, attendu le défaut d'omologation d'iceluy en Justice, qui avoit esté expreffement stipulé par ledit Contract de mariage ; en forte qu'il estoit entierement neceffaire d'élire un autre tuteur que ledit Jacques, pour conferver le peu de bien qui refte aufdits mineurs ; & avoient encore lefdits Claude, Jean & Nicolas conclud qu'il fût ordonné avec lefdits Jacques & parens, que lefdits enfans rapporteront la maifon & heritages qui ont esté donnez à leur mere en mariage, pour estre procedé au partage de tous les biens de la fucceffion de ladite deffunte Marguerite leur mere, & ayeule maternelle defdits mineurs, & que lefdits enfans ne pouvoient estre receus à renoncer à la fucceffion de leurdite ayeule, & fe tenir à la donation faite à leur mere, attendu que ladite donation estoit imparfaite, n'ayant pas esté infinuée au defir des Ordonnances. Repliqué par ledit Jacques, que ces dires font calomnies, & des pretextes contre la verité, dautant que lefdits oncles & parens maternels ne peuvent justifier le mauvais ménage & mauvaife conduite dudit Jacques qu'ils ont avancé : Qu'il est vray qu'il avoit quelque bien de fon cofté, & qu'il en a eu auffi du cofté de fa deffunte femme pour plus de vingt-cinq mille livres ; mais qu'ils fçavent bien les pertes qu'il a fouffertes, tant par l'incendie & le vol qui luy a efté fait dans fa maifon, qui eft un accident inopiné, auquel la femme doit contribuer, que par les banqueroutes qu'on luy a faites, que nonobftant ces pertes il n'eft pas vray qu'il ait vendu tous les heritages de fa deffunte femme, & qu'il n'en a vendu que pour dix mille livres, dont il y en a fix mille qui luy appartiennent par le moyen de l'ameubliffement ; de forte qu'il y en a encore pour dix mille livres ou environ, qui confiftent en la maifon & heritages fituez, &c. qui ne font ny alienez ny hypotequez à aucunes dettes : De plus, que fon inventaire montoit, les dettes paffives déduites, à plus de quinze mille livres franchement & quittement. Pour le regard de la renonciation à la communauté, il eft vray qu'elle eft accordée aux enfans ; mais qu'en cas de renonciation par les enfans, il faut déduire & luy laiffer les fix mille livres à luy ameublis par le Contract de mariage, que c'eft la raifon & ç'a efté l'intention des parties au Contract de mariage, & que c'eft une omiffion du Notaire de n'avoir pas mis en la claufe de la reconciation & reprife ces mots, *à l'exception de l'ameubliffement*, qu'autrement, outre l'injuftice il y auroit de la contrarieté, joint qu'il en faut venir à cette raifon neceffaire que l'on doit ameublir une partie du bien de la future époufe, que quand il n'y a argent ny meubles on ameublit des heritages, pour fupporter les frais des nopces, des meubles & des habits, & il ne feroit pas raifonnable que le mary fupportât tous ces frais, & que la femme ne fût point obligée d'y contribuer en aucune façon. Quant à ce que lefdits parens maternels difent, que le Contract de mariage n'a point efté omologué en Juftice, & qu'ainfi l'ameubliffement eft nul, dit ledit Jacques que l'omologation n'eft qu'une formalité non neceffaire, & que le Contract eft fuffifamment omologué, confirmé & autorifé quand il a efté fait du confentement des pere & mere & des parens, & cela ne fe refufe point en Juftice, la mention qui en eft faite dans le Contract, & la conftitution de Procureur pour cét effet, eft un ftile de Notaire. Pour ce qui regarde le rapport & partage demandé par lefdits Claude, Jean & Nicolas, dit ledit Jacques qu'ils n'y font point recevables, que lefdits enfans peuvent & leur eft loifible de venir à partage avec leurs oncles, en rapportant les heritages en nature, & les prix de ceux vendus qu moins prenans defdits prix , fuivant la Coûtume , ou de renoncer à la fucceffion : Ce faifant eux tenir à ce qui avoit efté donné à leur mere par leur ayeule en mariage , ce que lefdits enfans opteront en temps & lieu. Que lefdits Claude , Jean & Nicolas ne fe peuvent prevaloir du défaut d'infinuation , que quoy que le Contract de mariage porte donation & confentement de faire infinuer dans les quatre mois , que ce n'eft auffi que le ftile des Notaires , & une forme non neceffaire. Que l'heritage donné eft en effet la dot & le fourniffement du mariage qui fait partie & équipolle à partage , non fujet à infinuation. Que lefdits Claude , Jean & Nicolas ne difent point que la donation foit immenfe , & que leur légitime ne leur peut eftre fournie ; de maniere qu'il fe voit clairement que c'eft une injure que luy a voulu faire ledit Jean , qui s'eft fervy & a abufé des noms & de la facilité des autres parens maternels , qui n'ont pas confideré la confequence dangereufe de cette entreprife, & la feparation , éloignement , mépris & oubli entre le pere & les enfans , mefme la rüine defdits enfans , eftans fous la tutelle dudit Claude , que ledit Jean a fait nommer tuteur à l'effet de gerer la tutelle fous fon nom ; mais que defirant ledit Jacques remedier & prevenir le mal-heur qui peut fuivre de cette entreprife, entretenir le refpect & l'obeïffance que fes enfans luy doivent , & fon amitié envers eux , les retenir & avoir les yeux fur leurs mœurs & fur leurs actions , & les inftruire à la vertu ; & pour montrer à leurs parens maternels qu'il n'eft pas déchû de tous biens & amis , il offre de leur bailler bonne & fuffifante caution du bien defdits enfans , eftimant que touché de l'amour paternel , & évitant l'abandon defdits enfans , fon renom ny fon trafic n'en feront point à méprifer : Surquoy & fur tous les articles & differends cy-deffus , les parties par l'avis de leurs Avocats & confeil ont fait & accordé ce qui enfuit : C'eft à fçavoir que fous la caution de Charles à ce prefent , qui s'eft foûmis & obligé à la confervation du bien defdits mineurs , & au reliqua du compte-que ledit Jacques leur pere leur rendra , dont ledit Charles fait par ces prefentes fon propre fait & dette folidairement ; lefdits Claude , Jean & Nicolas & les autres parens defdits mineurs comparans fufnommez , font d'avis & ont confenti & accordé que ledit Jacques foit & demeure tuteur defdits mineurs fes enfans , pour regir & gouverner leurs perfonnes & biens , & pour fubrogé tuteur ledit Claude , ce faifant iceluy Claude déchargé de la tutelle plus

qu'en

qu'en consequence de la renonciation faite par ledit Claude pour
lesdits mineurs, à la communauté d'entre ledit Jacques & ladite
deffunte Marie leur mere, & tout ce qui luy est avenu & échû par
la succession de ladite Marguerite leur ayeule, dont de tout, ensemble des fruits & revenus, ledit Jacques tiendra compte & recepte à sesdits enfans, distraction toutefois préalablement faite au
profit dudit Jacques de la somme de six mille livres d'ameublissement porté audit Contract de mariage, laquelle somme appartiendra audit Jacques. Plus, que ledit Jacques pour sesdits enfans se pourra
tenir à la dot de ladite deffunte Marie leur mere portée audit Contract de mariage; en faisant renoncer à la succession de ladite deffunte Marguerite leur ayeule, ou bien venir à ladite succession, &
faire partage d'icelle avec leurs oncles, en rapportant ou moins prenant suivant la Coûtume. Et au moyen de ce, lesdits Claude, Jean
& Nicolas ne pourront plus alleguer, ny se prévaloir desdits pretendus defauts d'omologation & insinuation, & sont les parties
hors de Cour & de procez. Promettans lesdites parties entretenir
le contenu au present Contract sous l'obligation de leurs biens, &
pour la plus grande sureté & validité d'iceluy, ils ont consenti qu'il
soit omologué & authorisé en la Cour de Parlement, pour estre
entretenu & executé selon sa forme & teneur. Et pour ce faire ils
ont constitué leur Procureur, le porteur, &c. Car ainsi, &c.

Transaction sur la rescision d'une Transaction faite entre
le tuteur & le mineur, &c.

Furent presens Jacques, &c. d'une part & Claude, &c. d'autre:
Disans que le   jour de   1679. ils auroient passé une
transaction ensemble pour raison de la tuition & administration
que ledit Jacques avoit euë de la personne & des biens dudit Claude, par laquelle ledit Claude auroit déchargé ledit Jacques de la
reddition de son compte, mesme ratifié & confirmé l'adjudication
par decret faite audit Jacques d'une maison qui appartenoit audit
Claude sur luy saisie, le tout moyennant la somme de deux mille
livres que ledit Jacques luy auroit payée, contre laquelle transaction
ledit Claude auroit obtenu lettres Royaux de récision le   jour,
&c. fondées sur ce que ledit Claude n'avoit eu connoissance de ce
sur quoy il avoit transigé, sçavoir de la recepte & dépense que ledit Jacques avoit faite pour luy comme & en qualité de son tuteur,
dont il n'avoit jamais rien veu par écrit, qu'il y avoit du dol, en

M m m

ce que le tuteur fçavoit s'il devoit ou s'il luy eftoit dû, & combien il devoit, ce qui n'eftoit pas en la connoiffance du mineur. Aprés que ledit Jacques n'a pû ny dû fe rendre adjudicataire de la maifon dudit Claude, que c'eft peut-eftre luy qui en a pourfuivi les criées & le decret indirectement fous le nom d'autruy ; afin de s'approprier cette maifon : & oûtre que par ledit decret & ordre ledit Claude a veu que ledit Jacques a fait entrer au prix d'iceluy une fomme de deux mille livres, dont il avoit pris ceffion d'un pretendu creancier de fon pere, qu'il eft bien aifé à un tuteur de mauvaife confcience, qui s'eft faifi des titres & papiers de fon pupille, de trouver des creanciers defquels il prendra ceffion pour peu de chofe ; qu'en cas moins favorable les pactions faites au profit des Officiers de droits, & procez pendans en leurs Jurifdictions font reprouvées, qu'il y va de l'intereft public, il y a du dol, que fi la dette eft deuë, il la doit acquitter pour fon mineur, & non pas en prendre ceffion pour en profiter à fon prejudice ; qu'il eft conftant que tout tuteur & autres perfonnes qui ont manié le bien & fait les affaires d'autruy, en doivent rendre compte par détail ; que fi ledit Jacques eût ainfi dreffé fon compte, il y eut employé tout ce qu'il a reçeu, dépenfé & geré, & ledit Claude eut veu & examiné chaque article & les eut accordez ou debattus felon raifon, & n'eut pas alloüé cette fomme de deux mille livres, concluoit par lefdites lettres, joint qu'il eftoit dans le temps de reftitution, que ladite tranfaction fût caffée & refcindée, & les parties remifes en pareil état qu'elles eftoient auparavant icelle. A quoy de la part dudit Jacques eftoit allegué la faveur des tranfactions que l'Ordonnance, rejette toute lezion, & n'a donné qu'un feul moyen de les retracter, fçavoir quand elles font faites par le dol d'une des parties. Or il foûtient qu'il ne fe trouvera nul dol ny mauvaife foy de fa part, qu'il faut confiderer qu'il a tranfigé avec un majeur âgé de trente ans, qu'il ne s'agit que de fruits & de meubles, dont la libre & entiere difpofition appartient au majeur, bien que le tuteur dût par la reddition de fon compte, l'oyant luy a pû remettre & donner, que par la tranfaction il fe voit que ledit Claude n'a pas eu deffein de compter, afin d'eviter aux debats, procez & frais, que comme le tuteur ne feroit pas recevable à fe departir de la tranfaction pour avoir accordé plus qu'il n'eût dû par l'iffuë du compte, par mefme raifon la partie adverfe majeur eft mal fondé fous pretexte de lezion de vouloir fe departir de ladite tranfaction. Quant à l'adjudication par decret de ladite maison , ledit Jacques dit que ledit Claude a tort de l'accuser d'intelligence, qu'il se verra par les procedures, par les poursuites & subrogations aux criées de trois creanciers legitimes, les remises & delais , enfin que si ledit Jacques n'eût encheri, ladite maison eût esté adjugée à vil prix, soûtenant qu'il n'y a aucun vice ny dol ; neanmoins qu'il offroit rendre ladite maison audit Claude sans fraude , en le remboursant du prix principal & interests d'iceluy, à raison de l'Ordonnance, au lieu du loyer & de ses ameliorations , frais & loyaux cousts ; & pour le regard de la cession qu'il avoit euë de cette somme de deux mille livres , dit que la raison en est , que le creancier d'icelle estoit le plus rigoureux , & s'il ne l'eût fait , que ladite maison eut esté dessors venduë à vil prix , que la detté estoit legitimement deuë , que ledit Claude n'avoit aucun interest , ou que son tuteur , ou un étranger fût son creancier, joint qu'il n'avoit aucuns deniers à luy , au contraire : Sur lesquelles contestations les parties estoient en état d'entrer en grands procez , pour lesquels terminer & juger à l'amiable & entretenir la paix comme leur proximité le requiert , elles auroient nommé & convenu de nobles hommes , &c. leurs Avocats pour Arbitres & amiables Compositeurs par compromis passé entr'eux le , &c. sur les peines y contenuës; de l'avis desquels Arbitres elles ont fait & transigé & accordé ce qui ensuit: C'est à sçavoir que lesdites parties en consequence desdites lettres de rescision , se sont desistées & departies par ces presentes de ladite transaction sus-dattée , consentent & accordent qu'elle soit & demeure nulle comme non faite ny avenuë , ce faisant sera ledit Jacques tenu & a promis presenter dans un mois le compte de la tuition , regime & administration qu'il a euë de la personne & biens dudit Claude, depuis qu'il a esté éleu son tuteur jusques au temps que ladite charge a esté finie , & iceluy compte rendre & examiner incessamment pardevant lesdits sieurs Arbitres, par l'avis & jugement desquels & du tiers suivant ledit compromis lesdites parties passeront pour la decision dés debats qui se pourront former sur les articles dudit compte , sur les peines contenuës audit compromis, auquel compte ledit Jacques couchera en dépense ladite somme de deux mille livres payée audit Claude par ladite transaction , qui luy sera alloüée ; comme aussi ledit Claude a ratifié par ces presentes ladite adjudication par decret faite audit Jacques de ladite maison , consent qu'elle ait lieu, tienne & sorte son plein & entier effet ; ce faisant que ledit Jacques jouïsse, fasse & dispose, ses hoirs & ayans cause d'icelle maison comme de chose leur appartenant, & que sur le prix d'icelle ladite somme de deux mille livres à luy cedée luy soit entierement déduite & entrée audit prix : Car ainsi, &c.

Transaction pour raison d'un droit de relief, ou rachat feodal
d'une terre noble.

Furent presens Messire Pierre Chevalier Seigneur du Parc, &c. d'une part, & Nicolas, Escuyer Seigneur du Puis, &c. d'autre part : Disans les parties que par le deceds de deffunt Claude vivant Escuyer Seigneur dudit fief du Puis, oncle maternel dudit Nicolas, & par le partage fait de ses biens entre ses heritiers seroit avenu & échû audit Nicolas ledit Fief & Seigneurie du Puis, relevant en plein fief, foy & hommage de ladite Seigneurie du Parc, à cause de laquelle mutation est dû au Seigneur du Parc, droit de relief ou rachat, qui consiste aux fruits & revenus d'une année suivant la Coûtume du lieu, & entendoit ledit sieur du Parc prendre & lever la dépouïlle & les droits du Fief du Puis, la presente année, offrant de rembourser le Fermier de ses labours & semences. A quoy disoit ledit Nicolas que la demande dudit Messire Pierre n'estoit pas, sauf correction, raisonnable pour plusieurs raisons, sçavoir que la Coûtume qui a accordé ce profit de fief au Seigneur dominant, n'a eu intention d'empescher la libre disposition aux vassaux de leurs Terres, & de les affermer, que la plus grande partie dudit fief du Puis estoit baillée à un Fermier, lequel s'il estoit depossedé pretendroit de grands dommages & interests contre luy, à cause de la fertilité de la presente année, qui le peut recompenser de la sterilité des autres precedentes, soûtenoit que ledit Messire Pierre devoit se contenter de prendre la redevance deuë par le Fermier suivant le bail, que pour le regard du surplus dudit fief il consistoit en une piece de terre, bois taillis, prez & étangs à poisson, étant autour de la maison dudit fief, le tout retenu & exploité par ledit sieur Nicolas par ses mains, offroit laisser audit Messire Pierre la recolte de ladite terre, prez & lieux pour la serrer ; & quant à la maison, bois & estangs à poisson luy payer la valeur du revenu d'une année, suivant l'estimation sur le pied & à proportion du croist dudit bois & étangs, si mieux n'aimoit ledit sieur prendre pour tout ledit surplus la somme de cinq cent livres qui estoit plus que son droit ne pouvoit monter. Repliqué par ledit Messire Pierre que le bail à ferme estoit fait en fraude de ses droits, sur l'intention que ledit deffunt avoit de vendre son fief, qu'en effet il avoit desiré plusieurs fois de composer des droits de ladite vente avec ledit Messire Pierre. Soûtenu au contraire par ledit sieur Nicolas, que le bail avoit esté fait de bonne foy, non suspect de fraude fait par ledit deffunt Claude, qui ne pensoit aucunement à cette mutation, & que pour luy il n'a jamais eu connoissance qu'il eût eu dessein de vendre ledit fief; mais qu'en tout cas ledit Seigneur Pierre ne devoit pas profiter de la fertilité de la presente année; sur lesquelles contestations seroit intervenu Sentence du Bailly de , &c. du   jour , &c. par laquelle auroit esté ordonné que prisée & evaluation seroit faite par gens à ce connoissans dont les parties conviendroient, d'une année commune de six, du revenu de tout ledit fief, & la valeur d'icelle payée audit Seigneur du Parc pour son droit de relief sans dépens. En execution de laquelle Sentence les parties auroient convenu d'Experts de part & d'autre, mais prevoyans nouveaux differends sur ladite prisée & suite d'icelle, elles ont par l'avis de leur conseil afin de conserver la paix & bonne intelligence, traité & accordé ainsi qu'il ensuit, sçavoir que ledit sieur du Puis a remis & quitté, remet & quitte par ces presentes audit Nicolas, ledit droit de rachat ou relief à luy appartenant de la mutation cy-dessus dudit fief du Puis avenu audit sieur Nicolas par le deceds & succession dudit deffunt Claude son oncle, & par le partage fait avec ses coheritiers, tant de ce qui est baillé à ferme par le bail sus-datté, que de ce qui est exploité par les mains dudit sieur Nicolas, & de tout ce qui dépend dudit fief, le tout pour & moyennant la somme de quinze cent livres, qui est le prix dudit bail, laquelle somme ledit sieur Pierre prendra & recevra par mains dudit fermier au jour saint Martin d'hyver prochain, & que ledit Nicolas promet luy garantir & faire valoir, & outre la somme de sept cent livres pour ce qui est retenu & exploité par les mains dudit sieur Nicolas, & pour tout le surplus dudit fief, laquelle somme de sept cent livres a esté payée comptant audit sieur Pierre, laquelle luy a esté comptée, &c. & par ce moyen demeurent les parties hors de Cour & de procés sans dépens, dommages & interests de part & d'autre, &c.

CHAPITRE VI.

Des Actes concernans les Benefices.

AVant que de donner la maniere comment se font les actes concernans les Benefices, il est à propos d'exposer sommairement les principaux points de cette matiere.

Benefice Ecclesiastique est une certaine portion du bien de l'Eglise, assignée à un Ecclesiastique, pour en joüir sa vie durant, pour retribution du service qu'il rend ou doit rendre à l'Eglise, dans la fonction & le ministere auquel il est appellé.

Il y a plusieurs sortes de benefices Ecclesiastiques.

Premierement les uns sont simples ou ont charge d'ames.

En second lieu les Benefices sont seculiers ou reguliers.

En troisiéme lieu ils se divisent en consistoriaux & non consistoriaux.

En quatriéme lieu ils sont electifs ou collatifs : les collatifs dépendent du collateur ordinaire, ou sont en patronage.

Les Benefices ayans charge d'ames sont les Archevêchez, Evêchez, Cures, Abbayes & Prieurez conventuels.

Les Benefices qui n'ont point charge d'ames, sont les Chanoinies, les Chapelles, & les Prieurez non conventuels.

Les Benefices seculiers sont ceux qui ne peuvent estre possedez que par des seculiers. Les Benefices reguliers sont ceux qui sont affectez aux personnes qui ont fait profession dans quelque Ordre de Religieux, comme les Abbayes, les Prieurez conventuels, les Offices Claustraux : de sorte que les Religieux d'un Ordre ne peuvent point posseder les Benefices dependans d'un autre Ordre ; ainsi les Religieux de l'Ordre de saint Benoist ne peuvent posseder ceux qui dépendent de l'Ordre de saint Augustin, d'où il s'ensuit que pour pouvoir estre pourveu d'un Benefice Regulier, il faut estre Religieux profez de l'Ordre dont dépend le Benefice ; & les Collateurs ne les peuvent conferer qu'à des Religieux profez dudit Ordre.

Neanmoins les seculiers peuvent estre pourveus de Benefices Reguliers, au cas qu'ils leur soient donnez en commande, comme sont les Abbayes & Prieurez conventuels ; & il n'y a que le Pape feul qui puiffe donner des provifions de tels Benefices en commande, parce qu'il n'y a que luy qui puiffe difpenfer de la regle, *Regularia Regularibus, fæcularia Sæcularibus.*

Les Benefices confiftoriaux font les Archevêchez, Evêchez & Abbayes, lefquels eftoient autrefois electifs ; mais par le Concordat ils ont ceffé d'eftre électifs, ils font feulement conferez par le Pape fur la nomination du Roy. Ils font appellez Confiftoriaux, parce qu'on n'en expedie point de provifions, qu'elles n'ayent efté propofées & refoluës au Confiftoire, c'eft à dire en l'affemblée des Cardinaux où le Pape prefide.

Les Benefices électifs font ceux aufquels on pourvoit par élection, comme les Benefices qui dépendent d'un Ordre, & qui font donnez à un de l'Ordre par élection ; comme des Cures & des Prieurez conventuels, & des Abbayes Regulieres.

Les Benefices collatifs font ceux qui font conferez par un collateur à qui bon luy femble, en cas de vacance, pourveu que ce foit à perfonnes qui ayent les capacitez requifes.

Les Benefices qui font en Patronage, ce font ceux que les collateurs ne peuvent conferer qu'à ceux qui leur font prefentez par les Patrons, pourveu qu'ils ayent les qualitez & capacitez requifes.

Il y a trois qualitez requifes pour poffeder un Benefice, fçavoir l'Ordre, l'âge & le degré.

Il y a cinq degrez dans les Ordres, fçavoir la Tonfure, les quatre Mineurs, le Soufdiaconat, le Diaconat & la Prêtrife.

Il fuffit d'avoir la Tonfure pour pouvoir eftre pourveu d'un Benefice, mais fi c'eft une Cure il fuffit de pouvoir eftre promeu à la Prêtrife dans l'an, à compter du jour de la provifion.

Quant à l'âge requis pour poffeder un Benefice, ils font differents fuivant la diverfité des Benefices, car

I. Pour les Archevefchez & Evefchez il faut avoir 27. ans.

II. Pour les Cures & les dignitez ayans charge d'ames, 24. ans accomplis & vingt-cinq commencez.

III. Pour les Abbayes & Prieurez conventuels 23. ans.

IV. Pour les Dignitez qui n'ont point charge d'ames 20. ans.

V. Pour les Prebendes des Eglifes Cathedrales 14. ans.

VI. Pour les Prebendes des Eglifes Collegiales 10. ans.

VII. Pour les fimples Chapelles fept ans.

Pour pouvoir eftre pourveu de Benefices il n'eft pas neceffaire d'eftre Gradué fi ce n'eft pour les Benefices qui vaquent aux mois affectez aux Graduez, ou pour de certains Benefices, fçavoir pour les Cures des Villes & lieux murez, lesquels ne peuvent estre conferées qu'à des Graduez, ou au moins à ceux qui ont leur *quinquennium*, c'est à dire qu'ils soient Maistres és Arts & qu'ils ayent fait leurs trois années de Theologie. Par l'Edit de l'an 1606. on ne peut estre pourveu d'aucune Dignité dans une Eglise Cathedrale, ou de la premiere Dignité dans une Eglise Collegiale, qu'on ne soit Gradué en Theologie ou en Droit Canonique.

Les Prebendes Theologales ne peuvent estre conferées qu'à des Docteurs en Theologie.

Pour posseder un Benefice avec juste titre il faut avoir des provisions de celuy qui a droit de le conferer, & qui l'a conferé dans le temps qu'il le pouvoit faire, sçavoir pendant la vacance du Benefice.

Un Benefice est vaquant par plusieurs causes.

Premierement par la mort naturelle du Titulaire.

En second lieu par sa demission ou resignation pure & simple, entre les mains du Collateur, pour en disposer par le Collateur en faveur de qui il voudra.

En troisiéme lieu par resignation en faveur d'un particulier entre les mains du Pape; & par le moyen d'icelle le Pape est absolument obligé de conferer le Benefice à celuy en faveur duquel la resignation a esté faite, autrement les provisions qu'il donneroit à un autre seroient nulles.

En quatriéme lieu par permutation, ce qui arrive quand deux Beneficiers resignent respectivement leurs Benefices en faveur l'un de l'autre pour cause de permutation Canonique. Que si un des permutans est evincé du Benefice qui luy a esté donné en permutation, il a droit de reprendre le sien. Les Evesques peuvent admettre les permutations sans qu'il soit besoin de recourir au Pape.

Par l'art. 13. de la declaration du Roy sur l'Edit du Contrôle du mois d'Octobre 1646. verifié au Parlement au mois d'Aoust 1649. il n'est requis autre chose pour la validité des permutations, sinon qu'elles soient admises & les provisions insinuées au Greffe des insinuations Ecclesiastiques, avant le deceds de l'un des copermutans.

En sixiéme lieu par la profession Monachale du Titulaire d'un Benefice seculier; car en ce cas le Benefice est vacant & impetrable.

En septiéme lieu par le mariage contracté par le Titulaire, auquel cas le Benefice est aussi vacant & impetrable. Dans ce cas & dans

le

le precedent, le Titulaire ne peut plus resigner son Benefice , & il est vacant *ipso jure.*

En huitiéme lieu par incompatibilité ; quand le Titulaire d'un Benefice est pourveu d'un autre Benefice qui soit incompatible avec le premier , en ce cas le premier est vacquant , s'il ne s'en defait dans l'an.

Tous les Benefices ayant charge d'ames & qui requierent residence , sont incompatibles.

En neuviéme lieu par l'inhabilité du possesseur , comme s'il est étranger ou bastard ; car les étrangers sont incapables de posseder des Benefices dans ce Royaume par les Ordonnances Royaux , à moins qu'ils ne soient naturalisez : & les bastards en sont pareillement incapables par la disposition du droit Canonique , à moins qu'ils n'obtiennent dispense du Pape ; toutefois pour de simples Chapelles il n'est pas besoin de dispense du Pape pour les bastards.

En dixiéme lieu par l'irregularité & indignité du possesseur, comme quand il a commis quelque crime qui fasse vacquer le Benefice de plein droit, comme sont les crimes de leze-Majesté divine & humaine, l'homicide , la sodomie, l'heresie, la simonie, la confidence. Il y a encore d'autres cas ausquels un Beneficier fait vacquer son Benefice par son indignité , comme s'il porte les armes , ou s'il exerce quelque art infame, comme de Comedien : s'il a gardé ou fait garder le corps d'un deffunt pour avoir le temps de courir un Benefice ; car l'ayant obtenu par ce moyen il est impetrable : ou s'il avoit obtenu en Cour de Rome un Benefice avant la mort du Titulaire comme vacquant par mort.

En onziéme lieu quand le Benefice est abandonné par le Titulaire , ou qu'ayant des provisions il les ait gardées sans en prendre possession.

Touchant la collation des Benefices il faut observer , qu'il y a difference entre Collateur , Patron & Presentateur.

Le Collateur est ordinairement l'Evesque Diocesain ; neanmoins le Pape comme Ordinaire des Ordinaires , a droit de prevention sur tous les Collateurs , & les ayant prevenus , ses provisions l'emportent sur celles des Ordinaires.

Les Collations des Ordinaires doivent estre redigées par écrit , & les lettres qui en sont expediées , doivent estre attestées par deux témoins , dont les noms doivent estre inserez dans lesdites lettres ; mais il faut que ces témoins ne soient point parens ny domestiques

N n n

de l'Evefque ou autre Collateur, ny de celuy en faveur de qui la collation eft faite.

Il y a des Chapitres qui conferent auffi plufieurs Benefices, & dans certains tous les Chanoines conjointement conferent les Benefices dépendans de leur collation : il y en a d'autres où chaque Chanoine donne à fon tour les Benefices qui tombent dans fa femaine, en nommant & prefentant au Chapitre celuy qu'il veut gratifier, & fur fa nomination le Chapitre fait expedier des provifions.

Il faut obferver en ce lieu, que les Collateurs font obligez abfolument en trois cas de conferer les Benefices à ceux qui leur demandent des provifions.

Le premier eft, quand la refignation eft faite en faveur d'un particulier, parce qu'en ce cas le Pape qui peut feul admettre ces fortes de refignations, eft neceffairement obligé de conferer à celuy en faveur duquel la refignation eft faite ; autrement fes provifions feroient nulles.

Le deuxiéme eft quand la refignation eft faite pour caufe de permutation ; parce qu'en ce cas le Collateur qui admet la refignation, foit le Pape ou l'Evefque, eft abfolument obligé de conferer au copermutant en faveur duquel elle eft faite.

Le troifiéme eft quand les Benefices font requis en vertu de graces expectatives, ou de prefentations des Patrons.

Il y a deux fortes de graces expectatives dans le Royaume qui font celles des Indultaires, & celles des Graduez, dont il fera parlé cy-après.

Droit de prefentation eft le droit de nommer à l'Evefque ou à un autre Collateur, une perfonne pour eftre par luy pourveuë d'un Benefice vacant fur la nomination du Patron.

Droit de patronage eft un droit qui appartient à ceux qui ont fondé ou doté les Eglifes, par lequel ils peuvent prefenter aux Benefices qui ont efté par eux fondez, quand ils viennent à vaquer.

Il y a cette difference entre le Patron & le Prefentateur, que le Patron eft Prefentateur, & non pas au contraire, dautant qu'il y a des benefices annexez à des Corps & Colleges Ecclefiaftiques, qui ont droit de prefentation, quoy-qu'ils ne foient point Patrons.

L'Evefque ou autre Collateur eft abfolument obligé de donner des provifions à celuy qui eft nommé par le Patron.

Il y a deux fortes de Patrons, fçavoir les Ecclefiaftiques & les Laïques.

Les Ecclesiastiques sont ceux qui ont droit de Patronage, à cause de quelque Benefice dont ils sont pourveus.

Les Patrons Laïques sont ceux qui possedent ce droit de leur chef comme attaché à leur famille, ou à quelque Terre & Seigneurie qui leur appartient.

Les Patrons sont obligez de presenter dans certain temps, sçavoir les Ecclesiastiques dans six mois, & les Laïques dans quatre.

Le Patron ne se peut pas presenter soy-mesme, mais il peut presenter toute autre personne, mesme son fils.

Si le droit de Patronage appartient à un Ecclesiastique & à un Laïque, le temps pour presenter est de six mois.

Le temps de six mois ou de quatre mois commence dés que le Benefice vaque de droit ou de fait.

L'Indult est une grace expectative qui est accordée à Monsieur le Chancelier, à Messieurs les Presidens du Parlement, les Maistres des Requestes, les Conseillers, Greffiers & Secretaires de la Cour, par le Pape Eugene IV. confirmée par Paul III. pour estre chacun d'eux une fois en sa vie pourveu d'un Benefice sur la nomination du Roy par le Collateur, auquel la nomination du Roy est accordée.

Ceux qui ont droit d'Indult quoy-que mariez, peuvent nommer une autre personne en leur place. Un Collateur ne peut estre obligé de satisfaire qu'à un Indultaire; en sorte que pour donner ouverture à un nouvel Indultaire, il faut qu'il-y ait changement de Titulaire en l'Evesché ou Abbaye sur laquelle est faite la nomination.

Les Indultaires venans en concurrence avec les Graduez, sont preferez, parce que le droit des Indultaires est plus ancien que celuy des Graduez.

Le Pape peut user de prevention au prejudice des Indultaires qui ont insinué leurs nominations aux Collateurs, pourveu que les choses soient entieres, c'est à dire, avant que les Indultaires ayent requis à l'Ordinaire le Benefice vaquant.

L'Indultaire pour obtenir un Benefice par le moyen de son Indult, doit obtenir ses lettres de nomination du Roy, les faire enregistrer au Parlement, insinuer & notifier au Collateur ou Patron, sur lequel il est nommé, auquel en doit estre baillé copie. Ensuite s'il vient à vaquer un Benefice dépendant du Collateur sur lequel l'Indultaire est nommé, l'Indultaire doit requerir dans les six mois, & en cas de refus par ledit Collateur , il doit s'en faire pourvoir par l'un des Executeurs de l'Indult.

Par les Concordats arreftez au dernier Concile de Latran , les Benefices qui vaquent aux mois d'Avril & d'Octobre , font affectez aux Graduez fimples , & Janvier & Juillet aux Graduez nommez, & les Collateurs font obligez de leur conferer les Benefices.

Tous Benefices font fujets au droit des Graduez, excepté les Confiftoriaux , les électifs & confirmatifs , & ceux qui font à la nomination du Roy. Il faut auffi excepter les Dignitez des Eglifes Cathedrales par l'Edit de l'an 1606.

Les Graduez font ceux qui ont obtenu des degrez dans une Univerfité : Ces degrez font celuy de Maiftre és Arts , ceux de Bachelier , Licentié , ou Docteur dans les Facultez fuperieures , qui font la Theologie , le Droit & la Medecine.

On diftingue deux fortes de Graduez, fçavoir les Graduez fimples, & les Graduez nommez.

Les Graduez fimples font ceux qui n'ont que les Lettres de leurs degrez , avec atteftation du temps d'étude. Et les Graduez nommez font ceux qui outre cela ont des lettres de nomination , par lefquelles l'Univerfité en laquelle ils font Graduez , les prefente aux Collateurs & Patrons pour eftre pourveus des Benefices qui viendront à vaquer aux mois qui leur font affectez.

L'atteftation du temps d'étude font Lettres Patentes de l'Univerfité fignées du Greffier & feellées du fceau de ladite Univerfité , par lefquelles elle certifie que celuy à qui elles font données , a étudié autant de temps qu'il eft requis par le Concordat, pour acquerir le degré qu'il a obtenu.

Quand un Benefice vaque au mois d'Avril , ou au mois d'Octobre, les Collateurs ou Patrons ne font pas obligez de le conferer au plus ancien Gradué , ou à celuy qui a un degré plus haut , mais ils peuvent en gratifier tels des Graduez fimples que bon leur femble , en forte qu'ils peuvent preferer le dernier & le moins qualifié , au plus ancien & plus qualifié , pourveu toutefois que celuy qu'ils gratifieront ait fait les infinuations & renovations telles qu'elles font requifes , c'eft pourquoy on appelle ces deux mois , mois de faveur.

Le Gradué qui a fes lettres de degrez , atteftation & nomination, doit faire infinuer & bailler copie au Collateur ou Patron , fur lequel il eft nommé, de fes lettres de degrez , de temps d'étude & nomination une fois feulement, & enfuite tous les ans au temps de Carefme il doit renouveler l'infinuation de fes noms & furnoms,

Mais les Collateurs & Patrons font tenus de conferer les Benefices qui vaquent aux mois de Janvier & de Juillet aux plus anciens Graduez, & fans qu'ils puiffent choifir, c'eft pourquoy ces mois font appellez mois de rigueur.

Que fi plufieurs Graduez font nommez d'une mefme année, celuy qui fera le plus digne fera preferé; de forte que les Docteurs, Licentiez ou Bacheliers en Theologie, font preferez aux Docteurs en Droit Canonique, ou Civil, ou en Medecine, & les Bacheliers en Droit Canonique ou en droit Civil, font preferez aux Maiftres és Arts. Pareillement les Docteurs en Droit font preferez aux Docteurs en Medecine; & mefme les Docteurs en Droit Canonique font preferez aux Docteurs en Droit Civil; & les Bacheliers en Droit Canonique aux Bacheliers en Droit Civil.

Les Graduez tant fimples que nommez font obligez de requerir les Benefices qui ont vaqué dans les fix mois, à compter du jour de la vacance; neanmoins fi durant ces fix mois le Pape y avoit pourveu avant qu'un Gradué eut requis, la provifion du Pape feroit bonne & valable, parce qu'il peut prevenir les Graduez auffi bien que les Indultaires. Mais un Gradué peut empefcher la prevention du Pape en faifant fa requifition au Collateur ou Patron; & fi le Collateur ou Patron le refufoit, le refus qu'il luy feroit, lieroit les mains au Pape, de forte qu'il ne pourroit conferer le Benefice par luy requis à fon prejudice.

Les Regens qui ont regenté en l'Univerfité de Paris font preferez aux autres Graduez, pourveu qu'ils ayent regenté fept ans continuels en un College celebre, c'eft à dire dans un College de plein exercice. Et ce privilege leur donne preference à tous autres Graduez, à l'exception feulement des Docteurs en Theologie de l'Univerfité de Paris.

L'indignité & incapacité de celuy qui eft pourveu d'un Benefice, donne lieu au devolut: Or le devolut eft la provifion d'un Benefice obtenuë du Pape, ou de l'Ordinaire, fondée fur defaut, ou nullité de titres, inhabilité ou incapacité en la perfonne du poffeffeur.

Le defaut de titres eft quand quelqu'un fe met & s'ingere en la poffeffion d'un Benefice fans aucune provifion Canonique, ou du moins qui foit apparente.

Il y a deux fortes d'incapacitez & inhabilitez qui donnent lieu au devolut ; les unes rendent nulle la provifion dans fon principe, les autres furviennent & annullent les provifions qui eftoient valables dans leur commencement.

Celles qui annullent les provifions dans leur principe, font celles qui font inherentes à la perfonne du Beneficier, lorfqu'il eft pourveu d'un Benefice, comme fi c'eftoit un Laïque non Tonfuré, & par confequent incapable de poffeder aucun Benefice.

S'il eftoit étranger non naturalifé.

S'il eftoit baftard non legitimé par fubfequent mariage, ou qui n'eut obtenu difpenfe à l'effet de poffeder des Benefices.

S'il n'avoit l'âge requis pour poffeder le Benefice dont il feroit pourveu.

S'il eftoit marié.

S'il eftoit irregulier, ce qui arrive par plufieurs caufes.

Il y a de deux fortes d'incapacitez & inhabilitez qui arrivent & furviennent au poffeffeur d'un Benefice depuis fes provifions, comme font les crimes & les delits qu'il commet, qui le rendent irregulier, & font vaquer fon Benefice de plein droit, & les autres qui le rendent irregulier aprés les jugemens, qui declarent impetrables les benefices que poffede le Beneficier.

Pareillement quand un Titulaire fe marie, ou qu'il eft pourveu d'un nouveau Benefice, incompatible avec celuy qu'il poffede, en ces cas il devient incapable & inhabile.

Celuy qui eft pourveu d'un Benefice par mort, par refignation, ou par quelque autre caufe de vacance que ce foit, doit en prendre poffeffion. Cette poffeffion fe peut prendre par Procureur fondé de procuration fpeciale pour cét effet, à moins qu'il n'ait obtenu fes provifions en Regale.

Le pourveu d'un Benefice peut prendre poffeffion en vertu de toutes fortes de provifions, fi elles font données par le Collateur ordinaire, mais fi elles font obtenuës en Cour de Rome, il faut diftinguer entre les provifions qui font expediées *in forma gratiofa*, & celles qui font expediées *in forma dignum*. On peut prendre poffeffion en vertu de celles qui font expediées *in forma gratiofa*, mais avant que de pouvoir prendre poffeffion en vertu de celles qui font expediées *in forma dignum*, il faut obtenir le *Vifa* de l'Evefque Diocefain, fuivant l'article 12. de l'Ordonnance de Blois, & l'article 14. de l'Edit de Melun.

Les provisions expediées *in forma gratiosa*, sont celles qui sont données par le Pape sur l'attestation des vie & mœurs de l'impetrant, par laquelle il est informé de sa suffisance & de sa capacité : Mais les provisions expediées *in forma dignum*, sont celles par lesquelles le Pape pourvoit l'impetrant, à condition qu'il soit trouvé capable par l'Evesque du Diocese où le Benefice est situé, auquel il le renvoye pour estre examiné. De sorte que si l'impetrant estoit trouvé indigne ou incapable par l'Evesque, ou par les Grands Vicaires, ils le pourroient rejetter, sans avoir égard à ses provisions de Cour de Rome.

Le *Visa* sont des lettres d'attache de l'Evesque ou de son Grand Vicaire, par lesquelles executant les provisions de Cour de Rome, il confere à l'impetrant le Benefice qui y est mentionné, aprés l'avoir examiné & trouvé capable.

Celuy qui est pourveu d'un Benefice doit en prendre possession dans les trois ans, s'il est pourveu par mort ou par resignation, suivant l'article 14. de la Declaration de l'an 1646. sur l'Edit du Contrôle ; & dans l'an s'il est devolutaire, suivant l'art. 15. de ladite Declaration. Ce qui s'entend neanmoins lorsque le resignant est vivant, car tant que le resignant est vivant, le resignataire peut prendre possession, pourveu que ce soit dans les trois ans, aprés lesquels les provisions sont nulles. Mais si le Resignant meurt aprés les six mois, à compter de la datte des provisions du resignataire, sans avoir esté depossedé par ledit resignataire, le Benefice vaque par mort, suivant la regle *de publicandis*, comme s'il n'avoit point esté resigné ; & c'est pourquoy on dit que le resignataire est obligé de prendre possession dans les six mois.

La possession estant prise il faut faire insinuer les provisions de l'acte de prise de possession au Greffe des Insinuations Ecclesiastiques, dans le mois, à compter du jour de la prise de possession.

La Regale est un droit de souveraineté, par lequel le Roy jouït des fruits des Archevefchez ou Evefchez de son Royaume pendant la vacance, & jusqu'à ce que le nouvel Evesque ou Archevesque, luy ait prété le serment de fidelité : Et par le mesme droit le Roy confere tous les Benefices dependans desdits Archevefchez & Evefchez, non de ceux qui ont charge d'ames, lesquels durant la vacance du Siege Episcopal ou Archiepiscopal, se trouvent vaquans de droit ou de fait, ou de fait, ou de droit seulement.

L'ouverture de la Regale vient de la vaquance de l'Evesché ou

Archevesché, par mort, promotion au Cardinalat, demission ou resignation faite par l'Evesque ou Archevesque, ou par translation de leurs personnes en un autre Evesché ou Archevesché. Comme au contraire la Regale est close par lettres Patentes de main-levée de la Regale, que le Roy fait expedier au nouvel Evesque, & qui doivent estre registrées en la Chambre des Comptes de Paris; & en outre il faut que ces Lettres Patentes de main-levée avec l'Arrest d'enregistrement, soient signifiées aux Officiers du Roy sur les lieux, avant que la Regale puisse estre close, comme il a esté jugé par Arrest du 15. Mars 1677.

Les Benefices vaquent en Regale quand ils ne sont remplis d'aucun Titulaire, ou quand ceux qui les possedent n'ont aucun titre valable. Que si le Titulaire n'avoit pris possession que par Procureur, le Benefice seroit reputé vaquant de fait en Regale; parce qu'en matiere de Regale pour empescher la vacance il faut que le Benefice soit rempli sans aucune fiction, de sorte qu'il ne suffit pas qu'il y ait un Titulaire legitime, mais il faut que le Titulaire soit en possession vraye, legitime, & solemnelle, actuelle & effective. Il est vray qu'en matiere Beneficiale lorsque deux Titulaires concourent ensemble, pourveus, ou par l'Ordinaire ou par le Pape, celuy qui a pris possession par Procureur, a acquis un droit suffisant pour se dire possesseur du Benefice, parce que quoy-que telle possession soit feinte, neanmoins cette fiction de Droit a lieu, & elle produit le mesme effet que si elle estoit vraye, propre & actuelle: Mais en matiere de Regale il faut pour empescher la vacance du Benefice, que la possession soit prise en personne par le Titulaire. Ainsi tous les Benefices dont la possession est prise seulement par Procureur, & non en personne, au temps de l'ouverture de la Regale, sont vaquans de fait, & il faut derechef se faire pourvoir en Regale.

Pour prendre possession dans les Eglises Cathedrales, il faut se presenter au Chapitre, & sur son refus prendre possession en personne, qui sont des actes de fait qui empeschent la vacance en Regale.

Autrefois on a pretendu que le Roy n'avoit le droit de Regale que sur quelques Archeveschez & Eveschez de son Royaume, & que plusieurs en estoient exempts, mais le Roy par une Declaration du 10. Février 1673. verifiée au Parlement le 18. Avril ensuivant, a declaré que le droit de Regale luy appartient universelle-

ment

ment dans tous les Archevefchez & Evefchez du Royaume, Terres
& païs de fon obeïffance, à l'exception feulement de ceux qui en
font exempts à titre onereux ; de forte qu'il n'eft plus permis à prefent de revoquer en doute que tous les Evefchez & Archevefchez
du Royaume ne foient fujets à la Regale.

Penfion eft une portion des fruits & du revenu d'un Benefice
affigné à un Ecclefiaftique par l'authorité du Pape & pour caufe
legitime : elle doit eftre affignée d'une certaine fomme, à prendre
fur les fruits & revenus du Benefice, laquelle regulierement ne
doit point exceder le tiers, neanmoins on les fouffre ordinairement jufques à la valeur de la moitié.

Il n'y a que trois caufes pour lefquelles les penfions peuvent eftre
creées fur des Benefices.

La premiere eft la refignation ; quand un Ecclefiaftique refignant
fon Benefice retient & fe referve une penfion pour fa nourriture &
fubfiftance.

La deuxiéme eft la permutation, quand un Benefice d'un grand
revenu eft permuté avec un autre qui eft d'un moindre revenu ;
car en ce cas celuy qui fe dépoüille du meilleur Benefice, peut fe
referver une penfion fur iceluy, pour rendre égale la condition
des permutans, ou au moins pour empefcher qu'il n'y ait une trop
grande inégalité.

La troifiéme eft pour terminer un procez entre les parties, comme quand deux particuliers plaident pour un mefme Benefice, &
apprehendant tous deux l'évenement du procez ils conviennent &
s'accordent entr'eux en telle forte que l'un refigne fon droit à l'autre à la charge d'une penfion, par le moyen de laquelle le differend eft partagé, l'un ayant le Benefice, & l'autre une penfion fur
iceluy.

Ceux qui poffedoient des Cures ou des Chanoinies pouvoient autrefois les refigner à la charge d'une penfion jufques au tiers du
revenu, & fi la penfion excedoit, elle eftoit reduite à cette portion,
mais le Roy par une Declaration donnée à Ath au mois de Juin 1671.
a ordonné que les pourveus des Cures & des Prebendes ordinaires,
ou Theologales dans les Eglifes Cathedrales ou Collegiales, ne
pourront les refigner avec referve de penfion, qu'aprés les avoir
actuellement defervies durant 15. années ; fi ce n'eft pour caufe de
maladie connuë & approuvée de l'Ordinaire qui les mette hors
d'état le refte de leurs jours de pouvoir faire les fonctions de leurs

Benefices ; de forte neanmoins qu'en ce cas la penfion ne peut pas exceder le tiers du revenu des Cures & Prebendes ; & à condition que ce tiers diftrait pour la penfion, il puiffe encore refter au Titulaire qui defervira, la fomme de trois cent livres par chacun an franche de toutes charges, fans comprendre en cette fomme le cafuel & le creux de l'Eglife, qui doit appartenir au Curé, ny les diftributions manuelles qui appartiennent pareillement aux Chanoines, & defervans, outre lefdites trois cent livres.

Portion congruë eft une certaine portion qui eft deuë au Curé ou Vicaire perpetuel qui deffert une Cure, par ceux qui perçoivent les groffes dixmes dans la Paroiffe.

Les portions congruës ont efté reglées & fixées dans le Royaume.

Premierement par l'Edit du Roy Charles IX. du mois d'Avril 1571. art. 9. à 200. livres.

Depuis elles ont efté augmentées jufques à trois cent livres par l'article 13. de l'Ordonnance du mois de Janvier 1629.

Par Declaration du Roy donnée fur les remonftrances du Clergé du 17. Aouft 1632. verifiée au Grand Confeil le 23. Mars 1633. il a efté ordonné que la fixation des portions congruës à trois cent livres par l'Ordonnance de 1629. auroit lieu feulement pour les Provinces qui font au deça la Loire ; & qu'à l'égard des Diocefes de Bretagne & des Provinces qui font au delà de la Riviere de Loire, les portions congruës demeuroient fixées à deux cent livres, comprenant dans lefdites portions congruës, les menuës dixmes, le fond des Cures, les fondations des Obits, & autres revenus ordinaires. Et à la charge auffi qu'és lieux où de toute ancienneté il y a portion de dixmes és revenus entre les Evefques, Chapitres, Abbez, Prieurs & les Curez ou Vicaires perpetuels, lefdits Curez feront tenus de fe contenter de leur ancien partage.

Cette Declaration ayant efté publiée les gros Decimateurs des Diocefes qui font au deça de la Riviere de Loire, croyant qu'ils ne devoient pas eftre de pire condition que ceux qui font au delà de ladite Riviere, ont obtenu un Arreft au Privé Confeil du Roy, le 30. May 1634. par lequel il a efté ordonné que les portions congruës feroient reduites & moderées à deux cent livres pour les Cures qui font au deça de la Riviere de Loire, de mefme que pourcelles qui font au delà de ladite Riviere ; & enfuite il y a eu une autre Declaration du Roy du 18. Decembre de la mefme année verifiée au Grand Conseil , le 11. Janvier de l'année 1635. par laquelle en confirmant ledit Arrest du Privé Conseil , & interpretant l'article 13. de l'Ordonnance de 1629. les portions congruës pour les Cures situées au deçà de la Riviere de Loire , sont reduites & moderées à la somme de deux cent livres par an , à l'égard de celles où il n'y a point de Vicaire ; & à la somme de trois cent livres pour celles où les Curez ont besoin d'un Vicaire , sans comprendre dans lesdites sommes de deux cent livres ou de trois cent livres les Offrandes & droits casuels , ny les fondations des Obits , qui demeurent aux Curez & Vicaires perpetuels , & non les menuës dixmes , les revenus des fonds & domaines des Cures , & autres revenus ordinaires , qui sont precomptez sur lesdites portions congruës , nonobstant ledit article 13. de l'Ordonnance de 1629.

Il y a eu une autre Declaration du 30. Mars 1666. portant que celle de l'année 1634. sera executée , & qu'en consequence les Curez qui n'ont point de Vicaire , n'auront que deux cent livres de portion congruë , sans toutefois comprendre en ladite somme , les Offrandes , les droits casuels , c'est à dire le creux de l'Eglise , & les fondations des Obits : mais dautant que cette Declaration n'a esté registrée qu'au Grand Conseil , elle n'est point observée au Parlement ; de sorte que si une cause en matiere de portion congruë est portée au Parlement , on adjuge trois cent livres de portion congruë , & si elle est portée au Grand Conseil on n'adjuge que deux cent livres.

Les procurations en matiere Beneficiale ne doivent point estre surannées sur peine de nullité de ce qui auroit esté fait ou obtenu par le moyen d'icelles , l'Ordonnance du Roy Henri II. au mois de Juin 1550. article 10. declare nulles toutes provisions sur procurations surannées ou generales ; ce qui a esté ainsi ordonné pour oster occasion à une infinité de fraudes qui se feroient par ce moyen , pour rendre les Benefices hereditaires contre l'intention de l'Eglise. Cette Ordonnance a esté confirmée par le Roy par un Edit du mois d'Octobre 1646. art. 12. par lequel il est deffendu expressément à tous Banquiers d'expedier aucunes provisions en Cour de Rome pour Benefices non Consistoriaux , sur procurations surannées sur peine de nullité , leur deffendant conformément à l'Ordonnance de l'an 1550. d'envoyer memoires , & donner charges d'obtenir dattes sur resignations , si par le mesme Courier , & dans le mefme paquet ils n'envoyent les Procurations, à peine de trois mille livres d'amende, &c.

Les Procurations en matiere Benficiale ne peuvent point eftre faites le nom en blanc du Procureur, parce que le Notaire eft obligé d'en garder minute fuivant l'Ordonnance des petites dattes art. 4. qui ordonne qu'il foit fait regiftre, non feulement des Procurations pour refigner les Benefices, mais auffi qu'elles ont efté delivrées, combien de fois, & à quelles perfonnes. Ce qui ne s'obferve pas pour les autres Procurations, dont ordinairement il ne fe fait point de minute, & dans lefquelles on met prefque toûjours le nom du Procureur en blanc, pour la commodité des parties, lefquelles paffent fouvent des Procurations pour expedier des affaires dans des lieux éloignez, fans fçavoir qui voudra fe charger de la Procuration, de forte que fi on en retenoit minute, & que dans la fuite la Procuration fût remplie d'autre nom, que de celuy qui auroit rempli la groffe de fon nom, ce feroit une efpece de fauffeté ; c'eft pourquoy les Procurations fe font les noms en blanc des Procureurs.

La Cour a fait un Reglement le 20. Aouft 1678. portant l'execution de l'Edit du mois d'Octobre 1646. par lequel conformément à cét Edit, elle ordonne que tous les actes y mentionnez generalement concernant les titres de poffeffions des Benefices, mefme des revocations des refignations paffées, tant par les Notaires Royaux, qu'Apoftoliques, les minutes en feront gardées par lefdits Notaires, qui feront tenus en delivrer des groffes aux parties, leur faifant deffenfes d'y contrevenir à peine de punition, de la nullité defdits actes, & de tous dépens, dommages & interefts des parties, & que celuy qui tiendra à l'avenir les regiftres des infinuations Ecclefiaftiques fera tenu faire ferment pardevant les Baillifs & Senefchaux, ou leurs Lieutenans des lieux où ils feront établis, & que ledit Greffier ne pourra inftrumenter comme Notaire en aucun acte qui fera fujet à infinuation dans ledit Regiftre, à peine de nullité defdits Actes, & fera tenu infinuer lefdits Actes dans fon regiftre, fi-toft qu'ils luy feront prefentez fans y laiffer aucun blanc, & de faire figner fur iceluy les porteurs defdits Actes.

Par l'article 9. dudit Edit de 1646. il eft porté que toutes Procurations pour refigner ou permuter Benefices, les revocations d'icelles, & toutes Procurations pour créer & éteindre penfions, sont nulles, si elles ne sont passées pardevant Notaires Royaux ou Apostoliques, en presence de deux témoins pour le moins, connus, domiciliez & non domestiques, parens ny alliez dans le degré de cousin germain du resignant, ou du resignataire, & s'ils ne signent la minute, s'ils sçavent signer, ou declarer qu'ils ne sçavent signer, dont les Notaires doivent faire mention. La mesme Ordonnance veut qu'aux presentations & collations des Patrons & Collateurs ordinaires, assistent deux témoins de la qualité susdite non parens ny alliez audit degré, ny domestiques du resignant, ny du Patron ou Collateur, lesquels doivent signer ainsi qu'il est dit, à peine de nullité.

Il y a trois Regles de Chancellerie Romaine observées en France, sçavoir celle *de infirmis*, celle *de publicandis*, & celle *de verisimili notitia.*

La Regle *de infirmis*, veut que si un Beneficier resigne son Benefice estant malade, la resignation ne soit valable à moins qu'il ne la survive 20. jours aprés qu'elle a este admise en Cour de Rome, autrement qu'elle soit nulle, & que le Benefice soit vaquant par mort, de mesme que s'il ne l'avoit point resigné.

La Regle *de publicandis*, veut que le resignataire pourveu en Cour de Rome publie sa resignation & prenne possession dans les six mois, & le pourveu par l'Ordinaire dans le mois, à compter du jour de sa provision; & qu'autrement la resignation demeure nulle si le resignant vient à deceder aprés les six mois, ou aprés le mois sans avoir esté depossedé.

La regle *de verisimili notitia*, requiert qu'il y ait un temps suffisant entre la mort du Beneficier par laquelle le Benefice est devenu vaquant, & les provisions qui en ont esté obtenuës, pour estre venu à la connoissance de celuy qui a obtenu les provisions, & pour avoir pû faire le voyage du lieu où le deffunt est mort, jusques à celuy où estoit alors le Collateur. Car s'il n'y a pas un temps suffisant, le pourveu est censé avoir couru son Benefice durant la vie du Beneficier & avant qu'il fût decedé, ce qui est une nullité dans les provisions.

Procuration pour resigner en Cour de Rome.

Pardevant les Notaires Gardenottes du Roy au Chastelet de Paris soussignez, fut present Maistre Antoine, &c. Prestre du Diocese d'Evreux, Docteur en Theologie, demeurant ruë saint Jacques

Parroiſſe ſaint Benoiſt, lequel a fait & conſtitué ſon Procureur general & ſpecial Maiſtre Claude, &c. auquel il a donné pouvoir &
puiſſance de, pour & au nom dudit ſieur conſtituant, reſigner &
remettre és mains de noſtre ſaint Pere le Pape, Monſeigneur ſon
Vice-Chancelier, ou autres ayant à ce pouvoir, la Cure de, &c.
dont ledit ſieur conſtituant eſt pourvû & paiſible poſſeſſeur, ſup-
plier ſa Sainteté d'admettre ladite reſignation au nom & au profit
de Maiſtre Jean, &c. & non d'autre ny autrement ; conſentir que
toutes Lettres de proviſions à ce neceſſaires luy en ſoient expediées
& delivrées, jurer & affirmer en l'ame dudit ſieur conſtituant, comme il a preſentement fait pardevant leſdits Notaires ſouſſignez, qu'en
ladite reſignation il n'y a, & n'y aura aucun dol, fraude, ſimonie,
ny autre convention vicieuſe & illicite, & generalemenr promettant, &c. Fait & paſſé, &c.

Procuration pour reſigner une Abbaye à charge de penſion.

Pardevant, &c. fut preſent Maître Jacques Prêtre du Dioceſe de Paris,
Docteur en Theologie, Abbé Commendataire de l'Abbaye Royale
de, &c. Dioceſe de, &c. demeurant à Paris ruë &c. lequel a fait &
conſtitué ſon Procureur general & ſpecial Maiſtre Nicolas, &c. auquel
il a donné pouvoir & puiſſance de, pour & au nom dudit ſieur conſtituant, reſigner & ceder la Commande de ladite Abbaye Royale
de, &c. entre les mains de noſtre ſaint Pere le Pape, Monſeigneur
ſon Vice Chancelier, & autres ayans à ce pouvoir, ſous le bon plaiſir du Roy noſtre Sire, en faveur toutefois de Maiſtre Claude, &c.
Preſtre du Dioceſe de, &c. non d'autres, à la reſerve neanmoins
de deux mille livres de penſion annuelle, que ledit ſieur conſtituant
ſe reſerve ſa vie durant, ſur les fruits & revenus de ladite Abbaye,
&c. payables en quatre termes, payemens égaux de trois mois en
trois mois en cette ville de Paris, en la demeure dudit ſieur conſtituant ; dont le premier écherra trois mois aprés que ledit ſieur Claude aura pris poſſeſſion de ladite Abbaye : ladite penſion exempte de
toutes charges ordinaires & extraordinaires, meſme des taxes du
Clergé, decimes, reparations des lieux, & autres charges generalement quelconques : conſentir de la part dudit ſieur conſtituant
que toutes Lettres, Bulles & ſignatures Apoſtoliques & Brevets du
Roy en ſoient bien & deuëment expediées & delivrées audit ſieur
Claude, jurant & affirmant en l'ame dudit ſieur conſtituant, comme il a fait pardevant les Notaires ſouſſignez, qu'en la preſente re-

fignation, ceffion de Commande à referve de penfion il n'eft intervenu ny interviendra aucun dol, fraude, fimonie, ny autres
pactions vicieufes & illicites, & generalement, &c.

Procuration pour refigner entre les mains du Collateur.

Fut préfent, &c. auquel il donne pouvoir & puiffance de, pour
& au nom dudit fieur conftituant, refigner purement & fimplement fon Benefice de, &c. entre les mains de Monfeigneur l'Evé-
que de, &c. collateur ordinaire dudit Benefice, pour en pourvoir
telle autre perfonne capable & fuffifante qu'il jugera à propos, confentir que toutes lettres & provifions neceffaires luy en foient expediées & delivrées, & generalement, &c.

Procuration pour confentir en Cour de Rome l'extinction d'une penfion.

Fut prefent Maiftre Jacques, &c. Preftre du Diocefe de Paris,
Docteur en Theologie, &c. lequel a fait & conftitué fon Procureur
general & fpecial Maiftre Pierre, &c. auquel il a donné pouvoir &
puiffance de, pour & au nom dudit fieur conftituant, confentir en
Cour de Rome & par tout ailleurs où befoin fera, l'extinction de
la penfion de deux mille livres par an audit Maître Jacques appartenant, & qu'il fe feroit refervée, & a efté creée en Cour de Rome à fon profit fur tous & chacuns les fruits & revenus de l'Abbaye
Royale de, &c. au Diocefe de, &c. dont il eftoit cy-devant titulaire, & ce pour la bonne amitié que ledit Maiftre Jacques, &c.
porte à Maiftre Claude, &c. à prefent titulaire & poffeffeur de ladite Abbaye, en confequence de la refignation que ledit Maiftre
Jacques luy en a cy-devant faite à la charge de ladite penfion, &
en vertu du Brevet du Roy du   jour, &c. jurer & affirmer
en l'ame dudit fieur conftituant, comme ledit Maiftre Jacques a
fait, &c.

Revocation d'une procuration pour Benefice.

Fut prefent en fa perfonne Maiftre Jacques, &c. Abbé de l'Abbaye Royale de, &c. lequel a fait & conftitué fon Procureur Maître Gervais, &c. auquel feul ledit fieur conftituant a donné & donne pouvoir & puiffance de fignifier & declarer à Maiftre Claude,
&c. que ledit fieur Abbé n'entend point que la procuration par luy
paffée le   jour, &c. pour refigner ladite Abbaye de, &c. au

profit dudit Maiftre Claude ait lieu, laquelle au contraire il a revoquée en Cour de Rome, comme encore d'abondant il la revoque en tant que befoin feroit, declarant ledit fieur conftituant eftre
& demeurer toûjours le vray titulaire & poffeffeur de ladite Abbaye, &c. & comme tel a fait & donné charge de faire tous actes
à ce requis & neceffaires, foit pour la jouïffance des fruits, collations de benefices & autres chofes concernans fadite dignité d'Abbé de fadite Abbaye ; d'empefcher auffi que nul autre que ledit Abbé conftituant s'en puiffe dire Abbé, mefme ledit Maiftre Claude :
& pour ce faire ledit fieur Jacques donne encore tout pouvoir &
puiffance fpeciale audit Procureur ; & en outre pour continuer les
affignations precedentes, & pour faire donner nouvelles affignations pardevant Noffeigneurs les Gens tenans les Requeftes du Palais à Paris, & pardevant tous autres Juges que befoin fera, pour
contraindre les Fermiers & Receveurs qui ont eu, ou doivent avoir
en leur poffeffion le revenu de ladite Abbaye, à payer audit fieur
conftituant, ou au Procureur pour luy, ledit revenu ; & de plus ledit fieur conftituant donne pouvoir à fondit Procureur de bailler
de nouvel à titre de ferme, & prix d'argent pour le temps, prix,
charges & conditions qu'il avifera, tous les fruits, profits, revenus
& emolumens de ladite Abbaye, appartenances, dépendances,
toutes charges deduites & fupportées par le porteur, qui fe payera à deux termes égaux aux dépens du preneur en la ville de Paris, en la maifon dudit fieur conftituant, à la referve des collations,
offices & benefices Ecclefiaftiques dépendans de ladite Abbaye, &
aux charges qu'il avifera, & generalement, &c.

Procuration pour prendre poffeffion d'un Benefice.

Fut prefent Maiftre Charles, &c. demeurant à, &c. Gradué nommé fur les Benefices dépendans de l'Evefché de, &c. lequel ayant
efté deuëment pourveu par noftre Saint Pere le Pape, & receu fes
provifions, en datte du   jour, &c. de la Cure de, &c. dé-
pendante dudit Evefché de, &c. qui a vaqué par la mort de Maiftre, &c. dernier Titulaire de ladite Cure, arrivée le   jour,
&c. a fait & conftitué fon Procureur general & fpecial Maiftre Nicolas, &c. luy donnant pouvoir & authorité de, pour & au nom dudit
conftituant, prendre poffeffion réelle, actuelle & corporelle de ladite Cure de, &c. en vertu defdites provifions, dont ledit Maiftre
Nicolas fera porteur, &c. & pour cét effet faire & obferver toutes

les

les formalitez & solemnitez ordinaires & accoûtumées estre faites ;
requerir & lever acte de ladite prise de possession, faire insinuer
& registrer ledit acte au Greffe des Insinuations Ecclesiastiques dudit Diocese de , &c. Et en cas d'empeschement à ladite prise de
possession, faire toutes & telles poursuites & procedures en Justice
que ledit Procureur avisera : requerir acte dudit empeschement,
élire domicile, & generalement, &c.

Prise de possession d'une Cure.

L'an mil six cent soixante & dix-neuf le   jour, &c. avant
midy pardevant moy Notaire, &c. en la presence des témoins sous-
nommez & soussignez, est comparu Maistre Nicolas , &c. au nom
& comme Procureur de Maistre Claude , &c. Prestre du Diocese
de Paris, pourveu en Cour de Rome de la Cure de , &c. ainsi
qu'il a fait apparoir de sa procuration passée pardevant
Notaires, &c. le   jour, &c. cy-attachée, aprés qu'elle a esté
signée & paraphée par ledit comparant, le sieur , &c. & par ledit
Notaire & témoins ; lequel Maistre Nicolas , &c. audit nom s'est
addressé à Maistre Jean , &c. Prestre demeurant, &c. & suivant la
commission portée par les lettres de provisions expediées en Cour
de Rome de ladite Cure , sur la resignation de Maistre Guillaume,
&c. dernier Titulaire & paisible possesseur d'icelle , au profit dudit
Maistre Claude, données le   jour, &c. signées, &c. a sommé
& requis ledit sieur , &c. de se transporter presentement dans l'E-
glise de , &c. avec moy Notaire & témoins ; & là mettre audit nom
en possession réelle, actuelle & corporelle de ladite Cure , fruits,
profits , revenus & emolumens en dépendans, suivant & conformément à ladite commission. Ce que ledit sieur , &c. ayant entendu , & lecture luy ayant esté faite desdites provisions, portant commission au premier Prestre , Juge, ou Notaire Royal, Huissier ou
Sergent Royal sur ce requis, pour mettre ledit   en possession
de ladite Cure de , &c. auroit receu & accepté ladite commission
avec honneur & respect, & offert de l'executer. Et à l'instant nous
estant tous transportez ensemblement dans l'Eglise Paroissiale de
ladite Cure de , &c. que nous aurions trouvée ouverte, &c. ledit
sieur, &c. Prestre & Commissaire susdit ayant pris par la main
ledit Maistre Nicolas au nom de Procureur dudit Maistre Claude,
auroit mis & installé ledit Maistre Claude en la personne dudit Maistre Nicolas son Procureur , en la possession réelle , actuelle & cor-

P pp

porelle de ladite Cure de , &c. fruits , profits , revenus & emolumens d'icelle , tant par l'entrée de ladite Eglise , son de la cloche ,
priere faite au Maiftre Autel d'icelle , baifement dudit Autel en fi-
gne de vraye poffeffion , que par la fortie d'icelle fans contradiction
ny oppofition quelconque : Ce faifant a ledit fieur , &c. Commiffaire fufdit fait inhibitions , & deffenfes à tous qu'il appartiendra de
troubler ny inquieter ledit Maiftre Claude , &c. en la poffeffion &
jouïffance de ladite Cure de , &c. fur les peines & cenfures Ecclefiaftiques & autres portées par lefdites Bulles ; ce fait feroient for-
tis ; de ladite Eglife : & au mefme inftant lefdites Bulles ont efté remifes és mains dudit Maiftre Nicolas , &c. audit nom de Procureur ,
qui de tout ce que deffus audit nom , a requis acte audit fieur Commiffaire qui luy a octroyé le prefent pour fervir & valoir ce que de
raifon audit Maiftre Claude , &c. le tout fait en la prefence de , &c.
témoins , qui ont figné avec ledit fieur , &c. Commiffaire , & moy ,
&c. Notaire Royal , &c. de ce requis fouffigné.

Procuration pour confentir la pleine maintenuë d'un Benefice.

Fut prefent Maiftre Georges Preftre , &c. lequel a fait & conftitué fon Procureur general & fpecial , Maiftre Jacques , &c. auquel feul ledit fieur conftituant donne plein pouvoir , puiffance &
authorité , d'eftre & comparoir pardevant Meffieurs du Grand
Confeil , & par tout ailleurs qu'il appartiendra , & là confentir &
accorder que Maiftre Jean , &c. foit maintenu & gardé en la poffeffion réelle & actuelle de la Cure de , &c. fruits , profits , revenus & emolumens d'icelle , & que les fins & conclufions prifes par
ledit fieur conftituant , pour raifon du titre de ladite Cure , foient
faites & adjugées audit Maiftre Jean , &c. paffer tel Arreft de main-
tenuë , & condamnation au profit dudit Maiftre Jean qu'il appartiendra , le tout fans dépens , dommages & interefts , ny reftitution de fruits d'une part & d'autre. Toutefois le tout fans innover
ny prejudicier à l'accord & tranfaction faite & paffée ce jourd'huy
pardevant les Notaires fouffignez , & generalement de faire tout
ce qu'il conviendra & appartiendra. Promettant , &c. Fait & paffé ,
&c.

Procuration pour faire fignifier les qualitez d'un Gradué.

Fut prefent Maiftre Jacques , &c. Preftre Gradué nommé fur les

benefices dépendans de l'Archêvéché de Paris, demeurant à Paris,
ruë, &c. lequel a fait & conftitué fon Procureur general & fpecial
Maiftre Antoine, &c. luy donnant pouvoir, pleine puiffance &
authorité de, pour en fon nom, &c. comparoir en perfonne pardevant Monfeigneur l'Archevêque de Paris, Meffieurs du Chapitre de l'Eglife Cathedrale, &c. leur faire fignifier fes lettres de
Gradué, dignitez & capacitez qu'il a obtenuës & pourroit obtenir
cy-aprés en l'Univerfité de Paris; ce faifant requerir l'infinuation
d'icelles; les leur faire rëiterer tous les ans, foit au temps de Carefme ou autre temps qu'il conviendra fuivant les Concordats; requerir auffi tous les Benefices qui vaqueront és mains des Graduez;
& en cas de refus fe pourvoir aux Superieurs & autres qu'il appartiendra: Et de tout prendre & requerir actes valables; iceux faire
enregiftrer és Greffes Ecclefiaftiques defdits lieux, & par tout où
befoin fera, fubftituer en tout ou partie du fufdit pouvoir, élire
domicile, & generalement, &c.

*Procuration pour requerir un Benefice vaquant dans un mois affecté
aux Graduez.*

Maiftre Nicolas, &c. Preftre du Diocefe de Sens demeurant à
Paris ruë, &c. Maiftre és Arts en l'Univerfité de Paris & Gradué
nommé fur le Chapitre de, &c. du Diocefe de, &c. lequel en continuant la requifition faite par Procureur pour luy à Meffieurs les
Chanoines de, &c. a fait & conftitué fon Procureur Maiftre Jean,
&c. Preftre, &c. auquel il a donné pouvoir & puiffance, de pour
luy & en fon nom requerir d'abondant aufdits fieurs Chanoines de,
&c. la Cure de, &c. vacante dans le mois de   affecté aux Graduez nommez, par le deceds de Maiftre Jacques, &c. Curé d'i-
celle, ainfi qu'il appert par l'extrait du regiftre mortuaire de la
Parroiffe de, &c. fait par   Notaire Royal, &c. demeurant
à, &c. le   jour, &c. par lequel appert ledit Maiftre Jacques
avoir efté inhumé en ladite Paroiffe de, &c. le quinziéme du mois
d'Avril, faire fignifier ledit extrait, enfemble la prefente Procuration tant aufdits fieurs Chanoines qu'à tous autres qu'il appartiendra, & au cas de refus dudit Chapitre de luy conferer ladite Cure vacante, en requerir acte qui luy vaudra comme prefentation,
& en confequence en obtenir *jure devoluto* auprés de Monfeigneur
l'Evefque de, &c. toutes les provifions neceffaires dudit Benefice,
d'iceluy prendre poffeffion actuelle & réelle, obferver le

en tel cas requis & accoûtumé, en requerir acte & iceluy faire enregiftrer où befoin fera, & en cas d'oppofition faire toutes proteftations contraires, affigner, intenter procez, deffendre & pourfuivre pardevant tels Juges que befoin fera, plaider, oppofer, &c.

Procuration pour permuter.

Fut prefent Maiftre Jacques, &c. Preftre du Diocefe du Mans Chanoine de l'Eglife Royale feculiere & Collegiale de faint, &c. audit Mans, & Chapelain de la Chappelle de Noftre Dame de, &c. Patronage Ecclefiaftique & de la collation du Chapitre de, &c. dudit Mans, laquelle Chapelle eft defervie dans ladite Eglife Collegiale, &c. demeurant ordinairement audit Mans, eftant de prefent à Paris logé, &c. lequel a fait & conftitué fon Procureur general & fpecial Maiftre Claude, &c. auquel feul il a donné pouvoir & puiffance, de pour luy & en fon nom refigner & remettre entre les mains de noftre Saint Pere le Pape, Monfeigneur fon Vice-Chancelier, ou autre ayant à ce pouvoir, ladite Chanoinie de l'Eglife Royale, &c. avec la maifon en dépendant, gros & autres fruits, profits, revenus & emolumens y appartenans & dépendans, & ladite Chappellenie de Noftre Dame, &c. de Patronage Ecclefiaftique & de la collation dudit Chapitre, &c. dans laquelle Eglife elle eft defervie, fruits, profits, revenus & emolumens generalement quelconques, en faveur toutefois de Maiftre Charles, &c. Preftre du Diocefe dudit Mans pourveu en Cour de Rome de la Cure de, &c. du Diocefe de Sens, & non d'autre, pour caufe de permutation Canonique defdites Chanoinie & Prebende de ladite Eglife, &c. & Chappellenie, pour ladite Cure de, &c. ou de fon & tel droit qu'il a en ladite Cure, comme de Benefice non chargé de penfion, jurer & affirmer en l'ame dudit conftituant, comme il a fait pardevant les Notaires fouffignez, qu'en la prefente refignation & permutation il n'eft intervenu & n'interviendra aucun dol, fraude, fimonie ny autres pactions illicites & vicieufes, confentir que provifions & lettres Apoftoliques leur en foient à chacun d'eux bien & deuëment expediées & delivrées. Et generalement, &c.

Autre Procuration pour permuter avec Concordat.

Furent prefens Maiftre Charles le Gras Avocat au Prefidial de Soiffons y demeurant, eftant de prefent à Paris logé ruë, &c. tant en fon nom que comme ayant charge & fe faifant fort de Maiftre Jacques Remond Preftre du Diocefe dudit Soiffons, Chanoine de l'Eglife Royale & Collegiale de Soiffons , & pourveu en Cour de Rome du Soufdoyenné de l'Eglife Cathedrale dudit Soiffons fous la refignation de deffunt Maiftre Claude le Gras cy-devant Sous-Doyen de ladite Eglife , d'une part , & Maiftre Nicolas , &c. Preftre du Diocefe de Soiffons , Chanoine de l'Eglife Royale , Seculiere & Collegiale de faint Eftienne de Troyes & Chappellain de la Chapelle de faint Martin , Patronage Ecclefiaftique & de la collation du Chapitre de faint Eftienne dudit Troyes dans laquelle Eglife elle eft defervie , ledit fieur Nicolas , &c. demeurant ordinairement à Troyes , eftant de prefent à Paris logé , &c. ledit fieur Maiftre Nicolas , &c. auffi pourveu dudit Sous-Doyenné par Monfieur le Doyen de ladite Eglife Collateur d'iceluy , d'autre part : lefquelles parties de l'avis de leurs amis communs pour affoupir le procez pendant & indecis entr'eux en la premiere Chambre des Requeftes du Palais à Paris , ont fait le concordat qui enfuit. C'eft à fçavoir que ledit Maiftre Charles le Gras efdits noms a promis de delivrer dans ce jourd'hy une bonne & valable procuration & irrevocable , portant refignation par ledit Maiftre Jacques Remond dudit Soufdoyenné de l'Eglife Cathedrale dudit Soiffons , ou de tout & tel droit qu'il a audit Benefice , entre les mains de noftre faint Pere le Pape, Monfeigneur fon Vice-Chancelier & autre ayant à ce pouvoir, en faveur dudit Maiftre Nicolas Preftre , &c. & non d'autre , & accumulant droit fur droit pour caufe de permutation Canonique dudit Sous-Doyenné & non autrement pour ladite Chanoinie de l'Eglife Royale , Seculiere & Collegiale de faint Eftienne de Troyes avec la maifon en dépendant , gros & autres fruits , profits , revenus & emolumens , & tout ainfi qu'en jouït ledit fieur Nicolas , & de ladite Chappellenie de faint Martin , Patronage Ecclefiaftique & de la collation dudit Chapitre de faint Eftienne de Troyes , dans laquelle Eglife elle eft defervie , fruits , profits , revenus & emolumens d'icelle , lefdits Benefices non chargez de penfion , ladite procuration paffée pardevant , &c. le   jour , &c. Et pareillement ledit Maiftre Nicolas a promis de paffer dans ce jour Procuration bonne & valable & irrevocable pour refigner & remettre entre les mains de noftre faint Pere le Pape, Monfeigneur fon Vice-Chancelier ou autres ayans à ce pouvoir , ladite Chanoinie de l'Eglife Royale , Seculiere & Collegiale de faint Eftienne de Troyes avec la maifon en dépendant , gros & autres fruits , profits , revenus & emoluwens , & tout ainfi qu'en jouït ledit fieur Nicolas

& ladite Chappellenie de saint Martin de Patronage Ecclesiastique
& de la collation dudit Chapitre de saint Estienne de Troyes dans
laquelle Eglise elle est deservie, fruits, profits, revenus & emolumens,
de laquelle il a esté pourveu depuis environ deux mois par le sieur
Doyen de ladite Eglise dans son jour de semaine, en faveur dudit
Maistre Jacques Remond & non d'autre, pour pareille cause de permutation Canonique desdites Chanoinie & Prebende & Chappellenie, pour ledit Sous-Doyenné de ladite Eglise Cathedrale de Soissons,
comme de benefices non chargez de pensions, & sans toutefois que
lesdites parties s'obligent à se garantir leursdits Benefices ainsi permutez autrement que par la declaration qu'ils font de ne les avoir resi-
gnez ny cedé leurs droits en iceux à autres personnes, declarant
respectivement lesdites parties qu'ils se tiennent contens desdits Benefices, & de l'état auquel ils sont à present, sans que l'une desdites
parties puisse pretendre alencontre de l'autre aucunes reparations
tant grosses que menuës des maisons & lieux dépendans desdits
Benefices, le tout pour les avoir bien connus & visitez. Et dautant
que ledit deffunt Maistre Claude le Gras n'est decedé qu'à la fin
du mois de Mars 1680. il appartient audit Maistre Charles le Gras
son frere & heritier la quatriéme partie des fruits, & revenus dudit Sous-Doyenné qui en estoient lors deus, & qu'iceluy sieur le
Gras Avocat, & ledit Remond ont debourfé beaucoup de deniers
& frais tant des voyages en cette ville de Paris & ailleurs, qu'autres pour raison de la poursuite & instance qu'ils ont contre ledit
sieur Nicolas en la premiere Chambre des Requestes du Palais à cause dudit Sous-Doyenné, lesdites parties en ont composé, & s'est ledit
sieur le Gras restraint, & a remis & quitté ladite quatriéme portion de fruits, moyennant la somme de cinq cent cinquante livres,
laquelle dite somme de cinq cent cinquante livres, ledit sieur
Nicolas promet & s'oblige bailler & payer audit sieur le Gras esdits noms en sa maison à, &c. ou au porteur, sçavoir moitié montant à 275. livres dans les jour & feste saint Jean Baptiste prochain,
& l'autre moitié montant à pareille somme de 275. livres au jour
& feste de Noël aussi prochain, & à faute du premier payement ledit sieur Nicolas poura estre contraint pour le tout. Et au moyen des
presentes ledit procez pendant en la premiere Chambre des Requestes du Palais, demeure terminé & assoupy, sur iceluy les parties se
mettent hors de Cour sans aucuns dépens, dommages & interests
ny choses quelconques pretendre de part & d'autre, se quittant re-

ciproquement de toutes autres demandes & actions, à la reserve neanmoins de ce qui a esté cy-deffus convenu ; & pour l'omologation du prefent Concordat de ladite Cour de Rome lefdites parties ont fait & conftitué leurs Procureurs Maiftres, &c. aufquels & à l'un d'eux ils ont refpectivement donné pouvoir & puiffance, de, pour eux & en leurs noms confentir à l'expedition de toutes lettres & fignatures d'omologation dudit Concordat, jurer & affirmer en l'ame defdits fieurs conftituans qu'au prefent concordat il n'eft intervenu & n'interviendra aucun dol, fraude, fimonie, ny autres pactions illicites & vicieufes. Et pour l'execution des prefentes les parties ont fait & conftitué leurs domiciles irrevocables, fçavoir ledit, &c. aufquels lieux, &c.

Procuration pour refigner pour caufe de permutation, à la charge de penfion.

Furent prefens Maiftre Jacques Simon Preftre du Diocefe de Paris, Chanoine de l'Eglife Cathedrale dudit Paris & Abbé Commendataire de l'Abbaye de Noftre Dame de, &c. de l'Ordre de Cifteaux, du Diocefe de Sens demeurant à Paris ruë faint Jacques, &c. d'une part, & Maiftre Claude Gerard Clerc Tonfuré du Diocefe de Roüen, Prieur Commendataire du Prieuré fimple de faint Jean de, &c. de l'Ordre de faint Benoift Diocefe de Chartres, demeurant à Paris, &c. d'autre part, lefquelles parties ont fait & conftitué leurs Procureurs generaux & fpeciaux, Maiftres, &c. aufquels & à chacun d'eux ils ont donné pouvoir & puiffance, de pour eux & en leurs noms, fçavoir Maiftre Jacques Simon de refigner & ceder la commande de ladite Abbaye de Noftre Dame de, &c. de l'Ordre de Cifteaux du Diocefe de Sens, entre les mains de noftre faint Pere le Pape, Monfeigneur fon Vice-Chancelier & autres ayans à ce pouvoir, fous le bon plaifir du Roy noftre Sire, en faveur dudit Maiftre Claude Gerard & non d'autre, pour caufe de permutation de ladite Abbaye pour ledit Prieuré de faint Jean de, &c. de Benefice paifible à Benefice paifible & non chargez de penfions, à la referve neanmoins de deux mille livres de penfion annuelle que ledit fieur Jacques Simon fe referve fa vie durant fur les fruits & revenus de ladite Abbaye de, &c. ledit Prieuré n'eftant de valeur de ladite Abbaye, payables à quatre termes & payemens égaux de trois mois en trois mois, en cette ville de Paris en la demeure dudit fieur Simon, dont le premier échéra trois mois aprés que ledit Maiftre Claude Gerard aura pris poffeffion de ladite Abbaye, ladite penſion exempte de toutes charges ordinaires & extraordinaires, taxes du Clergé, decimes, reparations des lieux, & autres charges generalement quelconques, ſans laquelle exemption ledit ſieur Jacques Simon declare qu'il ne reſigneroit point ladite Abbaye. Et pareillement ledit ſieur Claude Gerard de reſigner & ceder la commande de ſondit Prieuré de, &c. entre les mains de noſtre ſaint Pere le Pape, &c. en faveur dudit Maiſtre Jacques Simon & non d'autre, pour pareille cauſe de permutation dudit Prieuré de, &c. pour ladite Abbaye de, &c. comme de Benefice paiſible à Benefice paiſible, & non chargé de penſion. Et auſſi pour conſentir en ladite Cour de Rome à la creation de ladite penſion de deux mille livres payables aux clauſes & conditions cy-deſſus exprimées, declarant leſdites parties qu'ils ſont pourveus deſdits Benefices en commande pure & ſimple & ſans decret, & qu'ils ſe tiennent contens deſdits Benefices, & de l'état où ils ſont à preſent, ſans que l'une deſdites parties puiſſe pretendre à l'encontre de l'autre aucunes reparations deſdits lieux pour les avoir veus & viſitez : A eſté convenu que lorſque ledit Maiſtre Claude Gerard aura obtenu de ſa Majeſté le brevet de nomination de ladite Abbaye de, &c. promet de delivrer à ſes frais un *duplicata* d'iceluy audit ſieur Simon, pour aſſurance de l'agrément qu'aura fait ſa Majeſté de ladite permutation, à la reſerve de ladite penſion de deux mille livres. Et pour l'omologation du preſent concordat en ladite Cour de Rome, les parties ont fait & conſtitué leurs Procureurs generaux & ſpeciaux Maiſtres, &c. auſquels & à chacun d'eux ils ont reſpectivement donné pouvoir & puiſſance de pour eux & en leurs noms, conſentir à l'expedition de toutes lettres & ſignatures d'omologations dudit concordat, jurer & affirmer en l'ame deſdits ſieurs conſtituans, comme ils ont fait pardevant les Notaires ſouſſignez, qu'au preſent traité & concordat il n'eſt intervenu, &c. & pour l'execution des preſentes leſdites parties ont fait & conſtitué leurs domiciles irrevocables ſçavoir, &c. auſquels lieux, &c.

Concordat ſur la permutation de deux Benefices.

Furent preſens honorables & diſcrettes perſonnes Maiſtres Jacques, &c. Doyen de l'Egliſe Cathedrale de, &c. d'une part, & Maiſtre Claude, &c. Prieur du Prieuré de, &c. Dioceſe d'Evreux d'autre part, leſquels ont volontairement fait & paſſé enſemble le concordat qui enſuit pour raiſon de la permutation accordée entr'-

eux

eux , fous l'autorité de noſtre ſaint Pere le Pape , dudit Doyenné de , &c. pour ledit Prieuré , &c. eſtant en la collation du Roy ; ſçavoir que pour l'effet de ladite permutation ledit Maiſtre Jacques a preſentement fourni & delivré audit Maiſtre Claude la procuration *ad reſignandum* bonne & valable dudit Doyenné en faveur dudit Maiſtre Claude pour cauſe de permutation pour ledit Prieuré , &c. comme auſſi ledit Maiſtre Claude a preſentement baillé & fourni audit Maiſtre Jacques ſa Procuration *ad reſignandum* dudit Prieuré , au nom & en faveur dudit Maiſtre Jacques , avec le Brevet du Roy & lettres neceſſaires , pour ſur leſdites procurations obtenir en Cour de Rome les proviſions deſdits Doyenné & Prieuré : leſquelles proviſions ſeront levées & expediées aux frais , pourſuite & diligence , &c. & celles dudit , &c. à luy baillées & delivrées en cette ville de Paris , franches & quittes : deſquelles procurations *ad reſignandum*, reciproquement données leſdites parties ſe ſont tenuës & tiennent contentes , promettant leſdites parties reſpectivement rendre leſdits deux Benefices , ainſi permutez , paiſibles , libres & déchargez de toutes decimes , alienations , charges & ſervices , meſme les edifices en bon & ſuffiſant état de toutes reparations , le tout juſques au jour de Paſques prochain. Et dautant que ledit Prieuré de , &c. eſt de beaucoup moindre valeur que ledit Doyenné , comme les parties ſont d'accord , ledit Maiſtre Jacques , &c. en faiſant ladite permutation s'eſt retenu & reſervé ſur iceluy Doyenné ſa vie durant la ſomme de mille livres de penſion annuelle , qui ſera creée en Cour de Rome ſous le bon plaiſir de ſa Sainteté , payable en cette ville de Paris , en quatre termes & payemens égaux , de trois mois en trois mois , laquelle penſion commencera à avoir cours trois mois aprés , & ainſi continuer la vie durant dudit Maiſtre Jacques , &c. Et outre ce ledit Maiſtre Jacques aura la jouïſſance ſa vie durant de la maiſon Seigneuriale de , &c. clos , jardins , terres , pourpris , &c. dépendans dudit Doyenné , à la charge des reparations & charges viageres. Icelle penſion de mille livres & jouïſſance de ladite Seigneurie , libres & exemptes de toutes charges quelconques , tant ordinaires qu'extraordinaires , de celles qui ſont impoſées , ou qui pourront eſtre impoſées à l'avenir ; laquelle penſion de mille livres tournois , ledit Maiſtre Claude & le ſieur Michel , &c. caution à ce preſent promettent ſolidairement payer & continuer , &c. dont ledit ſieur Michel fera ſon propre fait & dette. Neanmoins a eſté convenu entre

Qqq

les parties, que pour affurance & plus grande facilité du payement
de ladite penfion , & pour & au lieu d'icelle Maiftre Jacques jouïra fa vie durant entierement de ladite Terre & Seigneurie , &c.
revenus, & emolumens , droits & devoirs d'icelle Terre , fans en
rien excepter ny referver , baillera à ferme & recepte ou autrement
tant en general qu'en particulier pour tel temps que bon luy femblera , & generalement en fera comme de fon propre Benefice ,
à la charge d'entretenir les lieux en bon état. Et moyennant laquelle jouïffance de ladite Seigneurie & revenus d'icelle à quelque fomme qu'elle puiffe monter , & encore qu'elle fût moindre que lefdites mille livres de penfion , ledit Maiftre Jacques fe contentera ,
& ne fe pourra addreffer fur le refte du revenu & droits dudit
Doyenné , finon en cas de notoire empefchement par ruine , guerre , expulfion ou violence , auquel cas il aura recours fur tout le revenu & plus clair dudit Doyenné pour lefdites mille livres de penfion. Car ainfi a efté accordé le tout fous l'authorité & bon plaifir
de noftre faint Pere le Pape , &c.

Sommation de conferer un Benefice en vertu d'un Indult.

Aujour'huy en la prefence & compagnie des Notaires, &c. Maiftre
Jacques , &c. s'eft tranfporté pardevant Meffires les Doyen , Tre-
forier, Chanoine & Chapitre de, &c. affeblez en la falle de leur Chapitre , où eftant & parlant audit fieur Doyen & aufdits fieurs Chanoines , ledit Maiftre Jacques a dit & remontré , que cy-devant , &
dés le   jour, &c. il leur a môtré & fait notifier l'acte de nomination
faite de fa perfonne aufdits fieur Doyen & Chapitre , par Monfieur
Maiftre Pierre , &c. Confeiller du Roy noftre Sire , en fa Cour de
Parlement , pour luy conferer le premier Benefice qui viendroit à
vaquer de la collation defdits fieurs Doyen & Chapitre , en vertu
des lettres Patentes du Roy , de la nomination faite par fa Majefté
dudit fieur M. M. Pierre , à caufe de fon Indult fur ledit Doyenné
& Chapitre , dattée du   jour , &c. ainfi que ledit Maiftre Jacques a fait apparoir par l'acte de ladite notification faite par
Notaires , &c. le   jour , &c. Or à prefent qu'il eft avenu vacance d'une Chanoinie & Prebende en ladite Eglife par le deceds
de Maiftre Guillaume , &c. arrivé le   jour , &c. A ces caufes
ledit Maiftre Jacques a prié & requis lefdits fieurs Doyen & Chanoines de luy conferer ladite Prebende & Chanoinie , & luy en faire expedier & delivrer leurs lettres de collation & provifion , fui-

vant lefdites lettres Patentes du Roy ; lefquelles lettres & acte de nomination faite de fa perfonne par ledit M. M. Pierre , il a derechef & prefentement montrées & exhibées aufdits fieurs Doyen & Chanoines , proteftant ledit M. Jacques en cas de refus d'avoir recours au Superieur & de fe pourvoir ainfi qu'il avifera bon eftre ; lefquels fieurs Doyen & Chanoines ont fait réponfe qu'ils requierent copie defdites lettres Patentes du Roy , acte de nomination dudit Maiftre Jacques , notification de la prefente requifition & proteftation , pour en communiquer & prendre avis avec Meffieurs leurs Confreres au premier jour de Chapitre. Ce qui leur a efté accordé, & de fait leur ont efté prefentement baillées & delivrées lefdites copies , qui ont efté collationnées aux originaux par lefdits Notaires fouffignez, dont acte , &c.

Tranfaction fur la penfion d'un Benefice.

Furent prefens Maiftre Jacques , &c. cy-devant Prieur , Curé de l'Eglife faint Paul , &c. Diocefe de , &c. d'une part , & Maiftre Pierre , &c. à prefent Prieur-Curé de ladite Eglife , d'une part. Difans les parties , fçavoir ledit Maiftre Jacques que cy-devant il a refigné ledit Prieuré-Cure en faveur de Maiftre Claude,à la charge & referve de fix cent livres de penfion annuelle fur les fruits & revenus dudit Benefice la vie durant dudit Maiftre Jacques , laquelle penfion a efté bien & deuëment creée & homologuée en Cour de Rome,par lettres valables & autenthiques, & icelle payée & continuée audit Maiftre Jacques , tant par ledit Nicolas que par ledit Maiftre Pierre fon refignataire , pendant dix années , & jufques au jour de Pafques dernier que ledit payement a ceffé ; ce qui auroit donné fujet audit Maiftre Jacques de faire faifir & arrefter les fruits & revenus dudit Benefice , & s'eftant ledit Maiftre Pierre oppofé à ladite faifie,ledit Maiftre Jacques luy auroit communiqué , & baillé copie de fes lettres & fignatures de creation de ladite penfion , promeffe & titre nouvel d'icelle, paffez par lefdits Maiftre Claude & Maiftre Pierre , concluoit à ce que ledit Pierre fût tenu & condamné luy payer & continuer ladite penfion , fi mieux il n'aimoit luy rendre & retroceder ledit Benefice. A quoy par ledit Pierre eftoit dit qu'il eftoit pourveu, & Titulaire dudit Benefice de bonne foy, pour caufe de permutation faite entre luy & ledit Maiftre Claude , auquel il avoit refigné par échange le Doyenné de , &c. que par le Concordat & provifion ledit Prieuré-Cure n'eftoit chargé d'aucu-

Q q q ij

ne penſion, qu'il eſtoit bien & canoniquement pourveu en Cour de Rome, purement & ſimplement, tenoit ledit Benefice de noſtre ſaint Pere le Pape, ne devoit rien de ladite penſion, que ledit Jacques ne faiſoit aucun ſervice à l'Egliſe, qu'ainſi il n'eſtoit pas raiſonnable qu'il profitât des biens d'icelle, que c'eſtoit eſpece de ſimonie, qu'en tout cas ledit Jacques devoit avoir ſon recours ſi bon luy ſembloit contre ſon reſignataire, & non contre luy. Repliqué par ledit Jacques, que ledit Pierre pourveu par reſignation dudit Maiſtre Claude eſt tenu de ſes faits & promeſſes, comme tenant de luy le Benefice, que quand meſme il auroit eſté pourveu *per obitum*, il en ſeroit tenu ſur les fruits du Prieuré, Benefice ſimple, non ſujet à charge d'ames, & qui eſt ſeparable d'avec la Cure, qu'il ne ſeroit pas juſte que la fraude le privât de ſes alimens, que ledit Maiſtre Pierre a tort de ſe ſervir du mot de ſimonie, que les penſions ſont de conſtitution canonique, confirmées par les Ordonnances & les Arreſts des Cours Souveraines, afin qu'un Beneficier qui a long-temps deſervi un Benefice comme eſt ledit Maiſtre Jacques, qui a deſervi ledit Prieuré-Cure pendant 20. années, & qui ne peut plus vaquer au miniſtere Eccleſiaſtique à cauſe de ſon âge, ait moyen de ſe nourrir & alimenter pendant ſa vieilleſſe, & ne ſoit pas reduit aux dernieres extremitez, qu'il n'eſt tenu s'addreſſer au reſignataire, mais directement aux fruits de ſon Benefice : ſur laquelle conteſtation ſeroit intervenu Arreſt de la Cour, par lequel ledit Pierre eſt condamné payer & continuer ladite penſion de ſix cent livres audit Maiſtre Jacques ſa vie durant, ſi tant ledit Pierre eſt Titulaire dudit Benefice ; à l'execution duquel Arreſt ledit Pierre ſe ſeroit oppoſé, & pour cauſes d'oppoſitions, alleguoit qu'en tous cas ladite penſion eſtoit exceſſive, qu'à peine reſtoit-il ſa penſion congruë, requeroit la Cour de la reduire au tiers du revenu ſuivât les regles, qu'il eſtoit neceſſaire & important pour l'honneur de l'Egliſe, & qu'un Preſtre & un Curé eût moyen de vivre hôneſtemêt, requeroit auſſi la Cour de luy delivrer commiſſion pour aſſigner en icelle ledit Maiſtre Claude ſon reſignataire, afin de recours & repetition de ladite penſion ſur ledit Doyenné ; ſoûtenu par ledit Jacques que leſdits Prieuré & Cure unis valoient 1200. livres de revenu. Or deſirans les parties vuider & terminer ledit procez, elles ont par l'avis de leur Conſeil & amis traité & accordé ainſi qu'il enſuit: C'eſt à ſçavoir que ledit Jacques a remis, moderé & reduit leſdites ſix cent livres de penſion par chacun an la vie durant dudit Jacques , si tant ledit Pierre est possesseur dudit Benefice , payable aux termes , &c. à commencer , &c. dont le premier paye-ment est écheu au jour de Pasques dernier , & le second échéra , &c. & continuer , à quoy les fruits & revenus dudit Prieuré-Cure de saint Paul sont & demeurent par preference & hypotheque speciale & privilege , chargez , affectez , & hypothequez , & generalement , &c. & ne pourra ledit Pierre se demettre & quitter ledit Prieuré-Cure par permutation , resignation ou autrement , qu'à la charge de ladite pension viagere , sauf audit Pierre à repeter & avoir son recours pour les arrerages de ladite pension écheus & à échoir contre ledit Claude & ses biens , & specialement sur les fruits & revenus dudit Doyenné,& autrement se pourvoir pour raison de ce , ainsi qu'il avisera , & pour cét effet ledit Jacques l'a mis & subrogé en son lieu , droits , noms , raisons & actions , sans toutefois aucune garantie , restitution de deniers , ny recours quelconques , en quelque sorte & maniere que ce soit , & au moyen de ce les parties se sont mises hors de Cour & de procez , sans dépens , dommages ny interests de part ny d'autre , &c.

Autres manieres d'actes qui ont esté obmis.

Contract d'acquisition de Boutiques du Palais.

PArdevant les Notaires , &c. fut present Jacques du Clos , &c. demeurant à Paris ruë , &c. lequel à la priere & requisition de Jacques Germain Marchand à Paris , & Madeleine , &c. sa femme demeurant, &c. a volontairement reconnu & confessé avoir vendu, cedé , quitté , transporté & delaissé ; & par ces presentes vend , cede , quitte , transporte & delaisse dés maintenant à toûjours , & promet garantir de ses faits & promesses seulement ausdits Jacques Germain , & sa femme à ce presens & acceptans , ladite femme autorisée de son mary pour l'effet des presentes , acquereurs pour leurs hoirs & ayans cause ; quatre boutiques scizes dans la grande salle du Palais à Paris , qui sont les cinq , six , sept & huitiéme boutiques des huit qui appartenoient audit Jacques du Clos,à prendre depuis la porte ou arcade percée , qui sert d'entrée de la gallerie Dauphine dans ladite grande salle du Palais à main gauche , en y entrant par ladite arcade , & qui sont aussi les premiers , deux , trois

& quatriéme defdites huit boutiques à main droite, en entrant dans ladite grande Salle par l'entrée ou arcade qui eft au commencement de ladite gallerie Dauphine, du côté de la gallerie des Merciers, deux defquelles quatre boutiques prefentement venduës, font occupées par, &c. Lefdites quatre boutiques ainfi qu'elles fe pourfuivent & comportent & étendent de toutes parts, depuis & compris la moitié de l'épaiffeur de la cloifon d'ais, qui fait feparation de celle tenuë par, &c. d'avec celle que ledit Jacques du Clos a cy devant accordée à tel, &c. par contract paffé pardevant, &c. le jour, &c. jufques & derriere la porte de ladite arcade, qui fert d'entrée en la grande falle du côté de la gallerie des Merciers, laquelle cloifon demeurera commune & moitoyenne entre lefdits acquereurs & ledit, &c. lefquelles huit boutiques appartenoient audit Jacques du Clos, au moyen de la vente & adjudication qui luy en auroit efté faite à faculté de rachat perpetuel par Meffieurs les Commiffaires generaux, deputez par le Roy pour l'execution des Edits du mois d'Avril 1645. & Decembre 1652. en la Chambre fouveraine du domaine, établie au Palais à Paris, par contract de ladite adjudication du 8. Mars 1657. figné defdits fieurs Commiffaires, & plus bas, *Lantage*, ratifié & confirmé par Lettres patentes de fa Majefté, données à Paris le 5. Avril audit an 1657. fignées, *Loüis*, & fur le repli, *par le Roy, de Lomenie*, & fcellées du grand Sel de cire jaune, le tout regiftré au Parlement, Chambre des Comptes, & Bailliage du Palais les 11. 20. & 23. Avril de ladite année. Eftant lefdites quatre boutiques prefentement venduës, du Domaine du Roy, & chargées de tels droits qu'elles peuvent devoir à fa Majefté, des arrerages defquels droits fi aucuns font deus, ledit fieur vendeur promet acquitter lefdits acheteurs, jufques au jour faint Remy dernier, premier jour du prefent mois d'Octobre. Pour lefdites quatre boutiques prefentement venduës, joüir faire & difpofer par lefdits Jacques Germain & fa femme, leurfdits hoirs & ayans caufe, tout ainfi qu'a fait & auroit pû faire ledit Jacques du Clos, en vertu de ladite adjudication à faculté de rachat perpetuel, Lettres patentes de fadite Majefté, & Arreft d'enregiftrement, cy-deffus dattez, à commencer la joüiffance dudit premier jour du prefent mois d'Octobre. Ces vente, ceffion, tranfport, & delaiffement faits aux charges fufdites, & d'entretenir les baux faits defdites quatre boutiques aux cy-deffus denommez pour le temps qui refte à expirer d'iceux, fi mieux n'aiment lefdits acque-

reurs les refoudre à depoffeder les locataires, & acquitter & indemnifer ledit Jacques Germain, de tout dédommagement & autres
chofes fi autrement lefdits locataires peuvent pretendre. Et outre
pour & moyennant la fomme de, &c. fur laquelle lefdits acque
reurs ont prefentement baillé, payé & delivré audit Jacques d
Clos, qui a pris & reçeu d'eux la fomme de, &c. en efpeces d
loüis d'or & d'argent & monnoye, le tout bon & ayant cours, fu
vant l'Ordonnance, dont il s'eft tenu & fe tient content, & les c
a quitté & quitte. Et quant à la fomme de, &c. reftant, lefdits Ja
ques Germain & fa femme ont promis, & fe font obligez & obli
gent folidairemét l'un pour l'autre, chacun d'eux feul pour le tout, fa
divifion ny difcuffion, renonçans aufdits benefices & droits, le
bailler & payer audit Jacques du Clos en fa maifon à Paris, ou au
porteur des Prefentes dans fix mois, de ce jourd'huy pour tout
delay, à peine de tous dépens, dommages & interefts, & jufques
à l'actuel payement, de payer l'intereft à raifon du denier vingt,
fuivant l'Ordonnance; auquel payement de, &c. & interefts, lefdites quatre boutiques prefentement venduës, demeurent par privilege & hypotheque fpeciale, affectées, obligées & hypothequées.
Et outre lefdits acheteurs y obligent, affectent & hypothequent
tous & chacuns leurs autres biens meubles & immeubles, prefens
& avenir, fans qu'une obligation deroge à l'autre, tranfportant
par ledit Jacques du Clos aufdits acquereurs, tous droits de proprieté & autres qu'il a, & peut avoir fur lefdites quatre boutiques prefentement venduës, dont il s'eft demis & delaifi à leur profit, &
de leurs hoirs, & ayans caufe, voulant qu'ils en foient faifis par &
ainfi qu'il appartiendra, conftituant à cette fin fon Procureur le
porteur des Prefentes, luy donnant pouvoir de ce faire, & d'en
requerir actes. Et ont lefdits acheteurs reconnu que ledit Jacques du
Clos leur a prefentement baillé & mis és mains les Originaux defdits
contracts de vente & adjudication defdites huit boutiques, Lettres patentes de ratification, & Arreft d'enregiftrement. Plus une quittance auffi en original de la fomme de, &c. du fieur Morice Tre-
forier General des Domaines de France du 22. Mars 1657. regiftrée au Contrôlle general des Finances, le 7. Avril enfuivant,
figné *Menardeau & le Camus*, ladite fomme payée pour le prix de
l'adjudication defdites huit boutiques, faite audit Jacques du Clos.
Plus trois quittances dattées l'une comme l'autre du 5. Avril, auffi
de ladite année 1657. paffées pardevant, &c. la premiere de Jean

Manian Menuisier , de la somme de deux mille livres pour les ouvrages de menuiserie qu'il a faits pour la construction desdites huit boutiques , & comptoirs qui sont au devant d'icelles. La deuxiéme de Pierre Montemps Maistre Serrurier , de cinq cent livres pour les ouvrages de ferrurerie pour la mesme construction. Et la troisiéme de Claude le Maire, veuve d'Adrian Brumortier pour les vitres desdites boutiques & des croisées d'icelles. Plus une quittance de Mathieu Huslon, commis par Arrest du Conseil à la recepte des droits attribuez aux Officiers des Chartres, de la somme de mille livres par ledit Jacques du Clos payées pour le sol pour livre appartenans ausdits Officiers des Chartres sur ladite adjudication à luy faite par lesdits sieurs Commissaires. Plus une declaration faite par ledit Jacques du Clos au terrier du Domaine du Roy pour lesdites huit boutiques, passée pardevant du Chesne & Parc Notaires, le 8. Janvier 1658. & l'Arrest de la Chambre Souveraine du Domaine du 29. dudit mois & an, signé *Joubert*, portant reception & enregistrement de ladite declaration. Plus deux certificats, l'un du sieur Chappelain , Secretaire General de la Marine du 29. Juillet 1660. & l'autre du sieur Villedot General des Oeuvres de Maçonnerie des bastimens du Roy, du 22. Septembre audit an, au sujet d'un passage qui est entre les deux & troisiéme desdites boutiques du côté de l'arcade , vers la gallerie des Merciers, pour passer de ladite grande salle à l'Amirauté, le dessus duquel passage est des dépédances de ladite troisiéme boutique, lequel passage demeurera en l'état qu'il est à present, de toutes lesquelles pieces fournies ausdits acquereurs ils se sont contentez, & contentent, reconnoissans que ledit Jacques du Clos leur en a cy-devant baillé communication, & qu'ils les ont fait voir & examiner par leur Conseil. Et lesquels acheteurs ledit Jacques du Clos a subrogé en son lieu & droits dans les Finances qu'il a payées , & frais qu'il a faits pour l'adjudication & construction desdites huit boutiques, & ce jusques à la concurrence de la moitié de la somme à laquelle se trouveront monter lesdites finances & frais , suivant & conformement aux susdites pieces, pour de ladite moitié faire & disposer par lesdits acheteurs à leur volonté, sans aucune garantie ny restitution de deniers pour quelque cause que ce soit de la part dudit vendeur. Promettans lesdits acheteurs aider desdites pieces à eux baillées & fournies audit Jacques du Clos, ou à ceux qui ont acquis de luy les autres quatre boutiques en cas qu'ils en ayent besoin. Car ainsi a esté convenu &

accor-

accordé entre les parties, lesquelles pour l'execution des Presentes, & de leurs dépendances ont éleu domicile, chacune en la maison où elle est demeurante sus designée, auquel lieu, &c.

Quittance endossée sur le precedent Contract.

Ledit Jacques du Clos denommé par le contract cy-dessus écrit, a reconnu & confessé avoir eu & receu de Jacques Germain & sa femme aussi y denommez, luy à ce present, qui luy a baillé, payé & delivré en la presence des Notaires, soussignez en especes de loüis d'or, d'argent & monnoye, le tout bon & ayant cours suivant l'Ordonnance, la somme de, &c. sçavoir, &c. de principal qu'ils luy doivent pour reste du prix porté audit contract, &, &c. pour quatre mois d'interests de ladite somme, qui ont couru depuis le jour dudit contract, jusques à ce jourd'huy ; de laquelle somme de, &c. ledit Jacques du Clos s'est tenu & tient content, & les en a quittez & quitte & tous autres. Ce fut fait & passé à Paris en l'étude, &c. l'un des Notaires soussignez le   jour, &c. & ont signé la minute des Presentes, estans sur celle dudit contract demeurée, &c.

Vente faite par Messieurs les Commissaires deputez par le Roy, des boutiques du Palais, avec la liquidation des deniers payez, & frais faits par l'Engagiste, le 24. Octobre 1675.

Les Commissaires Generaux deputez par sa Majesté pour la vente, alienation, & delaissement à perpetuité par infeodation & deniers d'entrée des Domaines, droits domaniaux, contrôlle des exploits & autres choses contenuës en la declaration du huitiéme jour d'Avril mil six cent soixante & douze, en execution des Edits des mois d'Avril mil six cent soixante & sept, d'Aoust mil six cent soixante neuf, verifiez où besoin a esté, & Arrests du Conseil intervenus en consequence.

Veu les Arrests du Conseil des vingt-sept Janvier, dernier Mars, 7. & 28. Avril 1674. intervenus en execution desdits Edits & Declaration, par lesquels sa Majesté auroit entre autres choses, ordonné que les Engagistes & possesseurs des maisons, boutiques, bancs, loges, & échoppes, situées tant dans le Palais, Halles, grand Châtelet, Cimetiere saint Jean, qu'autres lieux de cette Ville de Paris, representeroient pardevant Nous les titres, quittances & autres pieces en vertu desquelles ils en joüissent, pour estre procedé à la liquidation de leur finance, & pourveu à une remboursement, lesquel-

R r r

les liquidations avec les pieces sur lesquelles elles auront esté faites, demeureront à ceux qui s'en rendront adjudicataires pour leur servir de decharge valable des sommes y contenuës, comme s'ils en avoient fait le payement sur les quittances du Garde du Thresor Royal, conformément à la declaration du premier jour de Septembre 1647. verifiée où besoin a esté, suivant lesquels Arrests Jacques Germain, cy-devant Engagiste de quatre boutiques dans la grande Salle du Palais à Paris, qui sont les cinq, six, sept & huitiéme, à prendre depuis la porte & arcade percée, qui sert d'entrée en la Gallerie Dauphine, dans la grande Salle à main gauche en y entrant par ladite arcade, & qui sont aussi la premiere & deuxiéme en entrant dans ladite grande Salle par l'entrée ou arcade, qui est au commencement de ladite Gallerie Dauphine du côté de la Gallerie des Merciers, où est pour enseigné les deux Anges, nous a representé les titres dudit engagement; sçavoir un contract d'adjudication faite par les sieurs Commissaires à ce deputez, le 8. Mars 1657. à Jacques du Clos de huit Boutiques estans dans la grande salle du Palais, depuis la porte ou arcade percée de la salle Dauphine en entrant à main gauche, allant jusques au derriere la porte qui est prés les degrez pour descendre en l'ancienne Gallerie des Merciers, adossée contre le mur de ladite grande Salle & icelle Dauphine du nombre desquelles sont lesdites quatre, moyennant la somme de, &c. en principal, & la somme de, &c. pour les deux sols pour livre, quittance signée Morice, Thresorier General des Domaines, du payement à luy fait par ledit Jacques du Clos, le 2. Mars 1657. de de ladite somme de, &c. en principal, & de la somme de, &c. pour les deux sols pour livre, enregistré au contrôlle general des Finances le 7. Avril 1657. signée *Menardeau & le Camus.* Lettres patentes du Roy du 5. Avril 1657. de ratification dudit contract, registrées au Parlement, Chambre des Comptes & Bailliage du Palais. Procez verbal du Lieutenant General au Bailliage du Palais du 23. Avril 1657. contenant la mise en possession par luy faite dudit Jacques du Clos esdites huit Boutiques, quittance passée pardevant le Cat & le Semelier Notaires au Châtelet de Paris le 5. Avril 1657. de la somme de cent livres payée par ledit Jacques du Clos pour les croizées & auvans servans à la construction desdites huit boutiques. Autre quittance pardevant lesdits Notaires de la somme de deux mille livres payée par lesdits Jacques du Clos lesdits jour & an, pour les ouvrages de menuiserie servans à ladite construction. Autre quittance passée pardevant lesdits Notaires de la somme de cinq cens livres payée par ledit Jacques du Clos ledit jour & an pour les ouvrages de serrurerie & comptoirs servans à ladite construction, quittance de la somme de mille livres, payée par ledit Jacques du Clos le 4. Fevrier 1660. pour les droits attribuez aux Officiers des Chartres ; certificat de Michel Villedot, General Contrôleur des Oeuvres de maçonnerie des bâtimens du Roy du 22. Septembre 1660. contenant que dans la construction desdites huit Boutiques les mesures & allignemens y ont esté pris pour conserver un passage en la Chambre de l'Amirauté. Contract passé pardevant Plâtrier & le Chanteur Notaires audit Châtelet le 20. Octobre 1670. par lequel ledit Jacques Germain a acquis dudit Jacques du Clos lesdites quatre Boutiques, faisant partie desdites huit, moyennant le prix & conditions y contenuës, extrait de l'adjudication à perpetuité par nous faite desdites quatre Boutiques au profit dudit Jacques Germain le 28. Juin 1674. maintenant la somme de, &c. en principal, & la somme de, &c. pour les deux sols pour livre aux clauses, charges & conditions y énoncées.

Nous Commissaires susdits conformement ausdits Arrests du Conseil, avons liquidé & liquidons la finance, frais & loyaux-coufts de l'engagement desdites quatre Boutiques dans la grande Salle du Palais, où est pour enseigne les deux Anges, à la somme de, &c. en principal, & à la somme de, &c. pour les deux sols pour livre payée par ledit Jacques Germain pour la vente & adjudication à titre de proprieté incommutable à luy faite desdites quatre Boutiques par nous Commissaires susdits, le 28. Juin 1674. fait en tout pour le prix d'icelles la somme de, &c. & sera fait mention dans le contract de ladite alienation de la presente liquidation, conformement audit Arrest du Conseil du 31. Mars 1674. Et seront les pieces sur lesquelles elle a esté faite remises audit Jacques Germain par Maiftre, &c. Greffier des Commissions extraordinaires & de la Chambre, pour luy demeurer & servir en temps & lieu pour la justification de la finance de ladite alienation. Fait & arresté en la Chambre tenuë au Château du Louvre, en l'appartement du Palais des Thuilleries à Paris le 24. Octobre 1675. &c.

Les Commissaires Generaux deputez par sa Majesté pour la vente, alienation & delaissement à perpetuité par infeodation & deniers d'entrée, des Domaines, droits domaniaux, contrôlle des exploits & autres choses contenuës en la declaration du 8. Avril 1672. en execution des Edits des mois d'Avril 1667. Aoust 1669. verifiez où besoin a esté, & Arrests du Conseil intervenus en consequence : A tous ceux qui ces presentes Lettres verront, salut, par lesdits Edits, Declaration & Arrests, & pour les causes & considerations y contenuës, le Roy auroit entr'autres choses ordonné que par les Commissaires qui seroient par sa Majesté deputez, il seroit avec l'observation des formes en tel cas requises & accoûtumées, incessamment procedé à la vente, alienation & delaissement à perpetuité par infeodation & deniers d'entrée, au plus offrant & dernier encherisseur, jusques à la somme de quatre cent mille livres de revenu de petits Domaines separez, ou portions de Domaines mélangez avec les biens des particuliers, comme aussi des Justices & Seigneuries des Parroisses sans Domaine ; ensemble des Terres vaines & vagues, communes, landes, brieres, garennes, pastils, palus, marais, étangs, bacqueteaux separez des forests, droits de tiers & dangers sur les bois de la Province de Normandie, portions de Domaines & droits qui appartiennent en pareage à sa Majesté, avec les Seigneurs particuliers, à l'exception des Ecclesiastiques, fours, pressoirs, maisons, boutiques, échoppes, halles, places à étaller, moulins, bacs, ponts, passages, droits de peage, & autres Domaines & droits honorifiques & utiles en dependans, à la charge toutefois de les tenir de sadite Majesté, & de la Couronne en plein fief, de luy en rendre les foy & hommage par tout où il appartiendra, en la forme & maniere accoûtumée, & de payer aux recettes de ses Domaines un écu d'or de redevance annuelle ou telle autre qui seroit reglée par lesdits sieurs Commissaires ; le tout soit que lesdits Domaines soient és mains de sa Majesté, ou en celles des Engagistes, à la charge de les rembourser, pour en joüir par les adjudicataires, & les posseder par eux, leurs veuves, enfans, heritiers ou ayans cause, à titre de proprieté incommutable, comme de leurs autres acquisitions de patrimoines, avec faculté d'en pouvoir disposer, ainsi que de leurs autres biens, en la maniere qu'ils jugeront à propos : Et outre de payer à sa Majesté, sur les quittances du Garde de Thresor Royal, le prix principal des adjudications qui leur auront esté faites, avec les deux sols pour livre : Voulant aussi sa Majesté qu'il soit pareillement procedé avec les mesmes formalitez à la vente, alienation & delaissement du droit du Contrôlle des Exploits des Duchez-Pairies, Chastellenies & autres Justices appartenantes aux Seigneurs particuliers du Royaume, pour

en joüir par les adjudicataires comme proprietaires incommuta-
bles, en la mesme forme & maniere des autres droits cy-dessus
specifiez, à la charge de faire exercer par lesdits acquereurs des
Contrôlles, d'en tenir de bons & fideles Regiſtres, & satisfaire à
tout ce qui eſt ordonné par l'Edit du mois d'Aouſt 1669. & Declaration du 21. Mars 1671. & de payer au Threfor Royal le prix des
adjudications, avec les deux fols pour livre d'icelles, fans que les
acquereurs defdits Domaines & droits Domaniaux en puiſſent eſtre à
l'avenir depoſſedez ny évincez par aucunes encheres, ny eſtre troublez en la poſſeſſion d'iceux, fous quelque pretexte, ou en quelque forte & maniere que ce puiſſe eſtre; & par Arreſt du Conſeil du dernier
Mars 1674. fa Majeſté auroit ordonné que lefdits Domaines &
chofes fufdites feroient venduës à titre de fief ou en cenſive, fous
la Seigneurie directe de fa Majeſté, ainſi qu'il feroit jugé convenable, felon la nature & qualité defdits biens & droits, pour l'e-
xecution defquels Edits, Declaration & Arreſts ayant plû à fa Majeſté nous commettre par fes Lettres Patentes, données à Ver-
failles le 18. Novembre 1673. pour y fatisfaire nous nous ferions
aſſemblez au Palais des Thuilleries en la Chambre du Conſeil, &
ayant arreſté & fixé les jours & heures de nos feances, nous aurions
ordonné de faire des proclamations, & appofer des affiches contre la
porte & principale entrée dudit Palais des Thuilleries, & autres lieux
publics & accoûtumez, tant de cette ville de Paris, que des autres
villes, bourgs & Parroiſſes de ce Royaume, où on a accoûtumé
d'en mettre, contenant qu'à certains jours & heures limitez par
icelles, il feroit par Nous en ladite chambre procedé à l'extinction
des chandelles en la maniere ordinaire à la vente, adjudication,
alienation & delaiſſement à perpetuité par infeodation à titre de
fief ou en cenſive & deniers d'entrée & titre incommutable des
Domaines, Juſtices, Seigneuries, droits domaniaux, portions d'i-
ceux, Contrôlle des Exploits, & autres chofes contenuës & fpeci-
fiées aufdits Edits, Declaration & Arreſts, felon qu'il feroit eſti-
mé plus avantageux pour le bien & avantage de fa Majeſté. Enfuite defquelles publications fe feroit prefenté Maiſtre Claude, &c.
Advocat és Conſeils du Roy, qui auroit offert de trois boutiques
ſizes en la grande falle du Palais à Paris, adoſſées à la falle Dauphine, où eſt pour enfeigne les deux Anges, la fomme de, &c.
& les deux fols pour livre pour en joüir par l'acquereur à titre de
proprieté incommutable à perpetuité, ainſi que de fes autres biens

R r r iij

& heritages, avec faculté d'en pouvoir difpofer , à la charge de les tenir en cenfives de fa Majefté , de payer par chacun an au jour faint Remy à la recette du Domaine de Paris cinq fols de cens', portant lots & ventes, faifine & amende, le cas échéant fuivant la Coûtume, & de rembourfer l'engagifte de fa finance, fuivant la liquidation qui en fera faite ; fur laquelle offre nous Commiffaires fufdits étans affemblez en ladite Chambre du Confeil le Jeudy 14. jour de Juin 1674. aurions fait publier à haute voix par l'un des Huiffiers dudit Confeil la vente & alienation à perpetuité defdites trois boutiques , & fait allumer trois chandelles l'une aprés l'autre , fur le feu defquelles aprés avoir reglé l'enchere courante à cent livres, Maiftre Georges , &c. Advocat efdits Confeils du Roy auroit encheri à la fomme de , &c. & les deux fols pour livre : & aprés plufieurs publications & proclamations le feu de la derniere chandelle s'étant éteint , fans que perfonne ait voulu encherir à plus haut prix , Nous aurions audit Maiftre Georges accordé acte de l'enchere par luy faite de ladite fomme de , &c. & les deux fols pour livre , aux charges fufdites, & remis à huitaine écheant le Jeudy 21. dudit mois de Juin 1674. auquel jour il feroit par Nous en ladite Chambre du Confeil procedé à la vente & adjudication au plus offrant & dernier encheriffeur defdites trois boutiques , à laquelle fin publications feroient faites des affiches mifes & appofées où befoin feroit fur ladite enchere. Et advenu ledit jour 21. Juin 1674. Nous Commiffaires fufdits eftans affemblez en ladite Chambre du Confeil aprés qu'il auroit efté reprefenté que la publication de la vente & adjudication defdites trois boutiques auroit efté faite fur l'enchere de,&c. & les deux fols pour livres , & affiches mifes & appofées aux trois grandes portes de la grande Salle dudit Palais , au bas des degrez de la Chambre des Comptes, aux portes dudit Palais, Bureau des Finances, Eglife faint Barthelemy, ancien & nouveau Chaftelet , Palais des Thuilleries , Bureau General du Domaine & autres lieux ordinaires & accoûtumez ; comme du tout il Nous feroit apparu par le procez verbal de Maiftre Pierre , &c. Huiffier ordinaire efdits Confeils, du 20. dudit mois de Juin 1674. Nous aurions par l'un des Huiffiers dudit Confeil fait faire lecture defdites affiches, & publier à haute voix que lefdites trois boutiques fizes en lagrande falle du Palais où eft pour enfeigne les deux Anges , eftoient à vendre au plus offrant & dernier encheriffeur,fur ladite enchere de, &c. & les deux ſols pour livre, pour en joüir par l'acquereur à titre de proprieté incommutable à perpetuité aux charges, clauſes & conditions ſuſdites, & fait allumer trois chandelles l'une aprés l'autre, ſur le feu deſquelles lédit Maiſtre Claude, &c. auroit encheri à la ſomme de, &c. & les deux ſols pour livre; ledit Maiſtre Georges à la ſomme de, &c. & les deux ſols pour livre, &c. Et aprés pluſieurs publications & proclamations le feu de la derniere deſdites chandelles s'eſtant éteint, ſans que perſonne ait voulu encherir à plus haut prix, Nous aurions audit Georges requerant, comme plus offrant & dernier encheriſſeur, adjugé leſdites trois boutiques à la ſomme de, &c. & les deux ſols pour livre, aux charges, clauſes & conditions cy-devant exprimées, ſauf huitaine écheant le Jeudy 28. dudit mois de Juin 1674. & iceluy advenu, Nous Commiſſaires ſuſdits eſtant aſſemblez en ladite Chambre du Conſeil, aprés que par le procez verbal dudit Maiſtre Pierre dudit jour 28. il nous ſeroit apparu de la remiſe deſdites affiches aux portes & principales entrées dudit Palais des Thuilleries, & Bureau du Domaine ſur ladite enchere de, &c. & les deux ſols pour livre, Nous aurions fait publier à haute voix par l'un des Huiſſiers dudit Conſeil, que leſdites trois boutiques ſizes en la grande ſalle du Palais, adoſſées à la ſalle Dauphine, où eſt pour enſeigne les deux Anges, eſtoient à vendre au plus offrant & dernier encheriſſeur, pour en jouir par l'acquereur à titre de proprieté incommutable à perpetuité, à la charge de les tenir en cenſive de ſa Majeſté, de payer par chacun an au jour ſaint Remy, à la Recette du Domaine de Paris, cinq ſols de cens portant lots & ventes, ſaiſines & amendes, le cas écheant ſuivant la Coûtume, & de rembourſer l'engagiſte de ſa finance, ſuivant la liquidation qui en ſera faite ſur ladite enchere de, &c. & les deux ſols pour livre: Et aurions fait allumer trois chandelles l'une aprés l'autre, ſur le feu deſquelles ledit Maiſtre Claude auroit encheri à la ſomme de, &c. & les deux ſols pour livre: Et aprés pluſieurs publications & proclamations, le feu de la derniere chandelle s'étant éteint ſans que perſonne ait voulu encherir à plus haut prix, Nous aurions audit Claude ce requerant, comme plus offrant & dernier encheriſſeur adjugé purement & ſimplement leſdites trois boutiques à la ſomme de, &c. & les deux ſols pour livre, pour en joüir par l'acquereur aux charges, clauſes & conditions ſuſdites, lequel Claude auroit le meſme jour 28. dudit mois de Juin 1674. declaré au Greffe de noſtre

Commission que l'adjudication à luy faite defdites trois boutiques, eft pour & au profit de Jacques Germain Marchand Bourgeois de Paris, & nous auroit requis luy paffer Contract de ladite alienation & autres actes neceffaires, ce que nous luy aurions accordé, à la charge de payer comptant és mains de Maiftre Eftienne Jehannot fieur de Barthillat, Confeiller du Roy en fes Confeils, Gard: du Threfor Royal, la fomme de, &c. de principal, & celle de, &c. pour les deux fols pour livre : Et aprés qu'il nous eft apparu de la quittance dudit fieur de Barthillat de la fomme de, &c. fçavoir, &c. en principal, & celle de, &c. pour lefdits deux fols pour livre, en datte du 8. May 1675. enregiftrée au Contrôlle General des Finances, le 18. Juin enfuivant, figné Colbert, de laquelle quittance copie fera inferée à la fin du prefent Contract, Nous Commiffaires fufdits en executant lefdits Edits, Declaration & Arrefts, & en vertu du pouvoir à Nous donné par fa Majefté, avons audit Jacques Germain vendu, aliené & delaiffé, vendons, alienons & delaiffons par ces prefentes, lefdites trois boutiques fizes en la grande falle du Palais à Paris, adoffées à la falle Dauphine, où eft pour enfeigne les deux Anges, à ladite fomme de, &c. en principal, & celle de, &c. pour les deux fols pour livre pour avec celle de, &c. à laquelle, fuivant l'Arreft du Confeil du 31. Mars 1674. Nous avons par Ordonnance de ce jour liquidé la finance de l'engagement qui en avoit efté fait à Jacques du Clos, vivant Marchand Bourgeois de Paris, aux droits duquel eft ledit Jacques Germain, frais & loyaux coufts, faire en tout la fomme de, &c. qui eft le prix total de ladite alienation, à la charge de tenir lefdites trois boutiques en cenfive de fa Majefté, & de payer par chacun an au jour faint Remy à la Recette du Domaine de Paris cinq fols de cens portans lots & ventes, faifine & amende, le cas écheant, fuivant la Coûtume, pour en joüir par ledit Jacques Germain, fes hoirs, fucceffeurs & ayans caufe, à titre de proprieté incommutable à perpetuité, ainfi que de leurs autres biens propres patrimoniaux ou d'acquefts, en la maniere qu'ils jugeront à propos, à commencer la joüiffance dudit jour 8. May 1675. datte de la quittance dudit payement, fans que par cy-aprés ledit Jacques Germain, fefdits hoirs & ayans caufe puiffent eftre depoffedez, évincez ny troublez en ladite joüiffance, pour quelque caufe & occafion, & fous quelque pretexte que ce foit, ou puiffe eftre & feront mis, receus & inftalez en la poffeffion & joüiffance defdites

trois

trois boutiques par les Officiers de sa Majesté ainsi que besoin sera : Mandons & ordonnons à tous qu'il appartiendra de faire & laisser joüir pleinement, paisiblement, incommutablement & perpetuellement ledit Jacques Germain, sesdits hoirs, successeurs & ayans cause desdites trois boutiques, fruits & revenus y appartenans, sans souffrir qu'il y soit apporté aucun trouble ny empeschement.

Ensuit la teneur de la quittance du Garde du Thresor Royal.

Je Estienne Jehannot sieur de Barthillat, Conseiller du Roy en ses Conseils, Garde de son Thresor Royal, confessé avoir receu comptant en cette ville de Paris, de Jacques Germain Marchand Bourgeois de Paris la somme de, &c. en loüis d'or, loüis d'argent & monnoye, sçavoir la somme de, &c. en principal, & celle de, &c. pour les deux sols pour livre, pour laquelle vente & adjudication luy a esté faite par Messieurs les Commissaires à ce deputez par sa Majesté en la Chambre tenuë au Palais des Thuilleries, le 28. Juin 1674. de trois boutiques sizes en la grande Salle du Palais, adossées à la Salle Dauphine, où est pour enseigne les deux Anges, pour en joüir par lesdits Jacques Germain, ses hoirs, successeurs & ayans cause à titre de proprieté incommutable, à la charge de tenir lesdites trois boutiques en la censive de sa Majesté, de payer par chacun an au jour de saint Remy à la Recette du Domaine de Paris cinq sols de cens portans lots & ventes à chaque mutation, saisines & amendes, le cas écheant suivant la Coûtume, & de rembourser le precedent Engagiste, le tout suivant & conformément à ladite adjudication, & aux Edits des mois d'Avril 1667. Aoust 1669. Declaration du 8. Avril 1671. & Arrests intervenus en consequence la somme de, &c. à moy ordonnée pour employer au fait de ma Commission, de laquelle je me tiens content & en quitte ledit sieur Jacques Germain & tous autres : Fait à Paris le 8. May 1675. au dessous est écrit, quittance du Garde du Thresor Royal, année 1674. signée JEHANNOT DE BARTHILLAT, & au dos est écrit ; Enregistré au Contrôlle General des Finances, par Nous Conseiller du Roy en tous ses Conseils, & au Conseil Royal & Contrôlleur General des Finances de France, à Paris le 18. Juin 1675. signé COLBERT. Promettons pour & au nom de sadite Majesté l'entretenement, observation & accomplissement du contenu au present Contract de vente, delaissement & alienation perpetuelle & incommutable, aux charges, claufes & conditions y exprimées, en témoin de quoy nous l'avons figné audit Château du Louvre, en l'appartement du Palais des Thuilleries à Paris, & delivré audit Jacques Germain le 24. jour d'Octobre 1675.

Autre vente des Boutiques du Palais.

Pardevant, &c. furent prefens en leurs perfonnes Maiftre Jacques Germain, &c. & Damoifelle Marie, &c. fa femme, qu'il a pour l'effet des prefentes autorifée, demeurans, &c. en leurs noms, & encore ledit Jacques Germain au nom & comme tuteur des enfans mineurs de luy & de feuë Marguerite Gueret fa femme en premieres nopces, heritiers chacun pour un quart de ladite deffunte leur mere, par lefquels mineurs lefdits fieurs Jacques Germain & Damoifelle Marie fa femme, promettent folidairement de faire ratifier ces prefentes ; ce faifant les faire obliger auffi folidairement avec eux à la garantie des boutiques cy-aprés declarées, à l'exception des faits du Prince, & encore à l'entretenement de toutes les charges, claufes & conditions du prefent Contract, & en fournir acte en bonne forme aux fieurs acquereurs cy-aprés nommez en cette ville de Paris, au fur & à mefure que lefdits mineurs atteindront l'âge de majorité, à peine de tous dépens, dommages & interefts; lefquels efdits noms & qualitez en confequence de l'Arreft cy-aprés datté & mentionné, ont volontairement reconnu & confeffé avoir vendu, cedé, quitté, tranfporté & delaiffé par cefdites prefentes du tout dés maintenant & à toûjours, & promettent en chacun defdits noms folidairement l'un pour l'autre, chacun d'eux un feul & pour le tout, fans divifion ny difcuffion & fidejuffion, à quoy ils renoncent, garantir de tous troubles, évictions & autres empéchemens generalement quelconques, excepté des faits du Prince, au fieur Claude Geraud, Marchand, &c. & Marie, &c. qu'il autorife à l'effet qui enfuit, demeurans, &c. & au fieur Guillaume Terat Marchand, &c. demeurant, &c. à ce prefens & acceptans, acquereurs pour eux, leurs hoirs & ayans caufe, fçavoir audit fieur Geraud & fa femme, deux boutiques à prefent reduites en une, occupées par lefdits fieur Geraud & fa femme, fizes en la grande Salle du Palais, où y a pour enfeigne, &c. laquelle boutique contient toute l'arcade, au deffous de laquelle eft l'Amirauté, qui a fon entrée dans ladite arcade, le deffus de laquelle entrée eft des dépendances de ladite boutique, suivant le Contract d'acquisition faite du sieur Jacques Germain cy-aprés datté, tenant icelle boutique d'une part audit sieur Terat, d'autre aux deux boutiques cy-aprés declarées, par derriere à ladite arcade, & par devant sur ladite grande Salle, & ausdits sieur Geraud & sa femme, & audit sieur Terat chacun pour moitié. Deux autres boutiques attenantes celle cy-dessus, ledit passage de l'Amirauté entr'eux, sizes aussi dans ladite grande Salle du Palais, tenant d'une part audit passage, d'autre à la grande porte en entrant dans ladite grande Salle qui est au pied de la Cour des Aydes, par derriere au mur de ladite grande Salle, & par devant sur ladite grande Salle ; lesdites deux boutiques à present occupées par Catherine, &c. lesdites quatre boutiques comme elles se poursuivent & comportent & étendent de toutes parts, & comme elles appartiennent ausdits sieur & Damoiselle vendeurs esdits noms, au moyen de l'acquisition que ledit sieur Jacques Germain en a faite conjointement avec la deffunte Marguerite Gueret sa premiere femme, du sieur Jacques du Clos, &c. par Contract passé pardevant le Chanteur & Plastrier Notaires, le 20. Octobre 1670. & auquel sieur du Clos lesdites boutiques appartenoient avec les autres y mentionnées, au moyen de la vente & adjudication qui luy en avoit esté faite par les sieurs Commissaires Generaux à ce deputez, suivant le Contract de ladite adjudication du 8. Mars 1657. lesdites boutiques audit sieur Jacques Germain esdits noms appartenans, sçavoir moitié au moyen de l'acquisition qu'il en avoit faite pendant sa communauté avec ladite Marguerite Gueret, & l'autre moitié à sesdits enfans mineurs, comme heritiers d'icelle Marguerite Gueret leur mere, & qui ont esté depuis acquises à titre de proprieté incommutable par ledit sieur Jacques Germain de Messieurs les Commissaires Generaux à ce deputez, par Contract du 24. Octobre 1675. fait en execution de l'adjudication qui en a esté faite ledit jour audit sieur Jacques Germain par lesdits sieurs Commissaires, portant liquidation de l'ancienne finance desdites quatre boutiques, esquelles estoit n'agueres pour enseigne, &c. à la somme de douze mille huit cent livres, faisant avec celle de trois mille six cent livres en principal, & trois cent soixante livres pour les deux sols pour livre payez par ledit sieur Germain pour ladite nouuelle vente & adjudication, la somme de seize mille sept cent soixante livres, suivant qu'il est plus au long contenu au Contract de ladite adjudication, estans lesdites boutiques presentement venduës en la censive du Roy nostre Sire, & chargées envers la recette de son Domaine à Paris de cinq sols de cens par chacun an au jour saint Remy, comme il est énoncé au Contract de ladite nouvelle adjudication, pour toutes & sans autres charges, dettes, hypoteques ny redevances quelconques, franches & quittes des arrerages dudit cens de tout le passé jusques à present. Pour desdites boutiques sus venduës joüir, ordonner, faire & disposer par lesdits sieurs acquereurs, leursdits hoirs & ayans cause, comme bon leur semblera, & de chose leur appartenant à juste titre, au moyen desdites presentes, à commencer ladite joüissance & en percevoir les loyers de ce jourd'huy en avant, se reservant lesdits sieur & Damoiselle vendeurs esdits noms ceux qui en sont échûs au precedent jusques à cedit jour; ces vente, cession & transport ainsi faits à la charge desdits cinq sols de cens pour l'avenir seulement, & outre moyennant la somme de vingt-un mille livres, qui est, sçavoir pour lesdites deux boutiques à present reduites en une, acquises par lesdits sieur Claude Geraud & Marie, &c. sa femme, seuls, la somme de onze mille livres, & pour les deux autres boutiques acquises par lesdits sieur Geraud & sa femme, conjointement avec ledit sieur Terat, chacun pour moitié, celle de dix mille livres, sur laquelle somme de dix mille livres lesdits sieur & Damoiselle vendeurs esdits noms, ont confessé en avoir presentement eu & receu desdits sieurs acquereurs chacun pour moitié la somme de six mille livres en loüis d'or, d'argent & monnoye, le tout bon, en la presence des Notaires soussignez, dont ils se tiennent contens & les en quittent; laquelle somme de six mille livres lesdits sieur & Damoiselle vendeurs esdits noms, promettent d'employer en acquisition d'heritages ou rentes au profit dudit sieur Germain & de sesdits enfans mineurs, conformement à l'Arrest de la Cour de Parlement rendu entre les parties & autres y denommés le 2. Juin 1678. & de la Sentence du Bailliage du Palais du 27. Avril dernier, en ce qu'elle est confirmée par iceluy, lesquels heritages & rentes qui seront acquises, seront & demeureront par privilege & hypotheque speciale obligez & hypothequez à la garantie de la presente vente, & par les Contracts d'icelles acquisitions, sera fait declaration que les prix d'icelles proviendront de ladite somme de six mille livres, & de faire subroger lesdits acquereurs aux droits & hypotheques desdits vendeurs jusques à concurrence d'icelles, & desdits Contracts d'acquisitions fournir des expeditions ausdits acque-

reurs dans deux mois d'huy prochains, à peine de tous dépens,
dommages & interests. Et pour les quatre mille livres restans desdites dix mille livres, lesdits acquereurs en ont par cesdites presentes vendu, cedé, constitué, assis & assigné, & promettent ensemblement & solidairement l'un pour l'autre, chacun d'eux un
seul & pour le tout, sans division ny discussion & fidejussion, à
quoy ils renoncent, garantir de tous troubles, évictions & autres
empeschemens quelconques, fournir & faire valoir en principal,
arrerages & rachats ausdits sieur & Damoiselle vendeurs esdits
noms, ce acceptans pour eux, leursdits hoirs & ayans cause, deux
cent livres de rente annuelle & perpetuelle que lesdits acquereurs
ensemblement & solidairement l'un pour l'autre comme dessus,
promettent & s'obligent de bailler & payer ausdits sieur & Damoiselle vendeurs, leurs hoirs & ayans cause, esdits noms en leur maison à Paris ou au porteur aux quatre quartiers de l'an également, à
compter de cedit jour en avant, dont le premier quartier de payemēt
écherra avec la portion restante du present mois, au dernier jour
de Septembre prochain, & ainsi continuer à l'avoir & prendre
specialement & par privilege sur lesdites deux boutiques, ainsi acquises par lesdits acquereurs conjointement, & qu'iceux acquereurs
en ont chargées, obligées & hypothequées, comme generalement
y obligent, & hypothequent lesdits acquereurs, tous leurs autres
biens presens & à venir, sans que les obligations speciale & generale derogent l'une à l'autre, pour d'icelle rente joüir. Et à l'égard
des onze mille livres, prix de la boutique acquise pour lesdits sieur
Geraud & sa femme seuls, ils en ont à leur égard par ces presentes vendu, cedé & constitué & promis solidairement l'un pour
l'autre sans division ny discussion & fidejussion, à quoy ils renoncent, garantir de tous troubles, & autres empeschemens generalement quelconques, fournir & faire valoir en principal, arrerages
& rachat, ausdits sieur & Damoiselle vendeurs esdits noms ce acceptans, pour eux, leurs hoirs & ayans cause, cinq cent cinquante livres de rente annuelle & perpetuelle, que lesdits sieur Geraud
& sa femme seuls promettent & s'obligent solidairement comme
dessus, de bailler & payer ausdits sieur & Damoiselle vendeurs esdits noms, leursdits hoirs & ayans cause, en leur maison à Paris,
ou au porteur des presentes pour eux aux quatre quartiers de l'an
également, à compter de cedit jour en avant, dont le premier
quartier de payement écherra avec la portion restante du present

S ſſ iij

mois de Juin au dernier jour de Septembre prochain, & ainsi continuer de quartier en quartier à l'avoir & prendre specialement sur ladite boutique cy-dessus acquise par lesdits sieur Geraud & sa femme, qui en demeure par privilege & hypotheque speciale chargée, obligée & hypothequée. Item, sur la boutique appartenante ausdits sieur Geraud & sa femme de leur conquests, size dans la grande Salle du Palais, adossées contre le quatriéme Pillier, comme generalement y obligent & hypothequent ledit sieur Geraud & sa femme, tous leurs autres biens meubles & immeubles, presens & à venir, pour fournir & faire valoir lesdites cinq cent cinquante livres de rente bons, nonobstant & sans que les obligations speciale & generale dérogent l'une à l'autre; tous lesquels biens desdits Geraud & sa femme ils ont declaré, juré & affirmé estre francs & quittes de toutes dettes & hypotheques generalement quelconques, excepté desdites deux cent livres de rente cy-dessus creées, pour desdites cinq cent cinquante livres de rente joüir, &c. lesquelles cinq cent cinquante livres de rente d'une part, & deux cent livres de rente d'autre, seront & demeureront rachetables à toûjours, en baillant & payant par les rachetans quand bon leur semblera pour les parts & jusques à concurrence de ce que chacun desdits acquereurs y est obligé, suivant ledit Arrest sus datté, en un, deux ou trois payemens égaux la somme de quinze mille livres, à laquelle les principaux desdites deux parties de rente se montent, & qui restent dûs & à payer du prix total de ladite presente vente, avec les arrerages qui en seront lors dûs & échûs, tous frais & loyaux coufts, au fur & à mesure desquels rachats, au cas que lesdits enfans dudit sieur Germain soient encore lors d'iceux mineurs, ou qu'ils n'ayent ratifié le present Contract en majorité, lesdits sieur & Damoiselle vendeurs seront tenus promettre solidairement comme dessus, d'employer les deniers desdits rachats en acquisitions d'autres heritages ou rentes au profit d'iceluy sieur Germain & ses enfans mineurs, qui demeureront par privilege & hypotheque speciale chargez, obligez & hypothequez à la garantie desdites boutiques sus venduës, comme lesdits sieur & Damoiselle vendeurs le consentent & accordent dés à present, & par les Contracts desdites acquisitions qui seront passez, sera declaré que les deniers qui seront payez pour lesdites acquisitions, seront provenus desdits rachats, mesme de faire subroger iceux acquereurs pour leur plus grande sureté aux droits, hypotheques & privileges desdits vendeurs, & desdits

Contracts qui seront ainsi passez, fournir des expeditions en bonne forme ausdits acquereurs deux mois aprés lesdits rachats faits
à peine de tous dépens, dommages & interests : Et en ce faisant, à la charge desdites deux parties de rentes, lesdits sieur
& Damoiselle vendeurs esdits noms, ont cedé & transporté tous
droits de proprieté qu'ils avoient & pourroient avoir esdites boutiques sus venduës, s'en desaisissant au profit desdits acquereurs & de
leursdits hoirs & ayans cause, comme au semblable lesdits acquereurs se sont desaisis de tous leurs biens au profit d'iceux sieur &
Damoiselle vendeurs, leursdits hoirs & ayans cause jusques à la concurrence desdites deux parties de rentes cy-dessus constituées, voulans & consentans lesdites parties respectivement que chacun d'eux
en soit mis en pleine possession par qui il appartiendra, pour quoy
faire en leurs absences ils ont reciproquement constitué leurs Procureurs Generaux, speciaux & irrevocables les porteurs des presentes, ausquels ils ont donné & donnent pouvoir & puissance de
ce faire. Et pour purger les hypotheques & pretentions qui sont &
peuvent estre sur lesdites boutiques sus venduës, est convenu que
lesdits acquereurs pourront faire saisir & decreter sur eux en telle Jurisdiction & quand bon leur semblera à leurs frais & dépens, &
icelles encherir & partir à tel & si haut prix qu'ils en demeurent
adjudicataires, soit pour le prix susdit ou tel autre que bon leur
semblera, sans neanmoins estre tenus à plus ny à moins qu'au susdit prix : Et si audit decret il survient quelques oppositions ou empêchemens procedans du fait desdits sieur & Damoiselle vendeurs
esdits noms, ou de leurs auteurs ; iceux sieur & Damoiselle vendeurs promettent & s'obligent solidairement comme dessus, de les
faire lever & cesser huitaine aprés la denonciation qui leur en aura esté faite à leurs personnes, ou à leur domicile cy-aprés élû, à
peine de tous dépens, dommages & interests, & d'acquitter & indemniser lesdits acquereurs de tous frais & droits extraordinaires
qui pourroient estre dûs & pretendus au sujet desdites oppositions,
de maniere qu'ils ne soient tenus que des frais d'un simple decret
volontaire, lequel avec le present Contract, ne serviront ensemble que d'un seul & mesme titre, ce faisant lesdits sieur & Damoiselle vendeurs ont presentement, du consentement dudit sieur Terat, fourni & mis és mains desdits sieur Geraud & sa femme les
titres & pieces qui ensuivent concernant la proprieté desdites boutiques, sçavoir les originaux en parchemin desdits Contracts d'ad-

judication, d'alienation & vente faite audit titre de proprieté incommutable par lesdits sieurs Commissaires Generaux ledit jour
24. Octobre 1675. signez l'un comme l'autre desdits sieurs Commissaires, & plus bas *Viel.* Plus l'original de la quittance de finance desdites trois mille neuf cent soixante livres payez par ledit sieur
Germain, pour le prix de ladite nouvelle adjudication és mains de
Monsieur de Barthillat Garde du Thresor Royal, suivant ladite
quittance dattée du 8. May de ladite année 1675. signée *Iehannot de
Barthillat,* & contrôllée au dos le 18. Juin ensuivant, signée *Colbert.*
Plus l'expedition en parchemin dudit Contract d'acquisition faite
par ledit sieur Germain & ladite deffunte sa femme auparavant ladite nouvelle adjudication, dudit sieur Jacques du Clos ledit jour
20. Octobre 1670. Plus les anciens titres concernans la proprieté
de ladite boutique, dont les premiere & seconde sont affiches, le
troisiéme l'original d'une quittance de finance de la somme de
vingt-deux mille livres payées par ledit sieur du Clos és mains
de Maistre François Morice Thresorier General des Domaines de
France, pour l'adjudication qui luy avoit esté faite de huit boutiques y mentionnées, ladite quittance en datte du 12. Mars 1657.
signée *Morice,* contrôllée au dos le 7. Avril ensuivant, signée *Menardeau* & *le Camus,* & l'expedition dudit Contract d'adjudication
du 30. Mars de la mesme année 1657. les Lettres de ratification d'i-
celuy faite par sa Majesté par ses Lettres Patentes du 5. Avril audit
an, signées sur le reply, par le Roy *de Lomenie :* sur lequel reply
sont les actes d'enregistrement d'icelles où besoin a esté : l'acte d'in-
stallation dudit sieur du Clos, és mains de Maistre Mathieu Husson
dattée du 4. Fevrier 1660. de la delivrance desquelles pieces lesdits
acquereurs se contentent & promettent en aider au sieur Feret Marchand, &c. en qualité de proprietaire d'une des boutiques comprises dans lesdites adjudications, toutesfois & quantes qu'il en aura besoin ; & aussi à la charge de fournir par lesdits sieur Geraud & sa
femme à leurs dépens, incessamment, copie collationnée desdits
Titres & Contracts & desdites Sentence & Arrest qui declarent nulle la vente que lesdits sieur & Damoiselle vendeurs auroient faite
desdites boutiques audit Feret & au sieur le Grand, par Contract
passé pardevant, &c. Notaires, le 21. Octobre dernier, dont ledit sieur Germain a aussi fourni la grosse ausdits sieur Geraud &
sa femme, qui s'obligent encore de fournir & aider audit sieur Terat toutesfois & quantes qu'il aura besoin des originaux d'iceux Contracts

tracts & titres desdites Sentences & Arrests quand il les en re-
quierera. Et dautant que ladite Damoiselle Marie, &c. n'est à present majeure, ledit sieur Germain son mary a promis luy faire
ratifier cesdites presentes, ce faisant la faire d'abondant obliger
avec luy esdits noms, à la garantie des susdites boutiques &
entiere execution des presentes, & de ladite ratification & obligation en fournir Acte en bonne forme ausdits acquereurs en cette
ville, si-tost & incontinent qu'elle aura atteint ledit âge de majorité, qui sera dans, &c. à peine de tous dépens, dommages
& interests, pourquoy faire par ladite Damoiselle Marie, &c.
ledit sieur Germain son mary l'a dés à present autorisée : Et pour
l'execution desdites presentes & dependances, lesdites parties ont
éleu leurs domiciles, &c.

FIN.

TABLE
DES MATIERES.

Formule

X x x

Fin de la Table des Matieres.

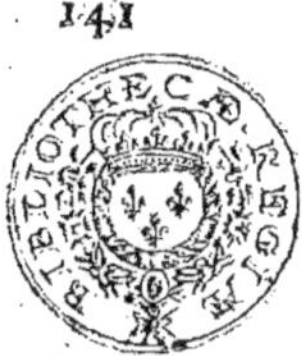

9 782013 087711